Checkliste
Viszerale Chirurgie

Checklisten der aktuellen Medizin

Herausgegeben von Felix Largiadèr
Otto Wicki · Alexander Sturm

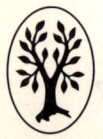
Georg Thieme Verlag Stuttgart · New York

Checkliste
Viszerale Chirurgie

Felix Largiadèr · Peter Buchmann
Urs Metzger · Hans Säuberli

6., um die Minimal invasive Chirurgie erweiterte
Auflage
180 Abbildungen

1993
Georg Thieme Verlag Stuttgart · New York

Die Deutsche Bibliothek – CIP-Einheitsaufnahme

Checkliste viszerale Chirurgie / Felix Largiadèr . . .
6., um die minimal invasive Chirurgie erw. Aufl. – Stuttgart ; New York :
Thieme, 1993
   (Checklisten der aktuellen Medizin)
NE: Largiadèr, Felix

Wichtiger Hinweis:

Wie jede Wissenschaft ist die Medizin ständigen Entwicklungen unterworfen. Forschung und klinische Erfahrung erweitern unsere Erkenntnisse, insbesondere was Behandlung und medikamentöse Therapie anbelangt. Soweit in diesem Werk eine Dosierung oder eine Applikation erwähnt wird, darf der Leser zwar darauf vertrauen, daß Autoren, Herausgeber und Verlag große Sorgfalt darauf verwandt haben, daß diese Angabe dem Wissensstand bei Fertigstellung des Werkes entspricht.

Für Angaben über Dosierungsanweisungen und Applikationsformen kann vom Verlag jedoch keine Gewähr übernommen werden. Jeder Benutzer ist angehalten, durch sorgfältige Prüfung der Beipackzettel der verwendeten Präparate und gegebenenfalls nach Konsultation eines Spezialisten festzustellen, ob die dort gegebene Empfehlung für Dosierungen oder die Beachtung von Kontraindikationen gegenüber der Angabe in diesem Buch abweicht. Eine solche Prüfung ist besonders wichtig bei selten verwendeten Präparaten oder solchen, die neu auf den Markt gebracht worden sind. Jede Dosierung oder Applikation erfolgt auf eigene Gefahr des Benutzers. Autoren und Verlag appellieren an jeden Benutzer, ihm etwa auffallende Ungenauigkeiten dem Verlag mitzuteilen.

1. Auflage 1975
1. spanische Auflage 1978
2. Auflage 1979
3. Auflage 1983
4. Auflage 1986
5. Auflage 1990

© 1975, 1993 Georg Thieme Verlag, Rüdigerstraße 14, D-7000 Stuttgart 30
Printed in Germany
Satz und Druck: Druckhaus Götz GmbH, D-7140 Ludwigsburg (Linotype System 5 [202])

ISBN 3-13-522506-2   1 2 3 4 5 6

IV

Anschriften

Prof. Dr. med. PETER BUCHMANN
Chefarzt der Chirurgischen Klinik
Stadtspital Waid
CH-8037 Zürich

Prof. Dr. med. FELIX LARGIADÈR
Vorsteher des Departements Chirurgie
und Direktor der Klinik für Viszeralchirurgie
Universitätsspital
CH-8091 Zürich

Prof. Dr. med. URS METZGER
Chefarzt der Chirurgischen Klinik
Stadtspital Triemli
CH-8063 Zürich

Prof. Dr. med. HANS SÄUBERLI
Chefarzt der Chirurgischen Klinik
Kantonsspital
CH-5404 Baden

Prof. Dr. med. ALEXANDER STURM
Direktor der Medizinischen Universitätsklinik
Ruhruniversität Bochum
D-4690 Herne

Dr. med OTTO WICKI
Spezialarzt FMH für Chirurgie
CH-6707 Iragna

Vorwort der Herausgeber und Autoren zur sechsten Auflage

Die Checklisten der aktuellen Medizin, welche nun in rund dreißig Einzelbänden zu den meisten Fächern der operativen und konservativen Humanmedizin sowie zu einigen diagnostischen und therapeutischen Disziplinen vorliegen, haben sich als fachspezifische, übersichtliche und immer dem neuesten Wissensstand angepaßte Informations- und Nachschlagewerke bewährt. Sie können in der Manteltasche mitgetragen werden und erlauben jederzeit eine rasche, auf den jeweiligen Patienten bezogene Überprüfung der differentialdiagnostischen Überlegungen und anzuordnenden Untersuchungen, und sie orientieren vor allem über die einzuschlagende Therapie. Geraffte Darstellung, Verzicht auf Wiederholungen sowie viele Querhinweise ermöglichen eine rasche und trotzdem vielseitige Orientierung.

Die vorliegende Checkliste gliedert sich in fünf Teile:

- Der erste Teil (graue Balken) behandelt die klinischen Untersuchungstechniken.

- Der zweite Teil (blaue Balken) beschreibt die nach Diagnosen geordneten Krankheitsbilder mit den wichtigsten Untersuchungen, mit Hinweisen auf die in Frage kommenden Differentialdiagnosen sowie mit eingehender Schilderung der Therapie.

- Der dritte Teil (rote Balken) enthält kurzgefaßte Vorschriften über Indikationen und Technik der typischen konventionellen Operationen des behandelten Fachgebiets.

- Der vierte Teil (graue Balken) faßt die allgemeine, nicht operative Therapie zusammen, mit besonderer Berücksichtigung der postoperativen Maßnahmen.

- Der fünfte Teil (rote Balken) schildert die gebräuchlichsten thorakoskopischen und laparoskopischen Eingriffe.

Es liegt im Wesen einer solchen Checkliste, daß vor allem die typischen Krankheitszustände geschildert werden und die operativen Vorschriften auf den Standardfall beschänkt sind. Die Checkliste kann das große Lehrbuch und die vollständige Operationslehre keinesfalls ersetzen. Diesen gegenüber hat sie den bewußt in Kauf genommenen Nachteil des Fehlens von Literaturhinweisen sowie von Beschreibungen seltener Krankheitsbilder und Methoden, dafür den Vorteil der Übersichtlichkeit und der Aktualität der Therapie. Die etwas subjektive Färbung im therapeutischen Teil ist gewollt, denn wir haben von den vielen möglichen Varianten jeweils diejenigen ausgewählt, die sich bei uns in der täglichen Praxis bewährt haben.

Die viszerale Chirurgie, also die Chirurgie der parenchymatösen Organe und Hohlorgane und der sie umschließenden Körperhöhlen und Weichteile, kann auch mit den Stichworten: Bauchchirurgie, Lungenchirurgie, chirurgische Onkologie, endokrinologische Chirurgie und Organtransplantation umschrieben werden. Der Kern der viszeralen Chirurgie gehört zur Allgemeinchirurgie und bildet das tägliche Brot des Allgemeinchirurgen; das gesamte Gebiet hingegen kann nur derjenige voll beherrschen, der es als Spezialdisziplin pflegt. Die Checkliste versucht, diesem doppelten Bedürfnis Rechnung zu tragen.

Die vorliegende sechste Auflage der „Viszeralen Chirurgie" enthält einen neuen Teil (den zweiten roten Teil), der ausschließlich der minimal invasiven Chirurgie gewidmet ist. Die Chirurgie hat kaum je in ihrer Geschichte in so kurzer Zeit einen so tiefgreifenden technischen Entwicklungsschub erfahren wie wir ihn gegenwärtig mit der rasanten Ausbreitung der thorakoskopischen und der laparoskopischen Eingriffe erleben. Innerhalb von wenigen Jahren sind erprobte und erfolgreiche Operationsverfahren obsolet geworden; so wird heute z. B. die konventionelle offene Cholezystektomie nur noch selten durchgeführt. Ein Miteinbezug der minimal invasiven Verfahren drängte sich daher auf und konnte mit der vorliegenden Auflage realisiert werden. Wir haben aber bewußt darauf verzichtet, das ganze Spektrum der noch wenig erprobten und nicht mit Erfolgsstatistiken belegten operativen Versuche miteinzuschließen, sondern haben uns auf Verfahren beschränkt, die in der Klinik bereits einen festen Platz haben.

Unser Dank geht wiederum an den Georg Thieme Verlag und insbesondere an Herrn Dr. D. Bremkamp. Er hat das Checklistenprojekt über zwanzig Jahre lang betreut und gefördert. Daß seine Arbeit, die mit der ersten Auflage der „Viszeralen Chirurgie" im Jahre 1975 auf dem medizinischen Büchermarkt in Erscheinung getreten ist, nach einer überaus erfolgreichen Entwicklung nun mit der sechsten Auflage derselben Checkliste seinen Abschluß findet, ist eine gütige Fügung des Schicksals. Die „Viszerale Chirurgie", die Herausgeber und die Autoren haben seiner verständnisvollen, fachkompetenten und anregenden Mitarbeit viel zu danken.

An der vorliegenden Auflage waren insbesondere auch die Oberärzte Dr. Walter Weder (thorakoskopische Verfahren) und Dr. Rolf Schlumpf (laparoskopische Verfahren) beteiligt. Die Ergänzung der Abbildungen besorgte wiederum Carol de Simio. Die Redaktion und die Manuskriptbetreuung lag in den Händen von Helene Largiadèr. Ihnen allen, die zur Realisierung der sechsten Auflage beigetragen haben, gilt unser herzlichster Dank.

Zürich, Frühjahr 1993

Felix Largiadèr
Peter Buchmann
Urs Metzger
Hans Säuberli
Alexander Sturm
Otto Wicki

Inhaltsverzeichnis

Untersuchungstechnik

Ganzkörperbeurteilung	1		
Umrechnung in SI-Einheiten	3		
Hals, Schilddrüse	4		
Weibliche Brust	6		
Thorax	8		
Abdomen	10		
Leiste, männliches Genitale	12		
Proktologie	14		

Nahttechnik

Fadenmaterial			193
Hautnaht			194
Klammergeräte			195
Gastrointestinale Handnaht			246
Gastrointestinale Klammernaht			247

Hals

Untersuchungstechnik	4		
Struma		17	
Hyperthyreose		20	
Thyreotoxische Krise		22	
Thyreoiditis		23	
Struma maligna		24	
Hyperparathyreoidismus		26	
Halszyste und -fistel, mediane		28	
Halszyste und -fistel, laterale		29	
Lymphknotenschwellung, zervikale		30	
Strumektomie			197
Thyreoidektomie, totale			199
Parathyreoidektomie			200
Halszysten- und Halsfistelexzision			201
Tracheotomie			202

Brustdrüse, Brustwand

Untersuchungstechnik	6		
Mammaknoten, gutartige		32	
Mastopathia cystica fibrosa		33	
Mammakarzinom		34	
Gynäkomastie		37	
Trichterbrust		38	
Mammabiopsie			204
Mammasegmentresektion			205
Ablatio mammae			206
Trichterbrustkorrektur			208

VIII

Pleura, Lunge

Untersuchungstechnik 8
Spontanpneumothorax 39
Hämatopneumothorax, traumatischer 40
Pleuraempyem 41
Pleuramesotheliom 43
Lungenblutung 44
Bronchiektasen 46
Lungentuberkulose 48
Lungentumoren, exkl. Bronchuskarzinom 50
Bronchuskarzinom 51
Lungenmetastasen 54
Pleurapunktion 209
Pneumothoraxdrainage 211
Thorakoskopie 213
Vorbereitung für thorakoskopische Eingriffe . . 397
Thorakoskopische Pleurektomie 398
Thorakoskopische Frühdekortikation 400
Dekortikation 215
Sternotomie 216
Thorakotomie, anterolaterale 218
Thorakotomie, posterolaterale 219
Thorakotomieverschluß 220
Pneumonektomie 221
Lobektomie 223
Segmentresektion 225
Thorakoskopische Lungenteilresektion 401

Mediastinum, Trachea

Mediastinaltumoren 55
Tracheastenosen 58
Mediastinoskopie 227
Tracheotomie 202

Herz allgemein 8

Kreislaufstillstand 59
Herztamponade 61
Perikardpunktion 228
Herzmassage, geschlossene 230
Herzmassage, offene 231

Ösophagus, Kardia

Ösophagusverätzung 62
Ösophagusperforation, traumatische 63
Ösophagusruptur, spontane 65
Ösophagusdivertikel 66
Ösophaguskarzinom 68
Kardiakarzinom 70
Achalasie 71
Hiatushernie 73
Zenker-Divertikel-Resektion 232
Ösophagusresektion 233
Ösophagusrupturverschluß 236
Ösophagokardiomyotomie 237
Fundoplicatio 238

Zwerchfell

Zwerchfellhernien 76
Zwerchfellnaht 240

Abdomen allgemein

Untersuchungstechnik 10
Akutes Abdomen 77
Gastrointestinalblutung 80
Appendizitis 82
Peritonitis 84
Laparotomie, mediane 241
Rippenbogenrandschnitt 243
Thorakoabdominaler Zugang 244
Platzbauch-Reoperation 245
Gastrointestinale Handnaht 246
Gastrointestinale Klammernaht 247
Intraabdominale Abszeßdrainage 249
Diagnostische Laparotomie 250
Appendektomie 252
Ausrüstung für laparoskopische Engriffe 403
Setzen des Pneumoperitoneums 405
Laparoskopische Appendektomie 406

Magen, Duodenum

Ulcus ventriculi 87
Ulcus duodeni 89
Ulcus pepticum jejuni 91
Erosive Gastritis 92
Magentumoren, gutartige 93
Magenkarzinom 94

Vagotomie, proximale selektive   254
Vagotomie, selektive gastrische   257
Vagotomie, trunkale   259
Pyloroplastik   260
Magenresektion, distale   262
Roux-Y-Rekonstruktion   265
Billroth-II-Rekonstruktion   267
Gastrektomie, totale   268
Ersatzmagenbildung   270
Gastroenterostomie   272
Gastrostomie   273

Leber

Untersuchungstechnik   10
Lebertrauma   97
Leberabszeß   99
Leberechinokokkus   101
Leberzyste, Zystenleber, Leberhämagiom   103
Leberadenom   104
Leberkarzinom   105
Lebermetastasen   107
Leberrevision wegen Trauma   275
Leberresektion   277

Gallenblase, Gallenwege

Cholelithiasis   109
Choledocholithiasis   111
Cholecystitis acuta   112
Cholecystitis chronica   114
Gallengangkarzinom   115
Verschlußikterus   117
Laparoskopische Cholezystektomie   409
Cholezystektomie   279
Gallenwegsrevision   281
Papillotomie   283
Hepatikojejunostomie   285

Pankreas

Pankreastrauma   120
Pancreatitis acuta   122
Pancreatitis chronica   125
Pankreaspseudozysten   127
Pankreaszystadenom   129
Pankreaskarzinom   130
Pankreasinselzelltumoren   132

Pankreasrevision wegen Trauma 287
Pankreaspseudozystendrainage 289
Pankreasresektion, distale 291
Duodenopankreatektomie 293
Zöliakale Ganglionektomie 296

Milz, portale Hypertonie

Milzruptur 134
Splenomegalie 135
Portale Hypertonie 137
Milzerhaltende Operationen 297
Milzresektion 298
Splenektomie 300
Splenorenale Anastomose 302

Dünndarm 10

Darm- und Mesenterialtrauma 140
Dünndarmileus, mechanischer 142
Mesenterialinfarkt 144
Angina abdominalis 146
Meckelsche Divertikel 147
Entzündliche Darmerkrankungen 149
Dünndarmtumoren 150
Darmverletzung – Versorgung 304
Dünndarmileusoperation 306
Mesenterika-Embolektomie 308
Dünndarmresektion 310
Adhäsiolyse und Ileusoperation 412

Kolon, Rektum 10

Dickdarmileus 151
Enteritis regionalis 153
Colitis ulcerosa 155
Divertikulose und Divertikulitis 157
Kolonpolypen 159
Kolonkarzinom 161
Rektumkarzinom 163
Dickdarmoperationen 312
Ileostomie 313
Transversostomie 314
Sigmoidostomie 315
Transversostomieverschluß 316
Ileotransversostomie 317
Ileozäkalresektion 318
Hemikolektomie rechts 319

Transversumresektion 320
Hemikolektomie links 321
Sigmaresektion 322
Rektosigmoidresektion 323
Rektumamputation 324
Proktokolektomie 326
Kontinenzerhaltende Proktokolektomie 328
Rektopexie 330

Proktologie

Untersuchungstechnik 14
Rektalprolaps 165
Inkontinenz 167
Anal- und Perianalerkrankungen, entzündliche . 168
Analfisteln 169
Perianalabszeß 170
Hämorrhoiden 171
Analkarzinom 173
Pilonidalfistel 175
Inkontinenzoperation 331
Analfissursanierung 332
Analfistelsanierung 333
Perianalabszeßdrainage 335
Hämorrhoidektomie 336
Hämorrhoidenligatur 338
Hämorrhoidensklerosierung 339
Pilonidalfistelexstirpation 340

Hernien

Untersuchungstechnik 12
Hernia epigastrica 176
Hernia umbilicalis 177
Hernia inguinalis 178
Hernia femoralis 180
Narbenhernie 181
Seltene Bauchwandbefunde 182
Nabelhernienoperation 341
Inguinalhernienoperation 343
Laparoskopische Inguinalhernienoperation . . . 413
Femoralhernienoperation 346
Narbenhernienverschluß 348

Retroperitoneum, Nebennieren, Nieren

Retroperitoneale Tumoren   183
Nebennierentumoren   185
Niereninsuffizienz, terminale   187
Adrenalektomie   350
Nephrektomie   352

Organtransplantation

Organspender   189
A. v. Fistel am Vorderarm   354
A. v. Fistel mit Interponat   356
Peritonealdialysekatheter   358
Multiorganentnahme   360
Nierentransplantation   363
Pankreastransplantation   365
Lebertransplantation   367

Allgemeine Therapie

Antibiotikaprophylaxe   369
Antibiotikatherapie   370
Beatmung   372
Blasenkatheter   374
Drainagen   376
Ernährung, direktenterale   378
Ernährung, parenterale   380
Herz/Kreislauf   382
Immunsuppression   384
Infusionen   386
Stomapflege   388
Thromboembolieprophylaxe   390
Tumortherapie, adjuvante   392
Tumormetastasentherapie   394
Wundpflege   395

Sachverzeichnis   415

Grundsätzliches

- Die Untersuchung bezieht sich zuerst auf den ganzen Menschen, nicht auf eine einzelne Körperregion.
- Kommunikation mit dem Patienten und Beurteilung seiner psychischen und sozialen Lage gehören zur Untersuchung.
- Die nachfolgenden Vorschriften sind den Bedürfnissen der viszeralen Chirurgie angepaßt.

Basisuntersuchung

- Allgemeinzustand, Sensorium, Sprache.
- Konstitutionstyp, Eigenheiten des Körperbaus.
- Ernährungszustand.
- Größe (häufig vom Patienten zu erfragen!).
- Gewicht (notieren, ob mit oder ohne Kleider).
- Blutdruck (notieren, in welcher Patientenposition, an welchem Arm). Normal (ab 15. J.) bis 140/90 mm Hg (18,7/12,0 kPa).
- Puls: Frequenz, Füllung, rhythmisch, arrhythmisch?
- Atmung: Frequenz, Atemtiefe, Unregelmäßigkeiten?
- Körpertemperatur (notieren, ob axillär, oral oder rektal).
- Haut: Farbe, Temperatur, Turgor, feucht oder trocken, schuppend, Exanthem?
- Kopf: frei beweglich oder Nackenstarre?
- Augen: Pupillen seitengleich, auf Licht reagierend, Skleren weiß oder gelb? Exophthalmus, Ptose, Lidödem?
- Mund: Zunge (feucht, trocken, belegt?), Zähne, Tonsillen, Fötor.

Spezielles

- In speziellen Kapiteln ist die Untersuchungstechnik für folgende Körperpartien beschrieben: Hals und Schilddrüse (s. S. 4), Thorax (s. S. 8), weibliche Brust (s. S. 6), Abdomen (s. S. 10), Leiste und männliches Genitale (s. S. 12), Proktologie (s. S. 14).
- Wirbelsäule: Streckhaltung, Kyphose, Skoliose, Klopfdolenz? (ausführliche Untersuchungstechnik s. Checkliste Orthopädie).
- Extremitäten: Freie Beweglichkeit, Fehlstellungen, Ödeme, Ulzera, Narben, Tremor? (s. Checkliste Traumatologie)
- Periphere Gefäße: Arterienpulse Femoralis, Poplitea, Dorsalis pedis, Tibialis posterior, Carotis, Radialis (ausführliche Untersuchungstechnik s. Checkliste Gefäßsystem).
- Nervensystem: Vergleich der rohen Kraft in beiden Armen. Patellarsehnenreflex, Achillessehnenreflex, Babinski, Sensibilität?
- Gynäkologische Untersuchung (bei unklaren Unterbauchaffektionen): s. Checkliste Gynäkologie.
- Besonderheiten der Untersuchung von Kindern: s. Checkliste Kinderchirurgie.

Labor und Röntgen

Die 30 wichtigsten Untersuchungen für die Beurteilung des viszeralchirurgischen Patienten und die Operabilitätsabklärung.

Hämatologie:

- Blutsenkung (3−5 mm/h)
- Hämatokrit ($\male$ 0,41−0,53; $\female$ 0,37−0,47)
- Hämoglobin ($\male$ 14,5−17 g/dl = 9,0−10,5 mmol/l; $\female$ 12,5−16 g/dl = 7,7−9,9 mmol/l)
- Leukozyten (3,7−9,6 G/l)
- Thrombozyten (150−350 G/l)
- Prothrombinzeit (0,7−1,0) (1,0 = 12 s; reagenzienabhängig)
- Blutgruppe: AB0-System und Rh

Blutchemie:

- Bilirubin (bis 22 μmol/l)
- Harnstoff (2,5−7,5 mmol/l)
- Kreatinin (53−115 μmmol/l)
- Kalium (3,5−4,8 mmol/l)
- Natrium (137−142 mmol/l)
- Albumin (38−51 g/l)
- Glukose (3,9−5,8 mmol/l)
- Amylase (20−110 U/l)
- GOT, GPT (3−60 U/l)
- Alkalische Phosphatase (30−115 E/l)

Urinuntersuchung:

- Osmolalität (900 mmol/24 h)
- Eiweiß (negativ)
- Zucker (negativ)
- Quantitative Urinkultur ($\leq 10^3$ Keime)

Lunge und Kreislauf:

- Thoraxröntgen (dorsoventral und seitlich) (s. S. 7)
- Elektrokardiogramm
- Vitalkapazität (3−6 l, je nach Größe, Alter, Geschlecht)
- Atemgrenzwert (70−120 l/min = 1,117 −2,0 l/s)
- Sekundenkapazität (70−80% der Vitalkapazität)
- Blutgasanalyse (P_{O_2}, P_{CO_2} pH, Basenüberschuß, O_2-Sättigung

Immunologie:

- HBs-Antigen, anti-HBs, anti-HBc, HBe-Antigen, anti-HA, anti-Delta-Antigen (negativ)
- anti-HIV, HIV-1-Antigen.
- Tumormàrker (AFP, CEA, CA 19−9 u. a.).

Allgemeines

- Das internationale Einheitensystem (SI = Système International d'Unités) bringt die konsequente Verwendung der Sekunde (s) als Basiseinheit der Zeit (anstelle der Minute oder Stunde), des Mols (mol) als Basiseinheit der Stoffmenge (anstelle des mg oder mval), des Liters (l) als Einheit für das Volumen (anstelle von ml oder mm^3) und des Pascals ($Pa = kg \cdot m^{-1} \cdot s^{-2}$) als Einheit des Drucks (anstelle der mmHg oder cmH_2O).

Atmung, Kreislauf

- Atemvolumina: l/s   =   (l/min) × 0,01667
- Basenüberschuß: mmol/l = mval/l
- Blutdruck: kPa   =   (mmHg) × 0,1333
- Druck: Pa   =   (cmH_2O) × 98,07 (= 10^{-2} mbar)
- Kalorie: kJ   =   (kcal) × 4,1868

Biochemische Werte

- Albumine: (g/l)   =   g% × 10
- Bikarbonat: mmol/l = mval/l
- Bilirubin: µmol/l = (mg%) × 17,1
- Chlorid: mmol/l = mval/l
- Cholesterin: mmol/l = (mg%) × 0,02586
- Eisen: µmol/l = (µg%) × 0,1791
- Fibrinogen: g/l   =   (mg%) × 0,01
- Glukose: mmol/l = (mg%) × 0,05551
- Harnstoff: mmol/l = (mg%) × 0,16665
- Jod: nmol/l = (µg%) × 78,8
- Kalium: mmol/l = mval/l
- Kalzium: mmol/l = (mg%) × 0,2495
- Kreatinin: µmol/l = (mg%) × 88,40
- Natrium: mmol/l = mval/l
- Phosphor: mmol/l = (mg%) × 0,3229
- Proteine: g/l   =   (mg%) × 10^{-2}
- Triglyzeride: mmol/l = (mg%) × 0,01143

Hämatologie

- Erythrozyten: T/l   =   Mill./mm^3 (Tera = 10^{12})
- Hämatokrit: 1,0   =   (Vol%) × 0,01
- Hämoglobin: mmol/l = (g%) × 0,6206
- Leukozyten: G/l   =   (Zahl/mm^3) × 0,001 (Giga = 10^9)
- Thrombozyten: G/l   =   (Zahl/mm^3) × 0,001
- Prothrombinzeit: 1,0   =   Prozent × 0,01

Position

- Patient sitzend, am besten auf einem Stuhl. Schultern zwanglos hängen lassen.
- Inspektion von vorn.
- Für Palpation steht der Untersucher hinter dem Patienten, umfaßt den Hals mit beiden Händen (Abb. 1).

Inspektion

- Kopfhaltung: gerade? Aktive Beweglichkeit?
- Symmetrie des Halses, beurteilt an Kehlkopf, Fossa jugularis, Mm. sternocleidomastoidei.
- Veränderungen der Haut: Narben, Fisteln, Rötung, Zyanose?
- Abnorme Schwellung: umschrieben, diffus, Lokalisation?
- Venen: abnorme Füllung, abnorme Pulsation?

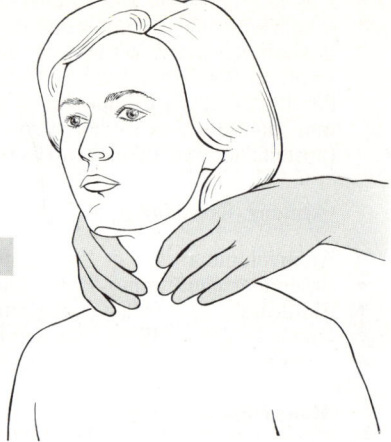

Abb. 1 Palpation der Schilddrüse

Palpation

- Kehlkopf: symmetrisch, mittelständig, indolent? Palpiere Protuberanz und Inzisur des Schildknorpels.
- Trachea: gerade, mittelständig, verlagert?
- Schilddrüse, seitengetrennt für beide Lappen beurteilen: Größe. Konsistenz, glatte oder knotige Oberfläche? Abgrenzbarkeit gegen oben, gegen lateral, gegen unten (schlucken lassen!)? Druckdolenz?
  Beachte: Die normale Schilddrüse ist wegen ihrer geringen Größe und ihrer weichen Konsistenz für den Ungeübten kaum spürbar! Der Isthmus liegt auf Höhe des 2.–4. Trachealknorpels, am nicht reklinierten Hals also knapp über dem Jugulum.
- Wenn bereits ein Szintigramm vorliegt: prüfen, ob palpierbare Knoten mit abnormen szintigraphischen Mustern (verstärkte oder abgeschwächte Speicherung = heiße oder kalte Knoten) übereinstimmen.

- Schilddrüsenisthmus: palpabel? Größe, Oberfläche, Ausläufer nach oben?
- Bei fraglicher Zugehörigkeit einer paratrachealen Schwellung zur Schilddrüse den Patienten schlucken lassen (wenn nötig, Wasser zu trinken geben): Strumaknoten bewegen sich beim Schluckakt mit der Trachea aufwärts!
- Mm. sternocleidomastoidei: Anspannung, Dolenz?
- Lymphknotenstationen (s. Abb. 11): Lymphknoten palpabel? Zahl, Abgrenzbarkeit, Größe, Konsistenz, Oberfläche, Verschiebbarkeit, Druckdolenz?
- Glandulae submandibulares: Größe, Konsistenz, Druckdolenz?
- Karotis beiderseits (A. carotis communis supraklavikulär, hinter M. sternocleidomastoideus; A. carotis interna an der Schädelbasis, vor M. sternocleidomastoideus): Pulsation kräftig, seitengleich? Pathologische Resistenz? Abnorme Pulsation? Fehlende Pulsation?

Auskultation

- Atemgeräusch über Trachea: inspiratorischer Stridor?
- Struma: pulssynchrones Schwirren?
- Karotiden: Stenosegeräusch?

Röntgen

- Trachea d.-v. und seitlich: bei Verdacht auf Tracheakompression durch Struma, bei inspiratorischem Stridor, Fragestellung: Trachea verlagert, verdrängt, eingeengt, von vorn, von der Seite?
- Ösophaguspassage bei Schluckstörungen: Divertikel, Kompression, Stenose, gestörte Motilität?

Ergänzendes

- Laryngoskopie vor jeder Operation an Schilddrüse und Nebenschilddrüsen: Rekurrens intakt?
- Bei Verdacht auf Hyperthyreose: feinschlägiger Tremor? Augensymptome?
- Bei Schluckstörungen, Regurgitation: Zenkersches Divertikel suchen, am Hinterrand des linken M. sternocleidomastoideus. Schwellung (nach Trinken) unter Gurren ausdrückbar?
- Schilddrüsenszintigraphie mit Pertechnetat (^{99m}Tc) und Bestimmung der Schilddrüsenhormone im Serum: bei jeder Erkrankung der Schilddrüse (s. S. 17).
- Sono: Zur Differentialdiagnose zwischen Zyste und Knoten, respektive benignen Adenomen und Karzinom (Feinnadelpunktion).

Position

- Für Inspektion sitzend oder stehend, Arme vorerst hängend, dann (durch den Untersuchenden) nach vorn angehoben.
- Für Palpation der Brustdrüse liegend.
- Für Palpation der Axilla liegend oder sitzend. Der Untersuchende hebt mit seiner gleichseitigen Hand den Arm leicht an und untersucht mit der gegenseitigen Hand von vorn.

Inspektion

- Vergleich beider Brüste: Symmetrie bezüglich Größe, Form, Höhe (Stand), Verschiebung beim Anheben der Arme.
- Jede Brust einzeln: Entrundung, Rötung, Schwellung, Einziehung, fixierte Haut, Narben?
- Warzenhof: gerötet, schuppend, nässend?
- Mamille: verzogen, eingezogen, Sekret, Sekretkruste?
- Axilla: Vorwölbung?
- Fossa supraclavicularis: ausgefüllt, Vorwölbungen?
- Arm: vermehrte Venenzeichnung, Schwellung?

Palpation

- Drüsenkörper: Dicke, Konsistenz, Lappung, Druckdolenz? Verschiebbarkeit gegen M. pectoralis. Verschiebbarkeit der Haut über dem Drüsenkörper. Systematische Suche nach pathologischen Resistenzen durch bimanuelle Palpation und durch Palpation gegen die Brustwand.
- Pathologische Resistenzen: Lokalisation (wo, in welchem Quadranten?), Form, Größe, Abgrenzbarkeit gegen Drüsenkörper, Verschiebbarkeit gegen Unterlage und gegen Haut, Oberfläche (glatt, groblappig, gehöckert?), Konsistenz (weich, derb, hart, prallelastisch?), Druckdolenz.
- Mamille: Konsistenz, Dolenz. Invertierte Mamille durch Druck evertierbar oder nicht? Submamilläre Resistenz? Sekret ausdrückbar?
- Axilla: nochmalige Palpation des Axillarausläufers der Brustdrüse. Suche nach palpablen Lymphknoten unter Pektoralisrand, unter dem Rand des M. latissimus dorsi, auf der Brustwand kaudal der Gefäße, tief in der Axilla entlang den Gefäßen. Lokalisation, Zahl, Größe, Konsistenz?
- Fossa supraclavicularis: Lymphknoten palpabel? Zahl, Größe, Konsistenz?

Röntgen

- Mammographie: zur Objektivierung von unklaren Tastbefunden (insbesondere bei schwierig zu untersuchenden Brüsten) und zur Suche nach nicht palpablen Karzinomen bei Risikopatienten. Erhöhtes Karzinomrisiko bei: Nullipara, Alter bei erster Geburt über 35 Jahre, später Menopause, proliferierender Mastopathia cystica, Karzinom der Gegenseite, Mammakarzinom bei Mutter oder Schwester. Je höher das Lebensalter, desto größer das Risiko.
- Mammographie überflüssig bei gut palpablen Knoten (ändert am weiteren Vorgehen nichts) und ungeeignet für wahllose Reihen- und Routineuntersuchungen (verbessert Karzinomprognose nicht).
- Galaktographie (Milchgangsdarstellung): bei pathologischem Sekret ohne palpable Resistenz. Fragestellung: Milchgangspapillom?

Ergänzendes

- Feinnadelpunktion und Zytologie von verdächtigen Resistenzen (Abb. 2). Beschleunigt die Abklärung! Eine negative Zytologie dispensiert aber bei verdächtigem Palpationsbefund nicht von der Exzision!

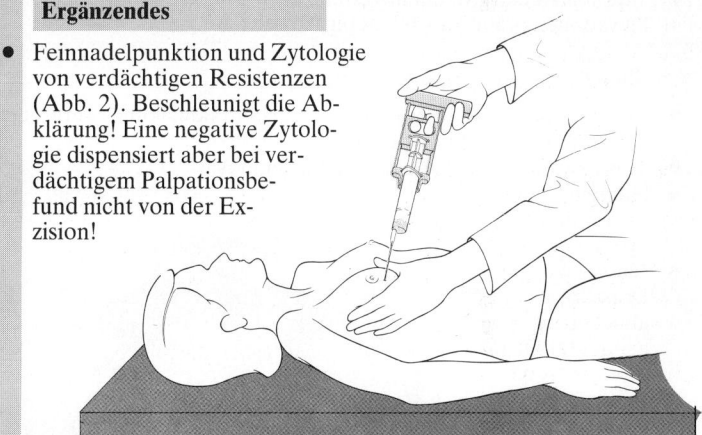

Abb. 2   Technik der Feinnadelpunktion eines Mammaknotens

- Punktion von Zysten mit zytologischer Untersuchung des Punktats und/oder Luftfüllung der Zyste und Mammographie.
- Exzision. Jeder palpatorisch oder mammographisch verdächtige Befund muß exzidiert und histologisch untersucht werden. Bei Mammographiebefund (Mikroverkalkungen) ohne Tastbefund: Präparatradiographie zur Sicherung der korrekten Exzision. Auf Exzision und Histologie darf nur verzichtet werden bei: positiver Diagnose einer benignen Veränderung; zartwandiger Zyste mit entsprechender Luftfüllung und negativer Sekretzytologie; mammographisch unverdächtigen Knoten nach mehrmaligem bioptischem Nachweis einer nicht proliferierenden Mastopathie.

Position

- Patient liegend, Oberkörper flach oder leicht angehoben.
- Für Untersuchung des Rückens und der dorsalen Lungenpartien Patienten aufsitzen lassen.
- Für Palpation der Supraklavikulärgruben Schultern nach oben und vorn ziehen lassen.

Inspektion

- Knöcherner Thorax: Symmetrie, Form, Faßthorax, Glockenthorax? Trichterbrust, andere Deformitäten?
- Haut: Venenzeichnung, Teleangiektasien, Nävi?
- Atmung: Atemexkursionen symmetrisch, Überwiegen der thorakalen oder der abdominalen Atmung, Betätigung der auxiliären Atemmuskulatur?
- Supraklavikulärgruben: ausgefüllt, beim Husten vorwölbend?
- Pulsationen präkordial oder epigastrisch?

Palpation

- Lymphknoten axillär, supraklavikulär, infraklavikulär: vergrößert, derb, verbacken, druckdolent?
- Thoraxwand: Druckdolenz? Stimmfremitus.
- Hautemphysem obere Thorax-apertur?
- Männliche Brustdrüse: abnorm ausgebildeter Drüsenkörper, pathologische Resistenz, Druckdolenz?
- Weibliche Brustdrüse: s. S. 6.
- Herzspitzenstoß.

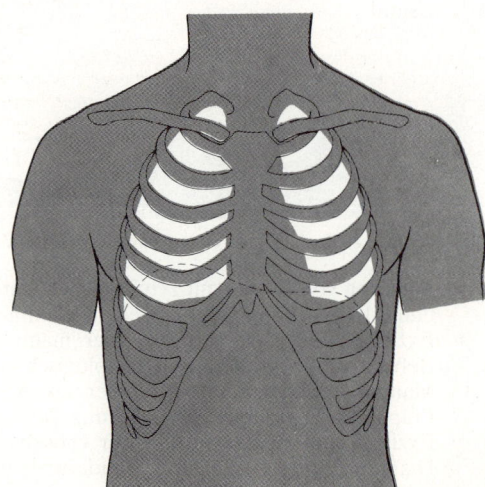

Abb. 3 Beziehungen von Röntgenbild und Rippen-thorax zur äußeren Thoraxform

Perkussion

- Lungengrenzen beiderseits vorn und hinten und ihre respiratorische Verschiebbarkeit.
- Klopfschall über allen Lungenfeldern und seitenvergleichend: sonor, hypersonor, gedämpft? Lokalisation und Ausmaß einer evtl. Dämpfung.
- Herzperkussion ist wenig aussagekräftig!

Auskultation

- Atemgeräusch: vesikulär, bronchovesikulär, bronchial, abgeschwächt, fehlend? Vergleichende Untersuchung jeweils derselben Partie beider Lungenflügel.
- Zusatzgeräusche: Giemen, Pfeifen, feuchte nicht klingende, klingende Rasselgeräusche, grobblasig, feinblasig?
- Verhältnis Inspiration: Exspiration (normal ca. 1 : 1,25).
- Pleurareiben?
- Herzfrequenz und Herzrhythmus.
- Herztöne und Herzgeräusche an: Herzbasis (2. ICR links und rechts parasternal), Erbschem Punkt (4. Rippe links 3 cm parasternal), Herzspitze (5.−6. ICR links in MCL), Trikuspidalis (5. ICR rechts parasternal).
- Perikardreiben?

Röntgen

- Thorax dorsoventral und seitlich im Stehen (Abb. 3).
- Wenn Patient nicht stehen kann (zu schwach, bewußtlos, frisch operiert usw.): Thorax a.-p. (anterioposterior) im Liegen.
- Beachte: Ein Seitenbild gehört zur korrekten Thoraxröntgenuntersuchung! Befund soll plattennahe sein, deshalb immer angeben, ob Strahlengang dext-sin oder sin-dext.
- Beurteilen von: Bildqualität, Symmetrie (anhand Jugulum!), Mediastinum, Herz, Zwerchfell, Lungen, Rippen, Weichteilen. Pathologische Befunde beschreiben: Lokalisation, anatomische Beziehungen, Größe, Form, Begrenzung, Strahlendichte.
- Durchleuchten: Zwerchfellbeweglichkeit.

Ergänzendes

- Grobe Lungenfunktionsprüfung: forcierter Ausatmungsstoß mit geöffnetem Mund gegen die Hand des Untersuchenden (Abstand 30 cm).
- Sputum (reines Sputum, nicht Speichel!) auf Bakteriologie und Zytologie.

Position

- Feste, aber nicht harte Unterlage.
- Patient liegend, Oberkörper flach, Beine gestreckt.
- Kopf leicht angehoben (Kissen!), abgelegt und entspannt.
- Arme zwanglos seitlich neben dem Körper abgelegt (Abb. 5).
- Der Untersuchende steht (oder sitzt) rechts, für Milzpalpation evtl. links.

Inspektion

- Bauchdecken auf, über, unter Thoraxniveau?
- Peristaltische Wellen, Darmsteifungen sichtbar?
- Symmetrie: wo und wie asymmetrisch?
- Respiration: abdo-
  minal, thorakal?
- Haut: Farbe, Span-
  nung, Struktur?
- Narben, insbesondere
  Operationsnarben:
  Lage, Verlauf, Aus-
  sehen?
- Behaarung vom männ-
  lichen oder weibli-
  chen Typ?
- Venen: Sichtbarkeit,
  Dicke, Schlängelung?
- Nabel: vorgewölbt,
  gerötet, verstrichen?
- Bruchpforten: Vor-
  wölbung?

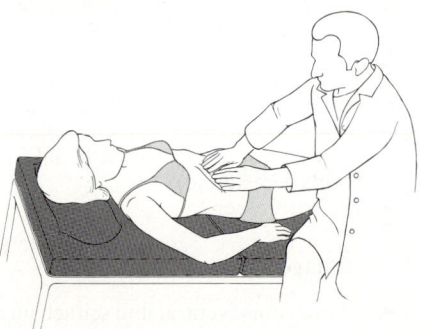

Abb. 4   Palpation der Leber

Palpation

Mit warmen Händen untersuchen!
- Bauchdecken: Dicke des subkutanen Fettgewebes, Turgor, willkür-
  liche Spannung, Défense (reflektorische Anspannung), Druckdo-
  lenz, Klopfdolenz, Entlastungsschmerz. Bei positiven Befunden
  Feststellen des Maximums.
- Bruchpforten bzw. Faszienlücken: umbilikal, epigastrisch (Rektus-
  muskulatur anspannen lassen durch Hochheben des Kopfes!), im
  Bereich von Operationsnarben.
- Organe: Leber (Größe, Kante, Oberfläche, Konsistenz [Abb. 4]),
  Milz (nicht palpabel oder palpabel, Größe), Zäkum, Sigma, Blase,
  Aorta, Nieren (palpabel oder nicht palpabel).
- Pathologische Resistenzen und Druckdolenzen: Lokalisation, Aus-
  dehnung, Beziehungen zu umgebenden Organen.

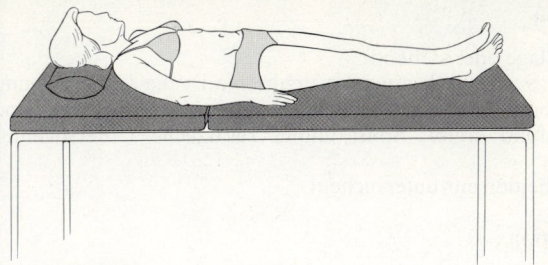

Abb. 5
Position für
Unter-
suchung des
Abdomens

Perkussion

- Tympanitischer Klopfschall über luftgefüllten Hohlorganen.
- Leberdämpfung: normal, vergrößert, fehlend?
- Milzdämpfung.
- Flankendämpfung (bei Aszites) und Verschiebbarkeit.
- Blasendämpfung: vorhanden = gefüllte Blase.
- Klopfdolenz: besonders im Zusammenhang mit Druckdolenz und/oder Entlastungsschmerz: betroffene Zone, Stärke?

Auskultation

- Darmgeräusche: fehlend, spärlich, normal, vermehrt?
- Charakter der Darmgeräusche: normal, hochgestellt, Durchspritzgeräusche?
- Gefäßgeräusche.

Röntgen

- Abdomenleeraufnahme im Liegen:
  Gasgehalt von Magen, Dünndarm und Dickdarm, Schlingendurchmesser, Innenkontur (Ödem)? Größe, Lage und Abgrenzbarkeit von Organen (Leber, Niere, Psoasschatten)? Abnorme Weichteilschatten? Kalkdichte Konkremente in Gallenblase und Gallenwegen, Pankreas, Ureteren? Extraintestinale Gasansammlungen (Retroperitoneum, intraabdominale Abszesse, Gallenwege)?
- Abdomenleeraufnahme im Stehen: Spiegel im Darm oder in Abszessen? Freie Luft? Nachweis subdiaphragmaler Luft: Thoraxaufnahme im Stehen besser geeignet.

Ergänzendes

- Sono: Diagnose und Lokalisation fokaler Läsionen in parenchymatösen Organen, Diagnose der Cholelithiasis, der Urolithiasis, Feststellung freier Luft und Flüssigkeit im Abdomen.

Position

- Rückenlage oder stehend.
- Für die Suche nach einer Leistenhernie ist die Untersuchung am liegenden Patienten nur genügend, wenn sie einen eindeutig positiven Befund ergibt. Sonst immer zusätzliche Untersuchung im Stehen!
- Immer beiderseits untersuchen!

Inspektion

- Behaarung.
- Narben, insbesondere Operationsnarben,
- Symmetrie der Leisten: vorhanden, gestört durch einseitige Schwellung?
- Auftreten einer abnormen Schwellung beim Husten und Pressen? Lokalisation? Ausdehnung Richtung Skrotum bzw. Labium majus oder in den Oberschenkelansatz?
- Skrotum: Schwellung, Rötung, variköse Venenzeichnung?
- Penis, ohne und mit Zurückziehen des Präputiums: Phimose, Paraphimose, Hypospadie, Epispadie, Meatusstenose, Balanitis, Ulkus im Sulcus coronarius?

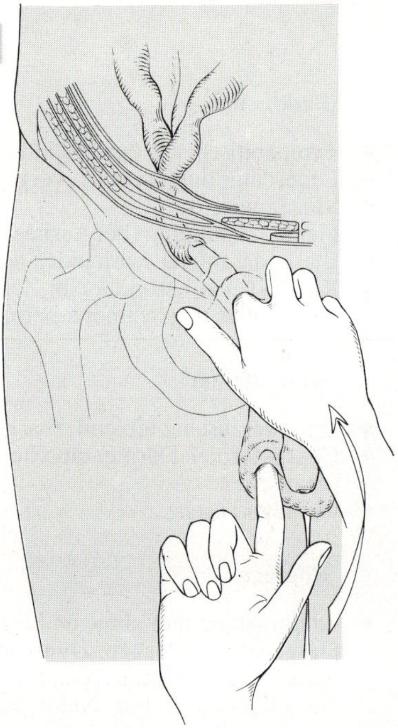

Abb. 6   Palpation des äußeren Leistenrings

Palpation

- Spontan austretende Schwellung: Lokalisation, Größe, Konsistenz, Reponierbarkeit, Gurren beim Reponieren?
- Lokalisation: Inguinalhernien liegen medial und kranial des Tuberculum pubicum und dehnen sich ins Skrotum bzw. Labium majus aus. Femoralhernien liegen lateral des Tuberculum pubicum im Oberschenkelansatz.
- Wenn keine spontan austretende Schwellung: Finger locker auf den äußeren Leistenring legen, Patienten husten lassen: Schwellung, gleitend oder anprallend, spürbar? Gurren?

- Dieselbe Untersuchung wiederholen über dem inneren Leistenring.
- Äußeren Leistenring palpieren, bei der Frau direkt transkutan, beim Mann von unten durch Einstülpen von Skrotalhaut (Abb. 6): Abgrenzbarkeit, Durchmesser, für Fingerspitze passierbar, Hustenanprall = tiefertretender Bruchsack?
- Bei mageren Patienten mit dünner Externusfaszie ist gelegentlich der innere Leistenring direkt transkutan tastbar.
- Lacuna vasorum = femorale Bruchpforte: Schwellung beim Husten und Pressen (im Stehen!), Größe, Reponierbarkeit, Gurren beim Reponieren?
- Abnorme Schwellungen in der Leistenbeuge (Lymphknoten, Varixknoten, Lipom): Lokalisation, Größe, Konsistenz, Dolenz?
- Bei vergrößerten Lymphknoten: genaue Untersuchung des Einzugsgebiets auf entzündliche oder neoplastische Streuquellen, Lymphknotenkette in der Leistenbeuge, parallel zum Leistenband, drainiert Genitale und Perineum (Analkarzinom?); Lymphknotenkette parallel Femoralgefäße drainiert das Bein (infizierte Interdigitalmykose?).
- Femoralispuls.
- Funikel: verdickt, dolent, umschriebene prallelastische Schwellung (Hydrocele funiculi)?
- Hoden: vorhanden, normal groß, vergrößert, verkleinert? Konsistenz, Oberfläche, Dolenz? Gut abgrenzbar, schlecht abgrenzbar?
- Nebenhoden: vergrößert, glatt oder höckerig, umschriebener Knoten, derb, dolent? Gut oder schlecht vom Hoden abgrenzbar?
- Wenn bei einer Schwellung im Bereich des Funikels nicht sicher zwischen Hydrozele und Hernie differenziert werden kann: Zug am Testis bewirkt Tiefertreten einer Hydrozele, hingegen nicht einer Hernie.

Auskultation

- Darmgeräusche in einer hernienverdächtigen Schwellung?
- Femoralarterie beiderseits: Strömungsgeräusch?

Röntgen

- Beckenübersicht a.-p. (bei Leistenschmerzen ohne entsprechenden Befund in der klinischen Untersuchung): Periostitis pubis, Koxarthrose, Knochenmetastasen?

Ergänzendes

- Diaphanoskopie bei Schwellungen im Skrotalfach. Positive Diaphanie = Flüssigkeit = Hydrozele oder Spermatozele.
- Sonographische Restharnbestimmung.

Position

- Für einfache Inspektion: linke Seitenlage.
- Für Pilonidalfistel: Bauchlage.
- Für Rektaluntersuchung: linke Seitenlage, Steinschnittlage, Knie-Ellenbogen-Lage, evtl. Spezialuntersuchungstisch.

Inspektion

- Nates: Symmetrie, Rötung, Schwellung, Injektionsstellen?
- Perineum: Rötung, Schwellung?
- Rima ani, wenn nötig mit Spreizen der Nates: reizlos, gerötet, Fistelöffnungen in der Mittellinie, Umgebung reizlos, geschwollen, gerötet, druckdolent? Sekret spontan, auf Druck?
- Anus, wenn nötig mit Spreizen der Nates: normalerweise Anus geschlossen, Haut fein radiär gefältelt, leicht pigmentiert, evtl. behaart, trocken und sauber. Abnorme Veränderungen: Kotreste, Rötung, ekzematöse Hautveränderungen, Mariske, Kondylome, Fisteln, abnorme Schwellungen?
- Anus beim Pressen: Füllung von äußeren Hämorrhoiden, Austritt von inneren Hämorrhoiden, von Schleimhaut?

Palpation

Handschuh, Fingerling am Zeigefinger, Gleitmittel.
- Analregion palpieren.
- Patienten pressen lassen, Zeigefinger unter leichter Drehung in den Analkanal einführen.
Merke: umschriebene heftigste Schmerzen beim Versuch des Einführens des Fingers = Analfissur! Lokalanästhesie nötig!
- Analkanal: Sphinktertonus, Schmerzen, Stenose, Infiltration, Resistenz (Tumor, hypertrophe Papille)?
Merke: Innere Hämorrhoiden palpiert man nicht! Seltene Ausnahme: thrombosierte innere Hämorrhoiden.
- Ampulla recti: Darmwand weich, verschiebbar. Normale Resistenzen: ventral Prostata und Samenblase bzw. Portio, dorsal Os sacrum und coccygis, lateral der weiche Trichter des M. levator ani.
Pathologische Resistenzen können vorgetäuscht werden durch: Skybala, Pessare, Ringe, gynäkologische Tampons, Blasenkatheter.
Tiefe der Rektumpalpation durch die Fingerlänge limitiert. Beachte aber: Eine Resistenz im tiefhängenden Sigma ist evtl. durch die Rektumwand hindurch spürbar.

- Pathologische Veränderungen: Schleimhaut fixiert, induriert, Douglas-Raum vorgewölbt, druckdolent) Prostata normal groß, vergrößert, glatt, höckrig, hart? Tumorverdächtige Resistenzen: Lage, evtl. Größe, untere Begrenzung (cm ab Linea anocutanea), Oberfläche, Verschiebbarkeit gegen Unterlage.
- Finger dorsal an inneres Analkanalende (Puborektalisschlinge) legen, Anus zukneifen lassen: Finger wird durch funktionierenden M. puborectalis nach ventral gehoben.
- Rückzug des Fingers: Blut am Fingerling? Klafft Anus? (Neurologische Störung).

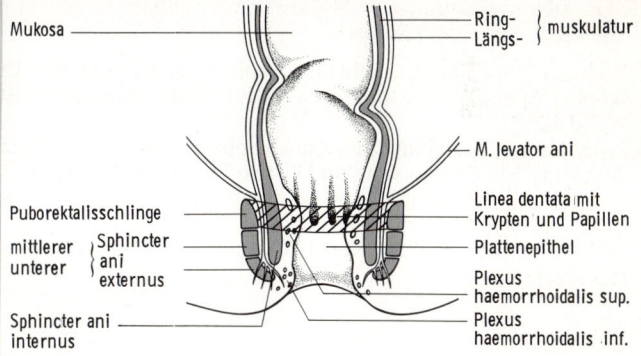

Abb. 7   Anatomie des Analkanals

Proktoskopie

Wichtigste Zusatzuntersuchung! Gibt Übersicht über den ganzen Analkanal (Abb. 7):
- Keine Darmvorbereitung nötig.
- Proktoskop, 7–10 cm lang, mit Obturator.
- Instrument mit Gleitmittel bestreichen und unter Pressenlassen langsam vollständig einführen. Obturator herausziehen. Analkanal beim Zurückziehen des Proktoskops inspizieren.
- Normale Schleimhaut ist blaß mit gut sichtbaren Gefäßen.
- Schleimhautveränderungen: Rötung, Ulzeration, Auflagerungen, Blutungsneigung?
- Innere Hämorrhoiden, hypertrophe Papillen, Fissuren?
- Palpieren von Krypten mit gebogener Knopfsonde: Schmerz, Eiteraustritt?
- Bei Perianalfistel: innere Fistelmündung feststellbar durch Sondierung mit Knopfsonde, Injektion von Methylenblau oder Luft.
- Biopsie aus tumorverdächtigen Veränderungen.

- Rektosigmoidoskopie: Instrument 30 cm lang, starr. Darmvorbereitung (Entleerung der Ampulla recti nötig). Ergibt Übersicht über den am häufigsten von Karzinomen befallenen Karzinomabschnitt (s. S. 163). (Ohne Narkose, aber häufig auf 15 cm limitiert).
- Koloskopie: Flexibles Instrument. Zum Ausschluß einer anderen Blutungsquelle, insbesondere eines Karzinoms, bevor ein proktologischer Befund zur einzigen Ursache einer transanalen Blutung deklariert wird. Ganzer Dickdarm inspizierbar. Nur durch spezialisierten Untersucher! Zeitraubende Untersuchung. Unangenehm wie Doppelkontraströntgen wegen Luftinsufflation.

Röntgen

- Röntgen-Doppelkontrasteinlauf: Ähnliche Indikation wie Endoskopie. Speziell: Aussparungen, Divertikel, Stenosen, Fisteln, Wandstarre?
- Fistelfüllung: Beziehung zum analen Sphinkterapparat. Markieren: Analkanal mit Sonde, Anus und Fistelöffnung mit Bleimarke.
- Ampullographie: Kondom an Kavakatheter. Anatomische Beziehung von Ampulla recti und Analkanal.
- Defäkographie: funktionelle Untersuchung. Okkulter Prolaps, Rektozele?

Ergänzendes

- Manometrie (des analen Sphinkters): Zur Differentialdiagnose der Inkontinenz, zur differenzierten Hämorrhoidentherapie.
- Sphinkter-EMG: Ausschluß neurogener Ursachen der Inkontinenz.
- Endosono: Analanatomie bei Mißbildungen, Tumorausdehnung, Metastasensuche pararektal.

Allgemeines

- Struma = Schilddrüsenvergrößerung beim Erwachsenen > 25 g, beim Neugeborenen > 2 g), ♀ : ♂ = 5 : 1.
- Starker Rückgang dank der Jodierung des Kochsalzes (Schweiz: jetzt 20 mg KJ pro kg).
- Blande Struma: höchstens unspezifische subjektive Beschwerden (Globusgefühl). Symptome erst bei Komplikationen.
- Benigne Schilddrüsenadenome sind klinisch von einer banalen Struma nodosa nicht zu unterscheiden und gleich wie diese zu behandeln. Szintigraphisch können sie unauffällig oder heiß (toxisches Adenom) oder kalt sein.
- Beachte aber: Papilläre Adenome sind auch bei hochdifferenziertem Bau als maligne zu betrachten (s. S. 24).
- Wichtig: Funktionszustand. Großteil der Strumen sind euthyreot. Seltener Überfunktion (Hyperthyreose) oder Unterfunktion (Hypothyreose). In diesem Kapitel werden nur die euthyreoten und die hypothyreoten Strumen behandelt. Hyperthyreose s. S. 20.

Untersuchungen

- Klinische Untersuchung: s. S. 4.
- Serumwerte: s. Tab.
- Szintigramm mit ^{99m}Tc: Größe der Schilddrüse? Form? Kalte oder heiße Knoten? (s. Abb. 8).
- TSH nach TRH: verstärkter Anstieg bei Hypo-, normaler bei Euthyreose.

Normalwerte im Serum	
T_3 (Trijodthyronin)	70 − 200 ng/dl
T_3-Index	0,85 − 1,15%
T_4 (Gesamtthyroxin)	4 − 12 µg/dl
FT_4 (freies Thyroxin)	8,8 − 2,3 µg/dl
TSH basal	bis 6 mE/l
TSH nach TRH	bis 35 mE/l
TG (Thyreoglobulin)	bis 50 µg/ml

- Antithyreoidale Antikörper bei Verdacht auf Hypothyreose.
- Rö.: Trachea d. v. + seitlich, oder CT. Verdrängung und/oder Kompression?
- Laryngoskopie: Rekurrensfunktion beiderseits intakt?
- Cholesterin im Serum: erhöht bei Hypothyreose.
- Sono: Größe? Zysten? Adenome? Ultraschallgezielte Feinnadelpunktion von verdächtigen Knoten.

Differentialdiagnose

- Hyperthyreose (s. S. 20).
- Struma maligna (s. S. 24).
- Strumitis, Thyreoiditis (s. S. 23).

- Mediane Halszyste (s. S. 28).
- Gutartige „Struma aberrans": gibt es nur sublingual! In den Hals-weichteilen isoliert liegendes Schilddrüsengewebe ist auch bei hochdifferenziertem (insbes. papillärem) Bau eine Metastase.
- Differentialdiagnose des kalten Knotens: s. S. 24.

Konservative Therapie

- Besonders indiziert bei jugendlicher Struma diffusa sowie bei Struma während Gravidität, da in beiden Fällen relativer Jodmangel (gesteigerter Bedarf bei unveränderter Zufuhr).
- Indiziert bei Jodfehlverwertungsstruma.
- Indiziert bei Hypothyreose infolge Jodmangels.
- T_3-Gabe nicht unbedingt nötig, da T_4 extrathyroideal in T_3 umgewandelt werden kann.
- Therapie der Wahl: L-Thyroxin (Eltroxin, Euthyrox, Synthroid, Thyrex), 0,1–0,2 mg tägl. per os.
  Oder: T_3+T_4-Kombinationspräparat, z. B. Novothyral (Trijodthyronin 20 μg + Thyroxin 0,1 mg pro compr.) oder Combithyrex forte (Trijodthyronin 25 μg + Thyroxin 0,1 mg) 1 Tabl. tägl.
- Therapiekontrolle: TSH (soll supprimiert sein).
- Nie Radiojod zur Behandlung von jugendlicher Struma diffusa und Graviditätsstruma!

Sofortmaßnahmen

- Tracheakompression mit hochgradigem Stridor und Erstickungsanfall: intratracheale Intubation, gefolgt von Operation.
- Thyreotoxische Krise: s. S. 22.

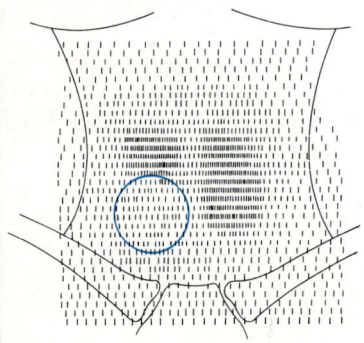

Abb. 8 Szintigramm einer euthyreoten Schilddrüse mit einem kalten Knoten, der mit dem blau eingezeichneten palpablen Knoten übereinstimmt

Operationsindikationen

- Kosmetisch störende, euthyreote Struma nodosa.
- Therapieresistente, euthyreote jugendliche Struma diffusa von störender Größe.
- Tracheakompression (Einengung und/oder Verdrängung) durch euthyreote oder hypothyreote Struma.
- Intrathorakale Lage (mit oder ohne obere Einflußstauung, mit oder ohne Tracheakompression) einer euthyreoten oder hypothyreoten Struma.
- Kalter Knoten (6–12% der kalten Solitärknoten sind maligne, auch der kalten Knoten in multinodösen Strumen).
- Kontraindikation: Hypothyreose, mit Ausnahme der obengenannten Fälle. Resektion verstärkt Hypothyreose!
- Indikationen bei Strumitis: s. S. 23.

Operative Technik

- Subtotale Strumektomie, einseitig oder beidseitig (s. S. 197).
- Seltener nur Exzision oder Enukleation eines umschriebenen Knotens oder einer Zyste.

Prognose

- Bei der Indikationsstellung darf berücksichtigt werden, daß die elektive Operation ein sehr risikoarmer Eingriff ist (Operationsletalität unter 0,1%, einseitige Rekurrensparese ungefähr 3%, klinische Hypothyreose unter 1%, Hypoparathyreoidismus unter 1%).
- Rezidivquote ohne Nachbehandlung 10−20%, zum Teil wegen TSH-Stimulation. Rezidivprophylaxe: 3 Monate postoperativ basales TSH bestimmen, bei grenzwertigem Befund 6 Monate postoperativ wiederholen. Wenn TSH erhöht: lebenslängliche Rezidivprophylaxe mit Thyroxinpräparat (Eltroxin, Euthyrox, Synthroid, Thyrex). Soviel Thyroxin geben (in der Regel 0,1−0,2 mg täglich), daß das TSH supprimiert wird. Da diese Behandlung einen rein prophylaktischen Sinn hat, muß sie unlimitiert weitergeführt werden. Klinische Euthyreose und gute Gesundheit sind keine Gründe für den Abbruch der Prophylaxe!
  Alternative: grundsätzliche Behandlung aller Patienten mit einem Thyroxinpräparat. Scheitert in der Regel am Unverständnis.
- Frühe Rezidive mit Sono besser erfaßbar als mit Palpation.
- Echte Strumarezidive sind in 8−10% maligne (gegenüber 1% Malignität in primären Strumen).

Hyperthyreose

Allgemeines

- Zwei pathogenetisch verschiedene Gruppen: immunogene Überfunktion infolge Stimulation der TSH-Rezeptoren der Zelloberfläche durch Antikörper (TDA = Thyrotropin displacement activity = thyreotropinverdrängende Antikörper; TRAK = TSH-Rezeptor Autoantikörper; TSI = Thyreotropin-Rezeptor stimulierendes Immunglobulin), und autonome Hyperthyreose durch von zentraler Steuerung unabhängige Überfunktion von Schilddrüsenfollikeln.
- Primäre immunogene Hyperthyreose = Morbus Basedow: Vollbild der Hyperthyreose mit Nervosität, Labilität, Schwächegefühl, warmer Haut, Haarausfall, Tremor, Tachykardie oder -arrhythmie, Durchfall, Gewichtsverlust, Orbitopathie. Struma diffusa, gelegentlich aber keine Schilddrüsenvergrößerung.
- Sekundäre immunogene Hyperthyreose in vorher schon bestehender Struma nodosa = Struma basedowificata. Symptome identisch, eher milder.
- Selten: endokrine Ophthalmopathie ohne klinisch manifeste Hyperthyreose und ohne Struma. Zusammenhang mit TDA unklar.
- Autonome Hyperthyreose: Hyperthyreosezeichen erst, wenn die Überfunktion nicht mehr durch Stillegung des normalen Gewebes kompensiert werden kann. Szintigraphisch solitäre Autonomie (toxisches Adenom), multifokale Autonomie (Bild ähnlich wie bei Struma basedowificata) oder disseminierte Autonomie (szintigraphisches Bild wie bei Struma Basedow). TDA nicht erhöht. Nie Ophthalmopathie.
- Disseminierte Autonomie auch bei jodinduzierter Hyperthyreose.
- Äußerst selten: TSH-produzierendes Hypophysenadenom.

Untersuchungen

- T_4, FT_4 (beide erhöht), T_3 (in 10% isoliert erhöht).
- Szintigraphie, mit TSH-Stimulation bzw. T_3-Suppression der Restschilddrüse bei Verdacht auf toxisches Adenom (Abb. 9).

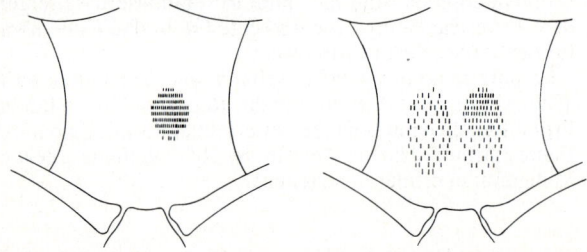

Abb. 9 Toxisches Adenom im oberen linken Schilddrüsenpol vor und nach Stimulation mit TSH

- TSH nach TRH (kein Anstieg).
- Thyreoglobulin und mikrosomale Antikörper.
- TDA = TRAK
- Laryngoskopie: Rekurrens intakt?

Konservative Therapie

- Radiojod: bei älteren Patienten oder wenn Operation kontraindiziert. Bei malignem Exophthalmus (da Wirkungseintritt langsam und schonend). Wegen der möglichen Spätkomplikationen (irreversible Hypothyreose, strahleninduziertes Karzinom, genetische Schädigung) bei Patienten unter 35 Jahren kontraindiziert.
- Thyreostatika: als Dauerbehandlung in leichten Fällen und bei Jugendlichen. Methimazol (Favistan, Mercazole, Tapazol, Thiamazol) 20 mg tägl. per os oder Carbimazol (Neo-Mercazole, Neo-Morphazole, Neo-Thyreostat) 15 mg tägl. per os.
- Maligner progredienter Exophthalmus: hohe Prednisondosen. Strahlentherapeuten und Ophthalmologen beiziehen.
- Operationsvorbehandlung: Thyreostatikum per os (Methimazol oder Carbimazol, s. oben). Vorbehandlung genügend, wenn Gewicht stabilisiert und Puls unter 100.
- Betablocker (Inderal) zusätzlich, insbesondere bei Tachykardie.
- Jod (Lugolsche Lösung) zur Operationsvorbehandlung nicht mehr verwendet.
- Thyreotoxische Krise (akute, maligne Hyperthyreose): s. S. 22.

Operationsindikationen

- Struma Basedow bei jüngeren Patienten, insbesondere bei Rezidiv nach Thyreostatika.
- Struma basedowificata (sofern keine schwerwiegenden Kontraindikationen von seiten Herz und Lungen) in jedem Alter.
- Kompressionserscheinungen.
- Gravidität (Radiojod kontraindiziert, Thyreostatikaspätwirkungen auf Fetus nicht ausgeschlossen). Operation nach Vorbehandlung zwischen 3. und 6. Monat. Postop. Thyroxin geben!
- Jede jodinduzierte Hyperthyreose (immunogen oder autonom).
- Jede autonome Hyperthyreose.
- Fragliche Malignität (kalter Knoten).

Operative Technik

- Subtotale Strumektomie beiderseits (s. S. 197) nach Vorbehandlung (s. oben). Belassung von beiderseits ca. 5 g. Hohe Erfolgsquote (Dauerheilung > 95%), bei minimaler Letalität (< 1%).
- Toxisches Adenom: Enukleation oder subtotale Strumektomie einseitig. Vorbehandlung nur, wenn klinisch Hyperthyreosezeichen.

Thyreotoxische Krise

Allgemeines

- Endzustand einer unbehandelten Hyperthyreose.
- Bei behandelter Hyperthyreose ausgelöst durch zusätzliche Belastung (Infektion, Trauma, unbemerkte exogene Jodzufuhr).
- Besonders typisch und gefährlich nach Hyperthyreoseoperation ohne medikamentöse Vorbehandlung.
- Akute, maligne Hyperthyreose. Zunahme der Hyperthyreosesymptome. Extreme Tachykardie oder Tachyarrhythmie. Fieber bis 40°C. Profuses Schwitzen, dann Exsikkose. Unruhe, Erregung, Delirium, schließlich Apathie und Koma. Evtl. Bulbärparalyse mit Dysarthrie und Schluckstörungen.

Untersuchungen

- Diagnose aufgrund der klinischen Untersuchung stellen.
- Blutabnahme für T_4-Bestimmung, Resultat nicht abwarten.

Konservative Therapie

- Rasch und gezielt handeln! Hohe Letalität!
- Infusion (Glukose 5% + physiol. NaCl) 3–5 l/24 Std.
- Blockierung der Thyroxinausschüttung durch Jod. Proloniumjodid (Endojodin) 0,95 g = 4 Amp./24 Std. i.v. oder s.c., oder: Sol. iodi aquosa 5% (Lugol) 20 ml/24 Std. per infusionem oder s.c.
- Thyreostatika zur Verhinderung der Neubildung von Thyroxin: Carbimazol (Neo-Mercazole, Neo-Morphazole, Neo-Thyreostat) oder Methimazol (Mercazole, Tapazol, Thiamazol) 120 mg/24 Std. per os oder Methimazol (Favistan) 120 mg/24 Std. (= 4 Amp.) per infusionem oder s.c.
- Prednisolon (Urbason solubile, Ultracorten-H) 100 mg/24 Std.
- Lytischer Cocktail (Serpasil 2,5 mg + Phenergan [Atosil] 50 mg + Pethidin 50 mg). Davon 4 ml i.m., dämpft Übererregbarkeit. Cave: paralytischer Ileus!
- Hypothermie (Kühlmatte u. a.) bei anhaltend hohem Fieber.
- Bei Herzinsuffizienz: Digitalisierung.
- Pindolol (Visken) 0,2 mg (= ½ Amp.) langsam i. v., wenn nötig kurzfristig (nach wenigen Minuten) wiederholen, dann stündlich. Wenn unwirksam: Dosis verdoppeln.
- Antibiotikum.
- O_2-Anreicherung der Atemluft.
- Cave: Atropin und Adrenalin!
- Wenn trotz Therapie keine Besserung: Peritonealdialyse oder Plasmapherese.
- Nach Stabilisierung definitive Sanierung durch Operation!

Allgemeines

- Geringe diagnostische Schwierigkeiten bereitet die seltene akute bakterielle Thyreoiditis. Behandlung: Ruhigstellung, antiphlogistische Umschläge, Antibiotika, Inzision oder Punktion bei Abszedierung, evtl. Salizylate.
- Ebenso selten: Subakute, granulomatöse Thyreoiditis (De Quervain). Ätiologie viral, Behandlung mit Prednison (initial 50 mg).
- Chirurgisch bedeutend sind die im folgenden behandelten chronischen Formen, die äußerst seltene eisenharte Strumitis Riedel sowie die Thyreoiditis lymphomatosa Hashimoto (Autoimmunkrankheit). Letztere vor allem bei Frauen im mittleren Alter.

Untersuchungen

- Klinische Untersuchung: s. S. 4.
- T_4, TSH nach TRH: Hypothyreose? (bei Hashimoto evtl. initial Hyperthyreose)
- Thyreoglobulin- und mikrosomale Antikörper.
- Szintigramm mit ^{99m}Tc: kalte Bezirke.
- Tracheaaufnahme: Kompression?
- Laryngoskopie: Rekurrensparese? Insbesondere bei M. Riedel!
- Evtl. Feinnadelpunktion und Zytologie (unzuverlässig).

Differentialdiagnose

- Struma maligna. Klinisch häufig nicht abzugrenzen.

Konservative Therapie

- Prednison (initial 50, später 20 mg tägl.) bei Morbus Hashimoto.
- Am wichtigsten: Substitution der im fortgeschrittenen Stadium immer vorhandenen Hypothyreose mit Thyroxinpräparat (s. S. 18). Wirkt bei M. Hashimoto zugleich als TSH-Suppressionstherapie.

Operationsindikationen

- Ausschluß einer Struma maligna (s. S. 24).
- Kompressionserscheinungen (Trachea, Ösophagus, Nerven).
- Große, kosmetisch störende Struma lymphomatosa.

Operative Technik

- Nur offene Biopsie bzw. Exzision der verdächtigen Knoten zur Sicherung der Diagnose bzw. Ausschluß eines Karzinoms.
- Bei Kompressionserscheinungen Strumaresektion (s. S. 197) modifiziert, im allgemeinen sehr sparsam.

Struma maligna

Allgemeines

- Inzidenz: 5 Fälle/100000 Einw. und Jahr. ♀ :♂ = 3:1.
- Der histologische Typ ist wichtig für Therapie und Prognose.
- Follikuläres Karzinom: differenziert, kann Jod speichern. Metastasiert vorwiegend hämatogen.
- Papilläres Karzinom: differenziert, kann Jod speichern. Metastasiert vorwiegend lymphogen. Häufig vor dem 40. Lebensjahr.
- Undifferenziertes (anaplastisches) Karzinom: spindelzellig, riesenzellig, kleinzellig. Infiltrativ, rasch progredient, früh metastasierend.
- Medulläres Karzinom: ausgehend von parafollikulären kalzitoninproduzierenden C-Zellen. Selten (2−3%). Gelegentlich mit anderen Tumoren des APUD-Systems kombiniert. Häufig familiär.
- Pflasterzellkarzinom, Fibrosarkom, andere Sarkome, Karzinosarkom, malignes Hämangioendotheliom, malignes Lymphom, Teratom, Metasasen (alle extrem selten).

Untersuchungen

- Klinische Untersuchung (s. S. 4).
- Serumhormone (meist normal, s. S. 17).
- Szintigraphie mit ^{99m}Tc: kalter Bezirk? (s. Abb. 8).
- Kalzitonin als Marker des medullären Karzinoms.
- Laryngoskopie: Rekurrensparese?
- Rö: Trachea (Einengung der Trachea, Strumaverkalkung bei medullärem Karzinom), Thorax (Metastasen), Skelett (Metastasen).
- Sono: Infiltration? Lymphknotenmetastasen?
- Feinnadelpunktion des Knotens und Zytologie.

Differentialdiagnose

- Zyste. Bei schneller Größenzunahme Blutung in eine Zyste.
- Regressive Veränderungen (Fibrose, Verkalkungen).
- Strumitis (s. S. 23).
- Adenom, follikulär (makro- oder mikrofollikulär) oder trabekulär (evtl. großzellig, onkozytär). Papillär bedeutet immer Malignität!

Operationsindikationen

- Unklarer kalter Knoten. Negative Zytologie nicht beweisend!
- Jede Struma maligna jeglicher Histologie.
- Ausnahme: verifiziertes anaplastisches Karzinom mit Fernmetastasen.

Operative Technik

- Follikuläres Karzinom, papilläres Karzinom: totale Thyreoidektomie der befallenen Seite (s. S. 199), subtotale Thyreoidektomie (s. S. 197) der Gegenseite. Anschließend (exkl. kleines papilläres Karzinom ≤ 1 cm ohne Infiltration) Radiojodelimination der Restschilddrüse, dann Ganzkörperszintigraphie (Metastasen?) und Radiojodtherapie.
- Medulläres Karzinom: totale Thyreoidektomie (s. S. 199) und Nackenausräumung mitsamt Lymphknoten auf der befallenen Seite. Subtotale Resektion und Histologie der Gegenseite, da häufig beidseitiger Befall. Radiojodbehandlung zwecklos, perkutane Strahlentherapie wenig wirksam.
- Anaplastisches Karzinom: totale Thyreoidektomie und grundsätzlich radikale Nackenausräumung auf der befallenen Seite. Keine Indikation zur routinemäßigen subtotalen Resektion der Gegenseite! Immer Nachbehandlung mit perkutaner Hochvoltbestrahlung (6000 cGy). – Weitergehende chirurgische Radikalität bei Metastasen und Infiltration (Ausräumen der Gegenseite oder des Mediastinums, Resektion der Trachea oder des Ösophagus) hingegen sinnlos.

Alternative

- Undifferenziertes Karzinom mit Fernmetastasen oder schweren Operationskontraindikationen: nur perkutane Radiotherapie.

Postoperative Therapie

Nach jeder Struma-maligna-Operation Substitutionstherapie:
- Unmittelbar postoperativ keine Substitution (würde Radiojodstudium unmöglich machen).
- Während Radiotherapie Substitution mit Trijodthyronin (Cynomel) 3 × 25 µg tägl. (hat kürzere Halbwertszeit als Thyroxin).
- Definitive Substitution mit Thyroxin 0,2–0,3 mg tägl. (→ totale TSH-Suppression).
- Metastasensuche im Spätverlauf bei differenziertem Karzinom: Radiojod-Ganzkörperszintigraphie und Thyreoglobulin im Serum.

Prognose

- 5-Jahres-Heilung nach kombinierter chirurgisch-radiotherapeutischer Behandlung: papilläres Karzinom 90%, follikuläres Karzinom 80%, medulläres Karzinom 60%, anaplastisches Karzinom < 10%.
- Beste Prognose: papilläres Karzinom bei jungen Patienten.

Hyperparathyreoidismus

Allgemeines

- Primärer Hyperparathyreoidismus: Überproduktion von Parathormon durch Adenom (85–90%), zwei Adenome (2%), diffuse Hyperplasie (10–12%) oder Karzinom (1–2%). Hyperkalzämie, Hypophosphatämie, Hyperkalzurie, Hyperphosphaturie. ♀ > ♂.
- Formen (in verschiedenen Kombinationen): renal (Nierensteine, Nephrokalzinose), ossär (subperiostale Usuren, Osteodystrophia fibrosa cystica, Osteoklastome, Chondrokalzinose), gastrointestinal (Dyspepsie, Duodenalulkus, Pankreatitis, Pankreatolithiasis, Obstipation), Hyperkalzämiesymptome (Neurasthenie, Depression, muskuläre Hypotonie, Myalgie, Hypertonie).
- Sekundärer Hyperparathyreoidismus bei Niereninsuffizienz als Folge von Hypokalzämie. Selten bei Osteomalazie, Rachitis, Steatorrhö. Hyperphosphatämie, Pruritus!
- Tertiärer Hyperparathyreoidismus: Hyperkalzämie infolge Autonomwerdens eines sekundären Hyperparathyreoidismus. Histologie: knotige Hyperplasie, meist aller 4 Nebenschilddrüsen.

Untersuchungen

- Kalzium, anorganische Phosphate und alkalische Phosphatase.
- Ionisiertes Kalzium im Serum (normal bis 1,25 mmol/l).
- Parathormon im Serum: C-Assay < 40 ng/ml, N-Assay < 0,25 ng/ml.
- Intravenöses Urogramm. Steine?
- Rö.: Skelett: Osteodystrophie? Subperiostale Resorption?
- Knochenbiopsie: Zysten? Osteodystrophie?
  Lokalisationsdiagnostik:
- Sono: Trefferquote 50–60%.
- CT: nur 50% erfaßt, bes. mediastinal.
- Selektive Arteriographie: Trefferquote < 50%.
- Parathormonbestimmung im selektiv entnommenen Venenblut: aufwendig, Trefferquote umstritten.
- Subtraktionsszintigraphie (mit ^{201}Tl-^{99}Tc).
- MR: Trefferquote 60–70%.

Differentialdiagnose

Unspezifische Hyperkalzämie (Parathormon normal!):
- Vitamin-D-Intoxikation.
- Morbus Boeck (Sarkoidose).
- Osteolytische Metastasen (insbes. Mammakarzinom).
- Milch-Alkali-Syndrom.
- Nebenniereninsuffizienz.
- Multiples Myelom.
- Hyperthyreose.
- Paraneoplastischer Pseudohyperparathyreoidismus.

Sofortmaßnahmen

Parathyreotoxische Krise = akute Hyperparathyreodismus-Krise (Hyperkalzämie über 3,9 mmol/l): Müdigkeit, Kopfschmerzen, Halluzinationen, Hypertonie, Hyperpyrexie, Anurie, Erbrechen.
- NaCl-Infusionen 6–10 l + Furosemid (Lasix): erhöht renale Ca-Ausscheidung.
- Kalzitonin 2 × 0,5 mg s.c.: vermindert Ca-Freisetzung aus Skelett. Oder: Mithramycin (Mithracin) 25 µg/kg als Kurzinfusion.
- Elektrolytkorrektur, insbesondere Kaliumsubstitution.
- Langsame Infusionen von K-Na-Phosphat: Bindet Ca. Nur kurzfristig! Cave: metastatische Verkalkungen!
- Operation innerhalb von Stunden.

Konservative Therapie

Nur beim sekundären Hyperparathyreoidismus!
- Vitamin D oder Vitamin-D-Metaboliten (Vit. D_3) per os. Initialdosis 50000 IE. Intervalle zwischen den weiteren Dosen individuell anpassen, Hyperkalzämie vermeiden.

Operationsindikationen

- Jeder primäre Hyperparathyreoidismus ⎫ auch ohne
- Jeder tertiäre Hyperparathyreoidismus ⎭ Lokalisationsdiagnostik!
- Beim sekundären Hyperparathyreoidismus Ursache beheben! Beim renalen Hyperparathyreoidismus Nierentransplantation! Verhindert den Übergang in einen tertiären allerdings nicht in jedem Fall.
- Komplikationen, insbesondere Urolithiasis: Erst nach Behebung des Primärleidens operieren.

Operative Technik

- Parathyreoidektomie (s. S. 200).
- Wenn bei lege artis durchgeführter Parathyreoidektomie kein Adenom und keine Hyperplasie gefunden wird und oder der Hyperparathyreoidismus persistiert: Lokalisationsdiagnostik und gezielte Zweitoperation, wenn nötig mit Mediastinotomie (s. S. 216). Insbesondere auch überzähliges (5.) Epithelkörperchen suchen!

Prognose

- Bei frühzeitiger (bei symptomloser Hyperkalzämie) und vollständiger Operation gut.
- In fortgeschrittenen Fällen unsicher, denn Nephrokalzinose, Niereninsuffizienz, Hypertonie und Osteodystrophie bilden sich nicht mehr vollständig zurück.

Halszyste und -fistel, mediane

Allgemeines

- Reste des Ductus thyreoglossus. Zyste, irgendwo zwischen Zungengrund (Foramen caecum) und Schilddrüsenisthmus. Am häufigsten unmittelbar oberhalb des Kehlkopfs (Abb. 10). Schluckverschieblich. Nach Infektion und Perforation Ausbildung einer persistierenden oder rezidivierenden kutanen Fistel. Schleimig-eitriges Sekret.
- Fistel vollständig (bis zum Foramen caecum) oder unvollständig (blindes Ende para- oder intrahyoidal).
- Ein Drittel manifestiert sich bereits vor dem 10. Lebensjahr.

Untersuchungen

- Bei kutaner Fistel:
  Röntgenkontrastdarstellung.
- Sono: Zyste?

Differentialdiagnose

- Atherom.
- Zystische Struma
  des Processus pyramidalis.
- Laryngozele.

Operationsindikationen

- Zyste: bei Kindern immer,
  bei Erwachsenen sofern über
  erbsengroß.
- Kutane Fistel.

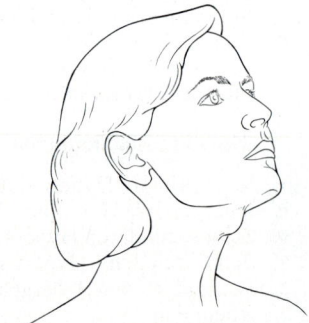

Abb. 10   Mediane Halszyste

Operative Technik

- Radikale Exstirpation der Zyste und der Fistel bis zum Zungengrund unter Mitnahme der mittleren Portion des Hyoids (s. S. 201).

Prognose

- Gut bei Radikaloperation, hohe Rezidivquote bei unvollständiger Entfernung des Fistelganges.

Allgemeines

- Fehlbildung aus Resten eines embryonalen Kiemenbogens (Ductus pharyngobranchialis) oder der dritten Schlundtasche (Ductus thymopharyngeus). Am häufigsten: Rest des 2. Kiemenbogens (Vorderrand Sternokleidomastoideus → durch die Karotisgabel → Pharynx unterhalb Tonsille). (Ductus thymopharyngeus → oberhalb Tonsille).
- Komplette (durchgehende) und inkomplette Fisteln. Häufiger rechts. Selten auch bilateral. Zysten entstehen aus inkompletten, beidseitig geschlossenen Fisteln.

Untersuchungen

- Röntgenkontrastdarstellung durch die kutane Fistel oder mittels Punktion der Zyste.
- Feinnadelpunktion und Zytologie bei unklaren Befunden.
- Sono: Zyste?

Differentialdiagnose

Zyste:
- Branchiogenes Karzinom (Rarität).
- Zystisches Lymphangiom.
- Lymphknotenschwellung (s. S. 30).
- Metastase, insbesondere einer Struma maligna.
- Glomustumor (Paragangliom, Chemodektom).
Fistel:
- Lymphadenitis tuberculosa.

Operationsindikation

- In jedem Fall gegeben. Bei Abszedierung vorerst nur Inzision. Radikaloperation nach Abheilen der akuten Entzündung.

Operative Technik

- Radikale Exstirpation der Zyste in toto bzw. der Fistel bis zum Pharynx (s. S. 201). Sorgfältige Präparation zur Schonung von Gefäßen und Nerven!

Prognose

- Gut bei Radikaloperation. Hohe Rezidivquote, wenn nicht in toto bis zum Pharynx exstirpiert.

Lymphknotenschwellung, zervikale

Allgemeines

- Vergrößerte zervikale Lymphknoten sind mit wenigen Ausnahmen Sekundärerscheinungen eines anderswo lokalisierten Primärprozesses oder Manifestationen einer generalisierten Lymphknotenerkrankung.

Untersuchungen

- BSR, weißes Blutbild.
- Feinnadelpunktion und Zytologie bei Malignomverdacht (nicht bei Tuberkulose; cave: Fistelbildung!). Für rasche Grobdiagnose. Negativer Befund schließt Malignom nicht aus. Erlaubt keine Typendifferenzierung beim malignen Lymphom.

Differentialdiagnose

- Umschriebene, akute entzündliche Schwellung: entzündliche Herde in Zähnen, Tonsillen usw.
- Generalisierte entzündliche Schwellung: Mononucleosis infectiosa, HIV-Infektion Stadium III.
- Umschriebene chronisch-entzündliche Lymphknotenvergrößerung (Knoten verbacken): Tuberkulose (mit Tendenz zu Einschmelzung und Perforation), Lues, Toxoplasmose (selten).

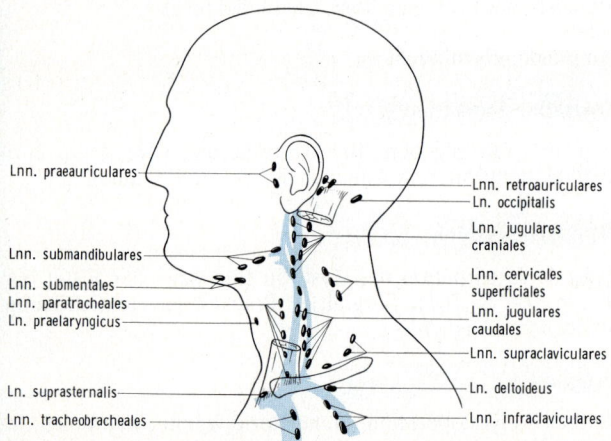

Abb. 11 Lymphknotenstationen am Hals (Lnn. = Lymphonoduli)
Drainierte Organe: Lnn. suprasternales: Lunge.
Lnn. cervicales superficiales, jugulares caudales: Thyreoidea, Ösophagus.
Lnn. supraclaviculares: Mamma, Lunge, Ösophagus, Magen.

- Umschriebene oder generalisierte neoplastische Vergrößerung (nicht verbacken): primär bei malignen Lymphomen (Hodgkin oder Non-Hodgkin) und Leukämien (insbesondere chronischen). Sekundär als Lymphknotenmetastasen von Karzinomen (insbesondere von Mund, Rachen, Hals, Larynx, Bronchialsystem, Ösophagus, Magen, Mamma, Thyreoidea).

Operationsindikationen

- Diagnosestellung, insbesondere bei unklaren Lymphknotenvergrößerungen mit Malignomverdacht.
- Histologischer Typ des Morbus Hodgkin (für Therapie wichtig). Die möglichst radikale Ausräumung aller erreichbaren Knoten ist beim Morbus Hodgkin hingegen nicht angezeigt (s. Tab.).
- Einzige kurative Indikation: Lymphadenitis tuberculosa.

Operative Technik

- Exstirpation in Lokalanästhesie mit Hautschnitt direkt über dem palpablen Knoten.
- Lymphadenitis tuberculosa: unter tuberkulostatischer Abschirmung und in Narkose radikale Exstirpation aller Knoten und Fisteln.
Abschirmung z. B.: täglich Streptomyzin 1 g, Ethambutol (Myambutol) 15−20 mg/kg, INH (Rimifon) 5−10 mg/kg.
- Generell: N. accessorius und N. phrenicus beachten und schonen! Der N. accessorius läuft lateral der V. jugularis interna, versorgt mit einem Ast den M. sternocleidomastoideus und zieht dann schräg nach hinten zum M. trapezius. Der N. phrenicus liegt auf dem M. scalenus anterior, hinter dem M. sternocleidomastoideus.

Einteilung des Lymphoma malignum Hodgkin

Histologie:	Lymphozytenreich, nodulär sklerosierend, gemischtzellig oder lymphozytenarm
Stadium:	Eine (I) oder mehrere (II) Lymphknotenstationen auf derselben Seite des Zwerchfells III: Lymphknotenstationen bds. des Zwerchfells IV: diffuser oder disseminierter extralymphatischer Befall
Symptome:	A: keine Allgemeinsymptome B: Gewichtsverlust > 10%, Fieber > 38°C, Nachtschweiß
Lokalisation:	E: lokalisierter extralymphatischer Befall

Mammaknoten, gutartige

Allgemeines

- Nicht maligne knotige Veränderungen der Brustdrüse sind häufig und vor allem wegen der Abgrenzung gegenüber dem Karzinom von Wichtigkeit.

Untersuchungen

- Klinische Untersuchung: s. auch S. 6 und 7.
- Mammographie bei unklaren und fraglichen Befunden. Bei klarem Tastbefund überflüssig (s. S. 7)!
- Punktion (Entleerung und Luftfüllung von Zysten).
- Feinnadelpunktion zur Zytologie.
- Sono: unterscheidet Zysten von soliden Knoten.
- Galaktographie: bei pathologischem Sekret ohne Tastbefund.

Differentialdiagnose

- Chronische Infektion: unspezifisch, Tuberkulose, Aktinomykose.
- Traumafolgen: lipophages Granulom.
- Mißbildungen und degenerative Veränderungen: Mammazyste, Galaktozele, Fibrosis mammae, Fibroadenosis, Mastopathia cystica fibrosa (s. S. 33).
- Gutartige Tumoren: Fibroadenom, Adenom, Fibroadenoma phylloides, Milchgangspapillom.

Konservative Therapie

- Mit Ausnahme der chronischen Infektion und evtl. der Symptome der Mastopathia cystica Reclus (s. S. 33) sind diese Krankheiten einer konservativen Therapie nicht zugänglich.

Operationsindikationen

- Wichtigste Indikation: Ausschluß eines Karzinoms. Auch negative Mammographie und negative Punktionszytologie schließen ein Karzinom nicht aus. Jeder Knoten ist als maligne zu betrachten, bis das Gegenteil bewiesen ist!
- Kosmetisch störende Größe.
- Schmerzen.

Operative Technik

- Exstirpation des verdächtigen Knotens (s. S. 204, Mammabiopsie) mit nachfolgender histologischer Untersuchung, meistens Schnellschnittuntersuchung. Es ist wichtig, daß der ganze verdächtige Knoten exstirpiert und nicht einfach ein Teil davon biopsiert wird.
- Bei Karzinombefund in der Histologie: s. S. 36.

Allgemeines

- Diffuse, beidseitige Brustdrüsenerkrankung bei Frauen im geschlechtsreifen Alter mit Hyperplasie und Proliferation des Epithels, Zystenbildung, Bindegewebsproliferation, Sklerose und evtl. Begleitentzündung. Schmerzhaft, insbesondere prämenstruell und menstruell.
- Sklerosierende Form = Fibrosis mammae ≅ Mazoplasie ≅ Mastodynie,
  ruhende Form = eigentlicher Morbus Reclus,
  proliferierende Form ≅ Fibroadenosis ≅ Morbus Schimmelbusch.

Untersuchungen

- Mammographie zum Ausschluß eines versteckten Karzinoms.

Differentialdiagnose

- Weniger für den Gesamtbefund als für einzelne Knoten innerhalb der veränderten Mamma von Bedeutung:
- Karzinom (s. S. 34).
- Gutartige Tumoren (Fibroadenom) (s. S. 32).

Konservative Therapie

- Bei starken Schmerzen Hormontherapie: Gestagene (Progesteron, Pregnandiol, Norethisteron) in der 2. Zyklushälfte.
- Punktion von größeren schmerzhaften Zysten.
- Gutsitzender Büstenhalter.

Operationsindikationen

- Ausschluß eines Karzinoms, besonders bei umschriebener Resistenz, größerem Knoten oder verdächtiger Mammographie.
- Therapieresistente starke Schmerzen.
- Karzinomprophylaxe bei proliferierender Form (Präkanzerose!).

Operative Technik

- Zum Karzinomausschluß Mammabiopsie (s. S. 204).
- Bei therapieresistenten starken Schmerzen oder bei proliferierender Form: subkutane Mastektomie (Exstirpation des Drüsenkörpers ohne Haut, evtl. Einpflanzen einer Prothese).

Prognose

- Spontane Regression der Beschwerden (nicht des anatomischen Substrats) nach der Menopause.

Allgemeines

- Häufigstes Karzinom der Frau (5−6% aller Frauen). Verantwortlich für 20% der Malignomtodesfälle der Frau.
- Erstes Zeichen praktisch immer eine palpable, schmerzlose Resistenz. Frühdiagnose deshalb durch aggressive Abklärung von verdächtigen Palpationsbefunden und Screening von Risikogruppen.
- Lymphogene Metastasierung meistens zuerst in die axillären Lymphknoten, auch bei medialem Sitz.
- Sonderform: Morbus Paget = Milchgangskarzinom der Brustwarze, mit ekzemähnlicher, histologisch spezifischer Epidermisveränderung und Warzenzerstörung.

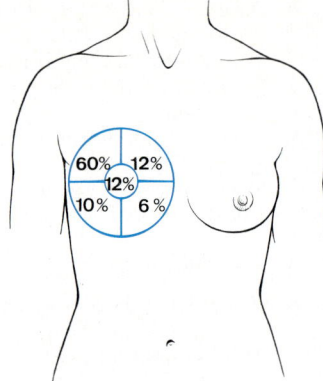

Abb. 12 Karzinomverteilung in den Quadranten der rechten Brust. Häufigste Lokalisation: oberer äußerer Quadrant

- Selten auch beim Mann (1−2% aller Mammakarzinome). Vorwiegend Milchgangskarzinome, 40% auf dem Boden einer Gynäkomastie. Verlauf ähnlich wie beim Mammakarzinom der Frau, Prognose bei befallenen axillären Lymphknoten aber schlechter.

Untersuchungen

- Genaue Untersuchungstechnik: s. S. 6−7.
- Untersuchung der regionären Lymphknotenstationen.
- Sezernierende Mamma: Sekretzytologie, Galaktographie.
- Feinnadelpunktion und Zytologie.
- Mammographie: Tumorschatten, Krebsfüße, Mikroverkalkungen? Multizentrizität? Gegenseite?
- Wichtigste Untersuchung: Exstirpation und histologische Untersuchung (Mammabiopsie, s. S. 204) jedes Befundes, dessen Malignität nicht ausgeschlossen werden kann. Bei reinem Mammographiebefund ohne tastbaren Knoten: Präparatradiographie zur Bestätigung der korrekten Exzision.

Differentialdiagnose

- Gutartige Mammatumoren und ihre Differentialdiagnose (s. S. 32).
- Mammasarkom (sehr selten).
- Cystosarcoma phylloides (sehr selten).
- Mastitis.

TNM-Klassifikation des Brustkrebses

T = Tumor = Primärtumor

TIS	Präinvasives Karzinom, Carcinoma in situ	
T0	Kein Tumor palpabel	
T1	Tumordurchmesser $\leq$ 2 cm	a keine Fixation
T2	Tumor > 2 cm, $\leq$ 5 cm	b Fixation an Pektoralisfaszie
T3	Tumor > 5 cm	oder -muskel
T4	Jegliche Größe	

mit Fixation an der Brustwand (T4a)
mit Armödem, Ulzeration oder Hautmetastasen (T4b)
mit beidem (T4c)

N = Noduli = regionale (homolaterale) Lymphknoten

N0	Keine palpablen axillären Knoten
N1	Tastbare, bewegliche axilläre Knoten a klinisch nicht befallen b klinisch als befallen betrachtet
N2	Lymphknoten untereinander oder anderswo fixiert
N3	Supra- und infraklavikuläre Knoten oder Armödem

histologisch gesichert: pN

M = Metastasen = Fernmetastasen

M0	Keine Fernmetastasen nachweisbar
M1	Fernmetastasen vorhanden
MX	Metastasenstatus unbekannt

Operationsindikationen

- Mit wenigen Ausnahmen jedes Mammakarzinom.
- Kontraindikationen: Patientin in schlechtem Allgemeinzustand oder hohem Alter, mit einem kleinen, nicht ulzerationsgefährdeten Primärtumor und bereits vorhandener generalisierter Metastasierung.
- Temporäre Kontraindikationen: ausgedehntes entzündliches Ödem (inflammatorisches Karzinom), regionäre Hautmetastasen, Fixation an der Brustwand. Vorerst durch Radiotherapie und Chemotherapie in einen lokal operablen Zustand zu bringen!
- Bei umschriebener Brustwandinfiltration (durch den Primärtumor oder insbesondere durch ein Rezidiv) ohne Metastasen ist die kurative Brustwandresektion möglich. Resektion, wenn nötig, mitsamt Rippen und Pleura; Deckung des Defekts mit Doppelnetzplastik oder Latissimus-dorsi-Lappen.

Mammakarzinom

Operative Technik

Angepaßt an Größe, Stadium und Typ des Karzinoms!

- Ablatio mammae (s. S. 206): Standardverfahren für den Großteil. Bei kurativer Operation kann der spätere (nicht gleichzeitige) Wiederaufbau (mit eigenem Gewebe und Prothese) vorgesehen werden.
- Segmentresektion (s. S. 205): indiziert bei kleinen, nicht zentralen Karzinomen. Nicht bei histologisch undifferenziertem Karzinom. Tumorizide hochenergetische Nachbestrahlung der Brust obligat. Kosmetisches Resultat gut. Lokalrezidive in 10−15%.
- Mammaamputation inkl. Mm. pectorales (klassische Radikaloperation): mit Nachteilen verbunden (Motilität!). Bei Tumorinfiltration des M. pectoralis einzig richtiges Vorgehen. In allen anderen Fällen keine Resultatverbesserung erzielbar.
- Bei allen obigen Operationsverfahren: Ausräumen der Axilla (s. S. 206); Anzahl der histologisch befallenen axillären Lymphknoten feststellen lassen! Die grundsätzliche Wegnahme der Lymphknoten hat therapeutischen Sinn, ist prognostisch wichtig und für die weitere Therapie wegweisend.

Alternativen

- Erweiterte Radikaloperation mit Ausräumung der Lymphknoten oberhalb der V. axillaris, supraklavikulär und retrosternal: erhöhte Morbidität, vermehrte Spätkomplikationen (Lymphödem), keine Resultatverbesserung. Von dieser Operation muß abgeraten werden!
- Verzicht auf Ausräumen der Axilla oder Beschränkung auf Exzision von eindeutig vergrößerten axillären Lymphknoten: falsch! Die klinische Beurteilung der Lymphknoten ist in jedem dritten Fall unrichtig.
- Subkutane Mastektomie und Prothese: nicht zu empfehlen!
- Lokale Karzinomexzision: nicht zu empfehlen!

Prognose

- 5-Jahres-Überleben (alle Histologien): Stadium pT1, NO, MO: 85%; Stadien pT1 und T2, N1, MO: 40–60%.
- Abhängig vom histologischen Typ. Undifferenzierte duktale Karzinome, hochmaligne. Weniger maligne und spät metastasierende intraduktale (Komedokarzinome), duktale (Carcinoma solidum medullare, papilläres Karzinom, schleimbildendes Adenokarzinom) und lobuläre Karzinome.

Allgemeines

- Vergrößerung des Brustdrüsenkörpers beim Mann, einseitig oder beidseitig. Histologisch Wucherung der Ausführungsgänge, keine Drüsenläppchen.
- Idiopathisch in der Adoleszenz und im höheren Alter. Symptomatisch bei Hormonstörungen (Hodentumor, Hypogonadismus, Nebennierentumor, Leberzirrhose), paraneoplastisch, Therapie mit Östrogenen (Prostatakarzinom!) oder Choriongonadotropin (Kryptorchismus!). Gelegentlich durch Digitalis, Amphetamin, Reserpin, Chlorpromazin, Aldactone, u. a. Medikamente.

Untersuchungen

- Hodengröße.
- Zeichen für endokrine Störung?
- Bei klinischem Verdacht auf endokrine Störung evtl. Hormonanalyse: HCG, Östrogen, Testosteron, Prolaktin.
- Jenseits der Adoleszenz Abklärung auf Leberzirrhose.
- Feinnadelpunktion und Zytologie.

Differentialdiagnose

- Mammakarzinom des Mannes.
- Pseudogynäkomastie (= Lipomastie = Fettgewebehypertrophie).

Operationsindikationen

Wenn Behandlung, dann Operation. Keine Röntgenbestrahlung!
- Kosmetisch störende Größe: besonders bei Adoleszenten (psychologisches Problem!).
- Schmerzen.
- Karzinomverdacht.

Operative Technik

- Mastektomie (subkutane Exstirpation des Drüsenkörpers), Schnittführung an der unteren Zirkumferenz des Warzenhofs, nahe und konzentrisch zu diesem. Weiteres Vorgehen ähnlich Mammabiopsie (s. S. 204).
- Bei Karzinomverdacht histologischer Schnellschnitt, wenn positiv: Ablatio mammae (s. S. 206).

Prognose

- Bei Adoleszenten bis zu 19 Jahren meist spontan regredient.
- Bei unvollständiger Exstirpation Rezidive häufig.

Allgemeines

- Kongenitale Mißbildung mit Eindellung des distalen Sternumteils und der Rippenknorpel beiderseits, meist symmetrisch. Beginn auf Höhe der 2. oder 3. Rippe, tiefster Punkt am Übergang zum Processus xiphoideus.
- Mit dem Wachstum progredient.
- Nicht selten sekundäre Kyphose oder Kyphoskoliose.

Untersuchungen

- Thoraxröntgenaufnahme dorsoventral und seitlich: Herzverlagerung? Sternum-Wirbelsäulen-Abstand?
- Lungenfunktionsprüfung. Insbesondere Vitalkapazität.
- Ergometrie im Sitzen und im Liegen: im Sitzen stärker eingeschränkt.
- EKG (zum Ausschluß von anderen Beschwerdeursachen).
- Rechtsherzkatheter bei kardialen Beschwerden, die durch die Trichterbrust und die Ergometrie nicht erklärt sind.

Operationsindikationen

- Nachweisbare Beeinträchtigung der Herzleistung: in der Ergometrie bei gleicher Leistung stärkerer Pulsanstieg im Sitzen als im Liegen (selten!).
- Schwere, kosmetisch störende Trichterbrust mit eindeutiger psychischer Belastung.
- Fehlhaltung (Kyphoskoliose).
- Operationstermin: im Kindesalter ab 5. Lebensjahr. Nicht bei Adoleszenten. Später erst wieder nach Abschluß des Knochenwachstums.

Operative Technik

- Trichterbrustkorrektur (s. S. 208).

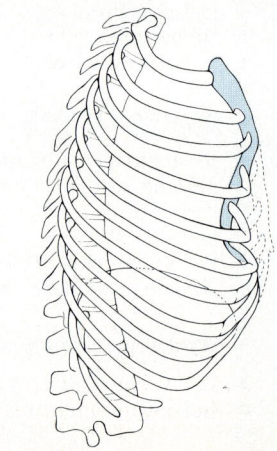

Prognose

- Zuverlässige Behebung der Herzbeeinträchtigung.
- Kosmetisches Resultat nur von ¾ der Patienten als gut oder befriedigend empfunden.

Abb. 13 Skelettanatomie der Trichterbrust. Beachte den verkleinerten Abstand zwischen Sternumhinterseite und Wirbelsäule

Allgemeines

- Dem Spontanpneumothorax oder idiopathischen Pneumothorax liegt fast immer die Ruptur einer kleinen, meist apikalen Emphysemblase zugrunde. Weitaus am häufigsten bei Männern im Alter von 20–30 Jahren.
- Sehr bedrohlich, wenn ein Ventilmechanismus zum Überdruck im Pleuraraum führt: Spannungspneumothorax mit Verdrängung des Mediastinums und Behinderung des venösen Rückflusses. Zyanose, Einflußstauung, Dyspnoe, Tachykardie!

Untersuchungen

- Perkussion und Auskultation: hypersonorer Klopfschall (Schachtelton), abgeschwächtes oder fehlendes Atemgeräusch.
- Rö.: Thorax dorsoventral und seitlich in Exspiration: Ausmaß des Pneumothorax? Adhäsionen? Spannungszeichen?

Differentialdiagnose

- Symptomatischer Pneumothorax infolge Perforation von Karzinom, Infarkt, Abszeß, Tbc-Kaverne: häufig Pyopneumothorax.
- Traumatischer Pneumothorax (s. S. 40).
- Überblähte Emphysemblase (perkutorisch und auskultatorisch von einem partiellen Pneumothorax nicht zu unterscheiden!).

Sofortmaßnahme

- Spannungspneumothorax: Beheben des Überdrucks durch Einstechen einer Kanüle im 2. oder 3. Interkostalraum vorn.

Operationsindikation

- Jeder Spontanpneumothorax von mehr als 1 QF Breite.

Operative Technik

- Pneumothoraxdrainage (s. S. 211).
- Besser, deshalb spätestens beim Rezidiv: thorakoskopische Verschorfung der Emphysemblasen und Pleurodese (s. S. 213).
- Rezidiv nach Thorakoskopie: parietale Pleurektomie (Pleura parietalis inkl. diaphragmatica, exkl. Sinus phrenicocostalis und Pleura mediastinalis).

Prognose

- Rezidivquote ohne Behandlung oder mit alleiniger Punktion 70–80%, nach Saugdrainage 30–40%, nach Thorakoskopie < 5%.

Hämatopneumothorax, traumatischer

Allgemeines

- Verletzung der Lungen oder der Thoraxwand durch stumpfes oder perforierendes Trauma. Reiner Hämatothorax, reiner Pneumothorax oder Mischform möglich.
- Spannungspneumothorax: durch Ventilwirkung der Lungenverletzung. Besonders gefährlich bei mechanischer Beatmung.
- Offener Pneumothorax: offene Verletzung der Brustwand mit anhaltender Kommunikation der Pleurahöhle nach außen.
- Begleitverletzungen nicht übersehen: Rippenfrakturen, Bronchusruptur, Herztamponade, Aortenruptur u. a.
- Iatrogener Hämatothorax oder Pneumothorax: bei Einlegen eines Vena-subclavia-Katheters oder Punktion eines Lungenrundherds.

Untersuchungen

- Rö.: Thorax a.-p., evtl. seitlich.
- Sono: Erstuntersuchung oder wenn Thoraxröntgenbilder unklar.

Sofortmaßnahmen

- Spannungspneumothorax: sofortige Druckentlastung durch dicke Kanüle oder Pleuradrainage von vorn im 2. oder 3. ICR.
- Offener Pneumothorax bei Thoraxwunde („sucking wound"): Intubation und Beatmung mit Offenlassen der Wunde oder – wenn dies nicht möglich – luftdichter Verband (dadurch geschlossener Pneumothorax, aber Gefahr eines Spannungspneumothorax).

Konservative Therapie

- Pleurasaugdrainage = Bülau-Drainage (s. S. 211). Expektatives Verhalten bei geringfügigem Pneumothorax oder Hämatothorax (Röntgen-Verlaufskontrollen!), aber nie bei Notwendigkeit einer Narkose oder mechanischer Beatmung.

Operationsindikationen

- Massiv anhaltende Blutung.
- Keine Ausdehnung der Lunge wegen großem Luftverlust.
- Evtl. Begleitverletzungen.
- Koagulierter Hämatothorax (frühzeitig operieren!).

Operative Technik

- Thorakotomie (s. S. 218): Ausräumung der Hämatommassen, Blutstillung, Verschluß einer großen Luftfistel, Drainage.

Allgemeines

- Eiteransammlung im Pleuraraum. Hämatogen, postpneumonisch, fortgeleitet, posttraumatisch oder iatrogen (nach unsachgemäßer Punktion eines Pneumothorax oder eines Ergusses). Selten durch spontane Ösophagusruptur. Akut (frisch, mit hochfebrilem Zustand) oder chronisch (mit Verschwartung).
- Empyemresthöhle: Empyem in Höhle nach unvollständiger Ausdehnung der Lunge. Nach Pneumothorax, Lungenoperation u. a.
- Sonderform: tuberkulöses Pleuraempyem (s. auch S. 48).

Untersuchungen

- Rö.: Thorax dorsoventral und seitlich: Ausdehnung des Ergusses? Spiegel = Luft = innere Fistel.
- Evtl. CT.
- Probepunktion (s. S. 209) und Bakteriologie.
- Lungenfunktionsprüfung.
- Abklärung des Grundleidens.

Differentialdiagnose

- Steriles Transsudat bei Herzdekompensation.
- Steriles Exsudat bei Rheumatismus u. a.
- Chylothorax.
- Pleuritis exsudativa tuberculosa.
- Pleurakarzinose.
- Pleuramesotheliom (s. S. 43).
- Infizierte Lungenzyste.
- Lungenabszeß.

Konservative Therapie

- Saugdrainage, evtl. Saugspüldrainage, Einführung am tiefsten Punkt (analog Technik S. 209, Saugspüldrain mit Trokar einführen), am besten unter Durchleuchtungskontrolle mit Bildverstärker oder unter Führung durch Sonographie. Sog. mindestens 30 cm H_2O (= 2,94 kPa).
- Antibiotika gemäß bakteriologischer Differenzierung und Resistenzprüfung. Nie als einzige Therapie!
- Bei dickem, schlecht absaugbarem Sekret oder beginnender Schwartenbildung: Streptokinase 100000 IE instillieren. Schlauch während 4–6 Std. abklemmen, dann wieder saugen. Mehrmals wiederholen.
- Jedes frische Pleuraempyem heilt aus, wenn durch Saugdrainage die Lunge vollständig zur Expansion gebracht werden kann.

- Wenn keine Lunge vorhanden ist = Pneumonektomiehöhle: Situation viel ungünstiger. Frühe Fälle können gelegentlich durch Füllen des ganzen Thorax mit Antibiotikumlösung oder Taurolin (Tauroflex) und Dauerspülung (mit zwei Schläuchen) zur Abheilung gebracht werden.

Operationsindikationen

- Akutes Empyem: stark gekammerte Eiteransammlungen, der Saugspüldrainage nur teilweise zugänglich.
- Chronisches Empyem und Empyemresthöhle: Ungenügen der Saugspüldrainage. Gleichbedeutend mit unvollständiger Ausdehnung der Lunge. Ursache: organisierte Schwarte, und/oder innere Fistel (bronchopleurale Fistel), und/oder fibrosierte, nicht expandierbare Lunge.

Operative Technik

- Akutes Empyem: Thorakotomie (s. S. 218) und Ausräumen der Fibrin- und Eitermassen.
- Chronisches Empyem: Thorakotomie und Dekortikation mit Ausräumen des Empyems (s. S. 215).
- Bei intrapulmonalem Grundprozeß (Lungenabszeß, Tbc-Kaverne) zusätzlich Lungenresektion (s. S. 223, 225).
- Wenn die Lunge die Thoraxhöhle trotz Dekortikation nicht ausfüllt (große Resektion oder starrer Thorax oder fibrosierte Lunge): Zusätzlich Thorakoplastik. Wenn mit dieser Möglichkeit gerechnet wird, muß der Thorax posterolateral eröffnet werden (s. S. 219)!
- Empyem-Resthöhle mit bronchopleuraler Fistel, starrer Lunge (z. B. Lymphangiosis carcinomatosa) und Kontraindikationen zu größerem Eingriff: Rippenresektion und Thoraxfensterung (Clagett). In Lokalanästhesie möglich.
- Empyem in Pneumonektomiehöhle: Thoraxfensterung am tiefsten Punkte, in der Axillarlinie. Mindestens zwei Rippen auf 10 cm Länge resezieren, Haut mit Pleura vernähen (um ein Zugranulieren zu verhindern). Später regelmäßig spülen, z. B. mit Betadine.

Allgemeines

- Knotig wachsender Tumor der Mesothelzellen. Selten.
- Anamnestisch gehäuft Asbestexposition.
- Histologisch z. T. epithelial, z. T. sarkomatös, z. T. gemischt.
- Selten lokalisiert und gutartig („Pleurafibrose", Vorstadium des Malignoms). Meist diffus und maligne, den Pleuraspalt ausfüllend, die Lunge mantelförmig umfassend.
- Brustwandschmerzen, Reizhusten, Dyspnoe, Anorexie.

Untersuchungen

- Rö.: Thorax dorsoventral und seitlich: Erguß, knotige Pleuraverdickung, Schrumpfung des Hemithorax?
- Ergußpunktion (s. S. 209): Zytologie häufig negativ!
- Feinnadelpunktion der Schwarte: häufig falsch negativ!
- Cave offene Biopsie ohne unmittelbar nachfolgende Radikaloperation! Bewirkt Einwachsen des Tumors in die Brustwandnarbe!
- CT oder MR: knotige, die Lunge umfassende Schwarte. Hohe Aussagekraft!

Differentialdiagnose

- Unspezifischer Pleuraerguß.
- Pleuraschwarte nach Empyem, Hämatothorax u. a.
- Pleurakarzinose bei extrathorakalem Primärtumor.
- Bronchus-Adenokarzinom.

Konservative Therapie

- Rein palliativ: Bestrahlung von Brustwandinfiltrationen und mediastinalen Metastasen. Chemotherapie ohne Effekt.

Operationsindikation

- Jedes Mesotheliom ohne manifestes Einwachsen in die Brustwand.

Operative Technik

- Pleuropneumonektomie (Exstirpation von Lunge, Pleura und Tumor en bloc, inkl. Zwerchfell und Perikard). Deckung des Zwerchfelldefekts mit Nylonnetz. Nachbehandlung mit perkutaner Radiotherapie von nichtradikal operierten Bezirken.

Prognose

- Ohne Operation fast 100% Letalität innerhalb 1 Jahr.
- Nach Pleuropneumonektomie mittleres Überleben 2−3 Jahre.

Allgemeines

- Unter „Lungenblutung" (Hämoptoe) wird hier das Aushusten von reinem (schaumigem) Blut verstanden, gleichgültig welcher Menge.
- Aushusten von blutig tingiertem Sputum (häufig bei akuter Bronchitis und bei Bronchuskarzinom) wird hier nicht berücksichtigt.
- Lungenblutung: zu differenzieren vom Ausspucken von Blut aus dem Nasenrachenraum und vom Bluterbrechen (Hämatemesis).

Untersuchungen

- Inspektion von Mund, Rachen, Nase: Blutungsquelle?
- Inspektion (wenn möglich!) des ausgehusteten Blutes: frisch, koaguliert, schaumig, andere Beimengungen?
- Bronchoskopie, wenn möglich während der Blutung: Lokalisation der Blutung, Ursache? Während der Blutung nur mit dem starren offenen Bronchoskop!
- Rö.: Thorax dorsoventral und seitlich: Tumor? Atelektase? Kaverne?
- Gerinnungsstatus.
- Bronchographie (nur im blutungsfreien Intervall): Bronchiektasen? Füllungsdefekt (Adenom)? Kaverne?

Differentialdiagnose

- Bronchuskarzinom (s. S. 51).
- Bronchuskarzinoid (s. S. 50).
- Bronchiektasen (s. S. 46).
- Lungentuberkulose (s. S. 48).
- Abszedierende Pneumonie.
- Lungeninfarkt.
- Antikoagulation.
- Mitralstenose.
- Tracheatumor (adenoid-zystisches Karzinom = Zylindrom).
- Durchbrechendes Ösophaguskarzinom
- Aortenaneurysma.

Sofortmaßnahmen

bei massiver Blutung:
- Seitenlage (auf die befallene Seite!) und Kopftieflage. Verhindert Blutaspiration auf die gesunde Seite.
- Sedierende Medikation (Morphinpräparat s.c.).
- Evtl. hustendämpfende Medikation (Codein). Patient soll Blut vorsichtig herausräuspern, nicht heftig husten.
- Bronchoskopie (mit dem starren Bronchoskop): Absaugen des Blutes, Feststellen der Lokalisation und der Ursache, evtl. Blokkade des betreffenden Bronchus mit Ballonkatheter.
- Anschließend evtl. in gleicher Narkose notfallmäßige Operation (s. unten).

Konservative Therapie

nur bei frischer Einschmelzung, Antikoagulation, Mitralstenose:
- Bettruhe.
- Hustendämpfende Medikation.
- Wenn nötig, Korrektur der Blutgerinnung.
- Gezielte tuberkulostatische bzw. antibiotische Therapie.

Operationsindikation

- Jede Lungenblutung, mit Ausnahme der einmaligen Blutung aus einer frischen Einschmelzung (tuberkulös oder unspezifisch) und der Blutung infolge extrapulmonalen Grundleidens.

Operative Technik

- Je nach Grundleiden! In der Regel Resektion nach den Richtlinien der kurativen Operation des betreffenden Leidens (Bronchiektasen s. S. 46, Lungentuberkulose s. S. 48, Bronchuskarzinoid s. S. 50, Bronchuskarzinom s. S. 51).
- Bei ungesichertem Grundleiden, aber lokalisierter Blutungsquelle: Lobektomie (s. S. 223).

Prognose

- Die massive Lungenblutung hat per se eine beträchtliche Letalität, sofern nicht rasch und konsequent behandelt wird.

Allgemeines

- Zylindrische, sackförmige oder selten zystische Dilatation der Bronchien mit chronischer Entzündung der Bronchuswand und der Umgebung, massenhaft eitrigem Bronchussekret und rezidivierenden Bronchopneumonien (s. Abb. 14).
- Am häufigsten betroffen: basale Unterlappensegmente, nicht selten auch Mittellappen und Lingula.
- Meistens frühkindlich erworben (Wandschwäche, Sekretstauung); nur die zystischen sind wirklich angeboren.

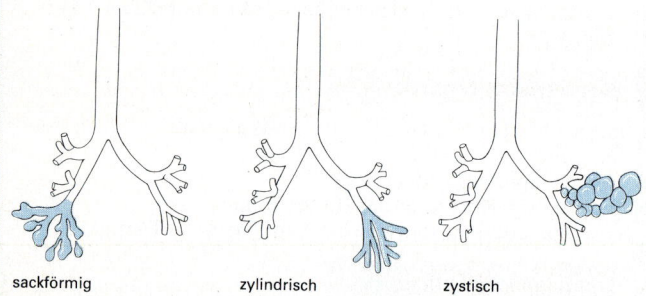

sackförmig   zylindrisch   zystisch

Abb. 14 Typische Formen der Bronchiektasen und meistbefallene Lungenbezirke: basale Unterlappensegmente rechts, basale Unterlappensegmente links, Lingula

Untersuchungen

- Klinische Untersuchung: s. S. 8.
- Rö.: Thorax dorsoventral und seitlich.
- Bronchographie beider Seiten, zeitlich getrennt. Wichtigste Indikation für Bronchographie!
- CT.
- Sputumbakteriologie.
- Bronchoskopie: Bronchusstenosen? Fremdkörper? Gezielte Sekretentnahme.
- Lungenfunktionsprüfung.
- Tonsillen: chronische Tonsillitis? Nebenhöhlen: chronische Sinusitis?

Differentialdiagnose

- Sekundäre Bronchiektasen nach Fremdkörperaspiration und Bronchusstenose.
- Mukoviszidose.
- Lungensequestration.

Konservative Therapie

- Aushusten mit nach unten hängendem Oberkörper, evtl. zusätzliche Klopfmassage, mindestens 10 Min. lang. Täglich nach dem Aufstehen, bei größeren Sekretmengen mehrmals täglich vor dem Essen.
- Inhalationen von Mukolytika (Fluimucil, Tacholiquin u. a.).
- Antibiotika bei großen, putriden Auswurfmengen und bei akutem Bronchopneumonieschub. Wenn noch keine Resistenzprüfung zur Verfügung steht: Betalaktamantibiotikum (s. auch S. 370).
- Behandlung von Infektionen der oberen Luftwege.

Operationsindikationen

- Auf einen Lappen beschränkte, einseitige Bronchiektasen mit Symptomen trotz konsequenter konservativer Therapie.
- Beidseitiger Befall: bei günstiger Voraussetzung: beiderseits nur einige umschriebene Segmente befallen.
- Status nach septischen Schüben.
- Blutung.
- Kontraindikation: tägliche Auswurfmenge größer als 100 ml. Vorerst durch konservative Therapie verbessern!
- Kontraindikation: nicht sanierte chronische Infektion der oberen Luftwege (chronische Sinusitis usw.).
- Kontraindikation: beidseitiger Befall mehrerer Lungenlappen.
- Kontraindikation: ungenügende Lungenfunktion.

Operative Technik

- Lungensegmentresektion (s. S. 225). Häufig mehrere Segmente zusammen, aus einem Lappen (z. B. basale Unterlappensegmente) oder aus mehreren Lappen (z. B. ein basales Unterlappensegment und beide Lingulasesegmente).
- Lobektomie nur, wenn der Verlust an funktionierendem Lungengewebe nicht größer ist als durch Segmentresektion.
- Während jeder Operation gezielte antibiotische Abschirmung.

Prognose

- Umschriebene, einseitige Bronchiektasen: Operation bringt Heilung.
- Prognose um so ungünstiger, je diffuser der Befall.

Lungentuberkulose

Allgemeines

- Die Lungentuberkulose ist heute primär eine Domäne der medikamentösen Therapie. Die Chirurgie behandelt nur noch die therapieresistenten Formen und die Komplikationen.

Untersuchungen

- Klinische Untersuchung: s. S. 8.
- Spezifische Bakteriologie in Sputum, Magensaft und Pleuraexsudat, inkl. Kultur und Resistenzprüfung.
- Mantoux-Test (Tuberkulintest).
- Rö.: Thorax dorsoventral und seitlich.
- CT der Herde: Kavernen?
- Bronchoskopie: spezifische Bronchitis? Bronchusstenosen? Gezielte Sekretentnahme aus Drainagebronchus.
- Evtl. Bronchographie, besonders bei Resthöhlen mit Fisteln. Lungenfunktionsprüfung.

Differentialdiagnose

- Kaverne: nekrotisches Karzinom, Abszeß, infizierte Zyste (Aspergillom).
- Infiltrat: unspezifische Pneumonie, Pilzpneumonie.
- Tuberkulom: Metastase, Bronchuskarzinom, gutartiger Tumor. Narbe: Bronchuskarzinom.

Konservative Therapie

- Langzeitbehandlung mit Tuberkulostatika (6 Monate).
- Die ersten 2 Monate: INH (Isoniazid = Rimifon, Neoteben) 5 mg/kg/d (max. 300 mg/d) per os plus Rifampin (Rimactan, Rifamycin, Rifocin, Rifoldin) 10 mg/kg/d (max. 600 mg/d) per os plus Pyrazinamide (Pyrazinamid) 25 mg/kg/d (max. 2,0 g/d) per os. Bei INH-Resistenz Ethambutol (Myambutol) 25 mg/kg/d (max. 2,5 g/d).
- Nach 2 Monaten: INH + Rifampin täglich für 4 Monate. Dosierung wie oben, oder INH + Rifampin 2× wöchentlich (INH: 15 mg/kg/d, max. 900 mg/d, Rifampin 10 mg/kg/d, max. 600 mg/d), ebenfalls für 4 Monate.
- Bei INH-Applikation zusätzlich Vitamin B_6 (Pyridoxin, Benadon) 2 × 40 mg/d.
- Weitere Tuberkulostatika: Streptomycin, 15 mg/kg/d (cave Oto- und Nephrotoxizität), PAS = Paraaminosalizylsäure 200 mg/kg/d (cave Thrombozytenaggregationshemmung).
- Kombinationspräparate: Rimactacid, Rifater (= Rifampicin + Isoniazid + Pyrazinamid), Rifoldin-INH (= Rifampicin + Isoniazid), Myambutol-INH (= Myambutol + Isoniazid).

Operationsindikationen

- Persistierende Kaverne trotz korrekter, mehrmonatiger (3−6 Monate) medikamentöser Behandlung.
- Kaverne mit Superinfektion, insbesondere Pilzinfektion.
- Lungenblutung aus Kaverne (mit Ausnahme der einmaligen Blutung aus einer frischen Einschmelzung).
- Lokalisiertes käsiges Infiltrat mit positivem Bazillennachweis trotz mehrmonatiger (3−6 Monate) medikamentöser Behandlung.
- Narbige Bronchusstenose.
- Tuberkulom mit Durchmesser > 1,5 cm.
- Zerstörte Lunge: ganze Lunge durchsetzt von Kavernen, Käseherden und Bronchiektasen, Restparenchym fibrosiert. Genügende Funktion der Gegenseite Voraussetzung!
- Tuberkulöses Pleuraempyem.
- Empyemresthöhle, nach therapeutischem Pneumothorax u. a.
- Kontraindikation: frische Parenchyminfiltrate.
- Kontraindikation: floride Bronchustuberkulose.

Operative Technik

- Segmentresektion (s. S. 225) bei Kaverne, Bronchusstenose oder Tuberkulom. Evtl. mehrere Segmente zusammen. Lobektomie nur, wenn damit kein funktionsfähiges Lungengewebe geopfert wird.
- Pneumonektomie mit totaler Thorakoplastik bei zerstörter Lunge (s. S. 221).
- Dekortikation (s. S. 215) bei Empyem und bei Empyemresthöhle. Bei bronchopleuraler Fistel evtl. zusätzlich Resektion des fistelnden Segments.
- Thorakoplastik als Zusatzeingriff: immer wenn nach Resektion oder Dekortikation die vernarbte Lunge die Thoraxhöhle nicht ausfüllt oder wenn durch zu starke Ausdehnung eine Reaktivierung von stummen Herden zu befürchten ist.
- Jeder Eingriff unter tuberkulostatischer Abschirmung, z. B. (siehe auch konservative Therapie) RMP 500 mg, INH 5 mg/kg, Streptomyzin 15 mg/kg, alles i. v.
- Tuberkulostatische Nachbehandlung nach jeder Operation. Dauer abhängig von Aktivität der Tuberkulose und Radikalität des Eingriffs, minimal 3 Monate.

Lungentumoren, exkl. Bronchuskarzinom

Allgemeines

- Benigne Tumoren der Bronchuswand und des Parenchyms (Hamartome, Chondrome u.a.): scharf begrenzte, homogene Rundherde. Häufig Zufallsbefund, gelegentlich Symptome.
- Tumoren der Bronchusmukosa („Adenome"): Karzinoid, adenoid-zystisches Karzinom (Zylindrom), Mukoepidermoidtumor. Teilweise oder ganz intraluminal gelegen, meist in den großen Bronchien. Daher in der Röntgenübersichtsaufnahme nicht immer sichtbar. Häufiger bei Frauen. Führen zu Bronchusstenose und/oder Lungenblutung. Mindestens 30% sind maligne.

Untersuchungen

- Rö.: Thorax dorsoventral und seitlich.
- CT gezielt.
- Bronchoskopie. Cave Biopsie von Adenomen! Kann zur schweren, kaum stillbaren Blutung führen! Makroskopischer Aspekt typisch: bläulich oder graurot, Oberfläche glatt oder brombeerartig.
- Transkutane Feinnadelbiopsie und Zytologie (oft negativ).

Differentialdiagnose

- Hamartom (chondromatös, myxomatös u.a.), Chondrom, Fibrom.
- Adenom, insbesondere Karzinoid.
- Bronchuskarzinom (s. S. 51).
- Solitäre Metastase.
- Tuberkulom (s. S. 48).
- Echinokokkus.
- Aspergillom.

Operationsindikationen

- Im Prinzip jeder Lungentumor wegen ungesicherter Diagnose, Gefahr von Komplikationen und möglicher Malignität.
- Ausnahme: durch Punktion gesicherter gutartiger mesenchymaler Tumor mit langsamer Progredienz bei älteren Patienten.

Operative Technik

- Hamartome: Enukleation oder Keilexzision aus der Lunge.
- Bronchuswandtumoren (Chondrome u.a.): je nach Lage Segmentresektion (s. S. 225) oder Lobektomie (s. S. 223).
- Karzinoide und andere „Adenome": bei zentraler Lage und gesicherter Benignität evtl. nur Bronchotomie und Exzision oder umschriebene Bronchusresektion; bei peripherer Lage oder Malignität Lungenresektion.

Allgemeines

- Heute das häufigste Karzinom des Menschen in der industrialisierten Welt. Inzidenz: 70−90 Fälle/100 000 Männer/Jahr.
- Mehrzahl: das signifikant mit (Zigaretten-)Rauchen korrelierte und vor allem bei Männern vorkommende Pflasterzellkarzinom (50%) und anaplastische Karzinom (30−40%). Letzeres in der Regel großzellig. Sonderform des anaplastischen Karzinoms: kleinzelliges („oat cell") Karzinom. Seltener (10−20%) das bei Männern und Frauen gleich häufige Adenokarzinom.
- Das sehr seltene (1%) Bronchiolo-Alveolarzell-Karzinom ist ein eigentliches Parenchymkarzinom, kann aber diagnostisch und therapeutisch mit dem Bronchuskarzinom zusammen behandelt werden. Es metastasiert u. a. kanalikulär (→ multilokuläres Bild).
- Häufiges Primärsymptom: rezidivierende Pneumonien. Oder: Appetitverlust, Brustschmerzen, vermehrt Husten, blutig tingiertes Sputum. Nicht selten auch Zufallsbefund bei Röntgenuntersuchung. Gelegentlich Metastase als erste Manifestation.
- Aggressive Abklärung von verdächtigen Befunden! Vorläufig noch einziges Mittel zur Verbesserung der Prognose.

Untersuchungen

- Klinische Untersuchung: s. S. 8.
- Zytologie aus Sputum: Morgensputum von 3 Tagen, nach Spülen des Mundes und leichtem Beklopfen des Thorax. Sensitivität 50%.
- Rö.: Thorax dorsoventral und seitlich.
- Bronchoskopie: Tumor? Stenose? Kompression von außen?
- Histologie: bronchoskopische Biopsie. Evtl. transbronchiale Punktionsbiopsie. Zytologie aus Bürstenabstrich und Spülwasser.
- Transkutane Feinnadelpunktion (unter Durchleuchtungskontrolle) und Zytologie: bei peripheren, der Bronchoskopie nicht mehr zugänglichen Befunden.
- CT: bei unklarem Thoraxröntgen, Hilusbefall, Einwachsen in die Brustwand oder das Mediastinum. Wenn CT, dann immer inkl. oberes Abdomen: Lebermetastasen? Nebennierenmetastase?
- Mediastinoskopie (s. S. 227): bei Verdacht auf Mediastinumbefall. Bei Grenzfällen bezüglich Operationsindikation. Bei diagnostisch ungeklärten Fällen mit möglichem Mediastinumbefall.
- Skelettszintigraphie zur Metastasensuche: bei gezielter Indikation, fraglicher Operationsindikation, als Grundlage für wissenschaftliche Auswertung u. a.
- Lungenfunktionsprüfung: Vitalkapazität, Atemgrenzwert, Sekundenkapazität.
- Seitengetrennte Bronchospirometrie: bei fraglicher Operabilität. Oder: Ergometrie mit Blutgasanalyse.

Differentialdiagnose

- Unspezifische Pneumonie, insbesondere chronische Pneumonie.
- Lungentuberkulose (s. S. 48). Beachte: In alten tuberkulösen Veränderungen kann ein Karzinom entstehen = Narbenkarzinom.
- Benigne Tumoren: Lipom, Chondrom, Fibrom (s. S. 50).
- Benigne intrabronchiale Tumoren: Bronchusadenom. Bronchusobstruktion oder Blutung! (s. S. 50).
- Metastase eines extrathorakalen Malignoms.
- Pleuramesotheliom (s. S. 43).
- Mediastinaltumor (s. S. 55).

Operationsindikationen

- Jedes aufgrund des Lokalbefunds, des Allgemeinzustandes und der Lungenfunktion operable Bronchuskarzinom ohne Fernmetastasen (exkl. anaplastisches kleinzelliges Karzinom). Operation = einzige potentiell kurative Maßnahme!
- Nach Resektion muß das Sekunden-Exspirationsvolumen der verbleibenden Lunge mehr als 1000 ml betragen. Anteil an der Vitalkapazität der Gesamtlunge: rechte Lunge 55%, linke Lunge 45%.
- Anaplastisches kleinzelliges Karzinom nur operieren, wenn radikal möglich. Immer postoperative Chemotherapie.
- Palliative Resektion: indiziert bei Abszedierung und Blutung.
- Probethorakotomie: indiziert bei gesichertem Bronchuskarzinom mit fraglicher Operabilität, aber gutem Allgemeinzustand und guter Lungenfunktion.
- Probethorakotomie: indiziert bei diagnostisch nicht gesichertem, aber operabel erscheinendem Befund.

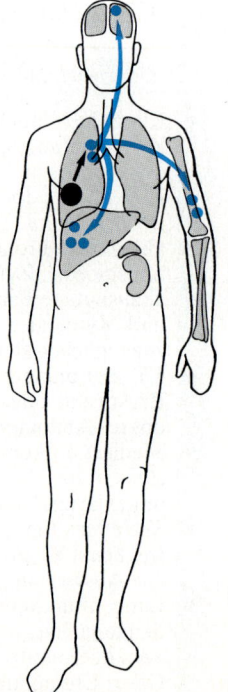

Abb. 15   Bevorzugte Metastasierungswege und -organe des Bronchuskarzinoms

Operative Technik

- Thorakotomie: kleine anteriore oder anterolaterale Thorakotomie (s. S. 218).
- Lobektomie (s. S. 223), rechts auch Bilobektomie; immer, wenn der Tumor dadurch radikal exstirpierbar.
- Pneumonektomie (s. S. 221): nur wenn mit Lobektomie keine Radikalität, Pneumonektomie aber radikal, Funktion der Restlunge genügend. Keine Pneumonektomie als Palliativeingriff!
- Lobektomie des Oberlappens mit Keilexzision des Oberlappenbronchus aus dem Hauptbronchus oder mit segmentärer Hauptbronchusresektion und End-zu-End-Bronchusreanastomosierung = bronchoplastische Operation: für Spezialfälle, z. B. Bronchuskarzinom, das bis an den Hauptbronchus heranreicht, diesen selber aber nicht befällt und im übrigen streng auf den Oberlappen beschränkt ist.
- Erweiterte Resektion: gerechtfertigt, wenn dadurch in einem umschriebenen Bezirk eine nicht radikale in eine radikale Lobektomie oder Pneumonektomie verwandelt werden kann. Beispiel: Brustwandresektion bei umschriebenem Einwachsen eines peripheren Karzinoms.
- Ausräumen mediastinaler Lymphknotenmetastasen: zur Beurteilung der Prognose und der Notwendigkeit einer Nachbehandlung. Nachbestrahlung und Chemotherapie bei pN+: gerechtfertigt im Rahmen von prospektiven Studien.

Alternativen

- Systemtherapie (Polychemotherapie), gefolgt von lokaler Röntgenbestrahlung (oder sekundärer Resektion): Behandlung der Wahl beim zentralen anaplastischen kleinzelligen Karzinom.
- Vorbestrahlung vor der Operation: Methode der Wahl beim Lungenspitzenkarzinom mit Pancoast-Syndrom (ausstrahlende Schulterschmerzen und Horner-Syndrom bei Plexusinfiltration).
- Nachbestrahlung: grundsätzliche Nachbestrahlung nur bei fraglicher Radikalität. Verdächtige Stellen intraoperativ mit Silberclips markieren!

Prognose

- Mehr als 50% bei Diagnosestellung inoperabel.
- Primär operable Fälle: 5-Jahres-Heilung 20% im Gesamtmaterial, 50% wenn makroskopisch und mikroskopisch radikal operiert und regionäre Lymphknoten tumorfrei. 35% für kombiniert behandelte Pancoast-Karzinome.
- Operationsletalität: Pneumonektomie < 10%, Lobektomie < 5%.

Lungenmetastasen

Allgemeines

- Sekundärmalignom im Lungenfilter, infolge hämatogener Ausbreitung, bei fast allen bösartigen Geschwülsten möglich.
- Auftreten synchron oder metachron zum Primärtumor, solitär oder multipel, einseitig oder beidseitig.
- Vorhandensein von Lungenmetastasen ist heute nicht mehr in jedem Fall gleichbedeutend mit Unheilbarkeit.

Untersuchungen

- Rö.: Thorax dorsoventral und seitlich, Schädel.
- CT der Lungen bei scheinbar solitärer Metastase zum Ausschluß von weiteren Metastasen.
- Sono: Abdomen, insb. Leber.
- Ganzkörper-Skelett-Szintigraphie.
- Tumormarker.

Konservative Therapie

- Bei der Mehrzahl der Patienten rein palliativ-symptomatische Behandlung.
- Bei gewissen Malignomen (Hodenkarzinom, Mammakarzinom, Ovarialkarzinom u. a.) systemische Chemotherapie.
- Radiotherapie: selten indiziert, weil auch funktionierendes Parenchym mitbestrahlt werden muß.

Operationsindikationen

- Solitäre Lungenmetastase sowie umschriebene Mehrzahl von Metastasen, sofern keine Zunahme der Zahl während einer Beobachtungszeit von Wochen. Voraussetzungen: Patient operabel, Primärtumor saniert, Metastasen anderer Lokalisationen ausgeschlossen, Lungenmetastasen radikal operabel, keine andere kurative Therapie zur Verfügung.
- Status nach erfolgter Chemotherapie von Lungenmetastasen, zur Erfolgsüberprüfung (Entfernen von radiologischen Residuen).

Operative Technik

- Parenchymschonende Exstirpation durch Lungenkeilexzision oder Segmentresektion (s. S. 225), selten Lobektomie, nie Pneumonektomie.
- Bei beidseitigem Befall gestaffeltes Vorgehen, nie gleichzeitig.

Allgemeines

- „Mediastinaltumoren" = alle Prozesse, die röntgenologisch zu einer umschriebenen Mediastinalverschattung führen.
- Darstellung als ein Krankheitsbild gerechtfertigt, da Operationsindikation wenig abhängig vom Grundleiden.
- Häufig Zufallsbefund bei symptomlosen Patienten.
  Gelegentlich Husten und Schmerzen. Selten Einflußstauung.

Untersuchungen

- Rö.: Thorax dorsoventral und seitlich. Das seitliche Röntgenbild ist die wichtigste Untersuchung beim Mediastinaltumor!
- CT: zur Abgrenzung. Evtl. mitentscheidend für die Wahl des Zugangs.
- Durchleuchtung: Pulsationen?
- Sono: unterscheidet Zyste/soliden Tumor.
- Transkutane Feinnadelpunktion: Zytologie? Sekret?
- Mediastinoskopie (s. S. 227): nur bei Lymphknotenerkrankungen indiziert.
- Bronchoskopie: bei Befunden im mittleren Mediastinum.
- Ösophaguspassage: bei Dysphagie.
- Szintigraphie (^{99}Tc oder ^{131}I) bei Verdacht auf intrathorakale Struma.

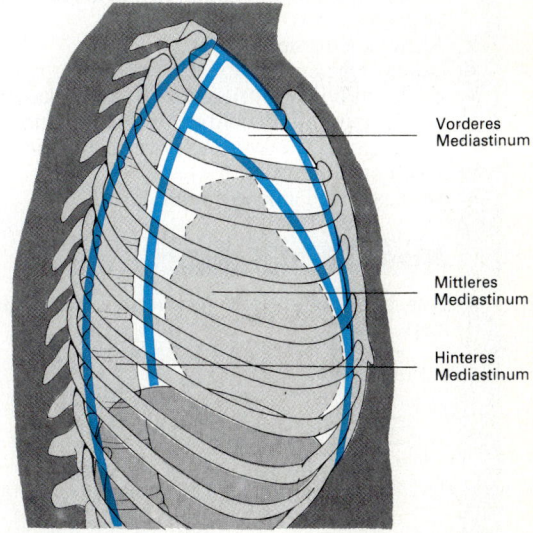

Vorderes
Mediastinum

Mittleres
Mediastinum

Hinteres
Mediastinum

Abb. 16   Topographie des Mediastinums im Seitenbild

Differentialdiagnose

Vorderes Mediastinum:
- Struma retrosternalis.
- Thymom (30% maligne).
- Keimzelltumoren (adultes Teratom, Teratokarzinom, Dermoid-zyste).
- Malignes Lymphom (insbesondere Morbus Hodgkin).
- Lipom.
- Fibrom.

Mittleres Mediastinum:
- Lymphknotenaffektion (Karzinommetastasen, malignes Lymphom, Morbus Boeck).
- Perikardzyste.
- Bronchogene Zyste.
- Angiom.

Hinteres Mediastinum:
- Neurogener Tumor (Neurofibrom, Neuroblastom, Ganglioneurom u. a.).
- Enterogene Zyste.

Vortäuschung von Mediastinaltumoren (insbesondere, wenn nur ein Röntgenbild mit dorsoventralem oder anteroposteriorem Strahlengang zur Verfügung):
- Aortenaneurysma.
- Herzwandaneurysma.
- Zentrales oder infiltrierendes Bronchuskarzinom.
- Tracheatumor (adenoid-zystisches Karzinom = Zylindrom).
- Ösophaguserkrankungen (Divertikel, Leiomyom).
- Zwerchfellhernie.
- Mediastinale Pankreaspseudozyste.

Konservative Therapie

- Nur bei diagnostisch gesicherten Lymphknotenaffektionen indiziert.

Operationsindikationen

- Alle Mediastinaltumoren, mit wenigen Ausnahmen.
- Ausnahme: durch Punktion geleerte und bestätigte Zyste (z. B. Perikardzyste).
- Ausnahme: diagnostisch gesicherte Lymphknotenaffektionen (Karzinommetastase, malignes Lymphom, Morbus Boeck). Beim Lymphoma malignum Hodgkin ist die möglichst radikale Tumorausräumung nicht indiziert. Es genügt die Biopsie zur histologischen (nicht zytologischen!) Sicherung der Diagnose und Festlegung des histologischen Typs (s. S. 31). Auch der Tumorverschluß der V. cava superior durch Morbus Hodgkin ist keine Indikation.
- Myasthenia gravis: Indikation zur Thymektomie bei Myasthenia gravis im Prinzip gegeben, auch ohne Nachweis eines vergrößerten Thymus oder eines Thymoms. Kontroverse Ausnahmen: rein okkuläre Myasthenia, sehr milde und gut auf Cholinesterasehemmer reagierende Myasthenie, Alter über 65 Jahre. (Thymektomie als Bestandteil der immunsuppressiven Therapie, zur Unterdrückung der Antikörperbildung gegen Acetylcholinrezeptoren der postsynaptischen Membran.)

Operative Technik

- Exstirpation des pathologischen Befunds in toto, Zugang je nach Lage des Tumors.
- Vorderes Mediastinum: Kragenschnitt (s. S. 197) mit oberer Sternumspaltung (s. S. 216), oder anterolaterale Thorakotomie (s. S. 218).
- Mittleres und hinteres Mediastinum: anterolaterale Thorakotomie (s. S. 218); für hinteres Mediastinum auch posterolaterale Thorakotomie (s. S. 219).
- Lymphknotenaffektion: großzügige Biopsien zur Sicherung der genauen Diagnose, in erster Linie durch Mediastinoskopie (s. S. 227), erst in zweiter Wahl durch kleine anteriore Thorakotomie (s. S. 218).
- Thymektomie bei Myasthenia gravis: In der Regel durch zervikalen Zugang, mit Kragenschnitt (s. S. 197). Bei kurzem Hals, steifer Wirbelsäule oder Thymom: obere Sternumspaltung oder kleine anteriore Thorakotomie.

Prognose

- Abhängig vom Grundleiden, im allgemeinen gut.
- Auch beim malignen Thymom (Thymosarkom) kann trotz nichtradikaler Operation dank hoher Röntgenstrahlensensibilität eine 5-Jahres-Heilung von 90% erzielt werden.

Allgemeines

Tracheastenosen sind selten. Ursächlich ist zu denken an Kompression von außen, Tumor in der Wand, Tracheomalazie, Narbenstenose und Fremdkörperaspiration.

- Kompression von außen ist die häufigste Ursache (und hier wiederum am häufigsten durch eine Struma nodosa), evtl. kombiniert mit Infiltration der Wand (z. B. Struma maligna). Sehr selten: Mediastinaltumor, Gefäßmißbildungen wie A. lusoria usw.
- Tracheatumoren sind selten. Meistens adenoid-zystisches Karzinom (Zylindrom). Als Rarität Karzinoid, Mukoepidermoidtumor, semimaligne, lokal infiltrierend und destruierend.
- Tracheomalazie infolge Druckatrophie oder Chondritis sehr selten.
- Narbenstenose meistens nach langdauerndem Tracheostoma.
- Fremdkörperspiration: Im Vordergrund stehende Differentialdiagnose des inspiratorischen Stridors bei Säuglingen und Kleinkindern.

Untersuchungen

- Klinisch: inspiratorischer Stridor.
- Rö.: Trachea a.-p. und seitlich.
- Bei Verdacht auf Tracheomalazie Kinematographie.
- CT: Viel aussagekräftiger, besonders im intrathorakalen Bereich.

Differentialdiagnose

- Larynxstenose (Larynxtumor, Laryngitis, Rekurrensparese).

Operationsindikationen

- Tracheatumor.
- Narbenstenose.
- Hochgradige Tracheomalazie.

Operative Technik

- Trachearesektion. Resektion bis zu 3 cm mit End-zu-End-Anastomose möglich.
- Überbrückung größerer Trachealdefekte noch unbefriedigend gelöst.

Allgemeines

- Der Begriff „Kreislaufstillstand" umfaßt alle Zustände mit fehlender Herz-Kreislauf-Funktion: keine palpable Herzaktion, kein peripherer Puls, kein meßbarer arterieller Blutdruck. Sofortige Folgen: Bewußtseinsverlust, evtl. Krämpfe, Tonusverlust, Apnoe, meist Weiterwerden der Pupillen. Diesem Kreislaufstillstand können 3 verschiedene Funktionszustände des Herzens zugrunde liegen: Asystolie (Herz schlaff, kontraktionslos), Kammerflimmern (unkoordinierte Kontraktionen einzelner Muskelgruppen im Kammerbereich), „weak action" (langsame, schwache, oft unregelmäßige, aber koordinierte elektrische Aktion ohne hämodynamische Wirkung).
- Indikation zum Wiederbelebungsversuch gegeben, wenn der Kreislaufstillstand rasch festgestellt wurde, kein Endzustand eines chronisch-progressiven Leidens vorliegt und der Patient nicht sehr alt ist.
- Bis zum Beginn von Beatmung und Herzmassage als Ersatz der Atmungs- und Kreislauftätigkeit stehen (nach Alter und Körpertemperatur unterschiedlich) im allgemeinen etwa 3 Minuten zur Verfügung.

Sofortmaßnahmen

- Beatmung: Mund zu Nase oder Mund zu Mund. Beatmungsbeutel mit Frischluft, möglichst O_2-Zusatz, mit Maske oder mit endotrachealer Intubation.
- Äußere (geschlossene) Herzmassage (s. S. 230).
- Wenn kein Soforterfolg: siehe Zweitmaßnahmen.

Zweitmaßnahmen

- Wenn möglich einfache EKG-Kontrolle mit Monitor, ob Kammerflimmern oder Asystolie. Eine Ableitung genügt!
- Ständige Beatmung und Herzmassage: nur kurze Unterbrechung zur intravenösen, endotrachealen (durch Tubus) oder intrakardialen Injektion (Abb. 17).

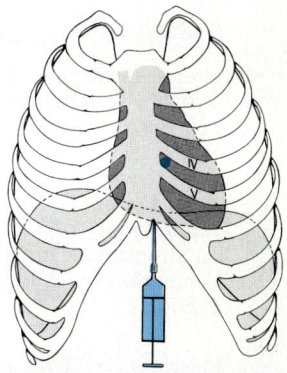

Abb. 17 Punktionsstellen des Herzens.
Intrakardiale Punktion im 4. ICR parasternal links (trifft meistens den rechten Ventrikel), Perikardpunktion im linken kostoxyphoidalen Winkel

- Wenn kein EKG vorhanden oder wenn feststeht (durch direkte Herzbesichtigung) oder mit größter Wahrscheinlichkeit vermutet werden kann (z. B. Elektrounfall), daß Kammerflimmern vorliegt: Defibrillation.
- Bei rezidivierendem oder persistierendem Kammerflimmern trotz Defibrillation: Adrenalin 0,3−0,5 mg = 3−5 ml einer Lösung 1:10000 (1 ml Adrenalin 1‰ mit 9 ml physiol. NaCl-Lösung). Defibrillation wiederholen.
- Wenn kein Erfolg: Lidocain (Xylocain) 50−100 ml = 2,5−5 ml der 2%igen Lösung. Dann Defibrillation wiederholen.
- Wenn feststeht (EKG-Diagnose oder intraoperativ durch direkte Herzbesichtigung), daß Asystolie bzw. „weak action" vorliegt: Adrenalin 0,3−0,5 mg = 3−5 ml einer Lösung 1:10000 (1 ml Adrenalin 1‰ mit 9 ml physiol. NaCl-Lösung). Evtl. Wiederholung in Abständen von 3−5 Minuten. Dosis verdoppeln, wenn erfolglos. Bei „weak action" Kalziumglukonat 5−10 ml 10% i. v.
- Intravenös (am besten als Infusion via zentralen Venenkatheter) Natriumbikarbonat 1 mmol/kg/10 min = 80 ml der 8,4%igen Lösung nach 10 Minuten.
- Wenn Asystolie in Flimmern übergeführt: Defibrillation.
- Bei rezidivierender Asystolie evtl. elektrische Stimulierung (Pacemaker) mittels transkutanem oder intrakardialem (transvenösem) Schrittmacher.

Defibrillation

- Externe Defibrillation: zwei großflächige Elektroden rechts parasternal bzw. in der mittleren Axillarlinie links aufsetzen, möglichst nach Bestreichen mit Elektrodenpaste oder unter Anwendung leitender Gel-Pads.
- Gleichstromdefibrillator: Strom von einigen 1000 Volt und von sehr kurzer Dauer (1−2 ms): 200−400 Ws für externe, 50 Ws für interne Defibrillation. 1 Ws = 1 J (Joule).
- Ein Stromstoß, dann Erfolg kontrollieren.
- Wenn erfolglos: Adrenalin bzw. Lidocain, dann Defibrillation wiederholen.

Operationsindikationen

- Keine reguläre Herzaktion innerhalb von 10−20 Minuten trotz konsequenter und wiederholter obiger Therapie.
- Ineffektive externe Massage = ungenügender Puls.
- Verdacht auf Herztamponade.

Operationstechnik

- Offene Herzmassage: s. S. 231.

Allgemeines

- Perikardergüsse infolge Malignom (häufigste Ursache!), Rheumatismus, Infektion (spezifisch oder unspezifisch), Stoffwechselstörungen (insbesondere Urämie) oder Blutungen (Trauma) können zur Behinderung des venösen Rückflusses und zu zunehmender Einschränkung der Herzfunktion führen, wenn die Flüssigkeitsmenge 200–300 ml übersteigt. Bei Blutung sehr rasche, dramatische Entwicklung möglich.

Untersuchungen

- Klinisch: Dyspnoe, Tachykardie, gestaute Halsvenen (obligat!).
- Puls: Pulsus paradoxus.
- Zentralvenöser Druck: hoch.
- Arterieller Blutdruck: niedrig, inspiratorisch absinkend.
- Auskultation: Herztöne leise, dumpf.
- Rö.: Thorax: zeltförmige Verbreiterung des Herzschattens.
- EKG: Low voltage.
- Echokardiographie: Dicke des Flüssigkeitsmantels bestimmbar.

Differentialdiagnose

- Myokardiale Rechtsherzdekompensation.
- Zentrale Lungenembolie.

Sofortmaßnahme

- Perikardpunktion (s. S. 228).

Konservative Therapie

- Nur bei Perikarderguß ohne Tamponadezeichen gerechtfertigt! Diureseforcierung, Behandlung des Grundleidens, bei Urämikern intensivere Dialyse.

Operative Technik

- Perikardpunktion, evtl. Dauerdrainage (s. S. 228).
- Operative Perikardfensterung bei Ungenügen der Punktion sowie bei penetrierenden Verletzungen. Cave: Beatmung erhöht Lungenwiderstand, behindert venösen Rückfluß zusätzlich. Herzstillstandgefahr! Der Chirurg muß schon bei der Narkoseeinleitung aktionsbereit sein.

Ösophagusverätzung

Allgemeines

- Durch Einnahme von korrosiven Substanzen (Laugen, Säuren) in suizidaler Absicht (Mehrzahl der Fälle) oder unbeabsichtigt bei unsachgemäßer Aufbewahrung (insbesondere Kinder).
- Laugen (Natronlauge, Ammoniak): Kolliquationsnekrose (Verflüssigung des Gewebes), schädigen vor allem Ösophagus (Ösophagusmund, Höhe der Bifurkation, Kardia) und Magen (kleinkurvaturseits und präpylorisch).
- Säuren (Salzsäure, Schwefelsäure, Phosphorsäure, Oxalsäure): Koagulationsnekrose (Schorfbildung), schädigen vor allem Magen und Duodenum.
- Symptome: Dysphagie, Würgereiz, schwere retrosternale Schmerzen. Evtl. Dyspnoe, evtl. Peritonitis.

Untersuchungen

- Rö.: Thorax: freie Luft subphrenisch? Pneumomediastinum?
- Endoskopie, schon im Frühstadium: Ausdehnung der Schädigung (Ösophagus betroffen oder nicht?), Schweregrad?
- Röntgen mit Gastrografin bei Verdacht auf Perforation.

Sofortmaßnahmen

- Magensonde unter Sicht einlegen (zur Spülung, Neutralisierung und späteren Bougierung).
- Steroide bei Ösophagusschädigung (zur Strikturverhütung).
- Breitspektrumantibiotikum (s. S. 370).
- Evtl. Schienung mit einem dicken Silikonkautschukschlauch.

Operationsindikation

- Perforation.
- Schwere Säurenverätzung: sofortige Gastrektomie.

Operative Technik

- Exstirpation des perforierten Organs: subtotale Ösophagektomie (s. S. 233) oder Gastrektomie (s. S. 268) oder Ösophagogastrektomie. Perforationsübernähung oder knappe Resektion sinnlos!
- Herausleiten der Stümpfe als kutane Stomata, keine primäre Rekonstruktion.

Prognose

- Letalität 20% bei suizidaler, 2% bei akzidenteller Einnahme.
- In 10−20% Ausbildung von Ösophagusstrikturen.
- Ösophaguskarzinom als Spätkomplikation.

Allgemeines

- Perforation bei Endoskopie, am häufigsten im Hypopharynx (Ösophagusmund verpaßt!) und vor einem Hindernis. Häufiger bei Verwendung eines starren Ösophagoskops als mit dem flexiblen Instrument.
- Perforation beim Bougieren einer Stenose (Achalasie, Tumor), beim Einführen einer Sengstaken-Sonde u. a.
- Drucknekrose durch Fremdkörper und insbesondere Einriß bei der endoskopischen Extraktion von Fremdkörpern (Zahnprothese, Knochen u. a.).
- Perforation durch Verätzung (s. S. 62).
- Ganz andere Genese, ähnliches, aber schwereres Krankheitsbild: spontane Ösophagusruptur (s. S. 65).
- Ohne Behandlung Entwicklung einer Mediastinitis mit Fieber, Dyspnoe, retrosternalem und epigastrischem Schmerz, septischem Schock.

Untersuchungen

- Palpation des Halses: Hautemphysem?
- Rö.: Thorax inkl. Hals: Mediastinum verbreitert? Luft entlang dem Ösophagus, im Mediastinum, in den Halsweichteilen? Pneumothorax? Pleuraexsudat?
- Ösophaguspassage mit wasserlöslichem Kontrastmittel (Gastrografin): Perforation lokalisierbar.
- Ösophagoskopie: nur in Ausnahmefällen, nur ganz schonend, zur Beurteilung der Schleimhaut.

Konservative Therapie

- Nur bei frischer, symptomloser Perforation (durch Endoskop) im Hypopharynx und im zervikalen Ösophagus gerechtfertigt: Hospitalisation, Ruhigstellung (Eß- und Trinkverbot), Antibiotikum (s. S. 369), Überwachung (Schmerzen? Fieber? Druckdolenz? Hautemphysem?).

Operationsindikationen

- Alle Ösophagusperforationen mit evtl. Ausnahme der frischen, völlig symptomlosen instrumentellen Perforation im Hypopharynx und zervikalen Ösophagus.
- Auftreten von Symptomen unter der oben beschriebenen konservativen Behandlung einer Perforation im Hypopharynx oder zervikalen Ösophagus.

Operative Technik

- Instrumentelle Perforation des Hypopharynx oder zervikalen Ösophagus: direktes Freilegen durch kleinen Schnitt entlang dem Vorderrand des M. sternocleidomastoideus und Drainage mit Silikonkapillardrain. Naht nicht nötig. In Lokalanästhesie möglich.
- Frische instrumentelle Perforation des thorakalen oder abdominalen Ösophagus: Freilegen (Thorakotomie), Übernähen, Decken mit Pleura- oder Perikardlappen, Drainage, Gastrostomie.
- Frische Perforation bei Patienten mit operablem Tumor: notfallmäßige Radikaloperation des Tumors, bevorzugterweise in Form der geschlossenen subtotalen Ösophagektomie (s. S. 233).
- Veraltete instrumentelle Perforation mit Mediastinitis: Thorakotomie und ausgiebige transpleurale Drainage, zervikale Ösophagostomie (Speichelfistel), innere Ösophagusschienung und -drainage mit Hinausleiten durch den Magen, Ernährungsjejunostomie.

Alternativen

- Abdichten der Perforation mit Ösophagusendoprothese (s. S. 235) und antibiotische Abschirmung. Bei verschleppten Fällen evtl. kombiniert mit Drainage. Erfolg unsicher!
- Bei alten Patienten mit hohem Operationsrisiko und geringer klinischer Symptomatik: evtl. nur Drainage durch kollare Mediastinotomie.

Prognose

- Gut bei korrekt behandelter zervikaler Perforation.
- Bei tieferen Perforationen stark abhängig von Intervall, Grundleiden, Zustand des Patienten. Letalität < 20% bei operativer, > 20% bei nichtoperativer Behandlung.
- Hohe Letalität (> 50%) bei verschleppter Perforation (> 24 Std.) des thorakalen Ösophagus.

Allgemeines

- Ruptur bei plötzlicher Druckerhöhung im distalen Ösophagus, daher fast ausschließlich bei Erbrechen („emetogene Ruptur"), sehr selten infolge von Husten, Defäkation, stumpfem Bauchtrauma (Boerhave-Syndrom).
- Fast nur bei Männern, gehäuft bei Alkoholikern (Wandschädigung?), typisch nach Alkoholgenuß.
- Lokalisation der Ruptur: oberhalb der Kardia oder unmittelbar oberhalb des Hiatus, meist hinten links. Länge 2−6 cm, vertikal.
- Symptome: plötzlich auftretende, heftige retrosternale und epigastrische Schmerzen. Oft hochgradige Zyanose und stoßweise beschleunigte Atmung. Häufig zervikales Hautemphysem.
- Gleicher Entstehungsmechanismus wie Mallory-Weiss-Syndrom.

Untersuchungen

- Klinische Untersuchung: Druckdolenz im Epigastrium, evtl. Hautemphysem am Hals.
- Rö.: Thorax im Stehen: linksseitiger Pleuraerguß, evtl. Seropneumothorax, Luft im Mediastinum.
- Gastrografin-Probeschluck: Austritt des Kontrastmittels.
- Ösophagoskopie: Lokalisation der Ruptur. Beurteilung der umgebenden Schleimhaut. Bei eindeutigen Fällen nicht nötig!

Differentialdiagnose

- Magen- oder Duodenalulkusperforation (s. S. 87, 89).
- Gallenblasenperforation (s. S. 109).
- Herzinfarkt, Lungenembolie, dissezierendes Aortenaneurysma.
- Pleuraerkrankungen, insbesondere Spontanpneumothorax.

Operationsindikation

- Jede spontane Ösophagusruptur! Notfallmäßig!

Operative Technik

- Obere mediane Laparotomie und Verschluß der Ruptur (s. S. 236).
- Wenn Ruptur nicht von abdominal her erreicht werden kann: Thorakotomie links und Verschluß der Ruptur (s. S. 218, 236).
- Bei verschleppter Ruptur nur Drainagen. Zusätzlich Gastrostomie.

Prognose

- Bei sofortiger Diagnosestellung und Operation gute Prognose.
- Bei verschleppten Fällen hohe Letalität infolge Pleuraempyem und/oder Mediastinitis.

Ösophagusdivertikel

Allgemeines

- Pulsionsdivertikel: sackförmige Ausstülpung von Ösophagusschleimhaut mitsamt Submukosa durch eine Muskellücke oder einen Ort mit muskulärer Wandschwäche. Pathogenese: Überdruck im betreffenden Speiseröhrensegment infolge Dyskinesie/Dysfunktion des nachfolgenden „Sphinkters".

- Klinisch von Bedeutung fast nur das Zenkersche Divertikel an der Grenze zwischen willkürlicher Pharynx- und unwillkürlicher Ösophagusmuskulatur (M. constrictor pharyngis inferior bzw. Pars fundiformis des M. cricopharyngeus). Austritt hinten in Mittellinie (im Killianschen Dreieck), Sack meistens etwas nach links geschlagen. Symptome: im Laufe des Essens zunehmende Dysphagie und Regurgitation. Beim Druck auf den „Sack" entleeren sich unverdaute Speisen. Foetor ex ore.

- Die alleinige Hypertrophie und Dysfunktion des M. cricopharyngeus (noch ohne Divertikel) verursacht eine ganz ähnliche Dysphagie, aber keine Regurgitation von unverdauter Nahrung.

- Epiphrenisches Divertikel: keine Krankheit per se, sondern Zeichen eines nachfolgenden Passagehindernisses.

- Traktionsdivertikel: echte, alle Wandschichten umfassende Divertikel, infolge Zug an der Ösophaguswand durch entzündlichschrumpfende Prozesse (meistens Tbc-Lymphadenitis). Bevorzugte Lokalisation: mittlerer Ösophagus. Ohne ösophagobronchiale Fistel keine Behandlungsbedürftigkeit.

Untersuchungen

- Probeschluck mit Wasser: bei Zenkerschem Divertikel glucksende Geräusche am Hals. Sack unter Gurren ausdrückbar.

- Ösophagus-Röntgenpassage: Nachweis des Divertikelsacks.

- Ösophaguspassage mit Kinematographie: indiziert bei Beschwerden ohne Divertikelnachweis. Die Dysfunktion des M. cricopharyngeus kann oft nur kinematographisch erfaßt werden.

- Endoskopie: nur bei besonderer Indikation. Cave Perforation.

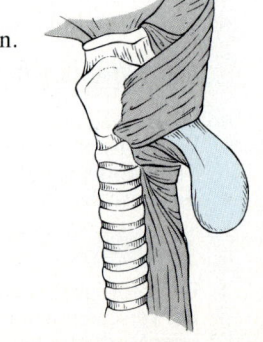

Differentialdiagnose

- Achalasie (s. S. 71).
- Ösophaguskarzinom (s. S. 68).
- Dysphagia lusoria.
- Plummer-Vinson-Syndrom.
- Gutartiger Ösophagustumor.

Abb. 18   Zervikales Ösophagusdivertikel
(Zenkersches Divertikel)

Konservative Therapie

- Konservative Therapie ist nur vorübergehend, als Überbrückung bis zur Operation indiziert!
- Mehrere kleine Mahlzeiten am Tag. Gut kauen! Dazu genügend trinken.
- Durch Druck mit der Hand auf die linke Halsseite während des Essens kann die Füllung eines Zenkerschen Divertikels evtl. verhindert werden.

Operationsindikationen

- Zenkersches Divertikel: immer operieren. Die Operationsbelastung ist auch alten Patienten zumutbar (Operation in Lokalanästhesie möglich!).
- Hypertrophie/Dysfunktion des M. cricopharyngeus: immer operieren.
- Epiphrenisches Divertikel: Stenose suchen! Wenn distal eines epiphrenischen Divertikels eine Achalasie oder eine ösophagitische Striktur vorhanden ist, soll diese operiert werden, nicht das Divertikel!
- Traktionsdivertikel: nur operieren, wenn starke Beschwerden (Schmerzen, Dysphagie), oder bei ösophagotrachealer Fistel. Sehr selten!

Operative Technik

- Zenkersches Divertikel: Abtragen des Divertikels und Myotomie des M. cricopharyngeus (s. S. 232).
- Hypertrophie/Dysfunktion des M. cricopharyngeus: Myotomie (s. S. 232).
- Epiphrenisches Pulsionsdivertikel: Abtragen des Divertikels durch linksseitige anterolaterale Thorakotomie (s. S. 218) subkostal der 6. Rippe. Myotomie des distalen Ösophagus.
- Divertikel im mittleren Ösophagusbereich (Pulsions- und insbesondere Traktionsdivertikel): Abtragen des Divertikels transthorakal, durch rechtsseitige anterolaterale Thorakotomie (s. S. 218) subkostal der 5. Rippe.

Prognose

- Operationsletalität des Zenkerschen Divertikels ganz gering ($< 1\%$).
- Nach korrekter Operation ist die Rezidivquote praktisch Null.

Allgemeines

- Inzidenz: 9−10 Fälle/100 000 Männer und Jahr.
- Häufigste chirurgische Erkrankung des Ösophagus. Vor allem bei Männern jenseits des 50. Lebensjahres. Meist Pflasterzellkarzinome, selten Adenokarzinome. Gehäuft bei Alkoholikern sowie im Spätverlauf nach Verätzung, Endobrachyösophagus, Achalasie. Das Karzinom kommt in allen drei Abschnitten des Ösophagus vor. Generell schlechte Prognose, da die Patienten spät zum Arzt kommen und früh regionäre Metastasen auftreten.
- Symptome: früh Gewichtsabnahme, zunehmende Dysphagie, vorerst für feste Speisen, dann auch für weniger konsistente Nahrung. Später Husten, Heiserkeit. Terminal Pleuraergüsse und Arrosionsblutungen als Ausdruck des Einwachsens des Karzinoms in die Nachbarschaft.

Untersuchungen

- Ösophagoskopie mit Biopsie: direkter Tumornachweis.
- Rö.: Kontrastmittelpassage: Füllungsdefekt, Schleimhautzerstörung, Stenose.
- CT: Beziehung zu den Mediastinalorganen?
- Endosonographie: Infiltrationstiefe?
- Evtl. MR: Tumorinfiltration oder bindegewebige Verwachsungen?

Differentialdiagnose

der Dysphagie:
- Gutartige Ösophagustumoren.
- Kardiakarzinom (s. S. 70).
- Ösophagusstriktur infolge Refluxösophagitis (s. S. 73).
- Achalasie (s. S. 72).
- Bronchuskarzinom mit Einwachsen in den Ösophagus.
- Zenkersches Divertikel (s. S. 66).
- Hypertrophie/Dysfunktion des M. cricopharyngeus (S. 66).
- Narbenstenose nach Verätzung u. a.
- Sklerodermie.
- Akutes Ösophagusulkus (nach Medikamenten).
- Plummer-Vinson-Syndrom (bei Eisenmangel).

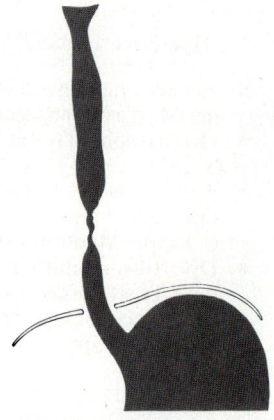

Abb. 19 Karzinom im mittleren Ösophagusdrittel mit Stenose, Wandstarre und proximaler Dilatation

- Intramurale Pseudodivertikulose (insbes. ältere Pat.).
- Dysphagia lusoria (meist schon im Kindesalter).

Konservative Therapie

- Karzinom im oberen Ösophagusdrittel: Bestrahlung mit „kurativer" Dosis, da praktisch immer inoperabel.
- Inoperables Karzinom im mittleren Drittel: Bestrahlung.
- Vorbehandlung bei operablem Karzinom: Bedeutung, Indikationen und beste Art (z. B. Hochvoltbestrahlung und Chemotherapie, insbesondere Cis-Platinum) noch nicht geklärt.

Operationsindikationen

- Ösophaguskarzinom im mittleren oder unteren Drittel bei ordentlichem Allgemeinzustand des Patienten und Ausschluß von Fernmetastasen: Radikaloperation.
- Inoperables stenosierendes Karzinom: Palliativoperation.

Operative Technik

- Subtotale Ösophagektomie, wenn möglich geschlossen (transmediastinal) ohne Thorakotomie (s. S. 233). Thorakotomie nur, wenn wegen Infiltration in ein Nachbarorgan die Präparation unter Sicht nötig ist. Zwei Möglichkeiten der Rekonstruktion:
  primäre Rekonstruktion durch zervikale Ösophagogastrostomie (s. S. 233), oder
  zweizeitige Rekonstruktion: in erster Sitzung Ösophagektomie, zervikale Ösophagostomie und Gastrostomie, in zweiter Sitzung retrosternale Interposition des (rechten) Hemikolons.
- Distale Ösophagusresektion und intrathorakale Ösophagogastrostomie nicht mehr empfohlen: häufig nicht radikal, häufig peptische Ösophagitis im Spätverlauf.
- Inoperables stenosierendes Karzinom im oberen und mittleren Drittel: Ernährungsgastrostomie (s. S. 273).
- Ösophagotracheale und ösophagobronchiale Fistel (Tumorperforation oder Radionekrose): Abdichten der Fistel mit einer Endoprothese (s. S. 234).
- Palliative Ösophagogastrostomie zur Umgehung des belassenen Tumors: nicht empfohlen!

Prognose

- Im oberen Drittel nur vereinzelte 5-Jahres-Heilungen.
- 5-Jahres-Heilung bei Karzinomen im mittleren Drittel nach Resektion 5%, bei Karzinomen im unteren Drittel nach Resektion 10%.

Allgemeines

- Adenokarzinom. Vor allem bei Männern jenseits des 50. Jahres.
- Prädisposition: Refluxösophagitis.
- Symptome: zunehmende Dysphagie. Gewichtsverlust, Anämie.

Untersuchungen

- Ösophaguspassage: Wandstarre und Füllungsdefekte.
- Ösophagoskopie mit Biopsie: histologische Diagnose.
- Sono: Tiefenausdehnung? Lebermetastasen?

Differentialdiagnose

- Distales Ösophaguskarzinom (s. S. 68).
- Ösophagusstriktur infolge Refluxösophagitis (s. S. 73).
- Achalasie (s. S. 71).
- Epiphrenisches Ösophagusdivertikel (s. S. 66).
- Auf die Kardia übergreifendes Funduskarzinom (s. S. 96).
- Guartige Tumoren im Bereich der Kardia: selten!

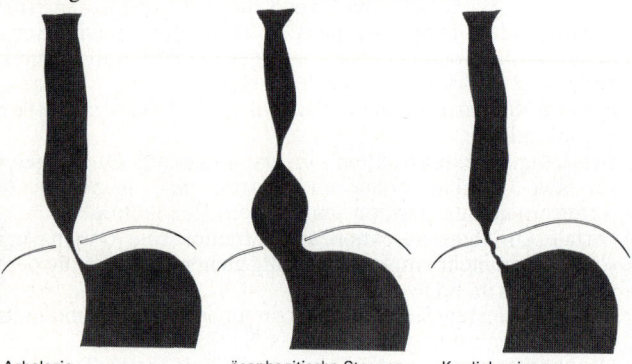

Achalasie   ösophagitische Stenose   Kardiakarzinom

Abb. 20   Typische Kardiastenosen

Operationsindikation

- Jedes Kardiakarzinom
- Ausnahme: sehr schlechter Allgemeinzustand und Fernmetastasen.

Operative Technik

- Operables Kardiakarzinom: totale Gastrektomie (s. S. 268) oder Ösophagusresektion (s. S. 233). Kardiaresektion mit Ösophagoantrostomie nicht mehr empfohlen (schlechte Resultate wegen Refluxösophagitis und Rezidiven).
- Inoperables, stenosierendes Kardiakarzinom: Endoprothese (s. S. 234) oder Ernährungsgastrostomie (s. S. 273).

Allgemeines

- Diffuse Motilitätsstörung des Ösophagus: fehlende oder verminderte propulsive Peristaltik (Fehlen der primären und sekundären Kontraktionen), Fehlen der koordinierten Erschlaffung der Kardia beim Schlucken. Kein Kardiospasmus! Abnorm starker Ösophagospasmus auf Parasympathikomimetika.
- Bei ⅓ Ruhedruck im unteren Ösophagussphinkter erhöht.
- Ätiologie: Verminderung oder Fehlen der Ganglienzellen des Auerbachschen Plexus.
- Initial hypermotil (Symptome noch wenig charakteristisch), später hypomotil (vollständiges Krankheitsbild), terminal amotil mit grotesker Dilatation (Megaösophagus) und Elongation (Dolichoösophagus) (Abb. 21).
- Dysphagie, Regurgitation von Nahrungsresten und Speichel, epigastrische und retrosternale Schmerzen, nächtliche Aspirationen, rezidivierende Bronchopneumonien.

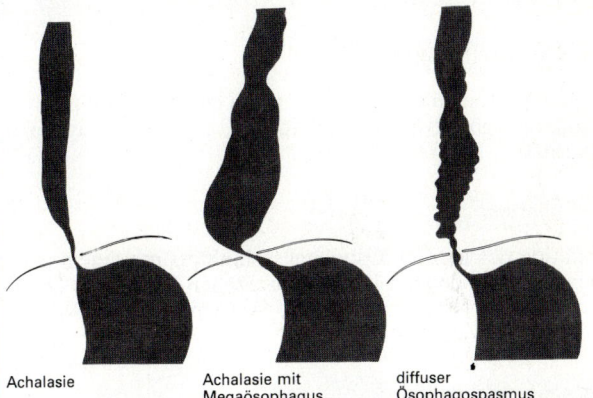

Achalasie   Achalasie mit   diffuser
           Megaösophagus   Ösophagospasmus

Abb. 21   Achalasie und Ösophagospasmus

Untersuchungen

- Röntgen-Ösophaguspassage (optimal mit Kinematographie): gestörte Peristaltik, Dilatation des Ösophagus, trichterförmige, glatte Verengung der Kardia ohne reflekt. Öffnung.
- Ösophagoskopie mit Biopsie: Refluxösophagitis und Karzinom ausschließen. Kardia bei Achalasie ohne Widerstand passierbar!
- Ösophagusmanometrie (Dreipunktemanometrie, Durchzugsmanometrie): fehlende Erschlaffung des unteren Sphinkters beim Schlucken? Ruhedruck erhöht? Druckanstieg auf Methacholinium (Mecholyl) oder Neostigmin (Prostigmin) 2–10 mg?

71

Differentialdiagnose

- Diffuser Ösophagospasmus (Abb. 21): verwandtes klinisches Krankheitsbild, aber andere Ätiologie (höher liegende neurale Störung? Degeneration des N. vagus? Neurohumorale Störung?). Ösophagus in der distalen Hälfte eng, hyperaktiv, tertiäre (nicht peristaltische) Kontraktionen („Korkzieherösophagus"). Unterer Ösophagussphinkter öffnet normal (keine Störung der reflekt. Erschlaffung beim Schlucken).
- Ösophaguskarzinom (s. S. 68).
- Kardiakarzinom (s. S. 70).
- Refluxösophagitis mit Narbenstriktur (s. S. 73).
- Gutartige Ösophagustumoren.
- Epiphrenisches Divertikel (s. S. 66).
- Kompression von außen.
- Dysphagia lusoria (bei jüngeren Patienten).
- Chagas-Krankheit (Trypanosoma cruzi).
- Striktur nach Verätzung.

Konservative Therapie

- Sorgfältiges Kauen und Vermeiden von emotionellem Streß.
- Kalziumantagonist Nifedipin (Adalat), 3×10 mg tägl. p. o., bei hypermotiler Form

Endotherapie

- Dilatation des unteren Ösophagussphinkters mit einem pneumatischen Dilatator (oder mit dem Starckschen Dilatator). Die Dilatation kann mehrmals wiederholt werden. Heute Behandlungsmethode der Wahl.

Operationsindikation

- Keine Besserung durch konservative Therapie und Dilatation.

Operative Technik

- Ösophagokardiomyotomie (s. S. 237).

Prognose

- 90% der Patienten werden mit konsequenter konservativer Therapie und einer oder mehreren Dilatationen des stenosierten Bezirks dauernd symptomfrei.
- Bei amotiler Form Resultate jeder Therapie unbefriedigend.

Allgemeines

- Hiatusgleithernie: Hochsteigen der Kardia durch Hiatus ins Mediastinum, nicht fixiert, von der Körperposition abhängig (Abb. 22). Bevorzugt Frauen zwischen 40 und 50 Jahren. 80% klinisch stumm, ohne Bedeutung. Gleithernien können aber eine Kardiainsuffizienz bewirken (→ gastroösophagealer Reflux).

- Symptome: Refluxösophagitis mit retrosternalem Druckgefühl und Brennen, besonders nach dem Essen und im Liegen zunehmend. Übelkeit, Erbrechen und chronische hypochrome Anämie wegen Blutungen.

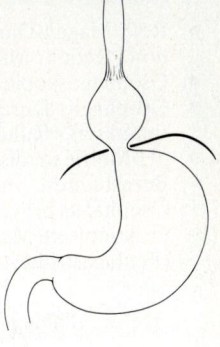

Gleithernie

- Bei den paraösophagealen Hiatushernien ist der kardioösophageale Übergang fixiert, und entlang dem distalen Ösophagus herniiert der Magenfundus, evtl. mit Milz, Netz, Kolon etc. in das Mediastinum (Abb. 22). Nur 50% der Patienten sind klinisch beschwerdefrei. Komplikationen sind Strangulationen und Blutungen.

- Häufiger als reine paraösophageale sind gemischte Hiatushernien (Abb. 22). Extremform: Magenvolvulus (upside down stomach).

- Endobrachyösophagus (Abb. 23): zirkuläre Auskleidung des terminalen Ösophagus mit Zylinderepithel. Immer erworben, sekundär, als Folge der Zerstörung des Pflasterepithels durch die Refluxösophagitis (= „Barrett-Ösophagus").

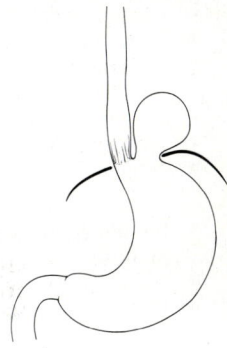

paraösophageale Hernie

- Wichtigste Komplikation der Refluxösophagitis: ulzeröse Ösophagitis mit Narbenstenose. Prädisponiert zu Kardiakarzinom.

- Refluxösophagitis ist auch bei Kardiainsuffizienz ohne Hiatushernie möglich. Selten!

Abb. 22 Typische Formen der Hiatushernie

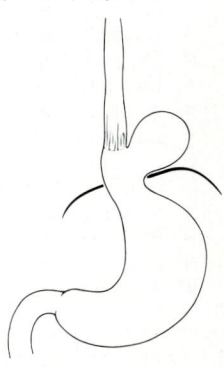

gemischte Hernie

Untersuchungen

- Rö.: Magen-Darm-Passage mit Bildern in Kopftieflage: Herniation? Reflux? Magenentleerung zeitgerecht? Striktur?
- Ösophagoskopie mit Biopsie: Ösophagitis? Stadium?
- Ösophagus-Durchzugs-Manometrie: Lage des unteren Ösophagussphinkters? Ruhedruck? Ansprechen auf Pentagastrin?
- pH-Metrie im distalen Ösophagus: Säurereflux? Selbstreinigung?
- Bernsteintest: Instillation von verdünntem HCl in den terminalen Ösophagus provoziert Symptome der Ösophagitis.
- Fraktionierte Magensekretionsanalyse (Pentagastrintest).

Differentialdiagnose

Schmerzen wegen Reflux-
ösophagitis:
- Ulcus ventriculi (s. S. 87).
- Ulcus duodeni (s. S. 89).
- Cholelithiasis, Cholecystitis chronica (s. S. 109, 114).
- Colon irritabile.
- Funktionelle Beschwerden.
- Angina pectoris.

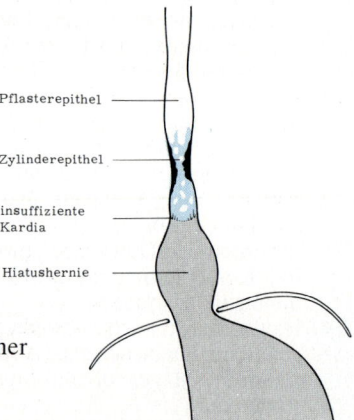

Abb. 23 Endobrachyöso-
phagus

Dysphagie wegen ösophagitischer Stenose:
- Achalasie (s. S. 71).
- Distales Ösophaguskarzinom (s. S. 68).
- Gutartige Ösophagustumoren, insbesondere Leiomyom.
- Kardiakarzinom (s. S. 70).
- Divertikel und Dysfunktion des M. cricopharyngeus (s. S. 66).
- Internistische Leiden: Sklerodermie, Plummer-Vinson-Syndrom.
- Akutes Ösophagusulkus.
- Intramurale Pseudodivertikulose.

Brachyösophagus:
- Reponible Retraktion des Ösophagus bei Hiatusgleithernie.
- Fixierter, irreponibler sekundärer Brachyösophagus: selten!
- Endobrachyösophagus: s. Abb. 23.
- Angeborener Brachyösophagus: existiert praktisch nicht!

Konservative Therapie

- Gewicht reduzieren.
- Nach dem Essen nicht liegen, nicht sitzen.
- Kopfende des Bettes hochstellen.
- Obstipation korrigieren.
- Einzelmahlzeiten klein, fettarm, eiweißreich.
- Alkoholeinnahme reduzieren.
- Nicht rauchen.
- Keine Cholinergika, Adrenergika.
- Metoclopramid (Paspertin, Primperan) 4 × 1 Tabl. vor dem Essen, zur Tonussteigerung → Förderung der Selbstreinigung. Oder:
- Domperidon (Motilium) 3 × 10 mg vor dem Essen.
- Alginsäure mit Antazidum (Gaviskon), je 1 Kautablette ½ Std. vor dem Essen sowie nachts, als Oberflächenschutz.
- Antazidum mit Anästhetikum (Muthesa) bei Sodbrennen.
- Nutzen der H2-Blocker (Zantic) bei dieser Indikation unsicher!

Operationsindikationen

- Refluxösophagitis Grad 3 ohne Ansprechen auf konservative Therapie (90% sprechen an!).
- Rezidivierende Blutung.
- Ösophagitische Stenose (Narbenstriktur).
- Endobrachyösophagus.
- Nicht stimulierbarer unterer Ösophagussphinkter (keine selbständige Indikation, verstärkt aber obige Indikationen).

Paraösophageale und gemischte Hernien:
- Operation immer indiziert, mit Ausnahme der symptomlosen Hernie bei alten Patienten.

Operative Technik

- Refluxösophagitis mit und ohne Gleithernie: Fundoplicatio (s. S. 238).
- Refluxösophagitis mit Hyperazidität und/oder Ulcus duodeni: zur Fundoplicatio zusätzlich proximale selektive Vagotomie (s. S. 254).
- Paraösophageale Hernie: Reposition der Hernie, Verschluß der Bruchlücke (Raffung der Zwerchfellschenkel) und Gastropexie.

Prognose

- Nach Fundoplicatio sind 95% der Patienten beschwerdefrei.
- Narbenstriktur verschwindet nach Fundoplicatio und Bougierung.

Allgemeines

- Echte Zwerchfellhernien: Herniation von Abdominalorganen in den Thorax durch vorgebildete Lücken oder Schwachstellen im muskulären oder tendinösen Zwerchfell (Abb. 24). Bruchsack vorhanden, von Peritoneum ausgekleidet.
- Hiatushernien gehören zu den echten Zwerchfellhernien. Bruchlücke: Hiatus oesophageus. Separat besprochen (s. S. 73).
- Traumatische Zwerchfellhernien sind unechte Hernien. Eingeweideprolaps = Eventration durch eine Zwerchfellruptur, meistens im Centrum tendineum, eher gegen die Mitte verlaufend, meistens links. Bruchsack fehlt! Initial häufig verkannt.
- Symptome: entsprechend herniiertem Organ. Druckgefühl, nahrungsabhängige Schmerzen, Passagestörungen, Dyspnoe.
- Komplikationen: Blutung, Inkarzeration, Gangrän. Ruptur des herniierten Hohlorgans bei Bagatelltrauma.

Untersuchungen

- Auskultation: Darmgeräusche?
- Rö.: Thorax dv und seitl.
- Magen-Darm-Passage mit Durchleuchten. Zwerchfellbeweglichkeit?
- CT: Ränder sicher erkennbar!

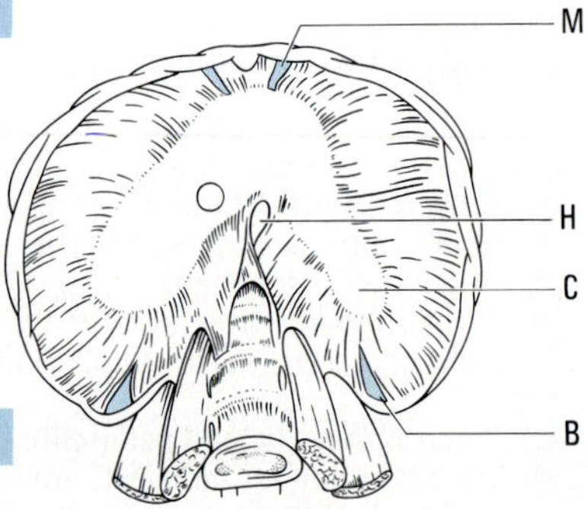

Differentialdiagnose

- Phrenikusparese: paradoxe Zwerchfellbeweglichkeit!
- Relaxatio diaphragmatica (Atrophie der Muskulatur).
- Basaler Pneumothorax.
- Lungensequestration.
- Intrathorakale Pankreaspseudozyste.

Abb. 24 Bruchpforten der Zwerchfellhernien:
M = Trig. sternocostale sin. (Larrey): Morgagni-Hernie
H = Hiatus oesophageus
C = Centrum tendineum
B = Trig. lumbocostale: Bochdalek-Hernie

Operationsindikation

- Jede Zwerchfellhernie, in jedem Alter.

Operative Technik

- Obere mediane Laparotomie (s. S. 241), Reposition des Bruchinhalts und Verschluß der Bruchlücke (s. S. 242). Auch alte traumatische Eventration fast immer gut von unten reponierbar.

Allgemeines

- Das Schlagwort „akutes Abdomen" bezeichnet eine akute, diagnostisch noch nicht geklärte Erkrankung in abdomine mit Handlungszwang.
- Erste Priorität: Stellen einer Diagnose oder wenigstens Ausschluß eines sofort operationswürdigen Leidens.
- Wichtigste Entscheidung: Peritonitis ja oder nein? Vorgehen bei Peritonitis als schwerster Form des akuten Abdomens: s. S. 84.
- Wichtige Rolle der Anamnese: Anamnesedauer? Beginn schlagartig oder langsam? Viszeraler Schmerz oder somatischer Schmerz (Abb. 25)? Erbrechen? Stuhlverhaltung? Diarrhö?

Grenzstrang

Ganglion coeliacum

Spinalnerv

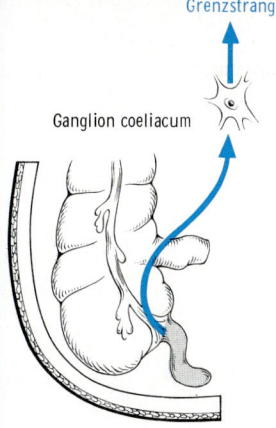 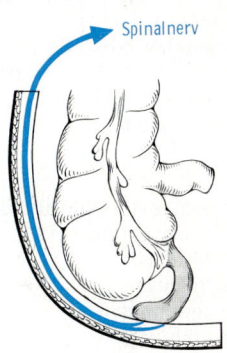

Viszeraler Schmerz (am Beispiel der Frühphase der Appendicitis acuta): Dehnung eines Hohlorgans, durch das autonome System fortgeleitet. Diffus, schlecht lokalisiert (in Mittellinie), ausstrahlend

Somatischer Schmerz (am Beispiel der Spätphase der Appendicitis acuta): Entzündliche Reizung des Peritoneum parietale, durch Zerebrospinalnerven fortgeleitet. Deutlich lokalisiert, wenig ausstrahlend

Abb. 25 Entstehung und Charakter der beiden hauptsächlichsten abdominalen Schmerztypen

Untersuchungen

- Abdomenuntersuchung: s. S. 10. Besonders beachten: Schmerzlokalisation, Schmerzcharakter, Darmtätigkeit.
- Bruchpforten untersuchen: s. S. 12. Gynäkol. Untersuchung.
- Laboruntersuchungen: s. S. 2. Auswahl treffen je nach Fall!
- Rö.: Abdomen leer im Stehen und im Liegen.
- Rö.: Thorax inkl. Zwerchfelle, wenn möglich im Stehen.
- Sono: Abszeß? Konkremente? Freie Flüssigkeit?
- CT: Wenn Sono wegen Gasüberlagerung nicht schlüssig.

Differentialdiagnose

Oberbauch:
- Gastritis, Gastroenteritis.
- Ulcus ventriculi, Ulcus duodeni (evtl. perforiert).
- Refluxösophagitis.
- Pancreatitis acuta.
- Ösophagusspontanruptur.
- Basale Pleuritis.
- Herzinfarkt.
- Pneumothorax.
- Milzinfarkt (links).

Rechter Oberbauch:
- Cholelithiasis, Choledocholithiasis.
- Cholecystitis acuta, Gallenblasenempyem.
- Nephrolithiasis rechts.
- Subphrenischer Abszeß.
- Appendicitis acuta (bei Adipositas).
- Leberabszeß, Stauungsleber.
- Leberhämangiom.
- Pleuritis rechts.

Mittelbauch, evtl. schlecht lokalisiert:
- Unspezifische Enterokolitis.
- Dünndarmileus.
- Dickdarmileus.
- Angina abdominalis.
- Mesenterialinfarkt.
- Ischämische Kolitis.
- Colitis ulcerosa.
- Porphyrie, akute intermittierende.
- Aortenaneurysma (rupturierend).

Unterbauch:
- Appendizitis (rechts).
- Meckel-Divertikulitis.
- Sigmadivertikulitis (links).
- Ureterstein (rechts oder links).
- Inkarzerierte Hernie.
- Adnexitis (rechts, links oder beiderseits).
- Tubarruptur (rechts oder links), u. a. Extrauteringravidität.
- Stielgedrehte Ovarialzyste (rechts oder links).
- Follikelsprung.
- Enteritis regionalis (vorwiegend rechts).
- Intraabdominale Blutung.
- Akute Harnverhaltung.

Diffuse Peritonitis:
- Ulkusperforation (Magen, Duodenum).
- Appendicitis perforata.
- Sigmadivertikulitisperforation.
- Gallenblasenperforation (Hydrops, Empyem).
- Magenperforation infolge Verätzung.
- Nekrotisierende Pankreatitis.
- Tumorperforation (Magen, Dünndarm, Kolon).
- Traumatische Darmruptur.
- Typhusulkusperforation des Dünndarms.
- Kaliumulkusperforation des Jejunums.
- Mesenterialinfarkt (Spätphase).
- Toxisches Megakolon mit Perforation.
- Instrumentelle Sigmaperforation.
- Instrumentelle Uterusperforation.
- Hämatogene Peritonitis.

Pseudoperitonitis (Peritonismus ohne Peritonitis):
- Drogenentzug.
- Hämolytische Krise.
- Urämie.
- Porphyrie.
- Pseudoperitonitis diabetica.
- Intoxikationen (Blei, Thallium, Methylalkohol).
- Epilepsie.
- Tabes dorsalis.

Konservative Therapie

- Nur erlaubt, wenn ein nichtoperationswürdiges Leiden sicher diagnostiziert bzw. ein operationswürdiges Leiden ausgeschlossen wurde.
- Therapie entsprechend dem vermuteten Grundleiden oder nur symptomatisch.
- Konservative Therapie der Peritonitis als kurzfristige Operationsvorbereitung: s. S. 85.

Operationsindikation

- Jedes akute Abdomen, bei dem man nicht innerhalb kurzer Frist (Stunden) zum Ausschluß eines operationswürdigen Leidens kommt.

Operative Technik

- Akutes Abdomen: diagnostische Laparotomie (s. S. 250).
- Peritonitis (s. S. 86).

Allgemeines

- Massive Blutung aus Quelle oberhalb des Pylorus führt zu Hämatemesis. Bei Blutungsquellen unterhalb des Pylorus steht (evtl. neben Hämatemesis) Meläna im Vordergrund.
- Schwache Blutung irgendwelcher Genese führt nur zu Meläna.
- Spätsymptom der sonst nicht erkannten Mikroblutung ist die chronische Blutungsanämie.

Untersuchungen

- Magensonde: beim Spülen Blut aspirierbar?
- Inspektion des Erbrochenen: Frisches Blut spricht eher für Ösophagus-, Kaffeesatz für Magenblutung.
- Inspektion der Fäzes: okkultes Blut? Pechstuhl? Frisches Blut? Bei sehr rascher Passage ist auch duodenales Blut noch frisch!
- Gerinnungsstatus.
- Endoskopie: Mit der Ösophagogastroduodenoskopie werden die meisten oberen Blutungsursachen erfaßt. Bei negativem Ausfall und Meläna: Prokto- und Rektoskopie. Wenn negativ evtl. Koloskopie (häufig viel schwieriger).
- Sono: Pankreasaffektion? Aortenaneurysma?
- Angiographie, insbesondere Mesenterikographie. Vorbedingung für positive Aussage: Blutaustritt $\geq 0,5$ ml/min.
- Szintigraphie mit markierten Erythrozyten (nur in der Blutung).
- Röntgen im Intervall: Tumor, insbesondere Dünndarmtumor?

Differentialdiagnose

Oberer Magen-Darm-Trakt (85% aller Blutungen):
- Ulcus ventriculi, erosive Gastritis, Ulcus duodeni (s. S. 87, 89, 92).
- Karzinome, insbesondere Magenkarzinom (s. S. 94).
- Gutartige Tumoren, insbesondere im Magen (s. S. 93).
- Ösophagusvarizen (s. S. 137).
- Hiatushernie, insbesondere paraösophageale (s. S. 73).
- Emetogene Schleimhautrisse der Kardia (Mallory-Weiss).
- Mukosaprolaps in den Pylorus (sehr selten).
- Hämorrhagisch-nekrotisierende Pankreatitis (sehr selten).
- Durchgebrochene Pankreaspseudozyste (sehr selten).
- Papillenkarzinom (sehr selten).
- Duodenaldivertikel (als Blutungsursache extrem selten).
- Hämobilie (Koliken, rezidiv. Ikterus, Meläna), insbesondere posttraumatisch (sehr selten).
Dünndarm:
- Zollinger-Ellison-Ulzera im distalen Duodenum (s. S. 132).
- Tumor, insbesondere Leiomyom, Neurinom.
- Meckelsches Divertikel (s. S. 147).

- Jejunumdivertikel mit Magenschleimhaut (extrem selten).
- Aortenaneurysmaperforation ins Duodenum/Jejunum.
- Hämangiom, Angiodysplasie (sehr selten).
- Hereditäre Teleangiektasien (Morbus Osler) (sehr selten).
- Invagination (bei Kindern).
- Polyposyndrome (Peutz-Jeghers u. a.) (extrem selten).

Dickdarm:
- Kolorektales Karzinom (s. S. 161).
- Adenome (s. S. 159).
- Divertikel, insbesondere Sigmadivertikulose (s. S. 157).
- Colitis ulcerosa (s. S. 155).
- Ischämische Kolitis, Darminfarkt.
- Strahlenenterokolitis.
- Angiodysplasie.

Ohne spezifische Lokalisation:
- Hämorrhagische Diathese, z. B. Hämophilie.
- Antikoagulation.
- Periarteriitis nodosa.

Konservative Therapie

- Bettruhe, Magensonde, Bluttransfusionen, evtl. FFP.
- Gezielte Behandlung des Grundleidens (siehe dort).

Operationsindikationen

- Starke, konservativ oder mit endoskopischer Sklerosierung nicht beherrschbare Blutung: Notfall-Op.!
- Beherrschbare, aber > 36 Std. dauernde oder rezidiv. Blutung.
- Allgemeinzustand beachten! Alte Patienten früh operieren!
- Operation in der Regel nicht indiziert bei Mallory-Weiss-Syndrom, Morbus Osler und Polyposyndromen, da Operation nicht kurativ und palliativ Erfolg unsicher.

Operative Technik

- Affektionen von Ösophagus, Kardia, Magen, Pankreas, Dickdarm: s. bei betr. Krankheiten!
- Hämobilie: Leberresektion oder röntgenolog. Arterienkatheterisierung und Embolisation.
- Dünndarmaffektionen: Dünndarmresektion, s. S. 310. Wenn Blutungsquelle präoperativ nicht lokalisierbar: Probelaparotomie während der Blutung, Quelle, wenn nötig, mit geführter Endoskopie und Transillumination suchen.
- Aortenaneurysmaperforation: Aortenersatz mit Prothese, Verschluß der Darmperforation.

Allgemeines

- Die akute Entzündung der Appendix vermiformis ist die häufigste chirurgische Abdominalerkrankung. Während die Diagnose bei typischer Anamnese (12- bis höchstens 48stündige Vorgeschichte, Schmerzbeginn in der Nabelgegend oder epigastrisch, Übelkeit, dann Schmerzverlagerung in den rechten Unterbauch) und typischem klinischem Befund (Druckdolenz, Défense, evtl. Klopfdolenz und Entlastungsschmerz) leicht zu stellen ist, ist doch eine große Vielfalt von atypischen Verläufen und Befunden möglich.
- Besonders schwierig bei Kindern (frühzeitige Beeinträchtigung des Allgemeinzustandes, Durchfall, hohes Fieber), bei Greisen (rascher Verlauf bei geringer Symptomatik, oft fehlender Défense), in graviditate (Schmerzen an atypischer Stelle, fehlende Défense) und unter Peritonealdialyse (Lokalisation verwischt!).
- Hauptkomplikation ist die Perforation (schon frühzeitig möglich) mit Abkapselung (appendizitischer Abszeß) oder diffuser Peritonitis.

Untersuchungen

- Entscheidend: Palpation. Druckdolenz, Klopfdolenz, Entlastungsschmerz, gekreuzter Entlastungsschmerz und vor allem Défense.
- Rektaluntersuchung.
- Temperatur, Leukozyten, Röntgenbild: nie von entscheidender diagnostischer Wichtigkeit.
- Sono: anderes Leiden? Appendix aufgetrieben? Perityphlitischer Abszeß?

Differentialdiagnose

- Lymphadenitis mesenterialis und Pseudoappendizitis durch Yersinia pseudotuberculosis und Yersinia enterocolitica. Klinik wie akute Appendizitis, dazu Kopfschmerzen, häufig Diarrhö. Fieber, Leukozytose, Druckdolenz im re. Unterbauch, keine Défense. Seröses Exsudat, Lymphknoten geschwollen, histologisch typisch verändert. Appendix makroskopisch unauffällig, histologisch evtl. Granulome. Serologischer Nachweis (Agglutination und Komplementbindungsreaktion).
- Ureterstein: Koliken, Mikrohämaturie. Pyelogramm!
- Follikelsprung, stielgedrehte Ovarialzyste, Extrauteringravidität: keine Défense.
- Adnexitis: Abgrenzung häufig schwierig.
- Epididymitis, Hodentorsion.
- Cholecystitis acuta (besonders bei adipösen Patienten schlecht abgrenzbar).

- Meckelsches Divertikel, Netztorsion: meist nur intraoperativ zu diagnostizieren.
- Bakterielle Diarrhö (insbes. Campylobacter jejuni).
- Salmonellose, Shigellose, Brucellose (Enteritis/Enterokolitis im Vordergrund).
- Enteritis regionalis Crohn (Diff.-Diagnose des appendizitischen Abszesses, s. S. 153).
- Basale Pneumonie (bei Kindern).

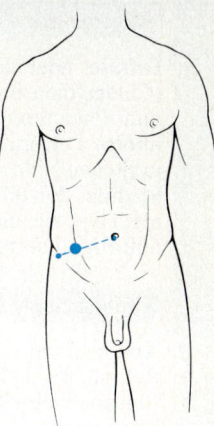

Abb. 26 Hauptschmerzpunkt bei Appendizitis (Mc Burney): Drittel der Distanz zwischen Spina iliaca anterior superior und Nabel

Konservative Therapie

- Nur bei appendizitischem (perityphlitischem) Abszeß gerechtfertigt: Bettruhe, Antibiotika.

Operationsindikationen

- Jede Appendicitis acuta mit Ausnahme des appendizitischen Abszesses.
- Appendizitischer Abszeß mit lokaler Progredienz unter konservativer Therapie.
- Jeder appendizitisähnliche Befund, bei dem nach mehrstündiger Beobachtung eine Appendizitis nicht ausgeschlossen werden kann.
- Status nach appendizitischem Abszeß (Intervallappendektomie nach 2–4 Monaten).

Operative Technik

- Appendektomie (s. S. 252).
- Bei unsicherer Diagnose und adipösem Patienten evtl. untere mediane Laparotomie (s. S. 241).
- Progredienten appendizitischen Abszeß nur inzidieren und drainieren.
- Bei blander Appendix vorsichtige Abdomenrevision (insbes. Meckel, Gallenblase, Adnexe). Gefahr eines späteren Bridenileus.

Allgemeines

- Diffuse oder lokalisierte Peritonitis: selten primär hämatogen (Chlamydien und Gonokokken des Erwachsenen, Streptokokken und Pneumokokken des Kindes). Sehr viel häufiger sekundär infolge Perforation eines Hohlorgans oder Insuffizienz einer chirurgischen Naht. Frühzeitig paralytischer Ileus. Im fortgeschrittenen Stadium der diffusen Peritonitis peritonealer Schock mit Hypotonie, Hypoxie und Azidose sowie psychischer Alteration (Abb. 27).
- Sofortige Therapie hat absolute Priorität!

Untersuchungen

- Abdomenuntersuchung: s. S. 10.
- Rektaluntersuchung.
- Blutdruckmessung: Volumenverlust (Darm, Peritonealhöhle, Interstitium)? Herzinsuffizienz?
- Zentralvenendruck: Volumenmangel? Herzinsuffizienz?
- Blasenkatheter: Oligurie durch Volumenmangel und Hypoxie?
- Serumelektrolyte: Verlust in den Darm, durch Erbrechen?
- Blutgasanalyse: Hypoxie und metabolische Azidose?
- Serumbilirubin und leberspezifische Fermente: sekundäre Leberschädigung?
- Amylase in Serum und Urin: Pankreatitis?
- Rö.: Abdomen im Liegen: Ödem der Darmwand? Gas in Abszessen oder retroperitoneal?
  Im Stehen oder a.-p. in linker Seitenlage: Spiegelbildungen? Freie Luft?
- Rö.: Thorax: Atelektase? Freie Luft subdiaphragmal?
- Sonographie: Abszeß? Pankreatitis? Konkremente? Flüssigkeit?
- In diagnostisch unklaren Fällen evtl. Peritonealpunktion oder Peritoneallavage. Spülflüssigkeit untersuchen auf: Eiter, Blut, Galle, Amylase, Bakteriologie inkl. Resistenzprüfung.

Konservative Therapie

- Volumensubstitution großzügig: Plasma, Plasmaexpander, Blut, unter ZVD-Kontrolle.
- Elektrolytsubstitution, insbesondere Kalium. Infusionen (evtl. mehrere Liter) mit Elektrolytzusätzen.
- Metabolische Azidose korrigieren mit Natrium bicarbonicum.
- Lasix (4stündlich 40 mg), sobald Volumen substituiert.
- Blasenkatheter (s. S. 374).
- Magensonde: Verhinderung des Erbrechens, Darmdekompression.

- Digitalisierung (Cedilanid 4 × 0,4 mg oder Lanoxin 3 × 0,5 mg 4stündlich), sobald Serumkalium normalisiert (s. S. 382).
- Bei Hypoxie Sauerstoffatmung durch Nasensonde, 4−6 l/Min. Sauerstoff anfeuchten!
- Antibiotika hochdosiert. Netromycin (Netilmycin) 3 × 100 mg, Amoxycillin (Clamoxyl) 3 × 2 g und Clindamycin (Dalacin-C-Phosphat) 4 × 600 mg (s. auch S. 370).
- Dopamin (300–800 µg/Min.) als Dauerperfusion, sofern arterielle Hypotonie und Oligurie trotz der bisher erwähnten Therapie anhalten.
- Intubation und künstliche Beatmung, sofern Azidose und Hypoxie auf obige Behandlung resistent (s. S. 372).
- Prednisolon 1 g (oder mehrmals 100 mg), sofern Hypotonie trotz adäquater Volumensubstitution, Blutgaskorrektur, Digitalisierung und Dopamin persistiert.
- Nur als letzte Maßnahme evtl. Zugabe von Adrenalin (bis zu 4 µg/Min.) zur Dauertropfinfusion (mehr i. d. R. sinnlos).
- Hämofiltration bei Anurie und Überwässerung. Am Krankenbett durchführbar, keine Pumpe nötig.
- S. auch Checkliste Chirurgische Intensivtherapie.

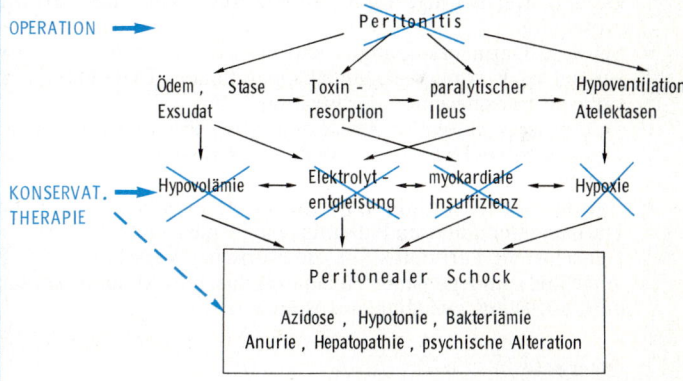

Abb. 27 Pathogenese des peritonealen Schocks und (blau) Angriffspunkte der Therapie

Peritonitis

Operationsindikationen

- Im Prinzip jede Peritonitis.
- Operation bei Peritonitis ohne Schock sofort. Bei peritonealem Schock intensive medikamentöse Therapie, Operation innerhalb von 2–4 Std.
- Ausnahme: gesicherte leichte hämatogene Peritonitis ohne Schock. Aber durch Operation evtl. abgekürzte Heilung.
- Ausnahme: gesicherte Peritonitis tuberculosa.
- Ausnahme: Unterbauchperitonitis bei Adnexitis.
- Kontraindikation: moribunder Patient im peritonealen Schock mit Progredienz der Symptomatik trotz voller Therapie.

Operative Technik

- Bei diffuser Peritonitis mediane Laparotomie (s. S. 241). Bei lokalisierter Peritonitis Zugang entsprechend Befund.
- Peritonealsekret für Bakteriologie, auch für anaerobe Kultur. Ausspülen der Bauchhöhle, großzügig und mehrmals. Ringer-Laktat mit Kanamycin oder Neomycin (Totaldosis nicht über 2 g). Wirkungsvoller, auch gegen Anaerobier. Spülen mit Taurolin 2%. Alle Spüllösungen Körpertemperatur!
- Bei Perforationsperitonitis Verschluß der Perforation entsprechend Befund. Bei Darmperforation evtl. Ausschalten des perforierten Abschnitts.
- Schwere Darmverklebungen und insbesondere schwere Verwachsungen nach vorangegangenen Operationen: Evtl. Dünndarmfaltung mit transmesenterialer Fixation.
- Drainieren von lokalen Abszessen, übernähten Perforationen u. ä. Obligatorische Drainagen: subphrenisch beiderseits sowie Douglas-Raum.
- Bauchdeckenverschluß. Bei leichter Peritonitis, stark dilatierten Därmen oder adipösen Patienten wie Platzbauch (s. S. 245). Bei schwerer Peritonitis nur provisorischer Verschluß (evtl. Reißverschluß) und geplante Relaparotomie mit Abdomenspülung in ein-, höchstens zweitägigen Abständen.

Prognose

- Der peritoneale Schock hat eine sehr schlechte Prognose. Überlebenschancen nur bei sofortiger, vollständiger und massiver Therapie.
- Das Prinzip der geplanten, kurzfristig wiederholten Abdomenrevision und -spülung vor dem Rezidivieren von peritonitischen Symptomen hat die Prognose deutlich verbessert.

Allgemeines

- Während beim Ulcus duodeni und beim präpylorischen Ulkus die Hyperazidität der wichtigste ätiologische Faktor ist, steht beim Ulcus ventriculi die Veränderung der protektiven Faktoren (Schädigung der Schleim-/Schleimhautgrenze, Störung der Zusammensetzung des Muzins etc.) im Vordergrund. Rolle des Campylobacter pylori (bei 70% nachweisbar) noch ungeklärt.
- Die Symptome sind uncharakteristisch, häufig kein nahrungsabhängiger Schmerz, keine Periodik.
- Jedes Ulcus ventriculi ist karzinomverdächtig, bis das Gegenteil bewiesen ist.

Untersuchungen

- Rö.: Magen-Darm-Passage: Ulkusnische. Zeichen für Benignität oder Malignität?
- Endoskopie mit Biopsie: histologische Diagnose (sofern an richtiger Stelle biopsiert wurde!).
- Fraktionierte Magenausheberung (Pentagastrintest): Abb. 28.

Differentialdiagnose

- Maligne entartetes Ulkus.
- Magenkarzinom und Magenlymphom (s. S. 94).
- Gutartige Magentumoren (s. S. 93).
- Erosive Gastritis (s. S. 92).
- Magendivertikel.
- Ulcus duodeni (s. S. 89).
- Chronische atrophische Gastritis.

Konservative Therapie

- Viele kleine Mahlzeiten.
- Antazida, Anticholinergika (rein symptomatisch).
- Akute Blutung: Magensonde, Magen spülen. Omeprazol (Antra) 2 × 20 mg oder Ranitidine (Zantic) 2 × 150 mg.

Operationsindikationen

- Jedes Ulkus, das unter konservativer Therapie nicht innerhalb von 4 Wochen kleiner wird und innerhalb von 6 Wochen abheilt.
- Jedes Ulkusrezidiv.
- Jedes Riesenulkus.
- Malignomverdacht in der Biopsie.
- Komplikationen: Blutung, Perforation, Penetration, Stenose, maligne Entartung.

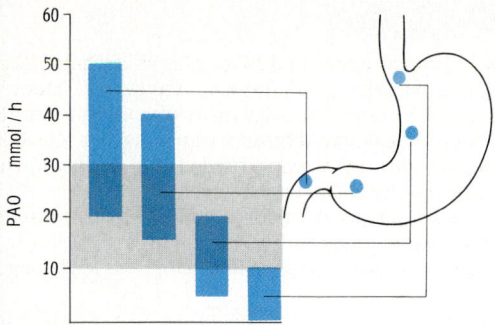

Abb. 28   Bereich der stimulierten Säure bei Ulzera verschiedener Lokalisation.
Beachte: Der hier angegebene Normalbereich gilt für erwachsene Männer. Er ist
abhängig von Geschlecht (Männer > Frauen), Alter und Körpergewicht

Operative Technik

- Prinzip: bei jeder Operation wegen eines Magenulkus: Ulkus entfernen (Malignitätsgefahr!) und Vagotomie (Prophylaxe eines Anastomosenulkus).
- Vagotomie: bei elektiver Operation selektiv, bei Notfalleingriff wegen Blutung selektiv oder trunkal, bei Notfalleingriff wegen Perforation trunkal (s. S. 254, 257, 259).
- Antrales Ulkus: Vagotomie, kombiniert mit Antrektomie (s. S. 262).
- Höhergelegenes Ulkus, insbesondere kardianahes Ulkus: Vagotomie (in der Regel proximal selektiv) und Ulkusexzision. Pyloroplastik, sofern selektive gastrische oder trunkale Vagotomie (s. S. 260).

Alternativen

- Konservative Therapie, gepaart mit regelmäßigen gastroskopischen Kontrollen mit Biopsien zum Malignitätsausschluß: nur für Spezialfälle und spezialisierte Zentren diskutabel. Als Routine auf keinen Fall empfehlenswert. Falsch negative Biopsien nicht selten! Die Patienten entziehen sich wiederholten Endoskopien oft.
- ⅔-Resektion des Magens, bei höhergelegenen Ulzera treppenförmig, Rekonstruktion nach Billroth II: nicht mehr empfohlen.

Prognose

- Bei adäquater Operation Rezidivquote sehr gering (unter 1%).

Allgemeines

- Zur duodenalen Ulkusdiathese oder Geschwürkrankheit gehören das Ulcus duodeni, das Ulcus pyloricum und das antrale Ulcus praepyloricum.
- Gehäuft zwischen 20 und 40 Jahren, Männer viermal häufiger befallen als Frauen. Inzidenz seit 1962 in allen zivilisierten Ländern kontinuierlich abnehmend.
- Ätiologische Faktoren: erhöhter Vagotonus, Hyperchlorhydrie (s. Abb. 28). Rolle des Campylobacter pylori (in 90% nachweisbar) noch nicht geklärt.
- Prädispositionen: Konstitution, psychischer Dauerstreß, Nikotin.
- Das Streßulkus des körperlich belasteten Patienten (Operation, Verbrennung, Trauma) ohne Prädisposition zur duodenalen Ulkusdiathese ist die erosive Gastritis (s. S. 92).
- Symptomatische Ulzera: bei Gastrinom (s. S. 132), Hyperparathyreoidismus, Leberzirrhose.
- Symptome: Druck- und Völlegefühl im Oberbauch, Sodbrennen. Nüchternschmerz (Ulcus duodeni!). Verschlimmerung durch nervöse Belastung und Streß. Periodizität des Schmerzes und des Ulkusrezidivs (gehäuft im Frühjahr und im Herbst).

Untersuchungen

- Gastroduodenoskopie: Ulkus? Größe? Lokalisation?
- Rö.: Magen-Darm-Passage: Ulkusnische, narbig verzogener Bulbus. Pylorusstenose? Retention?
- Pentagastrintest und Gastrinanalyse: bei spezieller Fragestellung.

Differentialdiagnose

- Ulcus ventriculi (s. S. 87).
- Erosive Gastritis (s. S. 92).
- Zollinger-Ellison-Syndrom (s. S. 132).
- Riesenfaltengastritis (Morbus Ménétrier).
- Banale Gastroenteritis.
- Magenkarzinom (s. S. 94).

Konservative Therapie

- Mehrere kleine Mahlzeiten, Diät, Antazida, evtl. leichte Sedativa.
- Regelmäßiger Lebensrhythmus, Vermeidung von Streßsituationen, evtl. Psychotherapie. Nikotinabstinenz.
- Omeprazol (Antra) 20 mg (evtl. 2 × 20 mg) per os. Oder: Ranitidine (Zantic) 2 × 150 mg oder abends 300 mg per os.
- Evtl. Bismuth (Wismuth-Salz), 2−3mal täglich 10 g Pulver per os.

Endotherapie

- Endoskopische Unterspritzung bei Blutung. Notfallmaßnahme zur Stabilisierung!

Operationsindikationen

- Ulkusrezidiv trotz konservativer Therapie.
- Chronisch-kallöses, therapieresistentes Ulkus (Penetration).
- Ulkuskomplikationen: Blutung, Pylorusstenose mit Retentionsmagen, Perforation.
- Soziale Indikation: wenn das Ulkus nicht konservativ behandelt werden kann (Streß nicht eliminierbar, unregelmäßige Arbeitszeit, auswärtige Verpflegung u. a.).

Operative Technik

- Die Vagotomie ist Bestandteil jeder Ulkusoperation!
- Ziel der operativen Behandlung ist, die Säure zu senken und eine evtl. Stase zu beseitigen.
- Elektive Operation bei Ulkus ohne Pylorusstenose: proximale selektive Vagotomie (s. S. 254).
- Elektive Operation bei Ulkus mit Pylorusstenose: proximale selektive Vagotomie mit Pyloroplastik (s. S. 254, 260).
- Notfalloperation bei Perforation: trunkale Vagotomie mit Exzision des Ulkus und Verschluß der Exzision als Pyloroplastik (s. S. 259, 260).
- Notfalloperation bei Blutung: trunkale Vagotomie oder proximale selektive Vagotomie (s. S. 259, 254), dazu Pyloroplastik oder Duodenotomie und Umstechen bzw. Übernähen des Ulkus und Arterienligatur (s. S. 260).
- Ulkus bei Leberzirrhose: selektive gastrische Vagotomie und Antrektomie (s. S. 257, 262).
- Ulkusrezidiv nach selektiver Vagotomie: trunkale Vagotomie, Antrektomie, Rekonstruktion mit Y-Roux (s. S. 257, 262, 265).

Prognose

- Vagotomien, Resektionen sowie Kombinationsverfahren weisen heute eine Rezidivquote von 2−6% auf. Niedrigste Rezidivquote (2%) nach Vagotomie und Antrektomie.
- Letalität bei Resektion am höchsten, bei proximaler selektiver Vagotomie am niedrigsten ($< 0,5\%$).
- Dumpingsyndrom nach resezierenden Verfahren häufiger als nach alleiniger Vagotomie. Nach proximaler selektiver Vagotomie ohne Pyloroplastik wird es praktisch nie gesehen.

Allgemeines

- Erneute Ulkusbildung an dem zur Anastomose verwendeten Jejunumschenkel bei Status nach ⅔-Resektion des Magens und Rekonstruktion nach Billroth II.
- Häufigkeit 1−4% nach adäquater Magenresektion. Besonders
nach Ulcus duodeni, weniger nach Ulcus ventriculi.
- Heute sehr selten geworden, wegen der konsequenten Anwendung
der Vagotomie beim Ulkusleiden.

Untersuchungen

- Gastroskopie mit Biopsie: bestätigt Diagnose. Beste Methode!
- Rö.: Magen-Darm-Passage: Ulkus nur in 30% sichtbar.
- Pentagastrintest: Hyperazidität? (Abb. 29).
- 2-Desoxy-D-Glukose-Test: Unvollständige Vagotomie? (Abb. 29).
- Serumgastrin: Jedes Anastomosengeschwür nach adäquater Resektion ist auf ein Zollinger-Ellison-Syndrom verdächtig, bis letzteres
mit normalen Gastrinwerten ausgeschlossen ist.

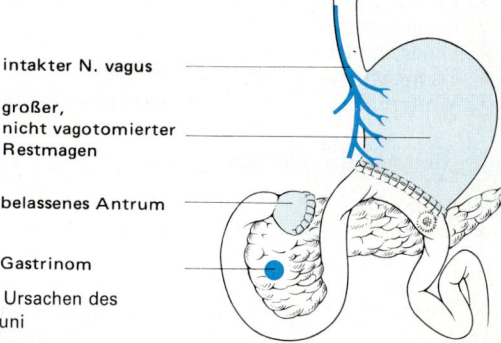

intakter N. vagus

großer,
nicht vagotomierter
Restmagen

belassenes Antrum

Gastrinom

Abb. 29 Typische Ursachen des
Ulcus pepticum jejuni

Operationsindikationen

- Versagen der konservativen Therapie (versagt häufig).
- Ulcus pepticum mit Komplikationen.

Operative Technik

- Trunkale Vagotomie (s. S. 259): wichtigster Teil jeder Operation,
sofern nicht bei der Erstoperation bereits vollständig vagotomiert
wurde.
- Je nach Ursache und Befunden: Revision des Duodenalstumpfs.
Resektion der Anastomose. Magennachresektion bei großem Restmagen.

Allgemeines

- Die erosive Gastritis ist nicht durch Hyperazidität verursacht. Pathogenese: toxisch-allergische Gefäßschäden, Ischämie, Beeinträchtigung der protektiven Faktoren.
- Von der vereinzelten Erosion (Erosio simplex Dieulafoy) über multiple Erosionen bis zur diffusen hämorrhagischen Gastritis können alle Übergangsformen vorkommen. Im Magen und/oder Duodenum.
- Gehäuft nach schweren Operationen, nach schwerem Trauma, bei Verbrennungen, bei Langzeitintubationen (= Streßulkus).
- Die erosive Gastritis manifestiert sich durch Blutungen, nicht durch Perforationen. Schmerzen fehlen häufig.

Untersuchungen

- Ösophagogastroduodenoskopie: zuverlässigste Untersuchung.

Differentialdiagnose

- Emetogene Schleimhautrisse (Mallory-Weiss-Syndrom).
- Ulcus ventriculi (s. S. 87).
- Ulcus duodeni (s. S. 89).
- Ösophagusvarizenblutung (s. S. 138).
- Weitere Diff.-Diagnose der Gastrointestinalblutung: s. S. 80.

Konservative Therapie

- Blutersatz.
- Magensonde. Antazida. Spülen mit Eismilch.
- H_2-Blocker wie bei Ulcus duodeni (s. S. 89). Antra.
- Endoskopisch unterspritzen.
- Wenn möglich auslösendes Agens weglassen bzw. sanieren!

Operationsindikationen

- Mit konservativen Mitteln nicht beherrschbare Blutung (selten!).
- Beherrschbare, aber länger als 2 Tage dauernde Blutung.

Operative Technik

- Trunkale Vagotomie und ⅔-Resektion bis subtotale Resektion mit Rekonstruktion mit Roux-Y oder nach Billroth II (s. S. 259, 262, 265). Cave: keine alleinige trunkale Vagotomie! Blutungsrezidive nach inadäquater Erstoperation häufig letal.
- Unter Streß aufgetretene Blutung bei vorbestehender Ulkusdiathese: Operation wie Ulcus duodeni (s. S. 92).

Allgemeines

- Selten. Meistens asymptomatisch.
- Hauptmanifestation: massive Blutungen (insbesondere Leiomyome und Neurinome).
- Selten Obstruktion (evtl. durch transpylorischen Prolaps).
- Histologisch: Neurinome, Leiomyome, polypöse Adenome (Magenpolypen), Hämangiome und Lipome.
- Als Rarität im Rahmen der ohnehin seltenen Polyposesyndrome (s. S. 159).
- Die polypösen Adenome entarten in einem hohen Prozentsatz maligne.

Untersuchungen

- Stuhl auf okkultes Blut.
- Endoskopie mit Biopsie: sichert Diagnose bei Schleimhautprozessen. Meistens nur Vermutungsdiagnose bei Wandtumoren.
- Rö.: Magen-Darm-Passage: Polypen gestielt oder breitbasig, übrige submukös, evtl. ulzeriert.

Differentialdiagnose

- Ulcus ventriculi (s. S. 87).
- Magenkarzinom (s. S. 94).
- Magensarkom (Fibrosarkom, Leiomyosarkom; sehr selten!).
- Malignes Lymphom.
- Pseudolymphom (Rarität, Dignität umstritten).
- Riesenfaltengastritis.

Operationsindikationen

- Alle polypösen Adenome.
- Alle Tumoren ohne sichere histologische Diagnose.
- Große Tumoren.
- Komplikationen, insbesondere Blutungen.

Operative Technik

- Gastrotomie und Abtragung oder Exzision mitsamt Magenwand.
- Alternative: Die gestielten Magenpolypen können endoskopisch abgetragen werden: mikroskopische Untersuchung des Stieles des Polypen!
- Polyposen, Riesenfaltengastritis: Magenresektion.

Allgemeines

- Fünfthäufigstes Karzinom in Europa. Inzidenz 18−20 Fälle/100000 Einw. und Jahr, abnehmend. 95% der Patienten sind über 45 Jahre alt. Verhältnis Männer zu Frauen 2:1. Häufiger in Japan, Südamerika und Indien als in Nordamerika und Europa.
- Prädisponierende Faktoren: Unterernährung, chronische Gastritis, perniziöse Anämie, Achlorhydrie, Riesenfaltengastritis, Magenpolypen, Status n. Magenresektion, Blutgruppe A, Geräuchertes, N-Nitrosoverbindungen.
- Oft familiäre Häufung von Magenkarzinomen. Primär benigne Magenulzera entarten in ca. 5%.
- Lokalisation: hauptsächlich im Antrum, entlang der kleinen Kurvatur und im Magenfundus. Seltener an der großen Kurvatur.
- Metastasierung: lymphogen, hämatogen (vorwiegend Leber) und kavitär (Peritonealkarzinose).
- Klinische Symptome: relativ spätes Auftreten, uncharakteristisch. Dyspepsie, Inappetenz, Aversion gegen Fleisch, Gewichtsverlust, Müdigkeit, unbestimmte Oberbauchbeschwerden, okkultes Blut im Stuhl.

Untersuchungen

- Gastroskopie mit Biopsie: beste Methode!
- Magen-Darm-Passage: Füllungsdefekt, Wandstarre (Abb. 30).
- Sono: verdickte Magenwand? Lebermetastasen?
- CT: Ausdehnung? Peritonealkarzinose? Lebermetastasen?

Differentialdiagnose

- Ulcus ventriculi (s. S. 89).
- Gutartige Magentumoren (s. S. 93).
- Sarkom, insbesondere Leiomyo- und Fibrosarkom (sehr selten).
- Riesenfaltengastritis.
- Karzinom der Umgebung (Pankreas, Kolon, Leber).
- Malignes Lymphom (Hodgkin oder nicht-Hodgkin): selten. Rascheres Wachstum als Magenkarzinom. Oft viel breitflächiger. Fieber!

Konservative Therapie

- Nur beim inoperablen Karzinom ohne Stenosierung und ohne Blutung gerechtfertigt.
- Keine Chemotherapie, sofern keine Beschwerden. Unspezifische Medikation: Anabolika, Diät, Psychopharmaka, evtl. Blut.
- Bei Beschwerden Chemotherapie (5-Fluoro-uracil, Adriamycin, Mitomycin-C, Prednison u. a.). Gelegentlich temporäre Palliation.

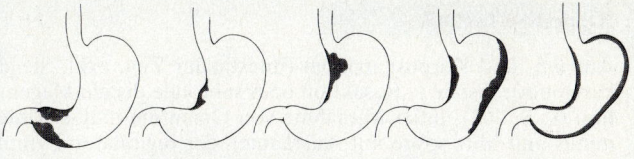

| Antrum-
karzinom | exulzeriertes
Karzinom | polypöses
Karzinom | zirkuläres
Karzinom | Linitis
plastica |

Abb. 30 Typische Formen des fortgeschrittenen Magenkarzinoms

Operationsindikationen

- Jedes lokal radikal operable Magenkarzinom ohne Fernmetastasen bei operablen Patienten! Radikale Operation = einzige kurative Behandlung.
- Metastasierendes Karzinom mit Stenosierung oder starker Blutung: palliative Resektion, sofern Tumor lokal radikal resezierbar.
- Lokal inoperables Karzinom mit Stenose: Umgehungsoperation.

TNM-Klassifikation des Magenkarzinoms aufgrund operativer und histologischer Befunde

---

T = Tumor = Primärtumor

T1	Tumor beschränkt auf die Mukosa
T2	Tumor umfaßt Magenwand bis zur Subserosa
T3	Serosa durchbrochen, mit oder ohne Einbruch in Umgebung
T4	Alle Schichten diffus ohne erkennbare Grenzen befallen, inkl. Linitis plastica. Einbruch in benachbarte Organe.
Tx	Grad der Tumorinfiltration nicht bestimmbar
p	vor T: pathologisch klassifiziert.

N = Noduli = regionale Lymphknoten

NX	präoperativ, nicht zuverlässig bestimmbar
N −	postop. histolog. negativ
N +	postop. histolog. positiv

    a) perigastrische Lymphknoten
    b) andere, aber exstirpierbare Knoten
    c) entferntere, nicht exstirpierbare Knoten

M = Metastasen = Fernmetastasen

M0	Keine Fernmetastasen nachweisbar
M1	Fernmetastasen inkl. Metastasen in nicht regionalen Lymphknoten
MX	Metastasen nicht mit adäquaten Mitteln gesucht. Metastasenstatus unbekannt.

95

Operative Technik

- Antrum- und Korpuskarzinom (intestinaler Typ, exkl. Siegelring-karzinom): distale ⅘-Resektion oder subtotale distale Magenresektion (s. S. 262), unter Mitnahme von Omentum majus, Omentum minus und Milz sowie mit Ausräumen der regionären Lymphknotenstationen. Rekonstruktion nach Billroth II retrokolisch (s. S. 267) oder mit Jejunum-Y nach Roux (s. S. 265), ebenfalls retrokolisch.
- Frühkarzinom: ebenfalls große Resektion!
- Funduskarzinom, Kardiakarzinom (s. auch S. 70), ausgedehntes Karzinom jeder Lokalisation, Siegelringkarzinom jeder Lokalisation: totale Gastrektomie (s. S. 268), unter Mitnahme von Omentum majus, Omentum minus und Milz sowie mit Ausräumen der regionären Lymphknotenstationen. Bei Infiltration des Pankreas: distale Pankreasresektion (s. S. 291). Gelegentlich auch Transversumresektion (s. S. 320) nötig. Rekonstruktion: Ersatzmagenbildung (s. S. 270).

Alternativen

- Inoperables, stenosierendes Karzinom der unteren Magenhälfte: Kontinuität mit einer hohen Gastroenterostomie wieder herstellen (s. S. 272).
- Inoperables, stenosierendes, oberes Magenkarzinom: Gastrostomie (s. S. 273) oder Jejunostomie zur Ernährung.
- Inoperables Funduskarzinom, übergreifend auf die Kardia: Überbrücken der Stenose mit einer Endoprothese (s. S. 235).

Prognose

- Operationsletalität der Resektion < 5% mit einer 5-Jahres-Heilung von 25–30%.
- Operationsletalität der totalen Gastrektomie < 10% mit einer 5-Jahres-Heilung von etwa 20%.
- Prognose stark abhängig von Infiltrationstiefe und Lymphknotenbefall: durchschnittliche 5-Jahres-Heilung für T1 85%, T2 50%, N– (alle T) 50%, N+ (alle T) 10%.
- 5-Jahres-Heilung des Frühkarzinoms ohne/mit Lymphknotenmetastasen 95%.
- Eine sinnvolle adjuvante Therapie besteht noch nicht.

Allgemeines

- Stumpfes oder perforierendes Oberbauch- oder unteres Brustkorbtrauma rechts. In 90% weitere Verletzungen. Oft kombiniert
mit Rippen- und Thoraxverletzung rechts.
- Rechter Leberlappen ist in 70% der Fälle, linker Leberlappen in
15% und Leberhilus in 15% der Fälle verletzt.
- Es kommt zu Verletzungen des Leberrandes, der Leberkonvexität,
zu einem Abriß der Bänderansätze und zu subkapsulären Leberris-
sen mit sekundären Perforationen in die freie Bauchhöhle mit
einem freien Intervall von Stunden bis Monaten.
- Klinische Symptome: in die Schulter ausstrahlende Schmerzen,
Défense im rechten Oberbauch mit Darmparalyse, Flankendämpfung rechts wegen Hämatombildung. Zeichen der inneren Blutung
bis zum Volumenmangelschock.

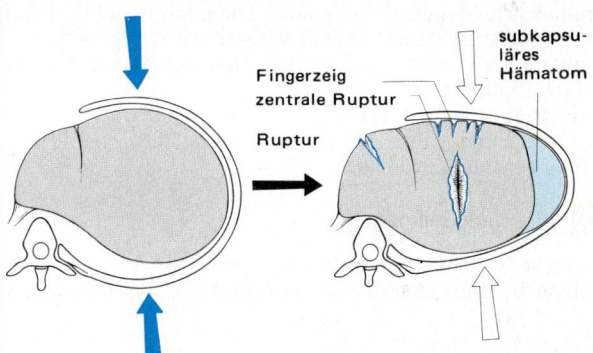

subkapsu-
läres
Hämatom

Fingerzeig
zentrale Ruptur

Ruptur

Abb. 31   Das stumpfe Lebertrauma und seine Folgen

Untersuchungen

- Leukozyten: rascher Anstieg auf Werte zwischen 20000 und 30000
wegen Peritonealreizung.
- Thoraxbild: evtl. Rippenserienfrakturen rechts.
- Probepunktion: „Peritoneallavage". Negatives Resultat schließt
einen Leberriß mit intraabdominaler Massivblutung weitgehend
aus.
Technik: Blase entleeren, Unterbauch rasieren und desinfizieren,
Lokalanästhesie. Stichinzision 2 QF unter Nabel genau in Mittellinie. Peritonealdialysekatheter einführen, dann Mandrin leicht
zurückziehen und bis zum Anschlag in den Bauchraum vorschieben. Entfernung des Führungsmandrins. Spontanes Hochsteigen
von Blut? Austritt von Blut oder trüber Flüssigkeit: Untersuchung
abbrechen, Indikation zur Laparotomie gegeben.

Andernfalls Katheter sorgfältig vorschieben, möglichst in Richtung vermuteter Blutungsquelle. Wenn immer noch kein pathologischer Befund: isotone Lösung anschließen und rasch infundieren, beim Erwachsenen mindestens 1000 ml, beim Kind 500 ml.

Anschließend Entleerung der instillierten Flüssigkeit durch Tiefhängen der Flasche und evtl. Seitenlagerung des Patienten. Spülflüssigkeit stark blutig: Operationsindikation gegeben. Nur leicht sanguinolent: Zuwarten unter Beobachtung evtl. erlaubt.

- Sono: Freie Flüssigkeit? Leberkontur? Milzkontur? Die Sonographie ist heute in der Hand des Geübten die beste und schnellste Methode zur Untersuchung eines traumatisierten Abdomens. Sie hat die Indikationen zur Peritoneallavage stark reduziert.

Differentialdiagnose

- Traumatische Magen-, Duodenum-, Dünndarm- und Dickdarmverletzung: meist freie Luft unter dem Zwerchfell (s. S. 140).
- Traumatische Pankreas- oder Milzverletzung: andere Lokalisation des Lokalbefundes (s. S. 120, 134).
- Nierenkontusion: evtl. Hämaturie.
- Thoraxverletzung: keine Abdominalsymptomatik, weniger rascher Anstieg der Leukozyten (s. S. 40).

Operationsindikationen

- Blutungsschock mit peritonealer Symptomatik.
- Positiver Befund bei der Peritoneallavage oder der Sonographie.

Operative Technik

- Laparotomie und Versorgung der Leberverletzung (s. S. 275).
- Evtl. gleichzeitig Cholezystektomie (s. S. 279) zur Prophylaxe der postoperativen steinfreien Cholezystitis. T-Drainage bei Verletzung von größeren Gallengängen.
- Häufig gleichzeitig Pleurasaugdrainage rechts nötig (s. S. 211).

Prognose

- Die Letalität schwerer Leberverletzungen beträgt zwischen 25 und 30%.
- Besonders hohe Letalität bei Einriß der V. cava.
- Wenn der Patient die Operation ohne Komplikationen übersteht, hat er keine bleibenden Nachteile.
- Spätkomplikationen nach Wochen und Monaten möglich: Leberabszeß (infiziertes Hämatom), Hämobilie (zentrale Ruptur → arteriobiliäre Fistel) und Gallengangstenose (Narbenstriktur).

Allgemeines

- Hämatogen über V. portae, durch Pylephlebitis nach Appendizitis, Divertikulitis, zerfallendem Kolontumor, Enteritis regionalis, Nabelinfektion u. a. Früher häufigste Ursache.
- Hämatogen über A. hepatica, bei Bakteriämie infolge Furunkel, Panaritium, Sinusitis, Tonsillitis u. a. Sehr selten.
- Cholangitische Abszesse, insbesondere bei langdauernder Galle-stauung oder bilidigestiver Fistel.
- Heute am häufigsten: Amöbenabszeß (Ferienreise in die Tropen!), ausgehend von Amöbenkolitis.
- Rechter Lappen häufiger befallen als linker. Solitär oder multipel. Amöbenabszeß meistens multiple, z. T. konfluierende Höhlen.
- Symptome: oft Tage bis Wochen oder sogar Monate nach den Symptomen der Ersterkrankung einsetzend. Beginn häufig schlei-chend, uncharakteristische Allgemeinsymptome der chronischen Entzündung mit Leukozytose und Fieberschüben. Schmerzen in der rechten Flanke, oft ausstrahlend in Rücken und Schultern, verstärkt bei Husten und Niesen. Lokale Druckempfindlichkeit vor allem der Interkostalräume über der Leber sowie des rechten Rippenbogens und der Lebergegend. Leber evtl. vergrößert.

Untersuchungen

- Differentialblutbild: Leukozytose, Linksverschiebung, toxisches Blutbild.
- Rö.: Thorax im Stehen: evtl. Zwerchfellhochstand rechts und Pleuraerguß rechts.
- Rö.: Abdomen leer im Stehen: Flüssigkeitsspiegel intrahepatisch: außerordentlich selten, durch gasproduzierende Erreger.
- Sonographie: heute schnellste und billigste Methode zur Sicherung der Diagnose und zur Lokalisation.
- Computertomographie: beste und teuerste Methode für genaue Diagnose und exakte Lokalisation.
- Punktion: blind gefährlich, unter ultrasonographischer Steuerung fast gefahrlos. Bakteriologie!
- Amöbenserologie.

Differentialdiagnose

- Subphrenischer Abszeß: Flüssigkeitsspiegel direkt unter dem Zwerchfell. Ultrasonographie!
- Intraabdominale Abszeßbildung nach Operation: Ausschluß eines intrahepatischen Abszesses mit Ultrasonographie.
- Echinococcus cysticus (s. S. 101).

Konservative Therapie

- Abschirmung mit einem Breitspektrumantibiotikum, hochdosiert (z. B. Ampicillin oder Caphalosporin, dazu Aminoglykosid, evtl. Ornidazol) (s. S. 370). Als alleinige Therapie ungenügend! Führt zu Komplikationen, auch in Kombination mit wiederholten Punktionen, oder im besten Fall zur stark verzögerten Heilung. Deshalb: Pyogenen Abszeß durch unspezifischen Erreger im Prinzip immer drainieren.
  Ausnahme: multiple, kleine Abszesse.
- Amöbenabszeß. Metronidazol (Flagyl) 3×750 mg per os während 10 Tagen. Oder: Ornidazol (Tiberal), gleiche Dosierung, gleiche Zeit. Anschließend evtl.: Phanquinon (Entobex, Phanquone) $300-400$ mg per os für weitere $2-3$ Wochen.
- Amöbenabszeß primär medikamentös behandeln. Drainageindikation nur bei schlechtem Ansprechen auf die Therapie und bei großer, insbesondere perforationsgefährdeter Höhle.

Interventionelle Therapie

- Geschlossene transkutane Drainage durch Punktion unter sonographischer Führung. Methode der Wahl für fast alle Abszesse. Vorerst Punktion mit einer dicken Kanüle zur Eitergewinnung für Bakteriologie (inkl. Anaerobier!). Anschließend durch den gleichen Kanal Einlegen eines mitteldicken oder dicken Saugkatheters mit Hilfe eines Führungsspießes.

Operationsindikationen

- Große multiple oder transkutan nicht zugängliche Abszesse. Fehlende Bessserung der Symptomatik nach $3-4$ Tagen transkutaner Drainage.

Operative Technik

- Zugang transperitoneal, Schnittführung je nach Abszeßlage. Schonendes stumpfes Ausräumen der Höhle. Dicker Saugspüldrainage-Katheter.
- Postoperativ Antibiotikatherapie und gelegentliche röntgenologische Kontrolle der Katheterlage durch Kontrastmittelinjektion.

Prognose

- 5% Letalität.
- Nach Abheilung eines Leberabszesses resultiert kein bleibender Nachteil.

Allgemeines

- Echinococcus cysticus (Echinococcus granulosus, unilocularis): endemisch in den Mittelmeerländern (Griechenland, Algerien, Spanien, Italien). Meist solitäre Zyste in der Leber. In 20–30% hat die Zyste Anschluß an das Gallengangsystem mit Tochterzysten in der Leber oder in den extrahepatischen Gallenwegen.
- Echinococcus alveolaris (Echinococcus multilocularis): endemisch im mitteleuropäischen Alpenvorland (Jura, Bodenseegegend, Bayern, Oberösterreich) sowie Pfalz und Hessen. Der Echinococcus alveolaris befällt infiltrativ einen Teil der Leber und rezidiviert auch nach ausgedehnten Resektionen.
- Symptome: uncharakteristische Beschwerden im rechten Oberbauch, gelegentlich Fieberschübe und Schüttelfröste. Evtl. rezidivierender Ikterus. Anamnese! Endemiegebiet!

Untersuchungen

- Blutbild: Eosinophilie, meistens nur gering.
- Rö.: Abdomen leer: gelegentlich Kalkschatten.
- Im Serum: indirekte Immunfluoreszenz, passive Hämagglutination, Elisa (Immunenzymologie). 2−3 Tests durchführen, erfaßt 85−90% der Träger!
- Sono: Zyste? Größe?
- CT oder MR: beste Methode für Diagnose, exakte Lokalisation und Differenzierung Echinococcus cysticus – Echinococcus alveolaris.

Differentialdiagnose

- Pyogener Leberabszeß: Echinokokkusserologie negativ. Eosinophilie fehlt. Oft Anamnese mit eitriger Entzündung in der Abdominalhöhle (s. S. 101).
- Verkalktes Leberhämangiom: Spezifische Echinokokkusreaktionen fehlen, keine Eosinophilie, keine Beschwerden.
- Subphrenischer Abszeß: extrahepatische Lokalisation.
- Hepatom: spezifische Echinokokkusreaktionen fehlen. Meist vergesellschaftet mit einer Leberzirrhose (s. S. 99).

Konservative Therapie

Insbesondere auch Nachbehandlung des operierten Echinococcus alveolaris:
- Mebendazol (Vermox, Nemasole), 30−40 mg/kg tägl. per os, Dauer je nach Befund, evtl. unbeschränkt. Kontrolle des Blutspiegels zur optimalen Dosierung. Nebenwirkungen. Haarausfall. Nausea, Leberfermententgleisungen.

Operationsindikation

- Jeder Echinococcus cysticus und jeder Echinococcus alveolaris der Leber nach gestellter Diagnose.

Operative Technik

- Echinococcus cysticus ohne Anschluß an die extrahepatischen Gallenwege und ohne Tochterzysten: Laparatomie. Punktion der Zyste und Injektion von 50%iger Glukose, um die Hydatiden abzutöten. Anschließend Enukleation der Zyste mitsamt Wirtskapsel. Bei zentraler Lage (adhärent an großen Gallengängen oder insbesondere großen Gefäßen) Wirtskapsel belassen. Evtl. Omentumplombe in die Höhle.

- Echinococcus cysticus mit Anschluß an das Gallenwegsystem: Laparotomie, Injektion von 50%iger Glukose durch die Zyste in die ableitenden Gallenwege zur Abtötung der Hydatiden. Cholezystektomie (s. S. 279), Choledochotomie (s. S. 281), Ausspülen der Gallenwege, Einlegen eines T-Drains und Cholangiographie. Enukleation der Zyste mitsamt Wirtskapsel (evtl. belassen, siehe oben) und Umstechungsligaturen der Verbindungen zu den ableitenden Gallenwegen mit Dexon 3/0. Evtl. Omentumplombe in die Höhle. T-Drain belassen, bis aus dem Wunddrain des Zystenbettes keine Galle mehr fließt.

- Echinococcus alveolaris: Resektion des befallenen Leberabschnittes (s. S. 277).

Prognose

- Der korrekt operierte Echinococcus cysticus ohne intraoperative Aussaat hat eine gute Prognose.

- Der Echinococcus alveolaris ist wegen seines invasiven Wachstums und seiner enorm hohen Rezidivquote auch nach ausgedehnten Resektionen einem Malignom vergleichbar. Die konsequente Nachbehandlung mit Mebendazol (s. S. 102) vermag aber auch nach nicht radikaler Operation das Parasitenwachstum über Jahre zu verhindern. Ob es dabei zu echten Heilungen kommen kann, wird sich erst in einigen Jahren erweisen.

Allgemeines

- Leberzyste: angeborene, meist solitäre Zyste mit dünner Wand und serösem Inhalt. Wachstum langsam. Symptome erst bei beträchtlicher Größe durch Verdrängung umgebender Organe.
- Zystenleber: angeborene, vererbte Mißbildung. Durchsetzung der ganzen Leber mit unzähligen Zysten von variabler Größe. Oft kombiniert mit adulten Zystennieren, gelegentlich mit Hirnbasisaneurysmen. Manifestation erst im Erwachsenenalter als Hepatomegalie. Leberinsuffizienz nach jahrzehntelangem Verlauf.
- Kleine bis stecknadelkopfgroße subkapsuläre Leberhämangiome häufig und bedeutungslos. Große kavernöse Hämangiome selten. Verdrängung der Umgebung, gelegentlich intraabdominale Blutung.

Untersuchungen

- Klinisch: Leber vergrößert, evtl. umschriebene Resistenz.
- Blutchemie, Leberfunktion: meistens normal.
- Sono: schnellste und billigste Abklärung einer Hepatomegalie.
- CT: Differentialdiagnose und genaue Lokalisation möglich.
- Arteriographie: zur Operationsplanung von Hämangiomen.

Differentialdiagnose

- Leberzyste: Echinococcus cysticus (s. S. 101).
- Zystenleber: Metastasenleber.
- Leberhämangiom: Hepatom (s. S. 105).

Interventionelle Therapie

- Punktion und Verödungsversuche von Leberzysten und Zystenlebern erfolglos, nicht zu empfehlen.
- Arterielle Embolisation von Hämangiomen erfolglos, da in der Regel weiteres Wachstum über Kollateralen.

Operationsindikationen

- Leberzyste und große Leberhämangiome: immer gegeben.
- Zystenleber: bei starken Beschwerden oder Leberinsuffizienz.

Operative Technik

- Leberzyste: Abtragen der lateralen Wand, evtl. Omentumplombe.
- Zystenleber: Abtragen oder Fenestrieren der größten Zysten. Oder: Lebertransplantation (s. S. 367).
- Leberhämangiom: Leberresektion (s. S. 277).

Allgemeines

- Leberadenom: echter gutartiger Tumor der Hepatozyten. In der Regel rundlich, scharf begrenzt. Vorwiegend bei Frauen, vermehrtes Auftreten unter Antikonzeptiva. Partielle Rückbildung nach Absetzen dieses Medikaments möglich. In einem Drittel der Fälle klinische Manifestation durch Blutung in den Tumor oder intraabdominale Blutung.
- Fokale noduläre Hyperplasie (FNH): hamartomähnliche oder reparative Mißbildung mit Hepatozyten, proliferierenden Gefäßen und Gallengängen. Ursache unklar. Nicht häufiger unter Antikonzeptiva, aber beschleunigtes Wachstum unter diesen Medikamenten. Partielle Rückbildung nach Absetzen der Antikonzeptiva deshalb möglich.

Untersuchungen

- Sono: solider, scharf begrenzter Tumor. Bei FNH gelegentlich die typische Radspeichenstruktur (bindegewebige Septen) erkennbar.
- CT: Größe, Abgrenzung und Lokalisation. Artdiagnose der FNH in der Regel durch die typische Radspeichenstruktur möglich.
- Alphafetoprotein: zur Abgrenzung des Adenoms (negativ) vom Hepatom.

Differentialdiagnose

- Leberhämangiom (s. S. 103).
- Leberzellkarzinom (s. S. 105).
- Lebermetastase (s. S. 106).

Operationsindikationen

- Beim großen Adenom immer gegeben. Bei kleineren Adenomen, sofern fehlende Rückbildung nach Absetzen der Antikonzeptiva.
- Große und ungeklärte fokale noduläre Hyperplasie.
- Klinische Symptome, insbesondere Blutung.

Operative Technik

- Lebersegmentresektion (s. S. 277).

Allgemeines

- Leberzellkarzinom (Hepatom) häufigster primärer Lebertumor. Im Vergleich zu Asien und Afrika (dort häufigster maligner Tumor) in Mitteleuropa relativ selten (3–6 Fälle/100000 Einw./Jahr). Zusammenhang mit Hepatitis-B-Infektion und Äthylismus: 80% entstehen auf dem Boden einer Zirrhose, bei Zirrhose evtl. multifokal. Bei den übrigen z. T. Hepatitis-B-Serologie positiv.
- Symptome des Hepatoms: meist uncharakteristisch. Druckgefühl im Oberbauch, Gewichtsabnahme, Leistungsknick. Als Spätsymptome Bauchumfangzunahme und Ikterus.
- Äußerst seltene Variante des Leberzellkarzinoms: fibrolamelläres Karzinom (große, polygonale, neoplastische Leberzellen mit eosinophilem Zytoplasma und reichlicher Septierung durch Bindegewebe). Gelegentlich zentrale Narbe wie bei der fokalen nodulären Hyperplasie. Alphafetoprotein meistens nicht erhöht. Nach Radikaloperation bessere Prognose als das Hepatom.
- Intrahepatisches Gallengangkarzinom (Cholangiokarzinom) seltener als das Hepatom. Häufig zentral gelegen. Radikale Resektabilität weniger häufig gegeben, Prognose schlechter als beim Hepatom.

Untersuchungen

- Alphafetoprotein im Serum: bei Hepatom meistens positiv.
- Blutchemie, Leberfunktion: meistens normal.
- Sono: beste und schnellste Suchmethode.
- Leberpunktion, transkutan, sonogesteuert: Biopsie zur histologischen Artdiagnose.
- Hepatitisserologie.
- CEA: Zum Ausschluß der Metastase eines kolorektalen Karzinoms.
- CT oder MR: Weitaus beste und teuerste Methode, insbesondere auch zur Lokalisation und Abgrenzbarkeit. Restleber normal? Zirrhose?
- Biopsie aus der tumorfernen Leber, zum Ausschluß einer Zirrhose.
- Selektive Arteriographie: Gefäßverdrängung oder pathologische Gefäße? Ergibt Hinweis zur Artdiagnose. Kaum mehr zur Artdiagnose verwendet. Nützlich hingegen zur Operationsplanung bei ausgedehnten oder zentralen Karzinomen. Aberrierende arterielle Versorgung?
- ERCP oder perkutane transhepatische Cholangiographie: zur Operationsplanung bei zentralen Karzinomen.

Differentialdiagnose

- Lebermetastasen extrahepatischer Primärtumoren (s. S. 107).
- Gallenblasenkarzinom.
- Gallengangkarzinom (s. S. 115).
- Leberadenom (s. S. 103).
- Echinokokkus, insbesondere Echinococcus alveolaris (s. S. 101).
- Leberzirrhose, insbesondere grobknotige.
- Zystenleber.
- Solitäre Leberzyste.
- Leberhämangiom (s. S. 103).

Operationsindikation

- Alle Leberzellkarzinome ohne Leberzirrhose, deren Inoperabilität nicht gesichert ist.
- Kleines, solitäres, peripheres Leberzellkarzinom bei Zirrhose, dessen Resektion ohne beträchtliche Parenchymopferung möglich ist.

Operative Technik

- Segmentresektion, Lobektomie oder Trisegmentresektion (s. S. 277).
- Lebertransplantation bei inoperablen malignen Tumoren umstritten, da nach Transplantation hohe Rezidiv- und Metastasenrate (s. S. 367).

Prognose

- Ungünstig. 5-Jahres-Überleben im Gesamtmaterial < 10%, nach radikaler Operation 20−30%.
- Das AFP (Alphafetoprotein) ist ein empfindlicher Marker zur Erfassung von Hepatomrezidiven.

Allgemeines

- Sekundärmalignome im Leberfilter, durch hämatogene Aussaat. Portal von Tumoren des Magen-Darm-Trakts (Magen, Pankreas, Kolon), arteriell von fast allen anderen Tumoren, insbesondere auch Mammakarzinom und Bronchuskarzinom.
- Am häufigsten: Metastasen von kolorektalen Karzinomen. Auftreten in 20% synchron, 30−40% metachron nach radikaler Primärtumorentfernung.
- Lebermetastasen bedeuten heute nicht mehr in jedem Fall Unheilbarkeit.

Untersuchungen

- Abklärung des Primärtumors bzw. Untersuchung auf Primärtumorrezidiv nach radikaler Operation.
- Sonographie des ganzen Abdomens: bester, weil billigster und schnellster Suchtest.
- Rö.: Thorax d.v. und seitlich.
- Tumormarker entsprechend Primärtumor, insbesondere CEA beim kolorektalen Karzinom.
- Blutstatus, Bilirubin, alkalische Phosphatase, Transaminasen, Kalzium, Harnstoff, Kreatinin.
- CT des Abdomens oder MR: für Operationsplanung.

Differentialdiagnose

- Primäre Lebertumoren (s. S. 103, 104, 105).
- Zystenleber.
- Leberechinokokkus (s. S. 101).
- Leberzirrhose.
- Direktes und lymphogenes Übergreifen eines Magen- oder Pankreaskarzinoms auf die Leber (Prognose besonders schlecht!).

Konservative Therapie

- Bei ausgewählten Tumoren (Hodenkarzinom, malignes Lymphom u. a.) Indikation zur kurativ gezielten Polychemotherapie.
- Im übrigen Indikation zur rein palliativen systemischen Chemotherapie abhängig von Beschwerden, Histologie des Primärtumors und extrahepatischer Metastasierung (s. auch S. 394).
- Selektive Zufuhr von Chemotherapeutika durch isolierte arterielle Leberperfusion: höhere lokale Konzentrationen möglich bei geringeren allgemeinen Nebenwirkungen als bei systemischer Applikation. Am besten durch chirurgische Implantation eines Leberarterienkatheters, verbunden mit einem subkutanen Reservoir (Port-A-Cath-Systeme). Nachfolgende lokale Chemotherapie ambulant möglich: Systeme mit tragbaren Pumpen.
- Auch lange symptomfreie Spontanverläufe möglich!
- Radiotherapie: bei großer Metastasenleber mit großem Kapselspannungsschmerz in 75% Schmerzlinderung durch 30 Gy.

Operationsindikationen

- Grundsätzlich gegeben, sofern Allgemeinzustand gut, Primärtumor saniert, Metastasen in anderen Organen gesucht und ausgeschlossen und keine nichtoperative kurative Behandlung zur Verfügung. Diese Bedingungen sind am häufigsten beim kolorektalen Karzinom erfüllt.

Operative Technik

- Enukleation oder Keilexzision von kleinen Metastasen.
- Segmentresektion oder Lobektomie bei großen Metastasen (s. S. 277).
- Falls wider Erwarten eine nicht radikal sanierbare Situation angetroffen wird: Implantation eines Leberarterienkatheters.

Prognose

- Spontan: medianes Überleben 9 Monate.
- Bei radikaler Metastasenresektion: 5-Jahres-Überleben 20−30%.
- Bei regionaler Chemotherapie: Remissionsrate 50−80%, Remissionsdauer ca. 12 Monate.

Allgemeines

- 32% der Frauen und 16% der Männer über 40 Jahre haben Gallensteine. Die Hälfte der Träger wird einmal symptomatisch.
- Prädisponierende Faktoren: Fettsucht, Diabetes, hämolytischer Ikterus, Stase und Entzündung in den Gallenwegen, Gravidität, genetische Disposition.
- Chemische Zusammensetzung: 10% reine Cholesterinsteine, 10% reine Pigmentsteine, 80% gemischte Cholesterinsteine, z. T. auch mit Kalziumkarbonat.
- Symptome: entweder uncharakteristisch (epigastrisches Druckgefühl, Nausea nach dem Essen) oder pathognomonisch mit Koliken im rechten Oberbauch mit Ausstrahlungen zum rechten Schulterblatt.
- Komplikationen: Hydrops der Gallenblase, Cholezystitis, Gallenblasenempyem, Gallenblasenperforation mit Peritonitis, Gallensteinileus, Pankreatitis, Cholangitis, cholangitische Leberabszesse, Verschlußikterus, biliäre Leberzirrhose, im weiteren Sinn auch das Gallenblasenkarzinom.

Untersuchungen

- Rö.: Adomen leer: evtl. röntgendichte Steine.
- Sonographie: rasch auch bei Ikterus möglich, gleichzeitig Aussagen über Pankreas und Leber, Trefferquote 90−95% für Gallenblasensteine.
- Cholezystographie per os: gleiche Trefferquote, sofern Bilirubin < 50 μmol/l.
- Cholangiographie intravenös oder Infusionscholangiographie: Nachweis eines Zystikusverschlusses (keine Gallenblasendarstellung bei angefärbten Gallenwegen = Vésicule exclue). Kosten und Komplikationen höher als bei Cholangiographie per os.
- Retrograde Cholangiographie: bei gezielter Indikationsstellung. Gute Methode, um Choledochussteine nachzuweisen.

Differentialdiagnose

- Cholezystopathie bei steinfreier Gallenblase: Cholesterose (Erdbeergallenblase), Zystizitis, septierte Gallenblase (beides selten).
- Gastritis, Ulcus ventriculi, Ulcus duodeni (s. S. 87, 89).
- Perihepatitis acuta gonorrhoica.
- Pancreatitis acuta (s. S. 122), Pancreatitis chronica (s. S. 125).
- Lebererkrankung: Hepatitis, Leberzirrhose.
- Porphyrie.
- Angina abdominalis.
- Colon irritabile, Kolonkarzinom.

Konservative Therapie

- Akute Kolik: Spasmolytikum i. v., z. B. Noramidopyrin = Novaminsulfonatrium (Novalgin, Novaldin, Minalgin) 5 ml oder Butylscopolamin (Buscopan, Bulamin) 2 ml oder ein Kombinationspräparat (Buscopan comp., Baralgin). Wenn nötig wiederholen.
- Fettarme Diät zur Vermeidung des Gallensteinanfalls.
- Bei gewichtigen Operationskontraindikationen kann bei reinen (runden) und kleinen (< 1 cm) Cholesterinsteinen in funktionstüchtiger Gallenblase die medikamentöse Auflösung versucht werden: Ursodeoxycholsäure (De-ursil, Ursofalk, Ursochol) 8−10 mg/kg (ca. 600 mg) tägl. per os (Hauptdosis abends). Teuer!

Interventionelle Therapie

- Extrakorporale Stoßwellenlithotripsie (ESWL). Geeignet: 1 bis höchstens 3 Steine, nicht verkalkt, Durchmesser 10−20 mm (Solitärstein bis 30 mm), Gallenblasen funktionstüchtig. Mehrmonatige medikamentöse Nachbehandlung nötig. Langzeitresultate noch unsicher.

Operationsindikationen

- Jede symptomatische Cholelithiasis, mit Ausnahme von leicht beherrschbaren unkomplizierten Steinleiden von alten Patienten.
- Jede auch für Litholyse oder ESWL geeignete Cholelithiasis, wenn der Patient die schnellere und definitivere Lösung vorzieht.
- Symptomlose Gallensteine bei jüngeren Patienten.
- Alle Komplikationen: Cholezystitis, Gallenblasenempyem, Perforation, maligne Entartung, Gallensteinileus, Status nach Pankreatitis, Verschlußikterus, Cholangitis, Vésicule exclue.

Operative Technik

- Cholezystektomie (s. S. 279).

Prognose

- Letalität der elektiven Operation sehr gering (< 0,1%).
- Heilung durch lege artis durchgeführte Operation; eine gewisse Fettintoleranz kann bestehen bleiben.
- „Postcholezystektomiesyndrom": Persistieren oder Wiederauftreten der ursprünglichen Beschwerden trotz Cholezystektomie. Entweder falsche Operationsindikation (die nachgewiesenen Gallensteine waren nicht Ursache der ursprünglichen Beschwerden) oder fehlerhafte Operation. Zahlenmäßig heute sehr gering.

Allgemeines

- Steine im Ductus choledochus und im Ductus hepaticus, entweder zusammen mit Cholezystolithiasis oder (selten) als übersehene Gallensteine nach Cholezystektomie.
- Neubildung nur bei Stauung oder Fremdkörper (Fadenrest!).
- Symptome: Koliken oder dumpfe Schmerzen im rechten Oberbauch mit intermittierendem Stauungsikterus. Evtl. intermittierendes Fieber (Cholangitis).

Untersuchungen

- Bilirubin, Transaminasen, LAP, alkalische Phosphatase, Amylase.
- Sono: schnellste Methode. Steinnachweis in $20-30\%$, erweiterte Gallengänge in $70-80\%$.
- Cholangiographie: intravenös bei Bilirubin $< 50\,\mu mol/l$. Bei Ikterus endoskopisch retrograd oder perkutan transhepatisch.

Differentialdiagnose

- Diff.-Diagnose der Schmerzen: entspricht Cholelithiasis, s. S. 109.
- Diff.-Diagnose des Ikterus: siehe Verschlußikterus, S. 117, 118.
- „Postcholezystektomiesyndrom": Näheres s. S. 110.

Konservative Therapie

Nur bei noch liegendem T-Drain anwendbar:
- Instillation von Butyläther. Löst Cholesterinsteine auf.

Endotherapie

- Endoskopische Papillotomie und retrograde endoskopische Steinextraktion.
- Große, nicht extrahierbare Steine: bei liegender endoskopisch eingelegter Sonde (zur Röntgendarstellung) extrakorporale Stoßwellenzertrümmerung der Steine. Anschließend endoskopische Extraktion oder Spontanabgang.
- Wenn endoskopisches Verfahren erschwert (Zustand nach Billroth II): Kombination mit perkutaner transhepatischer Steinextraktion.

Operationsindikationen

- Gallenblase noch vorhanden.
- Nach Cholezystektomie: Fehlschlag der interventionellen Verfahren.

Allgemeines

- Ursache: Cholelithiasis in über 90% der Fälle. Primär abakterielle, chemische Entzündung infolge hohen Binnendrucks und Imbibition der Wand mit Galle.
- Selten ohne Steine, primär infektiös. Fast ausschließlich als sekundäre Komplikation: postoperativ, bei Schwerverletzten, nach Verbrennung, nach Massentransfusion, bei Sepsis, bei Schwerkranken. Rasche Progredienz!
- Druckdolenz im rechten Oberbauch, evtl. leichter Ikterus, Fieber, Leukozytose, schließlich Resistenz.
- Komplikationen: Empyem (infolge bakterieller Besiedelung), Perforation, Cholangitis, Sepsis, Pankreatitis, Gallensteinileus.

Untersuchungen

- Serum- und Urinamylase: Pankreatitis?
- Transaminasen, alkalische Phosphatase, Serumbilirubin.
- Rö.: Abdomen leer im Stehen: zeigt kalkdichte Steine.
- I. v. Cholangiographie: Gallenblase nicht dargestellt. Beweisend!
- Sono: zeigt Steine und verdickte Wand.

Differentialdiagnose

- Perforiertes Magen- oder Duodenalulkus (s. S. 87, 89).
- Appendizitis (s. S. 82).
- Lebererkrankung.
- Pancreatitis acuta (s. S. 122).
- Herzinfarkt oder Lungenembolie (selten).

Konservative Therapie

- Nahrungskarenz, Infusionen, evtl. Magensonde.
- Keine absolute Bettruhe, sondern Mobilisation, Atemgymnastik.
- Antibiotische Abschirmung (s. S. 370).
- Thromboembolieprophylaxe: s. S. 390.

Interventionelle Therapie

- Perkutane transhepatische Drainage der Gallenblase mit einem Pigtail-Katheter unter sonographischer Kontrolle. Bei Kontraindikationen zur Operation (Alter, Herzinsuffizienz, schlechter Allgemeinzustand). Therapie der Wahl der akalkulösen Cholezystitis bei operierten oder schwerverletzten Intensivpflegepatienten.
- Nach Abklingen der Symptome vor Katheterentfernung röntgenologische Überprüfung der Wiederdurchgängigkeit des Ductus cysticus.

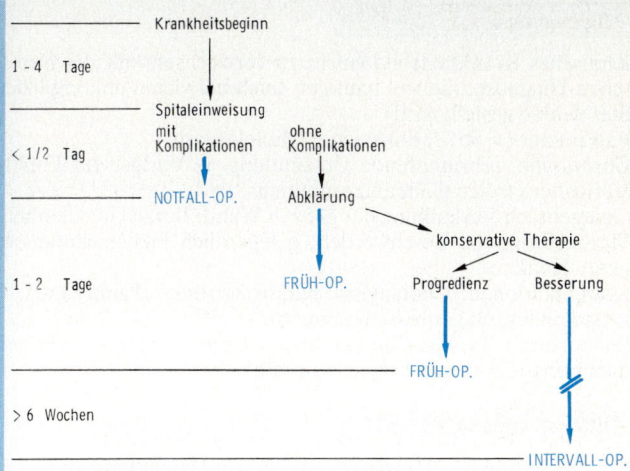

Abb. 32   Zeitlicher Ablauf und Operationszeitpunkte der akuten Cholezystitis

Operationsindikationen

- Hochgradiges Empyem, Perforation, akute Cholangitis, Sepsis, Gallensteinileus: Indikation zur Notfalloperation.
- Cholecystitis acuta ohne Komplikationen: Indikation zur Frühoperation (innerhalb von 48 Std. nach Spitaleintritt), sobald Diagnose gesichert und sofern keine schwerwiegenden Kontraindikationen (Abb. 32).
- Progredienz der Symptome unter konservativer Therapie (bei Verzicht auf Frühoperation) (Abb. 32).
- Bei Ileus nur Ileus beheben!

Operative Technik

- Cholezystektomie und Revision der Gallenwege (s. S. 279). Die Frühoperation im akuten Schub ist technisch einfacher und von weniger Komplikationen gefolgt als die Intervalloperation.
- Bei entzündlich veränderten Gallengängen immer T-Drainage!

Prognose

- Ein cholezystitischer Schub klingt unter konservativer Therapie meist innerhalb von 6−8 Tagen ab.
- Nach durchgemachter Cholezystitis besteht immer die Gefahr von erneuten Cholezystitiden mit evtl. Komplikationen. Deshalb bei Verzicht auf eine Frühoperation immer die elektive Cholezystektomie im entzündungsfreien Intervall anstreben, sofern die Kontraindikationen nicht persistieren und überwiegen.

Cholecystitis chronica

Allgemeines

- Klinisches Krankheitsbild (nicht zu verwechseln mit der histologischen Diagnose, die viel häufiger, auch bei vielen unkomplizierten Steinleiden gestellt wird).
- Fast immer (> 95%) Folge einer Cholelithiasis.
- Chronische, schrumpfende Entzündung → Verlust der Funktion, Verlust des freien Gallenblasenlumens.
- Gelegentlich Verkalkung der ganzen Wand: Porzellangallenblase.
- Meist chronische Beschwerden, gelegentlich Fieberschübe, selten akute Koliken.
- Komplikationen: Cholangitis, biliäre Zirrhose, Pankreatitis, Gallensteinileus, Gallenblasenkarzinom.
- Sonderform: Typhus-Cholezystitis. Ulzerös, Lumen unverändert, daher unauffällig im Cholangiogramm!

Untersuchungen

- Cholangiographie: typischerweise keine Darstellung der Gallenblase (Vésicule exclue).
- Sono: Größe der Gallenblase, Steine, Kaliber der Gallenwege.
- Rö.: Abdomen leer: nur kalkhaltige Steine erkennbar.

Differentialdiagnose

- Wie Cholelithiasis, s. S. 109.
- Gallenblasenkarzinom.
- Pankreaskarzinom (s. S. 130).

Operationsindikationen

- Jede chronische Cholezystitis.
- Typhusbazillen-Dauerausscheider: Indikation zur Cholezystektomie auch bei unauffälligen Abklärungsbefunden.

Operative Technik

- Cholezystektomie mit intraoperativer Cholangiographie (s. S. 279). Achte besonders auf Ductus hepaticus und A. hepatica! Verletzungsgefahr wegen Vernarbung und Verziehung, besonders bei primär atypischem Verlauf.

Prognose

- Nach Cholezystektomie geheilt und mit Ausnahme einer gewissen Fettunverträglichkeit beschwerdefrei.

Allgemeines

- Seltener Tumor: 2−3 Fälle pro 100000 Einwohner und Jahr.
- Ätiologie: Zusammenhang mit chronischen Entzündungen, insbesondere bei Steinleiden, wahrscheinlich.
- Symptome: dumpfe rechtsseitige Oberbauchschmerzen, Diarrhö und okkulte Blutung, oder schmerzlos einsetzender Stauungsikterus. Als Spätsymptome Leistungsknick, Anämie, tastbarer Tumor.
- Das Karzinom des distalen Choledochus ist klinisch vom Pankreaskopfkarzinom kaum zu unterscheiden (s. S. 130).
- Hauptlokalisation des Hepatikuskarzinoms: Hepatikusgabel.
- Gallenblasenkarzinom: Zufallsbefund bei Cholezystektomie wegen Cholecystitis chronica oder Manifestation durch Verschlußikerus infolge Hilusinfiltration. Meistens inoperabel.
- In der Regel sehr langsam wachsend.

Untersuchungen

- Blutchemie: Stauungsikterus.
- Sono: Gallengänge erweitert? Lokalisation der Stenose? Extraluminale Ausdehnung? Metastasen?
- Cholangiographie, perkutan transhepatisch oder endoskopisch retrograd: Lokalisation der Stenose?
- CT oder MR: extraluminale Ausdehnung? Metastasen?

Differentialdiagnose

- Differentialdiagnose des Verschlußikterus: s. S. 117.

Sofortmaßnahme

- Bei Verschlußikterus: perkutane transhepatische Drainage des Gallengangsystems durch Vorschieben eines Katheters bis vor die Tumorstenose. Nicht ins Duodenum vorschieben, solange Ableitung nach außen (würde zur Cholangitis führen)!
- Später evtl. Ersatz der äußeren Schienung durch eine tumorüberbrückende Endoprothese.

Konservative Therapie

- Keine wirksame Chemotherapie bekannt, deshalb keine generelle Behandlungsindikation. Bei jüngeren symptomatischen Patienten mit Lebermetastasen Versuch mit 5-FU oder FAM.
- Keine Indikation zur konventionellen Röntgentherapie. Neue Strahlentechniken noch in Erprobung: Iridiumimplantate oder Pi-Mesonenbestrahlung.

Interventionelle Therapie

Bei Patienten mit einem inoperablen Karzinom sowie bei alten Patienten, bei denen aufgrund der Gesamtsituation die Beschränkung auf eine nicht operative Palliation am sinnvollsten ist:
- Perkutanes transhepatisches Einlegen einer Endoprothese in die Tumorstenose, distales Ende der Prothese in der Regel im Duodenum.

Operationsindikationen

- Jedes Gallengangkarzinom und Gallenblasenkarzinom, dessen Inoperabilität nicht gesichert ist.

Operative Technik

- Distales Choledochuskarzinom: Duodenopankreatektomie (s. S. 293) kurativ oder Hepatikojejunostomie (s. S. 285) palliativ.
- Karzinom im terminalen Ductus hepaticus communis oder proximalen Ductus choledochus (meistens klein, da frühzeitig Ikterus): Resektion (inkl. Cholezystektomie) und End-zu-End-Anastomose oder Resektion (inkl. Cholezystektomie) und Hepatikojejunostomie (s. S. 285).
- Hepatikusgabelkarzinom: Meistens nur palliative Gallenwegschienung (s. oben). In vereinzelten Fällen mit vorwiegend endoluminal wachsendem Karzinom soll die kurative Resektion (Lebertrisegmentresektion, s. S. 277), angestrebt werden.
- Intrahepatisches cholangioläres Karzinom: wie Leberzellkarzinom (s. S. 105).
- Gallenblasenkarzinom: Leberresektion (s. S. 277).

Prognose

- Schlecht, da meist keine kurative Operation möglich.
- 5-Jahres-Heilung unter 5%.

Allgemeines

- Verschlußikterus = mechanischer Ikterus = extrahepatischer Stauungsikterus = extrahepatische Cholostase.
- Verursacht durch Choledocholithiasis, entzündliche Papillenstenose, Tumoren der ableitenden Gallenwege, Papillenkarzinom, Pankreaskopfkarzinom, Kompression der ableitenden Gallenwege durch Tumoren von außen, Narbenstriktur (traumatisch oder iatrogen), chronische Pankreatitis u. a.
- Symptome: Schmerzlos einsetzender, langsam zunehmender Ikterus ist verdächtig auf Tumoren in den ableitenden Gallenwegen oder in ihrer Umgebung: Papille, Pankreaskopf, Hepatikusgabel (s. S. 115, 130).
- Intermittierender Stauungsikterus mit Koliken oder dumpfen Schmerzen sowie evtl. Fieber ist verdächtig auf eine Choledocholithiasis. Oft Gallensteinanamnese.
- Klinische Symptomatik: gelbe Verfärbung der Skleren sowie der Haut. Pruritus, bierbrauner Urin sowie acholischer Stuhl bei totalem Verschlußsyndrom.
- Die intrahepatische Cholostase (vor allem durch Medikamente bedingt) kann biochemisch von der extrahepatischen Cholostase nicht unterschieden werden!

Untersuchungen

- Transaminasen, alkalische Phosphatase, LAP: alkalische Phosphatase bei Stauung erhöht. Transaminasen und LAP im Frühstadium normal oder nur leicht erhöht.
- Bilirubin: Vermehrung des konjugierten, direkt nachweisbaren Bilirubins, fehlende Urobilinausscheidung im Urin.
- Sono: rasch, nicht invasiv, aussagekräftig. Kann den Durchmesser der Gallengänge und eventuelle Steine angeben.
- Cholangiographie: oral und i. v. bei Bilirubin > 50 µmol/l nicht möglich. Deshalb endoskopisch retrograd oder heute bevorzugterweise perkutan transhepatisch.
- Bei Tumorstenose: nach der perkutanen transhepatischen Darstellung Katheter zur perkutanen transhepatischen Gallendrainage liegenlassen (s. S. 115).
- Leberpunktion: nur zur Differenzierung: parenchymatöser Ikterus – intrahepatische Cholostase.
- CT: Lokalisation? Ausdehnung? Metastasen?

Differentialdiagnose

Extrahepatischer (mechanischer) Verschlußikterus:
- Choledocholithiasis (häufigste Ursache, s. S. 111).
- Papillenstenose (echte Papillitis stenosans selten).
- Papillenkarzinom (s. S. 130).
- Pankreaskopfkarzinom (s. S. 130).
- Gallengangkarzinom (s. S. 115).
- Pankreaspseudozyste (s. S. 127).
- Pancreatitis chronica (s. S. 125) (selten).
- Narbenstriktur.
- Primär sklerosierende Cholangitis (sehr selten). Morbus Crohn?
- Choledochozele (sehr selten).
- Kompression von außen, insbesondere durch Metastasen.
- Echinokokkus (s. S. 101) (selten).

Intrahepatische Cholostase:
- Chronische Cholangitis (biochemisch: Stauungsikterus).
- Medikamentöse Cholostase (Chlorpromazin, Azathioprin) (biochemisch: Stauungsikterus).

Hepatozellulärer Ikterus:
- Hepatitis (Transaminasen erhöht).
- Leberzirrhose (Cholinesterase erniedrigt).
- Icterus juvenilis Meulengracht.

Prähepatischer Ikterus:
- Vermehrte Hämolyse, insbesondere nach massiven Transfusionen und Hämatomen (alkalische Phosphatase normal, LDH und indirektes Bilirubin erhöht).
- Hämolytische Anämie.

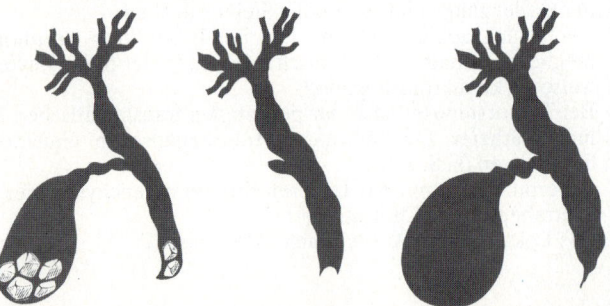

Cholezysto- und Chole-   Papillenstein nach   Pankreaskopfkarzinom
docholithiasis   Cholezystektomie

Abb. 33   Cholangiogramm der häufigsten Ursachen des Verschlußikterus

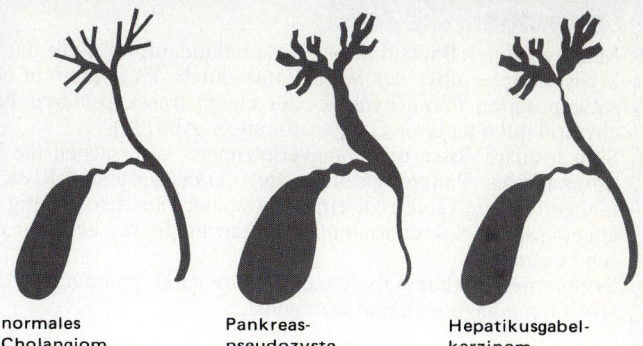

normales
Cholangiom

Pankreas-
pseudozyste

Hepatikusgabel-
karzinom

Abb. 34 Normales Cholangiogramm und seltene Ursachen des Verschlußikterus

Operationsindikation

- Jeder Verschlußikterus, mit Ausnahme des endoskopisch sanierba-
  ren Steinverschlusses (s. S. 116).

Operative Technik

- Choledocholithiasis bei vorhandener Gallenblase und bei operablem Patienten: Cholezystektomie, Choledochotomie und Steinextraktion (s. S. 279, 281). Keine endoskopische Papillotomie!
- Choledocholithiasis nach Cholezystektomie und Versagen der
  endoskopischen Extraktion: Choledochotomie (s. S. 281), wenn
  nötig kombiniert mit Papillotomie (s. S. 283).
- Gallengangkarzinom: s. S. 115. Bei inoperablen Tumoren perkutane Schienung der Stenose.
- Papillen- und Pankreaskopfkarzinom: s. S. 130. Duodenopankreatektomie (s. S. 293) anstreben. Wenn Ikterus länger besteht als 14
  Tage und fermentchemisch Zeichen der Leberschädigung nachweisbar sind: perkutane transhepatische Drainage als Operationsvorbereitung. Keine bilidigestiven Anastomosen anlegen, welche
  die spätere Radikaloperation erschweren!
- Narbenstriktur: Hepatikojejunostomie (s. S. 285).
- Primär sklerosierende Cholangitis: Langzeitschienung oder Lebertransplantation.
- Papillitis stenosans: Papillotomie und Papillenplastik (s. S. 283).

119

Allgemeines

- Meist stumpfes Bauchtrauma. Bei Lenkradaufprall reißt das Pankreas oft quer über der Wirbelsäule durch. Es kommt zu einem subkapsulären Parenchymriß oder einem transkapsulären Parenchymriß mit oder ohne Gangeröffnung (s. Abb. 35).
- Subkapsuläre Risse mit Gangverletzungen verursachen die posttraumatische Pankreaspseudozyste. Transkapsuläre Risse mit Gangeröffnung führen zu einer extrapankreatischen, häufig auch abgekapselten Sekretansammlung, manchmal aber auch zur diffusen Peritonitis.
- Symptome: unklare Oberbauchsymptomatik, präoperative klinische Organdiagnose kaum je möglich.

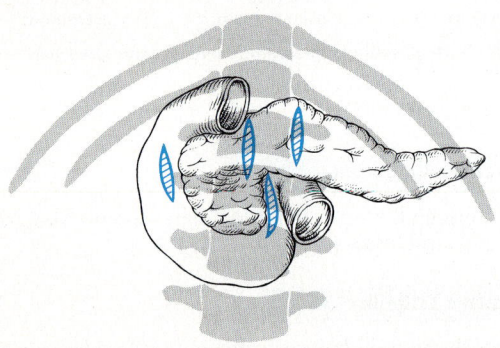

Abb. 35 Typische Lokalisationen der traumatischen Pankreas- und Duodenalrupturen

Untersuchungen

- Rö.: Abdomen leer: keine freie Luft!
- Leukozyten: rascher Anstieg.
- Serum- und Urinamylase: in den ersten 24 Std. selten erhöht, Ansteigen nach einem freien Intervall.
- Peritoneallavage (s. S. 97): Amylase? Blut?
- Sono: peri-/intrapankreatisches Hämatom?
- Endoskopische retrograde Pankreatographie: Gangverletzung?

Differentialdiagnose

- Darmrupturen (s. S. 140): oft freie Luft subphrenisch.
- Mesenterialabriß oder Blutung ins Mesenterium (s. S. 141).
- Milz- oder Leberruptur: positive Peritonealspülung (s. S. 97, 134).
- Zwerchfellruptur: Thoraxaufnahme zeigt „scheinbaren" Zwerchfellhochstand.

- Jede andere intraperitoneale Oberbauchläsion.
- Thoraxverletzungen (s. S. 40).

Konservative Therapie

Nur beim Fehlen von peritonitischen Zeichen und Fehlen eines Schocks:
- Magensonde.
- Infusionen.
- Strenge Überwachung des Abdominalbefundes, des Allgemeinzustands.
- Regelmäßige Kontrolle der Leukozyten sowie der Serum- und Urinamylase.
- Cave Morphinpräparate bei Schmerzen! Führen zu Papillenspasmus. Besser: Procain 2 g tägl. per infusionem.

Operationsindikationen

- Gesicherte Gangverletzung.
- Zunehmender Peritonismus, zunehmender Lokalbefund.
- Blutung.
- Pseudozyste.

Operative Technik

- Pankreasrevision: S. S. 287.
- Transkapsulärer Pankreasriß im Schwanzbereich oder Korpusbereich: distale Resektion des Pankreas (s. S. 291).
- Transkapsulärer Pankreasriß im proximalen Korpus oder im Kopf: Blindverschluß des proximalen Stumpfs, Drainage des distalen Stumpfs mit einer ausgeschalteten Dünndarmschlinge (s. S. 287).
- Posttraumatische Pankreaspseudozyste: Drainage mit einer ausgeschalteten Dünndarmschlinge (s. S. 289).

Prognose

- Bei der subkapsulären Pankreasverletzung kommt es in einem hohen Prozentsatz zur Ausbildung von Pankreaspseudozysten, welche später drainiert werden müssen.
- Nach primärer Versorgung der Pankreasverletzung oder nach Drainage einer Pankreaspseudozyste keine bleibenden Nachteile, sofern nicht das ganze Pankreas entfernt werden mußte.

Pancreatitis acuta

Allgemeines

- Akute diffuse, seltener herdförmige interstitielle Entzündung des Pankreas. Alle Übergangsformen von der einfachen serösen Form bis zur hämorrhagischen Pankreasnekrose möglich.
- Einmaliger Schub oder akut-rezidivierend.
- Wichtigste pathogenetische Faktoren: Gallensteine (in 60%), gefolgt von Alkohol. Seltener Trauma und Medikamente (Asparaginase, Tetrazykline, Chlorothiazid, u. a.). In 20% idiopathisch.
- Prognostisch zu trennen vom akuten Schub einer chronischen Pankreatitis. Unterscheidung klinisch aber im frühen Krankheitsstadium nicht immer möglich.
- Symptome: Schmerzen im mittleren Oberbauch, Fieber, roter Kopf, Tachykardie, Übelkeit.
- Hämorrhagisch-nekrotisierende Pankreatitis als schwerste Form, mit einer Letalität bis 90% ohne konsequente Therapie. Andauung und hämorrhagische Nekrose insbesondere auch des peripankreatischen Fettgewebes und des retroperitonealen Fettgewebes beiderseits lumbal, fleckförmige Fettgewebenekrosen im Mesenterium und Omentum, Gefäßthrombosen. Progredienter Schock mit Herz-Kreislauf-Insuffizienz, Ateminsuffizienz, Anurie und Leberinsuffizienz.

Untersuchungen

- Serum- und Urinamylase: erhöht (erniedrigt bei Totalnekrose).
- Serumkalzium: bei schweren Fällen herabgesetzt.
- Blutzucker, Urinzucker: Hyperglykämie bei schweren Formen.
- Na, K, Cl, Bikarbonat im Serum.
- Bilirubin im Serum: evtl. erhöht.
- Leukozyten: typischerweise Leukozytose (oft 20000).
- Hämatokrit: hoch wegen Plasmaverlust!
- Rö.: Abdomen leer im Stehen: hoher Subileus? Verkalkungen? (Verkalkungen pathognomonisch für chron. Pankreatitis!)
- Rö.: Thorax. Achte auf Befunde links basal: Pleuraerguß? Pneumonie? Atelektase?
- Sono: beste Methode zur initialen lokalen Abklärung und zur initialen Verlaufskontrolle: Pankreas vergrößert, aufgelockert? Flüssigkeit in der Bursa omentalis? Aszites? Gallensteine? Gallenwege gestaut?
- CT: beste Methode zur späteren Verlaufskontrolle. Bei ungeklärtem Rückfall, ungeklärtem Fieber: Abszeß in der Pankreasloge? Abszeß retroperitoneal?

Differentialdiagnose

- Rezidivierende Pancreatitis chronica (s. S. 125).
- Cholecystitis acuta (s. S. 112). Gallenblasenperforation.
- Choledocholithiasis (s. S. 111).
- Ulcus perforans (s. S. 89).
- Darmperforation.
- Ösophagusspontanruptur (s. S. 65).
- Akute Gastroenteritis.
- Mesenterialinfarkt (s. S. 144).
- Weitere Diff.-Diagnose: s. S. 78.

Konservative Therapie

- Magensonde, Magen ruhigstellen durch Absaugen.
- Nahrungskarenz, parenterale Ernährung.
- Volumenersatz: Albumin oder Plasma.
- Infusionen, Elektrolytkorrektur (s. S. 386).
- Azidose korrigieren, sofern vorhanden.
- Bei Hypokalzämie Calcium gluconicum 10% 10 ml mehrmals i. v.
- Evtl. Kortikosteroide: 4 × 100 mg Prednisolon i. v.
- Evtl. Diuretika: Lasix 250 mg i. v.
- Procain 2 g per infusionem tägl.
- Novalgin oder Baralgin: 5 ml (2,5 g) i. v. bei Schmerzen.
- Opiate kontraindiziert!
- Antibiotikum bei schweren Fällen (s. S. 370).
- Schwere Fälle gehören auf eine Intensivpflegestation.
- Peritoneallavage verlassen, da unwirksam.
- Die hämorrhagisch-nekrotisierende Pankreatitis gehört in jedem Fall auf die Intensivstation. Nach Bedarf Kreislaufunterstützung, Beatmung, Hämofiltration (s. Checkliste Chirurgische Intensivtherapie).

Operationsindikationen

- Nachgewiese Cholelithiasis oder Cholangiolithiasis: Indikation zur Cholezystektomie und Gallengangsrevision, als Frühoperation, sobald die akuten Zeichen (Fieber, Druckdolenz, Amylaseanstieg) verschwunden sind, in der Regel nach 2−4 Tagen.
- Bei hämorrhagisch-nekrotisierender Pankreatitis: Zunahme der Symptome trotz voller konservativer Therapie, insbesondere Auftreten von Zeichen der respiratorischen, kardialen oder renalen Insuffizienz, oder Schock, oder Sepsis.

Pancreatitis acuta

- Wenn im akuten Stadium operiert wurde: Indikation zur geplanten operativen Revision in Abständen von ungefähr 2 Tagen, bis die sichtbaren Nekrosen abgestoßen und entfernt sind. Prinzip der Wahl des Zeitpunkts der Reintervention: bevor sich klinisch wieder das Vollbild der Pankreatitis und ihrer Auswirkungen auf den Gesamtorganismus entwickelt hat.
- Im subakuten Stadium: Auftreten von Fieber, Sepsis und/oder Nachweis von Nekrosehöhlen im Computertomogramm.

Operative Technik

- Cholezystektomie und Gallenwegsrevision bei lithogener seröser Pankreatitis: s. S. 279, 281.
  Hämorrhagisch-nekrotisierende Pankreatitis: Bester Zugang: querer Oberbauchschnitt.
- Pankreasrevision: weites Freilegen der Pankreasloge mit Durchtrennung des Lig. gastrocolicum. Digitales Ausräumen von demarkiertem nekrotischem Gewebe peripankreatisch, im Pankreas und in den retroperitonealen Nekrosestraßen. Cholezystektomie und T-Drainage. Ausgiebige Drainagen mit Saugspüldrainage. Keine Resektionen! Keine forcierte Ausräumung von nicht demarkierten Nekrosen! Schonendes Vorgehen, Blutungen vermeiden!
- Provisorischer Bauchdeckenverschluß mit Reißverschluß oder einfache Tamponade mit Abdrängung des Magens unter den oberen Bauchdeckenrand, des Kolons unter den unteren Rand.
- Geplante Wiederholung der Revisionen in zirka zweitägigen Abständen, bevor die infizierten Nekrosen zur Verschlechterung des Zustands und/oder Sepsis führen.

Prognose

- Die lithogene seröse Pankreatitis hat eine gute Prognose, sofern das Gallensteinleiden saniert wird.
- Die hämorrhagisch-nekrotisierende Form hat mit voller konservativer Intensivtherapie eine hohe Letalität (60–90%). In Kombination mit der beschriebenen operativen Behandlung kann die Letalität auf 20–30% gesenkt werden.

Allgemeines

- Die chronische Pankreatitis ist ein von der akuten Pankreatitis (s. S. 122) streng zu trennendes Krankheitsbild, obwohl die Differenzierung im Frühstadium problematisch und häufig nicht möglich ist. Progredientes, zur Organinsuffizienz führendes, zirrhoseähnliches Leiden.
- Wichtigster pathogenetischer Faktor: Äthylismus. Kritische Menge: 60–70 ml Alkohol/d.
- Seltener familiär, durch Mukoviszidose, oder distal einer Gangstenose (reversibel!). In 20% idiopathisch.
- Symptome: rezidivierende Schmerzen im Epigastrium, häufig in den Rücken ausstrahlend. Postprandiale Schmerzen, Übelkeit, Erbrechen. Im Spätverlauf Diarrhö, Steatorrhö, Diabetes, Kachexie.

Untersuchungen

- Stuhlanalyse: Trypsin und Chymotrypsin erniedrigt. Neutralfett erhöht.
- Glukosetoleranztest: diabetische Belastungskurve.
- Cholangiogramm: Steine sprechen gegen chronische und für akute rezidivierende Pankreatitis.
- Amylase und Lipase im Serum: erhöht im akuten Schub.
- Pankreozymin-Sekretin-Test: pathologisch.
- Rö.: Abdomen a.-p., Boxer, Fechter: Pankreasverkalkungen.
- Sono: dilatierter Ductus pancreaticus, inhomogenes Parenchym, Verkalkungen.
- ERCP: Gangdeformationen, Stenosen, Steine.

Differentialdiagnose

- Akute rezidivierende Pankreatitis (s. S. 122).
- Pankreaskarzinom (s. S. 130).
- Angina abdominalis (s. S. 146).

Konservative Therapie

- Alkoholabstinenz.
- Eiweißreiche, fettarme, vitaminreiche Kost.
- Fermentsubstitution (3 × 2 Kapseln eines Pankreasfermentpräparats pro Hauptmahlzeit: Cotazym forte, Creon Pankrotanon, Pantozym, Pankreon forte).
- Schmerzbehandlung.
- Diabetesbehandlung, wenn nötig.
- Akuter Schub: Behandlung ähnlich wie Pancreatitis acuta (s. S. 122).

Operationsindikationen

- Komplikationen: Pseudozyste, Milzvenenthrombose, Cholostase, Duodenalstenose, Ulkusblutung, pankreatogener Aszites.
- Therapieresistente Schmerzen trotz Alkoholabstinenz.
- Verdacht auf Karzinom. Verlauf in Einzelfällen ähnlich, klinische Differenzierung dabei sehr schwierig.

Operative Technik

- Pseudozyste: Anastomose des breit eröffneten Gangsystems mitsamt einer breiten Verbindung zur Pseudozyste mit Jejunum (s. S. 289).
- Milzvenenthrombose: Splenektomie (s. S. 300).
- Cholostase: bilidigestive Anastomose (s. S. 285).
- Duodenalstenose: Lösen der Verwachsungen oder Gastroenterostomie und Vagotomie (s. S. 259, 272).
- Ulkusblutung: Vagotomie, Antrektomie und Y-Roux-Rekonstruktion (s. S. 257, 262, 264).
- Pankreatogener Aszites: Drainage der Pankreasfistel (s. S. 289).
- Therapieresistente Schmerzen: breite Eröffnung des Pankreasganges und Anastomose mit ausgeschalteter Dünndarmschlinge (Y-Schlinge), evtl. kombiniert mit zöliakaler Ganglionektomie (s. S. 296). Wichtig ist, daß das Gangsystem auf der ganzen Länge eröffnet wird, mit Anschrägen der Inzisionsränder, Ausräumen aller Steine im Hauptgang und Schaffen von breiten Verbindungen zu dilatierten Nebengängen und Pseudozysten. Bei stark geschrumpftem Pankreasschwanz, der für die Anastomose nicht genügend Platz bietet, Pankreasschwanzresektion.
- Keine totale Pankreatektomie! Der pankreatoprive Diabetes hat eine hohe Letalität im Spätverlauf.

Prognose

- Das Leiden ist progredient und führt auch mit Behandlung und trotz Beheben von Komplikationen zur globalen Pankreasinsuffizienz.
- Im Endstadium der schweren Pankreasinsuffizienz („ausgebranntes" Pankreas) spontanes Verschwinden der Schmerzen.

Allgemeines

- Höhlenbildung intra- oder peripankreatisch, durch tryptischen Gewebezerfall und/oder Sekretaustritt aus eröffneten Gängen, nicht von Epithel ausgekleidet.
- Folge einer akuten Pankreatitis (s. S. 122), einer chronischen Pankreatitis (s. S. 125) oder seltener eines Pankreastraumas (s. S. 120).
- Symptome: Schmerzen im Oberbauch (80%), erhöhte Serumamylase (60%), Gewichtsverlust (33%).
- Tendenz zur Größenzunahme infolge osmotischer Wirkung der Gewebezerfallsprodukte und/oder fortwährendem Sekretaustritt, mit Ausbildung einer fibrösen Wand infolge Umgebungskompression.
- Intrapankreatische Pseudozyste. Wand besteht aus fibrosiertem Pankreasgewebe. Extrapankreatische Pseudozyste: Wand gebildet durch Pankreasoberfläche, Magenhinterwand und andere Organe; seltenerweise Ausdehnung bis in den Thorax (s. S. 56). Differenzierung wichtig für die Therapie.
- Begriff „Pseudozyste" fälschlicherweise auch verwendet für frische Sekretansammlungen und frische Einschmelzungen („unreife Pseudozyste"), die eventuell noch spontan ausheilen können.
- Auch verwendet für Duktektasien bei chronischer Pankreatitis, da diese mit den üblichen Untersuchungsmethoden nicht immer abgegrenzt werden können.
- Komplikationen: Stauungsikterus durch Kompression des D. choledochus. Magen-Darm-Blutung infolge Durchbruch in den Magen. Milzvenenthrombose. Pankreatogener Aszites.

Untersuchungen

- Palpation: Resistenz im Pankreasbereich?
- Blutchemie: leichte Hyperamylasämie.
- Sono: bester Suchtest. Größe des Hohlraums, Lokalisation? Evtl. kombiniert mit Feinnadelpunktion zur Sekretentnahme.
- CT oder MR: leistungsfähigste Methode zur Erfassung der genauen Morphologie und zur Abgrenzung von Pankreaszystadenom (s. S. 129).
- ERCP: zur Operationsplanung. Anschluß der Pseudozyste an das Gangsystem? Pankreasfistel? Wenn bei ERCP kommunizierende Höhle nachgewiesen: Operation innerhalb von 24 Stunden!

Differentialdiagnose

- Frische Einschmelzung (unreife Pseudozyste) oder Pankreasabszeß bei akuter (nekrotisierender) Pankreatitis (s. S. 122).
- Pankreaszystadenom (schleimbildendes Zystadenom). In über 60% maligne (Zystadenokarzinom, s. S. 129).
- Pankreaskarzinom mit zentraler Einschmelzung (selten).
- Chronische Pankreatitis mit Duktektasien (s. S. 125).

Konservative Therapie

- Bei ausgebildeter Pseudozyste mit fibröser Wand aussichtslos.

Operationsindikation

- Jede nachgewiesene Pseudozyste, mit Ausnahme von kleinen, stationären und klinisch stummen Zufallsbefunden.

Operative Technik

- Intrapankreatische Pseudozyste: innere Drainage durch Anastomosierung der eröffneten Pseudozyste mit einer Roux-Y-Schlinge (s. S. 289).
- In günstigen Ausnahmefällen distale Pankreasresektion bei Pseudozyste im Pankreasschwanz (s. S. 291).
- Zusatzeingriffe je nach Befund und Grundleiden; insbesondere bei chronischer Pankreatitis Drainage der Pseudozyste mitsamt dem breiteröffneten Gangsystem.
- Extrapankreatische Pseudozyste: Drainage der Fistel im Pankreasparenchym mit einer Roux-Y-Schlinge nach innen und Drainage der so von der Zufuhr abgeschnittenen extrapankreatischen Höhle mit Saug-Spül-Drainage oder Rundgummidrain (s. S. 289) nach außen.

Prognose

- Bei korrekter Dekompression und Drainage heilt jede Pseudozyste aus.
- Langzeitprognose vom Grundleiden abhängig.

Allgemeines

- Zystische Pankreastumoren sind sehr selten. Es muß aber immer an sie gedacht werden, wenn ein zystisches Gebilde im Pankreas festgestellt wird, der Patient jedoch anamnestisch kein Ereignis aufweist, das zu einer Pseudozyste hätte führen können (akute Pankreatitis, chronische Pankreatitis, Pankreastrauma).
- Mikrozystisches Adenom = seröses Zystadenom = glykogenreiches Adenom: sehr selten, bei älteren Menschen, benigne, glatt begrenzt. Makroskopisch eher solide imponierend, kleinzystische Schnittfläche.
- Muzinöses Zystadenom: runder, zystischer Tumor, lokulär oder multilokulär, Wanddicke wenige Millimeter, Inhalt schleimig. Histologisch von schleimproduzierendem Epithel ausgekleidet. Symptome: durch Verdrängung der Umgebung. $\frac{1}{3}$ benigne, mit fließendem Übergang in das Zystadenokarzinom, gleicher makroskopischer Aspekt, mit den benignen Formen zusammen 1–2% aller Pankreasgeschwülste. Spät metastasierend.

Untersuchungen

- Palpation: evtl. kugelige Resistenz im Pankreasbereich.
- Sono: zystische Natur und Wanddicke gut feststellbar. Sonogesteuerte Punktion zur Feststellung des Inhalts.
- CT: genaue Form, Größe und Lokalisation.

Differentialdiagnose

- Pankreaspseudozyste (für das muzinöse Zystadenom und Zystadenokarzinom).
- Pankreaskarzinom (für das mikrozystische Adenom).

Operationsindikation

- Immer gegeben, da die Malignität nur histologisch ausgeschlossen werden kann.

Operative Technik

- Exstirpation in toto, daher je nach Lage distale Pankreasresektion (s. S. 291) oder Duodenopankreatektomie (s. S. 293).

Pankreaskarzinom

Allgemeines

- Verantwortlich für 5% aller Malignom-Todesfälle. Zunehmend! 6 bis 8 Fälle/100000 Einw./Jahr. Männer doppelt so häufig wie Frauen.
- Das erste Symptom des Kopf- und insbesondere des Papillenkarzinoms ist meistens der schmerzlose, progrediente Ikterus. Große, indolente Gallenblase (Courvoisier-Zeichen). Typische Differentialdiagnose des Verschlußikterus (s. S. 117).
- Das Karzinom in Korpus und Kauda hingegen manifestiert sich nur durch uncharakteristische, evtl. in den Rücken ausstrahlende Schmerzen, und es kann nur durch frühzeitige und aggressive Abklärung im noch operablen Zustand erfaßt werden.
- Sehr selten Manifestation als rezidivierende Pankreatitis, evtl. mit Pseudozystenbildung.

Untersuchungen

- Tumormarker im Blut: CEA, CA 19-9.
- CT oder MR: leistungsfähigste Pankreasuntersuchung!
- Sono: umschriebene Vergrößerung?
- Evtl. ultraschallgesteuerte Feinnadelpunkton von verdächtigen Stellen.
- Perkutane transhepatische Cholangiographie bei Ikterus.
- Endoskopische retrograde Cholangiopankreatikographie: beste Methode für papillennahes Karzinom. Biopsie von Papillentumor möglich. Zeigt Verschlüsse und Stenosen des Gangsystems.
- Arteriographie (Zöliakographie, Mesenterikographie): pathologische Gefäße, Gefäßverlagerungen. Wenig sensitiv!

Differentialdiagnose

- Chronische Pankreatitis (s. S. 125).
- Pseudozyste nach Pankreatitis oder Trauma (s. S. 127).
- Inselzelltumor (s. S. 132).
- Pankreas-Zystadenom. In über 60% maligne = Zystadenokarzinom. Schleimhaltig (s. S. 129).
- Mikrozystisches Adenom. Erscheint kompakt, da Zysten nur wenige Millimeter groß. Durchwegs benigne.

Konservative Therapie

- Nur palliativ, wenig wirksam.
- Chemotherapie: keine empfehlenswerte Standardtherapie.
- Strahlentherapie: perkutane Hochvolttherapie, als Palliativmaßnahme bei inoperablen Tumoren. Neue Strahlenmodalitäten (Pi-Mesonen): Resultatverbesserung durch Metastasierung limitiert.

Operationsindikation

- Jeder begründete Verdacht auf Pankreaskarzinom.

Operative Technik

- Operables Kopfkarzinom, Papillenkarzinom, peripapilläres Karzinom: Duodenopankreatektomie (s. S. 293). Bei lange bestehendem Ikterus mit Leberzellschädigung zuerst perkutane transhepatische Drainage, wenn möglich innere Schienung mit Ableitung ins Duodenum. Radikaloperation nach Normalisierung der Leberfunktion.
- Inoperables Kopfkarzinom oder Papillenkarzinom: bei allgemeiner Inoperabilität perkutane transhepatische innere Schienung und Drainage. Bei Patienten in gutem Allgemeinzustand bilidigestive Anastomose (s. S. 285), meistens zu kombinieren mit Gastroenterostomie (s. S. 272).
- Operables Korpus- oder Kaudakarzinom: distale Pankreasresektion (s. S. 291) oder totale Duodenopankreatektomie.
- Inoperables Korpus- oder Kaudakarzinom: evtl. zöliakale Ganglionektomie (s. S. 296) zur Schmerzausschaltung.

Prognose

- 5-Jahres-Überleben aller Patienten (unabhängig vom Behandlungsmodus) unter 5%.
- Medianes Überleben der operierten Patienten ungefähr 1 Jahr.
- Günstigste Prognose bei Papillenkarzinom und peripapillärem Karzinom: 5-Jahres-Überleben nach Radikaloperation 20–30%.

Allgemeines

- Tumoren des APUD-Systems. Die entsprechenden hormonproduzierenden Zellen sind Bestandteil der normalen Pankreasinsel, mit Ausnahme der G-Zellen, welche physiologischerweise nur im Magenantrum gefunden werden.
- Pankreasinselzelltumoren sind häufig endokrin aktiv: Produktion (isoliert oder kombiniert) von Insulin, Glukagon, Gastrin, Vasoactive intestinal polypeptide (VIP), Human pancreatic polypeptide (HPP), Somatostatin, ACTH, Serotonin.
- Solitäre oder seltener multiple Tumoren. Sehr selten diffuse Inselhyperplasie.
- Meistens im Pankreas, selten extrapankreatisch (Duodenalwand u. a.).
- Dignität: ⅓ maligne, mit hormonproduzierenden Metastasen. Die Gastrinome sind in 60% maligne. In über der Hälfte dieser Fälle liegen bereits bei der Diagnosestellung Metastasen vor.

Untersuchungen

- Nachweis der Sekundärfolgen der erhöhten Hormonproduktion: provozierte Hypoglykämie bei Insulinom; hohe Magenbasalsekretion mit Hyperchlorhydrie, welche sich mit Pentagastrin praktisch nicht mehr verstärken läßt, bei Gastrinom.
- Direkte Hormonbestimmung im Serum mit Radioimmunassay. Evtl. nach Provokation.

Lokalisation des Tumors:
- Sono: unzuverlässig (kleine Tumoren).
- CT: häufig negativ (kleine Tumoren, gleiche Dichte wie Pankreas).
- Endoskopische Pankreatographie: meistens negativ!
- Arteriographie (superselektiv): gelegentlich positiv, mit Tumoranfärbung und Darstellung der Gefäßanatomie.
- Perkutane transhepatische Pfortaderkatheterisierung und selektive, etagengetrennte Venenblutentnahme aus den Pfortaderzuflüssen mit quantitativer Hormonanalyse: aufwendig, aber mit Abstand zuverlässigste Methode.

Differentialdiagnose

- Organischer Hyperinsulinismus = Insulinom: hypoglykämische Anfälle mit Bewußtseinsverlust. Häufig lange Zeit als epileptiforme oder kreislaufbedingte Anfälle mißgedeutet.
- Zollinger-Ellison-Syndrom = Gastrinom: schwer behandelbare Magen-Duodenal-Ulzera, Ulkusrezidive trotz adäquater Ulkusoperation, Ulzera oft an ungewöhnlicher Stelle (Pars II und Pars III des Duodenums), häufig wässerige Durchfälle.

- Verner-Morrison-Syndrom = Vipom: therapieresistente wässerige Durchfälle (pankreatogene Cholera), Hypokaliämie, Hypo- bis Achlorhydrie.
- Glukagonomsyndrom = Glukagonom: Diabetes mellitus, Dermatose (nekrolytisches Ekzem).
- Pankreaskarzinom (s. S. 130).
- Paraneoplastisches Syndrom, z. B. bei Bronchuskarzinom.

Konservative Therapie

- Bei inoperablen oder metastasierenden malignen Tumoren: Streptozotozin $0,5 \, g/m^2$, einmal pro Woche. Bei guter Verträglichkeit Steigerung bis $1 \, g/m^2$, zweimal wöchentlich, Totaldosis 12 g.
- Bei Zollinger-Ellison-Syndrom Behandlung mit H_2-Blocker (Ranitidin) oder Antra zur Überbrückung bis zur Operation oder bei hormonproduzierenden Metastasen nach Operation.

Operationsindikation

- Jeder Inselzelltumor.

Operative Technik

- Intraoperative Sonographie bei jeder Operation!
- Umschriebenes, gut lokalisiertes, gut abgegrenztes und eher oberflächlich liegendes Adenom: Enukleation.
- Große oder maligne oder multiple Tumoren: Pankreasteilresektion, je nach Lage Duodenopankreatektomie (s. S. 293) oder distale Pankreasresektion (s. S. 291). Totale Pankreatektomie nur ausnahmsweise!
- Maligner Tumor mit Metastasen: Primärtumor trotzdem exstirpieren. Beeinflußt die Krankheit günstig.
- Evtl. palliative Metastasenexstirpation.
- Die totale Gastrektomie als Behandlungsmethode des Zollinger-Ellison-Syndroms ist überholt, seit der Magen bei hormonproduzierenden Gastrinommetastasen mit H_2-Blockern zuverlässig geschützt werden kann!

Prognose

- Patienten mit einem benignen Inselzelltumor sind nach der Tumorexstirpation geheilt.
- Bei metastasierendem malignem Inselzelltumor kann die Kombination von Operation des Primärtumors (und evtl. der Metastasen) mit Chemotherapie zu sehr langen symptomfreien Intervallen führen.

Allgemeines

- Traumatische Milzruptur meistens durch stumpfes Oberbauchtrauma. Häufigste intraabdominale Organverletzung! In Friedenszeiten selten Verletzung durch Schuß oder Stich. Bei stumpfen Traumen finden sich oft gleichzeitig linksseitige Rippenfrakturen.
- Die Milz kann infolge Trauma auch zweizeitig rupturieren, d. h., es bildet sich zuerst ein subkapsulärer Milzriß und ein Hämatom unter der Kapsel, das Tage oder Wochen nach dem Trauma in die freie Bauchhöhle rupturiert.
- Spontane Milzruptur bei Splenomegalie: Leukämien, Morbus Pfeiffer, Malaria, Morbus Gaucher, Typhus, selten bei Gravidität. Spontanruptur = Ruptur durch inadäquates Trauma.
- Symptome der Ruptur: peritoneale Abwehrspannung wegen Blut im Abdomen. Zeichen der Hypovolämie (Hypotonie, Tachykardie). Schmerzen in der linken Skapula.

Untersuchungen

- Rö.: Abdomen leer im Stehen: keine freie Luft wie bei der Darmperforation. Rippenfrakturen li.? Zwerchfellhochstand?
- Kontrolle von arteriellem Blutdruck und Zentralvenendruck.
- Leukozyten: Anstieg innerhalb von Stunden bis auf Werte von 20 000−30 000.
- Peritoneallavage (s. S. 97). Nichtgeronnenes Blut, auch in geringen Mengen, beweist intraabdominale Blutung.
- Sono: frei Flüssigkeit in abdomine? Milzkontur verändert? Milzriß erkennbar?

Operationsindikation

- Jede Milzruptur!

Operative Technik

- Splenektomie (s. S. 300) bei Spontanruptur sowie nicht reparierbarer traumatischer Ruptur.
- Blutstillung mit Erhaltung der Milz (s. S. 297, 298) bei traumatischer Ruptur wenn immer möglich.

Prognose

- Der Milzverlust bewirkt ein ganz geringgradig erhöhtes Thromboserisiko und ein eindeutiges Risiko (< 0,5−2,5% bei sonst gesunden Kindern und Erwachsenen) der Erkrankung an einer foudroyanten, oft letalen Pneumokokkensepsis (oder andere bekapselte Bakterien). Splenektomierte Patienten daher gegen Pneumokokken impfen (Pneumovac)!

Allgemeines

- Größenzunahme der Milz infolge diffuser Erkrankung (Überaktivität = primäre Hypersplenie, Stauung, Infektion, Speicherkrankheit u. a.) oder (seltener) durch umschriebenen Prozeß (Zyste, posttraumatische Zyste, Tumor u. a.).
- Die diffus vergrößerte Milz kann mit dem Hyperspleniesyndrom einhergehen (Reduktion der zirkulierenden Erythrozyten, Leukozyten oder Thrombozyten, separat oder in Kombination).
- Der Schweregrad der Hypersplenie steht in keinem direkten Zusammenhang mit der Milzgröße.

Untersuchungen

- Klinische Untersuchung (s. S. 10).
- Hämatologische Abklärung: Hypersplenie?
- Leberabklärung: Zirrhose?
- Sono: schnellste und häufig ausreichende Methode zur Bestimmung von Milzgröße, Milzkontur und eventueller perilienaler Flüssigkeit.
- Angiographie: Splenoportographie (meistens indirekt) bei Verdacht auf Milzvenenthrombose.
- CT: Größe, Kontur. Tumor? Zyste? Gefäße und Lymphknoten im Milzhilus. Milzvene offen?

Differentialdiagnose

- Systemische Infektion: Sepsis, Miliartuberkulose, Mononucleosis infectiosa, Malaria u. a.
- Milzabszeß (Rarität).
- Rechtskardiale Stauungsmilz.
- Portale Stauungsmilz.
- Milzvenenthrombose (s. S. 137).
- Kongenitale hämolytische Anämie.
- Erworbene hämatologische Störungen: autoimmune hämolytische Anämie, erworbene Leukopenie, idiopathische thrombozytopenische Purpura, thrombotisch-thrombozytopenische Purpura.
- Speicherkrankheiten: Morbus Gaucher, Amyloidose u. a. (selten).
- Lymphoma malignum (Hodgkin oder Non-Hodgkin).
- Leukämie, insbesondere CML und Hair-cell-Leukämie.
- Polycythaemia vera.
- Hämangiom der Milz.
- Hamartom (Splenom), stumm oder periphere Panzytopenie.
- Milzzyste, insbesondere posttraumatische Zyste.
- Echinococcus cysticus.

Operationsindikationen

- Hypersplenie.
- Milzvenenthrombose (s. S. 137).
- Splenomegalie mit Beschwerden und Verdrängungserscheinungen.
- Lymphoma malignum.
- Leukämie (gewisse Fälle).
- Milzzyste von störender Größe oder unklarer Dignität.
- Echinococcus cysticus.
- Hämangiom.

Operative Technik

- Splenektomie (s. S. 300) bei diffusen Erkrankungen.
- Milzresektion (s. S. 298) bei umschriebenen Prozessen.

Prognose

- Im Prinzip abhängig vom Grundleiden.
- Nach Splenektomie ganz geringgradig erhöhtes Thromboserisiko und eindeutiges Risiko der Erkrankung an einer foudroyanten, oft letalen Pneumokokkensepsis (oder andere bekapselte Bakterien). Deshalb Pneumokokkenimpfung vor der Splenektomie.
- Patienten nach Milzresektion geheilt und keinem besonderen Risiko ausgesetzt.

Allgemeines

- Hochdruck (> 15 cm H_2O = 1,47 kPa) im Pfortadergebiet infolge Abflußstörung (Abb. 36). Er führt zu Umgehungskreisläufen, insbesondere über Ösophagusvenen → Ösophagusvarizen (Abb. 37).
- Ösophagusvarizen als Ausgangspunkt der wichtigsten und schwersten Komplikationen (s. Abb. 37). Ruptur durch den hohen Druck, zusätzlich peptische Andauung. Blutung meistens sehr massiv. Gelegentlich auch Magenfundusvenen varizenartig dilatiert.
- Splenomegalie (portale Stauungsmilz), seltener Hypersplenie.
- Aszites sowie Leberfunktionsstörungen nur beim posthepatischen und beim intrahepatischen postsinusoidalen Block.
- Häufigste (80%) und wichtigste Ursache: Leberzirrhose (äthylisch, posthepatitisch, biliär) → postsinusoidaler Block mit Leberfunktionsstörung. Letztere klinisch oft im Vordergrund.

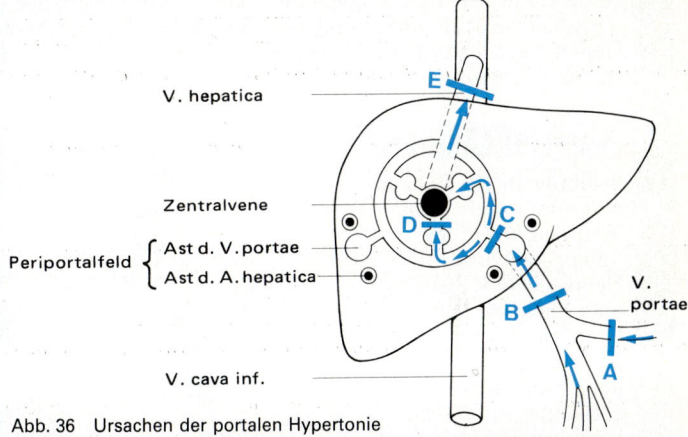

V. hepatica

Zentralvene

Periportalfeld { Ast d. V. portae
Ast d. A. hepatica

V. portae

V. cava inf.

Abb. 36   Ursachen der portalen Hypertonie
A: Segmentale portale Hypertonie durch Milzvenenthrombose
B: Prähepatischer Block durch Pfortaderthrombose
C: Intrahepatischer präsinusoidaler Block durch kongenitale Leberfibrose
D: Intrahepatischer postsinusoidaler Block bei Leberzirrhose
E: Posthepatischer Block durch Lebervenenthrombose (Budd-Chiari-Syndrom)

- Pfortaderthrombose: verursacht durch Nabelvenenthrombophlebitis, Thrombozytose, Ovulationshemmer. Gelegentlich totale Mesenterialvenenthrombose.
- Milzvenenthrombose durch Pankreatitis u. a.
- Posthepatischer Block (Budd-Chiari-Syndrom): Stenose oder Atresie der Lebervenenmündungen, evtl. zusätzliche Thrombose, häufig kombiniert mit Kavastenosen. Abzugrenzen von der Thrombose der kleinen Lebervenen (venous occlusive disease). (Sehr selten.)

Portale Hypertonie

Untersuchungen

- Serumbilirubin, leberspezifische Fermente, Cholinesterase (CHE).
- Serumproteine, insbes. Albumin.
- Immunologie: Hepatitisserologie, insbes. α_1-Fetoprotein, Immunglobuline, unspezifische Antikörper, Autoantikörper.
- Hämoglobin, Serumeisen: Eisenmangelanämie? Hämolyse?
- Gerinnungsstatus, Thrombozyten.
- Ösophagogastroduodenoskopie: Varizen? Andere Blutungsquelle?
- Leberbiopsie.
- Splenoportographie und Manometrie. Lokalisation des Abflußhindernisses? Druck? Abflußrichtung des Pfortaderblutes?

Differentialdiagnose

- Hämatemesis: Differentialdiagnose s. S. 80.
- Aszites: Rechtsherzdekompensation, Pericarditis constrictiva, Peritonealkarzinose, Peritonitis tuberculosa, pankreatogener Aszites.
- Hepatomegalie: primärer Lebertumor, Metastasenleber, Echinococcus alveolaris, Zystenleber.

Konservative Therapie

- Symptomatische Behandlung des Grundleidens.
- Status nach Blutung: Leberprophylaxe: Neomycin (4×1 g per os) oder Lactulose 50% (3×20 ml per os). Am wichtigsten: hohe Einläufe zur Darmentleerung mit 300 ml Lactulose 50% + 700 ml NaCl.
- Medikamentöse Säurehemmung (peptische Andauung mitverantwortlich für Varizenblutung): Ranitidine (Zantic) 2×150 mg per os.

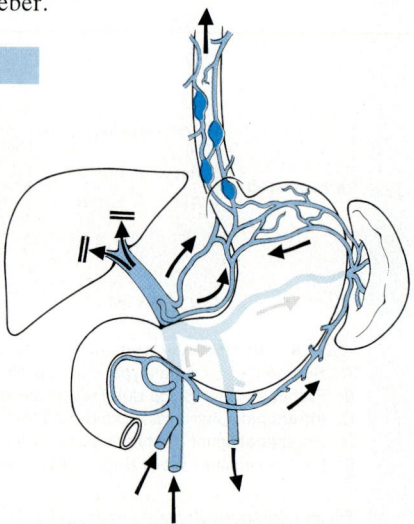

Abb. 37   Blutstromrichtung bei Ösophagusvarizen infolge portaler Hypertonie

- s. auch Checkliste Intensivmedizin.

Endotherapie

- Endoskopische Unterspritzung und Verödung von Ösophagusvarizen, als Immediatbehandlung der Blutung, zum Teil auch als Blutungsprophylaxe im Intervall.

Operationsindikationen

- Milzvenenthrombose.
- Leberfibrose.
- Ösophagusvarizenblutung trotz endoskopischer Verödung.
- Intraktabler Aszites bei noch ordentlicher Leberfunktion und gutem AZ.
- Kontraindikation zur portosystemischen Anastomose: Leberinsuffizienz (Bilirubin > 40 µmol/l, Quick-Wert < 0,4, Albumin < 30 g/l), Aszites, Gerinnungsstörung, Niereninsuffizienz.

Operative Technik

- Milzvenenthrombose: Splenektomie (s. S. 300).
- Pfortaderthrombose mit Behandlungszwang wegen Blutung: Sperroperation (Magentranssektion mit Stapler).
- Leberzirrhose und Leberfibrose: distale splenorenale Anastomose (s. S. 302).
- Budd-Chiari-Syndrom: Exzision der Lebervenenmündungen und Drainage dieses Defekts in den aufgesteppten rechten Vorhof.
- Intraktabler Aszites: peritoneovenöser Shunt (Denver-Shunt).
- Einzige kausal-kurative Operation der Zirrhose: Lebertransplantation (s. S. 367).

Prognose

- Letalität der Notfalloperation wegen Blutung 80–90%. Operationsletalität im Intervall 5%.
- Bei präsinusoidalem Block und benignem Grundleiden (z. B. kongenitale Leberfibrose) ergibt die funktionierende splenorenale Anastomose eine fast normale Lebenserwartung.
- Prognose variiert im übrigen gemäß Grundleiden.
- Hypersplenie verschwindet bei funktionierender splenorenaler Anastomose.
- Bei Leberzirrhose verhütet die selektive Varizendekompression mit distaler splenorenaler Anastomose das Blutungsrezidiv, verlängert aber das Überleben nicht entscheidend.
- Wenn eine spätere Lebertransplantation ins Auge gefaßt wird, sollen Palliativoperationen wenn immer möglich vermieden werden. Operativ bedingte Verwachsungen werden Teil des Umgehungskreislaufs und komplizieren die Transplantation ungemein!

Allgemeines

- Meist durch stumpfes Bauchtrauma (Lenkradaufprall!). Seltener durch perforierendes Trauma.
- Stumpfes Bauchtrauma häufig kombiniert mit Verletzungen anderer Körperregionen.
- Symptome: nach entsprechendem Trauma zunehmender Peritonismus bis Peritonitis. Rasch auftretende Zeichen eines peritonealen Schocks. Oder: progredienter hämorrhagischer Schock.
- Prädilektionsstellen der Darmruptur: absteigender Schenkel des Duodenums, Flexura duodenojejunalis (s. Abb. 35), Dünn- und Dickdarm an irgendeiner Stelle.
- Prädilektionsstelle des Mesenterialabrisses: Dünndarmmesenterium.
- Symptome der freien Dünndarmperforation: zunehmende Schmerzen mit peritonealen Symptomen bis zur vollausgebildeten Peritonitis. Röntgenbild: freie Luft.
- Symptome der gedeckten Dünndarmperforation (vor allem retroperitoneale Duodenalruptur): protrahierte, unklare Oberbauchschmerzen, ohne Peritonitis, aber mit zunehmenden septischen Zeichen. Röntgenbild: retroperitoneales Emphysem.
- Symptome des Mesenterialabrisses: Zeichen der intraabdominalen Blutung. Hämorrhagische Durchfälle als Folge von Schleimhautnekrosen.

Untersuchungen

- Abdomenleeraufnahme im Liegen: retroperitoneales Emphysem? Verdrängung von Darmschlingen durch Hämatom? Verdrängung der Magenblase?
- Thoraxaufnahme im Stehen: freie Luft subdiaphragmal?
- Sono: freie Luft und/oder Flüssigkeit in abdomine?
- Peritoneallavage (s. S. 197): Darminhalt? Blut? Untersuchung besonders wichtig beim bewußtlosen Patienten.
- Leukozyten: meist rascher Anstieg innerhalb von 4 bis 6 Std. auf hohe Werte 20000−30000).
- Urin: Hämaturie?

Differentialdiagnose

- Leberruptur (s. S. 197).
- Milzruptur (s. S. 134).
- Zwerchfellruptur (s. S. 76).
- Pankreasverletzung (s. S. 120).
- Retroperitoneales Hämatom infolge Wirbelfraktur oder Nierenruptur.

Konservative Therapie

- Bei stumpfem Bauchtrauma mit stabilem Kreislauf, fehlenden peritonealen Zeichen und erhaltenem Bewußtsein: lückenlose klinische Überwachung.

Operationsindikation

- Jeder begründete Verdacht auf Darmruptur und/oder Mesenterialabriß. Notfallmäßig!

Operative Technik

- Laparotomie (s. S. 241) und Revision. Bei Darmruptur je nach Lokalisation und Befund direkte Naht oder Resektion (s. S. 304).
- Bei Mesenterialabriß Blutstillung, Verschluß der Lücken mit synthetischem resorbierbarem Faden, bei Darmnekrose Resektion (s. S. 310).
- Kolonverletzung: Verfahrenswahl nach Lage, Ausdehnung und Alter des Befunds sowie Füllungszustand des Kolons. In einfachen Fällen primäre Naht und Kolostomie proximal davon (s. S. 314). Bei komplizierten Verletzungen Kolonresektion, gefolgt von Anastomosierung und Kolostomie proximal davon, oder besser Verzicht auf primäre Anastomosierung und Vorlagern der beiden Stümpfe.
- Intraoperativ systematisch nach Verletzungen weiterer Organe suchen: Milz, Leber, Blase, Nieren (retroperitoneales Hämatom?), Pankreas, retroperitoneales Duodenum.
- Bei multiplen Darmverletzungen evtl. Gastrostomie anlegen (s. S. 273).

Prognose

- Bei zeitgerechter und korrekter Operation gut.
- Prognose bei Mehrfachverletzten in erster Linie bestimmt durch den Lungen- und Hirnbefund.

Dünndarmileus, mechanischer

Allgemeines

- Komplette mechanische Behinderung der Dünndarmpassage.
- Okklusion durch Briden und Adhäsionen, insbesondere nach früheren Operationen (häufigste Ursache). Strangulation durch inkarzerierte Hernie (zweithäufigste Ursache, s. S. 178, 180). Obturation (Verlegung des Lumens) durch Gallensteine, Tumoren, Fremdkörper, Invagination. Okklusion durch Kompression des Lumens von außen. Strangulation der Mesenterialwurzel durch Überdrehen beim Volvulus (insbesondere Zäkumvolvulus).
- Symptome: krampfartige Schmerzen, Aufstoßen, Erbrechen, Meteorismus, Hyperperistaltik. Wind- und Stuhlverhaltung. Abdomen aufgetrieben, druckdolent, aber ohne Abwehrspannung. Später: Koterbrechen, Peritonitis mit Facies abdominalis, Paralyse.
- Strangulation (Inkarzeration, Volvulus) führt schneller zum Vollbild des Ileus mit starken Schmerzen als Obturation und Okklusion.
- Je höher der Verschluß, desto schneller Erbrechen.

Untersuchungen

- Klinische Untersuchung: s. S. 10.
- Rö.: Abdomen leer im Stehen: typische Dünndarmspiegel.
- Rö.: Abdomen leer im Liegen: Darmblähung bis zur Höhe des Hindernisses (ungefähre Lokalisation), Ischämiezeichen bei Strangulation (Wandödem).
- Sono: Konvolut bei Invagination; verdickte, stenosierte Darmabschnitte bei Morbus Crohn, Tumoren.
- Kontrastmittelpassage: zeigt Lokalisation des Hindernisses, insbesondere bei inkomplettem Ileus.
  Nur ein Schluck Barium! Bei Verdacht auf Perforation wasserlösliches Kontrastmittel.
- Hämatokrit, Elektrolyte, Basenüberschuß.

Differentialdiagnose

- Steinkolik (Cholelithiasis, Nephrolithiasis). Darm eher paralytisch!
- Dickdarmileus (s. S. 151): verläuft sehr viel protrahierter, unauffälliger. Röntgen!
- Meteorismus und Obstipation: können Dickdarmileus, aber kaum je Dünndarmileus vortäuschen.

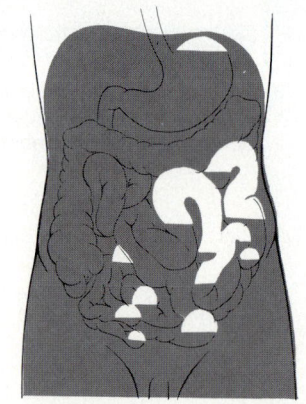

Abb. 38 Dünndarmileus: geblähte Schlingen, Spiegel

- Paralytischer Ileus: immer sekundär. Totenstille im Bauch! Primärleiden suchen (Pankreatitis u. a.)
- Postoperativer Ileus: selten rein mechanisch. Bariumschluck!

Konservative Therapie

des inkompletten Ileus; bei komplettem Ileus nur als Operationsvorbereitung!
- Spasmolytikum erst nach Indikationsstellung geben, verschleiert das klinische Bild!
- Magensonde, Magenentleerung. Wenn nötig vorübergehend dikken Magenschlauch! Bei Subileus evtl. Dünndarmsonde.
- Blasen-Dauerkatheter (s. S. 374).
- Zentralvenöse Infusionsleitung.
- Flüssigkeitsverlust ersetzen. Mindestens 3000 ml Ringer- oder NaCl-Lösung infundieren. Beachte: Im Dünndarm können mehrere Liter Flüssigkeit sequestriert sein! Guter Flüssigkeitsersatz → gute Ausscheidung (s. auch S. 388).
- Bei verschlepptem Ileus: Volumenersatz (Plasma oder Humanalbumin).
- Elektrolytverluste ersetzen, insbesondere Kalium.
- Säure-Basen-Verschiebungen korrigieren.

Operationsindikation

- Jeder komplette mechanische Dünndarmileus. Notfallmäßig!
- Inkompletter oder intermittierender Ileus: beschleunigte Operation nach kurzdauernder Abklärung.

Operative Technik

- Ileusoperation, Vorgehen angepaßt an Ursache und Befund (s. S. 306).
- Bei geschädigtem Darm oder Tumor: Dünndarmresektion (s. S. 310).
- Inkarzerierte Hernie: Herniotomie, Darminspektion und -reposition, Verschluß der Bruchlücke.
- Ileusrezidiv bei Verwachsungsbauch: s. S. 306.
- Nicht lösbare Verwachsungen, insbesondere nach Bestrahlung und bei inoperablem Malignom: Umgehungsanastomose (Ileoileostomie oder Ileotransversostomie).
- Zäkumvolvulus: s. S. 152.

Prognose

- Letalität des mechanischen Dünndarmileus 8–10%.
- Stark variierend, abhängig von Grundleiden und Darmschädigung.

Allgemeines

- Akuter oder subakuter Verschluß der A. mesenterica superior. Ischämie des Dünndarms und innerhalb 12–24 Std. Infarkt.
- Meist arterielle Embolie.
- Symptome: diffuser Abdominalschmerz, initial evtl. Hyperperistaltik. Rascher Übergang in paralytischen Ileus mit Rückgang der Schmerzen und rapider Verschlechterung des Allgemeinzustands. Schließlich zunehmende Abwehrspannung, Erbrechen, Meläna sowie Kreislaufzerfall mit diffuser Peritonitis.
- Seltener arterielle Thrombose. Symptome gleich, nur weniger stürmisch. In Anamnese oft Angina abdominalis.
- Selten venöse Thrombose (insbesondere bei jungen Frauen unter Ovulationshemmern, bei konsumierender Krankheit, Pankreatitis, Thrombozytose).
- Ebenfalls selten verschlußloser Infarkt durch Herzinsuffizienz und Glykosidbehandlung, insbesondere Strophantin oder Adrenalin.

Untersuchungen

- Klinische Untersuchung: s. S. 10.
- Rö.: Abdomen leer (im Liegen und im Stehen): Ödem bzw. Hämatom der Darmwand, Spiegelbildungen (Paralyse).
- Gefäß-Doppler-Sonographie.
- Selektive Mesenterikographie: Arterielle Gefäßverschlüsse in ca. ⅔, durchgängige Arterien schließen Infarkt nicht aus.
- EKG: Vorhofflimmern? Status nach Herzinfarkt? (Emboliequelle!)
- Rektaluntersuchung: Blut?
- Hämatokrit, Elektrolyte, Säure-Basen-Status.

Differentialdiagnose

Alle Zustände, welche ein akutes Abdomen mit paralytischem Ileus verursachen können, insbesondere:
- Volvulus.
- Pancreatitis acuta.
- Retroperitoneale Antikoagulantienblutung.
- Siehe auch S. 78.

Konservative Therapie

- Schlechter Allgemeinzustand und subtotale Stenose: evtl. lokale Fibrinolyse.
- Im übrigen ist konservative Therapie praktisch gleichbedeutend mit Aufgabe des Patienten.

Operationsindikation

- Jeder begründete Verdacht auf Mesenterialinfarkt bei noch operablen Patienten.

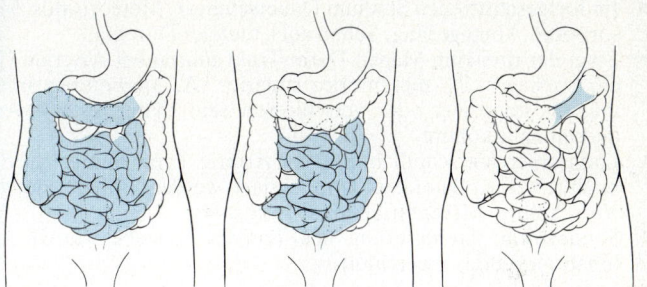

Verschluß der A. mesenterica superior am Abgang aus der Aorta

Verschluß der A. mesenterica superior einige Zentimeter distal des Abgangs

Verschluß der A. colica media → ischämische „Kolitis" (ringförmige Darmstenose)

Abb. 39 Typische mesenteriale Infarktmuster

Operative Technik

Abhängig von intraoperativem Befund:
- Darmischämie ohne Nekrose: Embolektomie der A. mesenterica superior (s. S. 308).
- Unsichere Darmerholung nach Embolektomie: Relaparotomie nach ca. 12 (max. 24) Std. zur Prüfung der Darmvitalität.
- Dünndarminfarkt: Resektion des sicher infarzierten Darms und End-zu-End-Anastomose (s. S. 310). Da meistens sehr ausgedehnte Infarzierung (Abb. 39): sparsam resezieren!
- Zweifelhafte Durchblutung des belassenen Darms nach Resektion: Relaparotomie nach ca. 12 (max. 24) Std. zur Prüfung der Vitalität.
- Ausgedehnter Infarkt, inkl. Duodenum: unbehandelbar. Resektion lohnt sich nicht. Auch keine Indikation zur Dünndarmtransplantation!

Prognose

- Letalität 70−80%, da meist große Resektion bei alten Patienten in schlechtem Zustand.
- Postoperative Frühkomplikationen: Rezidiv, Nahtinsuffizienz, Pneumonie.
- Spätkomplikation: Malabsorption bei großer Resektion.

Allgemeines

- Seltenes und umstrittenes Krankheitsbild!
- Ischämiebedingte, kolikartige Schmerzanfälle in abdomine, besonders bei erhöhtem Blutbedarf = postprandial.
- Im fortgeschrittenen Stadium Dauerschmerz, Meteorismus, Malabsorption, Abmagerung. Selten auch blutiger Durchfall.
- Zwei der drei zum Magen-Darm-Trakt führenden Arterien (Truncus coeliacus, A. mesenterica superior, A. mesenterica inferior) müssen stenosiert oder verschlossen sein, damit es zur Angina abdominalis kommt.
- Langsamer Verschluß nur einer Arterie kann immer durch die reichlichen Kollateralen kompensiert werden. Aber: plötzlicher Verschluß → Mesenterialinfarkt (s. S. 144).
- Sonderform: Stenosierung des Truncus coeliacus durch zu tief hinabreichendes Zwerchfell.

Untersuchungen

- Klinische Untersuchung: s. S. 10. Stenosegeräusch paraumbilikal?
- Aortographie mit selektiver Darstellung der 3 Abgänge: Truncus coeliacus, A. mesenterica superior, A. mesenterica inferior. Seitenbild entscheidend!

Differentialdiagnose

- Ulcus duodeni (s. S. 89).
- Mechanischer Subileus.
- Cholelithiasis (s. S. 109).
- Nephrolithiasis.
- Porphyrie.
- Chronische Pankreatitis (s. S. 125).

Operationsindikation

- Jede Angina abdominalis.

Operative Technik

- Endarteriektomie und Erweiterungsplastik: Methode der Wahl, insbesondere bei Stenosen.
- Neuimplantation der Arterie in die Aorta: insbesondere bei Totalverschluß der A. mesenterica superior am Abgang.
- Aortomesenterialer Bypass: in Ausnahmefällen.
- Periarterielle Adhäsiolyse bzw. Zwerchfellinzision zur Erweiterung des Hiatus aorticus bei Kompression des Truncus coeliacus.

Allgemeines

- Rest des darmnahen Anteils des Ductus omphalo-entericus, der sich inkomplett zurückgebildet hat.
- Lokalisation: meist 30–50 cm von der Ileozäkalklappe entfernt.
- Symptome: meist symptomlos, als Zufallsbefund bei einer Laparotomie gefunden. Nur Komplikationen machen Symptome: Blutung, Perforation, Entzündung, Ileus.
- Form und Größe des Divertikels variierend, entsprechend verschiedenen Rückbildungsgraden des Ductus omphalo-entericus (s. Abb. 40).

Untersuchungen

- Selektive Dünndarmpassage: Nachweis selten möglich.

Differentialdiagnose

- Appendizitis: Symptomatik beim Meckelschen Divertikel etwas mehr im Mittelbauch.
- Sigmadivertikulitis: Lokalisation beim Meckelschen Divertikel ebenfalls mehr im Mittelbauch.
- Brideileus anderer Genese, Adhäsionsileus: nicht differenzierbar. Der durch das Meckelsche Divertikel verursachte Ileus zeigt keine spezifischen Merkmale.
- Blutung: ganze Differentialdiagnose der Magen-Darm-Blutung (s. S. 80) möglich, da die Blutung aus dem Meckelschen Divertikel akut oder okkult verlaufen kann.
- Peritonitis: Differentialdiagnostisch kommt jede Perforationsperitonitis in Frage, insbesondere Appendicitis perforata (s. S. 82), Diverticulitis perforata (s. S. 157), Cholecystitis perforata (s. S. 109, 113), Ulkusperforation (s. S. 87, 89), Kaliumulkusperforation des Dünndarms.
- Dünndarmröntgenbefund: Dünndarmduplikatur (Rarität).

Operationsindikationen

- Alle Komplikationen: Entzündung (Divertikulitis), Ileus durch Strang vom Divertikel bis zum Nabel, Ulcus pepticum im Divertikel, Blutung, Perforation mit Peritonitis.
- Zufallsbefund bei Laparotomie.

Meckelsches Divertikel

Operative Technik

- Kurzes Divertikel (< 1 cm) mit schmaler Basis und ohne Symptome: Divertikel einstülpen. Die Einstülpung erfolgt mit 2 Pinzetten; darüber einige seromuskuläre Einzelknopfnähte. Vorteil: keine Eröffnung des Darmlumens. Dieses Verfahren soll nicht angewendet werden, wenn das Divertikel Ursache von Beschwerden oder Komplikationen ist.
- Langes Meckelsches Divertikel und schmale Basis: Abtragen wie Appendix, Ligieren der Basis und Versenken des Stumpfs mit seromuskulärer Tabaksbeutelnaht.
- Langes Divertikel und breite Basis (mehr als 1 cm): Es ist zu gefährlich, das Divertikel einzustülpen oder den Stumpf zu versenken, da dies zur Stenosierung des Dünndarms führen kann. Nach Ausstreichen des Darminhalts beiderseits des Divertikels eine weiche Klemme ansetzen. Abtragen des Divertikels an der Basis à niveau. Den eröffneten Darm mit Einzelknopfnähten in querer Richtung verschließen, analog Dünndarmnaht nach Resektion (s. S. 310).

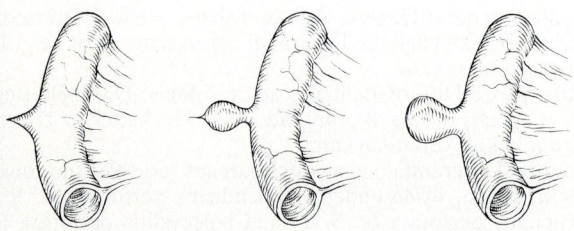

Abb. 40   Typische Formen des Meckelschen Divertikels, entsprechend verschiedenen Rückbildungsgraden des Ductus omphalo-entericus

Prognose

- 25–50% aller Meckelschen Divertikel führen früher oder später zu Komplikationen.

Allgemeines

- Entzündliche Darmerkrankungen befallen häufig Dünn- und Dickdarm: Enterokolitis. Wichtigste Ausnahme: die streng auf den Dickdarm beschränkte Colitis ulcerosa (s. S. 155).
- Nur eine Minderzahl von Krankheiten ist chirurgisch bedeutsam: diejenigen, die zur Stenose oder Perforation (oder seltener zur bedrohlichen Blutung) führen können.
- Verlauf akut (z. B. Salmonellose) oder chronisch mit akuten Schüben (z. B. Enteritis regionalis).
- Klinische Symptomatik: Durchfall (eventuell blutig), Bauchschmerzen, Fieber.

Untersuchungen

- Klinische Untersuchung: extraintestinale, extraabdominale Zusatzmanifestationen? Analfistel?
- Stuhlbakteriologie.
- Serologie: Salmonellen, Shigellen, Yersinia, Clostridium diff., Viren u. a.
- Selektive Dünndarm-Röntgenuntersuchung.
- Koloskopie.

Differentialdiagnose

- Typhus abdominalis (neigt zur Perforation).
- Andere Salmonellosen und Shigellosen (in Mitteleuropa selten).
- Amöbenenteritis (Tropenrückkehrer!).
- Pseudomembranöse Kolitis: Überwuchern von Clostridium difficile unter Antibiotika.
- Enteritis regionalis Crohn (s. S. 153).
- Crohnähnliche mikrobielle Enterokolitis, durch Campylobacter jejuni, Yersinia enterocolitica, Chlamydien.
- Colitis ulcerosa (s. S. 155).
- Ischämische Enterokolitis.
- Strahlenenteritis.
- Dünndarmtumor, insbes. malignes Lymphom (s. S. 150).

Operationsindikationen

- Perforation.
- Stenose bei chronischer Entzündung.
- Enteritis regionalis Crohn: s. S. 154.
- Colitis ulcerosa: s. S. 156.
- Blutung.

Allgemeines

- Außerordentlich selten (< 1 Fall/Mill. Einwohner und Jahr, exkl. Karzinoide), meist erst spät zu Symptomen führend.
- Gutartig: Angiome, Neurinome, Leiomyome, Fibrome.
- Bösartig: Karzinome (vor allem im distalen Duodenum und proximalen Jejunum), Sarkome, maligne Lymphome (Hodgkin und Non-Hodgkin), Karzinoide (vor allem im distalen Ileum, Appendix, Rektum).
- Symptome: Blutung (chron. Blutungsanämie oder massive Blutung). Ileus oder intermittierender Subileus, Perforation.
- Karzinoid mit Lebermetastasen: Flush-Syndrom (Hautrötung, Schweißausbruch, Tachykardie, Hypertonie, Hyperperistaltik, Dyspnoe), anfallsweise, durch Serotoninausschüttung. Endokardfibrose von Trikuspidal- und Pulmonalklappen.

Untersuchungen

- Benzidinprobe im Stuhl: zeigt Blutung an.
- Selektive Dünndarmpassage: gelegentlich Tumor als Aussparung sichtbar. Evtl. Darmdilatation proximal.
- Angiographie: bei blutendem Tumor Kontrastmittelaustritt, sofern Blutung > 0,5 ml/min. Im Intervall Nachweis von Angiomen, Leiomyomen, Karzinoiden durch Tumoranfärbung.
- 5-Hydroxy-Indol-Essigsäure im Urin bei Verdacht auf Karzinoid.

Differentialdiagnose

- Alle anderen Ursachen des Dünndarmileus (s. S. 142) und der chronischen Intestinalblutung (s. S. 80).
- Mesenterialmetastasen von anderen Malignomen.
- Mesenterialzyste.

Operationsindikation

- Jeder Dünndarmtumor. Auch bei klinisch stummen Tumoren sind Komplikationen (Blutung, Stenose) jederzeit möglich, und Malignität ist häufig nicht ausgeschlossen.

Operative Technik

- Dünndarmresektion inkl. Mesenterium mit Lymphknoten (s. S. 310).

Prognose

- Nach Dünndarmresektionen sind die Patienten mit Karzinoiden vom Flush-Syndrom befreit, wenn wenigstens die Hauptmasse der Lebermetastasen gleichzeitig exzidiert wurde.

Allgemeines

- Ursachen: Divertikulitis (s. S. 157) oder fast gleich häufig Dick-darmkarzinom (s. S. 161). Selten Tumoren der Nachbarorgane oder Strahlenfibrose (insbesondere nach gynäkologischen Tumoren). Gelegentlich Volvulus (Sigmavolvulus → Dickdarm-ileus; Zäkumvolvulus → Dünndarmileus), s. S. 142 und Abb. 41.
- Symptome: kolikartige Schmerzen. Aufgetriebenes Abdomen. Erst spät Stuhl- und Windverhaltung, sehr spät Erbrechen. Tage- bis wochenlange Entwicklung möglich!
- Sonderfall Volvulus: Verlauf viel rascher, schweres Krankheitsbild innerhalb von Stunden.

Untersuchungen

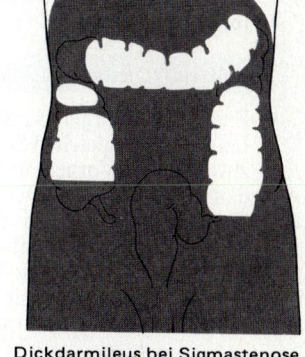

- Rö.: Abdomen leer im Stehen: Dick- und Dünndarmspiegel. Luft im Dickdarm proximal der Stenose (Abb. 41) Im Liegen: genauere Lo-kalisation, Darmwandverände-rungen.
- Koloskopie: Lokalisation des Hin-dernisses. Evtl. Histologie.
- Röntgenkontrasteinlauf: Lokalisa-tion der Stenose.
- Sono: Konvolut bei Tumoren, Divertikulitis.
- Beim Volvulus: Röntgenkontrast-einlauf oder Koloskopie bestätigen

Dickdarmileus bei Sigmastenose

Diagnose und bewirken evtl. Reposition eines Sigmavolvulus!

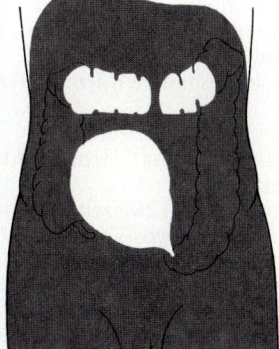

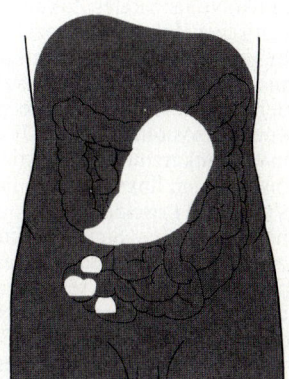

Sigmavolvulus   **Zäkumvolvulus**

Abb. 41 Typische Ileus-Röntgenbilder

Differentialdiagnose

- Koprostase, insbesondere bei psychiatrischen oder senilen Patienten unter Psychopharmaka.
- Dünndarmileus (s. S. 142).

Konservative Therapie

Nur als Operationsvorbereitung!
- Magensonde.
- Flüssigkeits- und Elektrolytkorrektur.
- Blasenkatheter (s. S. 368).

Operationsindikation

- Jeder Dickdarmileus!

Operative Technik

- Einzeitiges Vorgehen: Kolonresektion und Reanastomosieren des Darms in der gleichen Sitzung. Nicht empfohlen!
- Zweizeitiges Vorgehen: Kolonresektion und Herausleiten der beiden Darmenden als terminale Stomata bzw. Blindverschluß des distalen Stumpfs nach Sigmaresektion nach Hartmann), Wiederherstellen der Kontinuität 2 Wochen bis 4 Monate später.
- Dreizeitiges Vorgehen: Kolostomie proximal der Stenose, in der Regel Transversostomie rechts (s. S. 314). Kolonresektion 1–2 Wochen später. Kolostomieverschluß als dritte Sitzung.

Wahl des Vorgehens je nach Grundleiden, Lokalisation der Stenose sowie Dauer und Intensität des Ileus:
- Zäkumvolvulus: vitales Zäkum → Detorsion und Zäkopexie.
- Nekrotisches Zäkum → Ileozäkalresektion (s. S. 318) zweizeitig.
- Kolonkarzinom rechts: Hemikolektomie rechts (s. S. 319), ohne Dünndarmbeteiligung am Ileus einzeitig, sonst zweizeitig.
- Inoperables Kolonkarzinom rechts, insbesondere Karzinomrezidiv: Ileotransversostomie (s. S. 317).
- Transversumkarzinom: Resektion (s. S. 320) zweizeitig.
- Kolonkarzinom links (Flexura lienalis bis Sigma): Hemikolektomie links (s. S. 321) zweizeitig, evtl. dreizeitig.
- Sigmadivertikulitis: Sigmaresektion (s. S. 322) zweizeitig.
- Karzinom rektosigmoidal und rektal: dreizeitiges Vorgehen.
- Inoperables Karzinom rektosigmoidal und rektal: definitive doppelläufige Transversostomie oder Sigmoidostomie (s. S. 315).
- Rektosigmoidale Stenose nach Bestrahlung: dreizeitiges Vorgehen.
- Sigmavolvulus: immer Sigmaresektion (s. S. 322), in der Regel einzeitig. Resektion = einzige mögliche Rezidivprophylaxe.

Allgemeines

- Enteritis regionalis = Ileitis terminalis = Enterocolitis granulomatosa = Morbus Crohn.
- Inzidenz 1−4/100 000 Einw./Jahr, zunehmend.
- Chronische granulomatöse transmurale Entzündung, Ätiologie unbekannt.
- Kein Zeichen oder Symptom für sich allein diagnostisch beweisend; die Diagnose beruht auf mehreren radiologischen, endoskopischen, operativen und/oder histologischen Befunden und dem Verlauf.
- Meist zuerst in der Ileozäkalgegend mit Fortschreiten nach distal. Kommt im terminalen Dünndarm und im ganzen Dickdarm vor. Rektum meistens ausgespart. Sehr selten auch im höheren Magen-Darm-Trakt. Häufig Anuspathologie.
- Meist periodisch. Segmentäres Auftreten.
- Symptome: Diffuse Abdominalbeschwerden mit vorwiegender Lokalisation im rechten Unterbrauch. Diarrhö, Fieber, Gewichtsverlust. Gelegentlich Blut- und Schleimabgänge mit krampfartigen Durchfällen. Selten Malabsorptionssyndrom mit Fieberschüben.
- Innere und äußere Fisteln, Analfisteln und rezidivierende Perianalabszesse. Häufig Voroperationen in der Anamnese (Abszesse und Fisteln am Anus).
- Gelegentlich Dünndarmileus als erstes Symptom. Praktisch nie Perforation in die freie Bauchhöhle und Perforationsperitonitis.

Untersuchungen

- Sono, evtl. CT: Darmwandverdickung, Abszesse.
- Röntgen-Doppelkontrasteinlauf: Wandunregelmäßigkeiten. Pflastersteinrelief, Ulzera, Fisteln, Strikturen im Dickdarm.
- Selektive Dünndarmpassage: Wandunregelmäßigkeiten im terminalen Ileum, evtl. Strikturen.
- Koloskopie mit Biopsie: typischer endoskopischer Aspekt, Biopsie liefert evtl. Diagnose (Granulome!).

Differentialdiagnose

- Akute oder chronische Enteritis und Lymphadenitis des Ileums (s. auch S. 149).
- Appendizitischer Abszeß (s. S. 82).
- Ileozäkaltuberkulose.
- Zäkumkarzinom (s. S. 161).
- Colitis ulcerosa (s. S. 155).
- Aktinomykose.
- Ischämische Kolitis (Abb. 39).
- Lymphogranuloma venereum mit chronischer Fistelbildung.
- Strahlenkolitis.
- Dünndarmlymphom.

Konservative Therapie

- Wenn möglich konservativ, da auch nach relativ radikaler Chirurgie Rezidive auftreten.
- Im Schub: Prednison 50−100 mg absteigend (vor allem für Dünndarm), 5-Aminosalizylsäurepräparate. Beginn mit 2 g/die (2 × 2 Tabl./die) [Salofalk, Asacol, Salazopyrin] bei Kolonbefall.
- Keine medikamentöse Therapie im beschwerdefreien Intervall; kann Rezidiv nicht verhüten.
- Ornidazol (Tiberal): 20 mg/kg/die, evtl. Imurek, für 3−6 Monate.
- Diätetische Maßnahmen: kalorienreiche, eiweiß- und kohlenhydratreiche, zellulosearme Kost. Eruieren von individuell schlecht verträglichen Nahrungsmitteln.

Operationsindikationen

- Versagen einer konsequenten konservativen Therapie.
- Auftreten von Allgemeinsymptomen von seiten Haut (Erythema nodosum), Augen (Episkleritis, Uveitis), Gelenken (Spondylarthritis ankylopoetica, Monarthritis, Polyarthritis) oder Hepatose oder Amyloidose, ohne Ansprechen auf konservative Therapie.
- Komplikationen: Perforation in anliegende Organe, Fistelbildung, Ileus, Blutung, sehr selten maligne Entartung.
- Beim Kind: Wachstumsstörungen trotz Therapie.
- Indikationen für lokale Eingriffe: Fisteln, Abszesse.

Operative Technik

- Prinzip: sparsam resezieren. Bei multiplen Dünndarmstenosen: Strikturplastik.
- Befall des terminalen Ileums: Ileozäkalresektion (s. S. 318).
- Kolonresektion (s. S. 319, 322) je nach Lokalisation. Prinzip: sparsam resezieren! Keine Hemikolektomie links, keine Transversumresektion.
- Proktokolektomie bei ausgedehntem Befall (s. S. 326).
- Keine Umgehungsoperationen (Ausnahme: Duodenalbefall), keine Blindsackbildungen!

Prognose

- In einem hohen Prozentsatz Rezidiv (∼ 50% in 10 J.), insbesondere auch im Dünndarm, trotz ausgedehnter Resektion.
- Rezidiv mit keinem Medikament verhütbar.
- Rezidivquote beim reinen Kolon-Crohn etwas geringer.
- Der Morbus Crohn begleitet den Kranken oft das ganze Leben lang, aber schränkt Lebenserwartung kaum ein.
- Sehr selten maligne Entartung.

Allgemeines

- Ätiologie unbekannt. Entzündlich-toxische, allergische, psychische Faktoren. Autoimmunprozeß für die Unterhaltung der Krankheit verantwortlich.
- Destruierender Schleimhautprozeß vom Rektum ins ganze Kolon aufsteigend. Beginn meistens zwischen 20 und 30 Jahren (jedes Lebensalter ist möglich!). Abortive, distal betonte Form gutartiger als diffuse.
- Symptome: blutig-schleimige Durchfälle, Fieber, Gewichtsverlust, schlechter Allgemeinzustand.
- Meist chronisch-intermittierend mit symptomfreien Intervallen. Weniger häufig chronisch-kontinuierlich, progressiv. Selten fulminant, akut lebensbedrohlich.
- Komplikationen: Eiweiß-Vitaminmangel-Syndrome, Infektanfälligkeit. Toxisches Megakolon, Perforationen (meist Sigma), Blutungen.
- Maligne Entartung: 25% nach 25 Jahren Krankheitsdauer im Gesamtkrankengut.

Untersuchungen

- Koloskopie mit Biopsie: Schleimhautdestruktion, Pseudopolypen, evtl. maligne Entartung.
- Rö.: Doppelkontrasteinlauf: Ulzera, Pseudopolypen, Verlust der Haustrierung. Starres, kurzes Rohr: seltenes Spätstadium.

Differentialdiagnose

- Entzündliche Erkrankungen mit blutiger Diarrhö: Dysenterie (bakteriell, Amöben), pseudomembranöse Kolitis, Enteritis regionalis (s. S. 153), tuberkulöse Enteritis, Strahlenkolitis.
- Kolonpolypose (s. S. 159).
- Kolonkarzinom (s. S. 161).
- Ischämische Kolitis (Abb. 39).

Konservative Therapie

- Akuter Schub ohne Komplikationen: parenterale Ernährung, 5-Aminosalicylsäurepräparate (s. S. 154), Salazosulfapyridin, Bluttransfusionen, Sedativa. Kortikosteroide i. v. (Prednisolon 50 mg) und insbesondere auch als Einläufe. Cave Maskierung der Symptome einer Perforation oder einer Sepsis.
- Freies Intervall: Salazosulfapyridin (Salazopyrin): 2 g/die (2 × 2 Tabl.), bei guter Verträglichkeit Steigerung auf 3 g/die.

- Patienten mit diffusem Befall und langer Anamnese müssen in einjährigen Abständen koloskopiert werden wegen Gefahr der malignen Entartung.

Operationsindikationen

- Lokale Komplikationen: toxisches Megakolon, Perforation, schwere Blutung (Notfallindikationen!), maligne Entartung.
- Therapieresistenz eines Schubes mit bleibend schlechtem Allgemeinzustand, evtl. sogar Invalidisierung.
- Rezidivierende Schübe trotz konservativer Behandlung.
- Auftreten von systemischen Komplikationen: Erythema nodosum, Episkleritis, Uveitis, Arthritis, Hepatose, sklerosierende Cholangitis.
- Beim Kind: Wachstumsstörung trotz konservativer Behandlung. Indikation früh stellen!

Operative Technik

- Kolektomie mit endoanaler Mukosektomie und J- oder S-Pouch-Rekonstruktion (s. S. 328).
- Proktokolektomie mit konventioneller Ileostomie (s. S. 326).

Alternativen

- Toxisches Megakolon: mehrere Entlastungskolostomien und endständige (definitive) Ileostomie. In einer zweiten Sitzung bei gutem Zustand des Patienten Kolektomie.
- Cave Kolektomie mit ileorektaler Anastomose, da Patienten weiterhin unerträgliche Durchfälle haben können und im Rektalstumpf die Gefahr der malignen Entartung hoch bleibt.

Prognose

- Operationsletalität bei Kolektomie und J-Pouch < 0,2%.
- Postoperativer Verlauf bei 10–20% der Patienten durch Wundheilungsstörungen kompliziert.
  6–12 Monate Gewöhnung an Pouch nötig.
- Patienten sind nach Kolektomie und Dünndarm-Pouch von ihrem Grundleiden geheilt.

Allgemeines

- Stasebedingte Entzündung einer Divertikulose.
- Hauptursache der Divertikulose: intraluminale Hypertonie infolge Engstellung und Spastizität des Kolons wegen schlackenarmer Kost (Koloninhalt zu wenig voluminös).
- Vorkommen meist jenseits des 60. Lebensjahres. Ab 70 Jahren finden sich Divertikel bei 80% der Menschen. 30% aller Divertikulosen entwickeln einmal eine Divertikulitis.
- Vorkommen im ganzen Kolon, Hauptlokalisation im Sigma.
- Komplikationen der Divertikulose: Blutung, Divertikulitis.
- Komplikationen der Divertikulitis: freie oder häufiger gedeckte Perforation, Sigmastenose durch entzündliche Schwellung und/oder Narbenschrumpfung.
- Symptome: druckdolente Resistenz im linken Unterbauch mit Fieber, Leukozytose und peritonealen Zeichen. In 20% der Fälle benzidinpositive Stühle. Bei Perforation Abszeß oder Peritonitis.

Untersuchungen

- Röntgen-Doppelkontrasteinlauf: Divertikel mit Verziehungen, Verdrängungen, evtl. Stenose (s. Abb. 42). Nur in Ausnahmefällen Untersuchung im Schub, nur mit Gastrografin: evtl. Kontrastmittelaustritt.
- Sigmoidoskopie: Stenose, Divertikel.
- Beachte: Röntgenuntersuchung und Endoskopie nach Abklingen des akuten Schubes durchführen.
- Sono, evtl. CT: erfaßt evtl. extraluminale Abszesse.

Differentialdiagnose

- Sigmakarzinom (s. S. 161).
  Sicherer Ausschluß nicht immer möglich!
- Ischämische Kolitis.
- Colon irritabile.
- Colitis Crohn (s. S. 153).
- Strahlenkolitis.
- Adnexitis links.

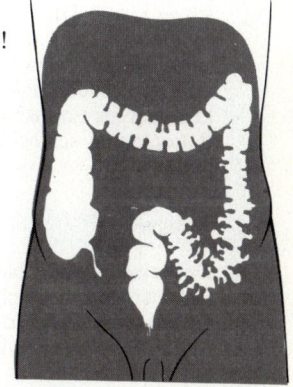

Konservative Therapie

- Indiziert bei leichten Fällen ohne Peritonitis.
- Magensonde, parenterale Ernährung.
- Antibiotika gegen gramnegative und anaerobe Keime (s. S. 362).
- Später schlackenreiche Diät (Kleie!).

Abb. 42 Sigmadivertikulose

157

Divertikulose und Divertikulitis

Operationsindikationen

- Durchgemachte Divertikulitis (bei jüngeren Patienten nach einem, bei älteren nach 2 Schüben). Rezidivprophylaxe!
- Blähungen und rezidivierender Subileus bei partieller Stenose.
- Fistel (kolovesikal oder kolovaginal).
- Blutung aus Divertikulose. Notfallindikation!
- Perforation und Peritonitis. Notfallindikation!
- Ileus, Notfallindikation!

Operative Technik

- Elektivoperation: Sigmaresektion (s. S. 322).
- Notfalloperation bei Blutung: Sigmaresektion (s. S. 322). Bei gefährdeter Anastomose (unvorbereitetes Kolon) evtl. temporäre Entlastungstransversostomie (s. S. 314).
- Notfalloperation bei Perforation: zweizeitiges Vorgehen. Als Notfalloperation Sigmaresektion (s. S. 322), terminale Sigmoidostomie (s. S. 312) und Blindverschluß des distalen Stumpfs nach Hartmann. In einer zweiten, späteren Sitzung Reanastomosieren der Stümpfe (zirkuläres Stapler-Gerät von Vorteil). Die Sigmaresektion ist im akuten Entzündungsschub technisch einfacher als später im vernarbten Stadium!
- Notfalloperation bei Ileus: zweizeitiges Vorgehen wie oben (s. auch S. 152).

Alternative

- Bei Notfalloperation, insbesondere wegen Ileus, dreizeitiges Vorgehen: in erster Sitzung nur Transversostomie rechts (s. S. 314) sowie lokale Drainage im Falle einer Divertikulitisperforation. In zweiter Sitzung (nach 1−2 Wochen) Sigmaresektion (s. S. 322). In dritter Sitzung Transversostomieverschluß, nach Überprüfung der Anastomosedurchgängigkeit mit Röntgenkontrasteinlauf (aussagekräftiger als Endoskopie!). Dreizeitiges Vorgehen insbesondere bei Patienten in schlechtem Zustand sowie bei ungeklärtem Grundleiden.

Prognose

- Der erste Schub bleibt häufig einmalig; nach zwei gesicherten Schüben muß fast sicher mit weiteren gerechnet werden.
- Letalität bei Elektivoperation unter 2%.
- Letalität bei Komplikationen (Ileus oder Perforation mit Peritonitis) über 10%.
- Erholung der Patienten von der Divertikulitis nach primärer Resektion viel rascher als nach Transversostomie und Drainage.

Allgemeines

- Als „Polypen" imponieren die polypösen Adenome = tubulären Adenome (solitär oder multipel), die villösen Adenome, die tubulovillösen Adenome sowie die harmlosen hyperplastischen Polypen und hamartösen Polypen.
- Okkulte oder manifeste Blutung (insbesondere polypöse Adenome) oder Schleimabgänge mit massivem Wasser- und Elektrolytverlust (villöse Adenome).
- Häufig Zufallsbefund bei Röntgen oder Endoskopie.

Untersuchungen

- Koloskopie mit Biopsie oder Abtragung in toto.

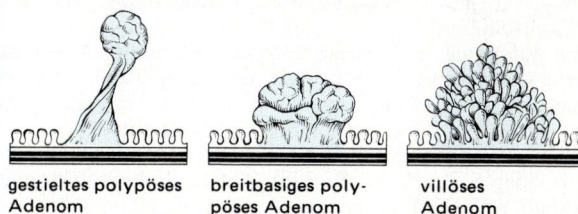

gestieltes polypöses   breitbasiges poly-   villöses
Adenom   pöses Adenom   Adenom

Abb. 43 Makroskopischer Aspekt der typischen Kolonpolypen

Differentialdiagnose

- Kolonkarzinom (s. S. 161).
- Gestieltes Neurofibrom, Lipom, Leiomyom, Hämangiom (selten!).
- Pseudopolypose bei Colitis ulcerosa (s. S. 155).
- Endometriose.
- Karzinoid des Kolons (sehr selten).

Polyposesyndrome (sehr selten!):
- Familiäre Kolonpolypose: dichte Besiedelung des Kolons mit polypösen Adenomen. Dominant vererbt, obligate Präkanzerose.
- Gardner-Syndrom: polypöse Adenome im ganzen Magen-Darm-Trakt, evtl. kombiniert mit Osteomen, Fibromen, Karzinomen. Maligne Degeneration häufig.
- Turcot-Syndrom: adenomatöse Kolonpolypen und neurogene Tumoren. Prognose infaust.
- Peutz-Jeghers-Syndrom: polypöse Hamartome im ganzen Magen-Darm-Trakt mit Melaninflecken der Mundschleimhaut, Lippen, Handteller. Maligne Degeneration sehr selten.
- Juvenile Polypose: polypöse Hamartome im Kolon. Gutartig.

Operationsindikationen

- Blutende polypöse Adenome.
- Symptomlose polypöse Adenome mit Durchmesser > 5 mm (je größer, desto eher maligne Entartung; je breitbasiger, desto eher maligne Entartung).
- Villöse Adenome: immer! Maligne Entartung in 30%.
- Familiäre Kolonpolypose: immer! Obligate Präkanzerose, Entartung ab 15. Altersjahr, über 90% bis zum 30. Lebensjahr.
- Gardner-Syndrom: immer.
- Andere Polyposesyndrome: nur bei Komplikationen (Blutung, Obstruktion, maligne Entartung).

Operative Technik

- Polypöse Adenome: endoskopische Polypektomie. Stiel histologisch kontrollieren!
- Villöse Adenome, breitbasige polypöse Adenome, Adenome mit Malignitätsverdacht: Exzision aus der Kolonwand, evtl. kleine Kolonsegmentresektion. Zugang: je nach Tumorlage transanal, sakral (posteriore Proktorektomie) oder transperitoneal.
- Familiäre Polypose: Kolektomie mit transanaler Mukosektomie und J- oder S-Pouch (s. S. 328). Oder: Proktokolektomie mit Ileostomie (s. S. 326).

Prognose

- Villöse Adenome: regelmäßig nachkontrollieren; Rezidiv möglich, solange nur exzidiert und nicht reseziert. Auch maligne Rezidive möglich.
- Familiäre Polypose durch Kolektomie mit transanaler Mukosektomie geheilt. Nach subtotaler Kolektomie hingegen Risiko der Neubildung und der Entartung von Polypen im Rektumstumpf. Regelmäßig endoskopische Kontrolle im Abstand von 12 Monaten!

Allgemeines

- 99% der kolorektalen Malignome (inkl. Rektumkarzinom, s. S. 163) sind Karzinome (über 80% Adenokarzinome, Rest schleimbildende Adenokarzinome und siegelringzellige Karzinome). Sehr selten Karzinoide, Lymphome.
- Das kolorektale Karzinom ist das zweithäufigste Karzinom des Menschen, verantwortlich für 12−15% der Malignomtodesfälle. Inzidenz: 45−50 Fälle/100000 Einw. und Jahr.
- Verteilung: s. S. 163, Abb. 44.
- Männer : Frauen = 1:1.
- Prädisponierende Faktoren: familiäre Disposition, Colitis ulcerosa, familiäre Polypose, tubuläre und villöse Adenome, Strahlenkolitis, Ureterosigmoidostomie. Fettreiche, ballastarme Nahrung.
- Am häufigsten zwischen dem 50. und 70. Lebensjahr.
- Bei 5% der Kolonkarzinome Doppelkarzinom im Kolon.
- Symptome: zuerst uncharakteristische Symptome, wie Flatulenz, Darmkrämpfe, chronische Anämie und Gewichtsabnahme. Stuhlunregelmäßigkeiten, Blut im Stuhl, abwechselnd Diarrhöen oder Obstipationen. Später zunehmende Stenoseerscheinungen bis zum Ileus (s. S. 151).

Untersuchungen

- Benzidinprobe im Stuhl: eher als Reihen-Vorsorge-Untersuchung geeignet (Haemoccult-Test, hemo-FEC-Test) als zur Abklärung.
- Karzinoembrionales Antigen (CEA) im Serum.
- Koloskopie mit Biopsie. Methode der Wahl.
- Rö.: Doppelkontrastuntersuchung. Bei schlecht vorbereitetem Darm der Koloskopie evtl. überlegen.
- Sono: Lebermetastasen?

Differentialdiagnose

- Divertikulitis (s. S. 157).
- Rektumkarzinom (s. S. 163).
- Colitis ulcerosa (s. S. 155).
- Enteritis regionalis (s. S. 153).
- Gutartiger Kolonpolyp (s. S. 159).

Konservative Therapie

- Chemotherapie: nur indiziert bei Beschwerden infolge Metastasen. (Adjuvante Chemotherapie s. S. 392.)

TNM-Klassifikation des kolorektalen Karzinoms

Tis	Carcinoma in situ
T0	Kein Primärtumor
T1	Limitiert auf Mukosa/Submukosa
T2	Infiltration bis Muskularis/Serosa
T3	Einbruch ins umgebende Gewebe
T4	Über Nachbarschaft hinaus
N0	Kein regionärer Lymphknotenbefall
N1	Regionärer Lymphknotenbefall
N4	Befall entfernter Lymphknoten
M0	Kein Hinweis für Fernmetastasen
M1	Fernmetastasen
MX	Metastasenstatus unbekannt

Operationsindikation

- Jedes Kolonmalignom, sofern keine schwerwiegenden Kontraindikationen allgemeiner Natur vorliegen.
- Auch bei Metastasen (insbesondere Lebermetastasen) Indikation zur palliativen Kolonresektion meistens gegeben: behebt die lästigen Beschwerden, verhütet den Ileus!

Operative Technik

Resektion des Tumors mit einer Sicherheitszone von ca. 6 cm distal und 20 cm proximal des Tumors mit Reanastomosierung des Darmes. Je nach Sitz und Ausdehnung des Tumors:

- Hemikolektomie rechts (s. S. 319).
- Segmentresektion des Colon transversum (s. S. 320).
- Hemikolektomie links (s. S. 321).
- Sigmaresektion (s. S. 323) oder Rektosigmoidresektion (s. S. 323).
- Ileus: zweizeitiges, bei schlechtem Allgemeinzustand oder ungeklärtem Grundleiden und insbesondere bei rektosigmoidalem Karzinom dreizeitiges Vorgehen (s. auch S. 152).

Dreizeitiges Vorgehen: in erster Sitzung Stomie oral der Tumorstenose, in zweiter Sitzung (1–2 Wochen später) Kolonresektion, in dritter Sitzung Stomieverschluß.

Vor dem Verschluß Anastomose mit Röntgen-Doppelkontrasteinlauf (Durchgängigkeit?) und mit Endoskopie (Rezidiv?) überprüfen.

Prognose

- 5-Jahres-Heilung bei operablem Karzinom ca. 40−55% im Gesamtkollektiv.
- 5-Jahres-Heilung für Karzinome ohne Serosadurchbruch und ohne Lymphknotenmetastasen: 70−75%.
- Frühzeitige Erfassung eines Rezidivs oder einer Metastasierung durch regelmäßige Bestimmung des CEA-Titers (karzinoembryonales Antigen) im Blut möglich. Wiederanstieg über 5 ng/ml nach postoperativer Normalisierung = Rezidiv oder Metastasen. Revisionslaparotomie diskutieren! Lebermetastasen suchen!
- Solitäre Lebermetastasen bedeuten nicht generalisierte Metastasierung. Metastasenexstirpation (in separater Sitzung) angezeigt (s. S. 107).
- Nutzen der adjuvanten postoperativen Chemotherapie noch nicht gesichert. Daher nur im Rahmen kontrollierter Studien durchführen!
- Regelmäßig nachkontrollieren (Koloskopie). Zweitkarzinom in 5%!

Allgemeines

- 60% aller kolorektalen Karzinome liegen im Rektum oder rektosigmoidalen Übergang, also im Bereich des Rektoskops. Histologie wie übrige Kolonkarzinome (s. S. 161). Männer doppelt so häufig wie Frauen. Die Hälfte der Karzinome weisen bei der Erkennung bereits Lymphknotenmetastasen auf.
- Symptome: Stuhlunregelmäßigkeiten, Schmerzen, Tenesmen, Blut- und Schleimabgang. Unwillkürlicher Stuhl- und Windabgang („falscher Freund").

Untersuchungen

- Digitale Rektaluntersuchung!
- Rektosigmoidoskopie mit Biopsie: Lokalisation und histologische Diagnose.
- Koloskopie: Zweitkarzinom?
- Endosonographie: Tiefenausdehnung, Lymphknotenmetastasen?
- CT: Umgebungsinfiltration.
- Zystoskopie: bei Hämaturie.
- Karzinomembryonales Antigen (CEA) im Serum für spätere Verlaufskontrolle.

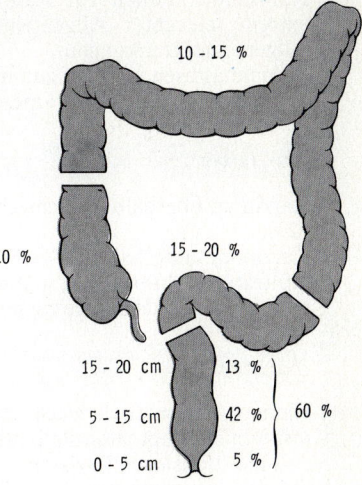

Abb. 44 Lokalisation und relative Häufigkeit des Dickdarmkarzinoms

Differentialdiagnose

- Dickdarmpolyp (s. S. 159).
- Prostatakarzinom mit Einwachsen ins Rektum.
- Weibliches Genitalkarzinom mit Einwachsen ins Rektum.
- Strahlenfibrose, insbesondere nach weiblichem Genitalkarzinom.
- Endometriose.
- Enteritis regionalis (s. S. 153).
- Lues.
- Lymphogranuloma venereum.
- Analkarzinom (s. S. 175).

Konservative Therapie

- Palliative Radiotherapie bei schmerzhafter Infiltration der Nachbarschaft und insbesondere bei Rezidiv in Amputationshöhle.
- Vorbestrahlung vor Rektumamputation mit 35−40 Gy bei fixierten Tumoren oder fraglicher radikaler Operabilität.

Operationsindikation

- Jedes Rektumkarzinom muß chirurgisch behandelt werden.
- Kontraindikationen zur Radikaloperation: lokale Inoperabilität, extrem schlechter Allgemeinzustand, schwere konkomitierende Allgemeinerkrankungen.
- Fernmetastasen sind bei gutem Allgemeinzustand keine Kontraindikation einer palliativen Operation.

Operative Technik

- Karzinom oberhalb 7−8 cm ab ano: Rektosigmoidresektion (s. S. 323).
- Karzinom unterhalb 7−8 cm ab ano sowie undifferenziert und infiltrativ wachsende Karzinome: abdominoperioneale Rektumamputation mit endständiger Sigmoidostomie (s. S. 324).

Alternativen

- Kleines, exophytisch wachsendes, gut differenziertes Karzinom, insbesondere bei alten Patienten oder sehr schlechtem Allgemeinzustand: transanale Exzision.
- Großer, lokal inoperabler Tumor oder großer Tumor mit allgemeinen Kontraindikationen gegen Resektion oder Amputation: lokale, transanale Zerstörung oder Verkleinerung mit Elektrokoagulation oder Kryochirurgie oder Laser.
- Stenosierender, inoperabler Tumor (lokal oder allgemein inoperabel) ohne weitere lokale Symptome (wie Blutung oder Schleimabgang): Ausschaltung durch endständige Sigmoidostomie (s. S. 315) und Blindverschluß des abführenden Sigmaschenkels.

Prognose

- Abhängig vom Befall der Nachbarorgane und der Metastasierung im Zeitpunkt der Operation.
- Bei Radikaloperation 5-Jahres-Rezidivfreiheit von 50%.
- Nach vorläufigen Resultaten Verbessserung der Prognose durch Vorbestrahlung, insbesondere Reduktion der Lokalrezidive.
- CEA-Kontrolle zur Früherfassung von Rezidiven und Metastasen.

Allgemeines

- Analhautprolaps (unechter Prolaps, Mukosaprolaps, Hämorrhoidalprolaps, fälschlicherweise Prolapsus ani): Analhaut prolabiert ganz oder teilweise, kann Rektalschleimhaut nachziehen. Ursache meistens Hämorrhoiden, Pressen bei Obstipation. Austritt anfänglich nur beim Pressen, nicht mehr als 1–3 cm über Hautniveau (Abb. 45, 46), später dauernd.

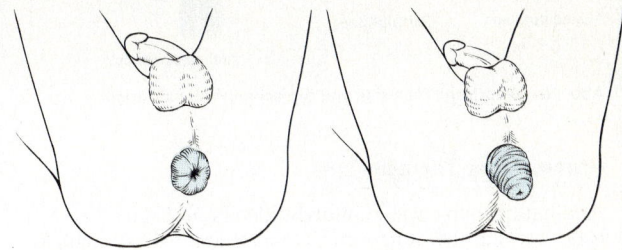

Analhautprolaps:
radiäre Schleimhautfalten

Echter Prolaps:
konzentrische Schleimhautfalten

Abb. 45 Aussehen des unechten und des echten Prolapses: Verlauf der Schleimhautfalten entscheidend!

- Echter Prolaps oder Totalprolaps: Invagination des mittleren Rektums, Ausstülpung aller Darmwandschichten, entweder Rektalprolaps oder Anorektalprolaps (Abb. 45, 46). Beckenschwäche, häufig ältere Patientinnen. Dünndarm folgt im Douglas-Raum nach: perineale Hernie (Gleithernie, Enterozele).
- Bei einem Teil der Patienten (∼ 50%) mit Inkontinenz verbunden.

Untersuchungen

- Proktologische Untersuchung: s. S. 14.
- Kontinenz? Puborektalisfunktion? Sphinkterverschluß?
- Untersuchung auf Hernie: dorsal verlagerte Lumenöffnung. Zeigefinger in prolabiertes Dickdarmlumen einlegen. Mit der anderen Hand den prolabierten Darm umfassen. Husten lassen: Anprall des Dünndarms spürbar.

Differentialdiagnose

- Bei Kindern: Invagination mit Austritt des Invaginats aus dem Anus.
- Inkontinenz ohne Prolaps (s. S. 167).

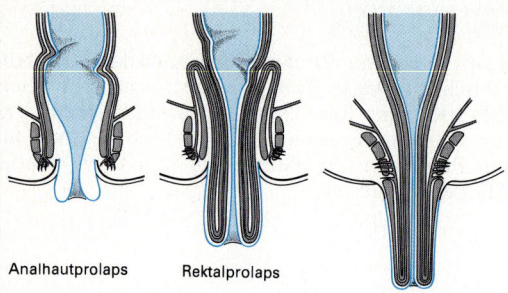

Analhautprolaps   Rektalprolaps

Anorektalprolaps

Abb. 46   Wandschichten der drei typischen Prolapsformen

Konservative Therapie

- Analhautprolaps: wie Hämorrhoiden (s. S. 171).
- Rektalprolaps bei jüngeren Erwachsenen: ballastreiche Kost.
- Rektalprolaps beim Kind: Stuhlentleerung in gestreckter Stellung, Erziehungsberatung, Weichmachen des Stuhls (Paraffinöl, Feigensirup).

Operationsindikationen

- Jeder Prolaps beim älteren Erwachsenen.
- Therapieresistenter echter Prolaps beim Kind und jüngeren Erwachsenen.

Operative Technik

- Analhautprolaps: Hämorrhoidektomie (s. S. 336).
- Rektal- und Anorektalprolaps: Rektopexie (s. S. 330).
- Persistenz der Inkontinenz nach Prolapskorrektur: Inkontinenzoperation (Beckenbodenplastik) (s. S. 331).

Alternative

- Mukosektomie und Muskelraffung von anal (Rehn-Delorme).
- Nur beim Kind: zirkuläre Injektion von hypertoner NaCl-Lösung.

Prognose

- Prolapsrezidiv < 10%.
- Kontinenz kehrt nach alleiniger Prolapskorrektur nur in ca. 50% zurück.

Allgemeines

- Ursache der Stuhlinkontinenz: Störung der Reservoirfunktion des Rektums, der Schließfunktion des Sphinkterapparates, der Kontraktilität des M. levator ani, der sensiblen Innervation des unteren Analkanales oder des Zusammenspiels dieser Funktionen.
- Eher selten iatrogene Verletzungen des Sphinkterapparates.
- Vor allem bei Frauen führen die degenerativen Veränderungen des N. pudendus zum Descensus perinei.

Untersuchungen

- Genaue Anamnese bezüglich der Stuhlgewohnheiten: Art und Menge, Umstände der Inkontinenz und Häufigkeit?
- Inspektion: Narben von Fisteloperationen, Sphinkterotomie?
- Kutaneoanalreflex (auf Bestreichen der Perianalhaut kontrahiert sich der Sphinkter).
- Digitale Analuntersuchung: Kontraktion der Puborektalisschlinge? Plastische Verformbarkeit: Anus bleibt nach Dehnung offen.
- Anale Druckmessung, Sphinkter-EMG.
- Bestimmung der Kapazität des Rektums.
- Rektoanalreflex (rasche Füllung des Ballons im Rektum führt nach einer kurzen Kontraktion zur Sphinktererschlaffung).

Differentialdiagnose

- Neurogene und psychoorganische Störungen.
- Pseudoinkontinenz bei Koprostase.
- Imperativer Stuhldrang bei entzündlicher Darmerkrankung.
- Rektumprolaps mit Inkontinenz (s. S. 165).
- Descensus perinei.

Operationsindikationen

- Feinkontinenzstörung bei Deformation des Analkanales oder Verlust der sensiblen Rezeptoren.
- Rektumprolaps mit Inkontinenz trotz Stuhlregulation.
- Sphinkterverletzung.
- Descensus perinei, wenn Sphinktertraining erfolglos.

Operative Technik

- Feinkontinenzstörung: Verschiebelappenplastik.
- Rektumprolaps mit Inkontinenz: Rektopexie (s. S. 330).
- Sphinkterverletzung: Rekonstruktion, evtl. Gracilis-Plastik.
- Descensus perinei: Beckenbodenplastik (s. S. 331).

Anal- und Perianalerkrankungen, entzündliche

Allgemeines

- Die Perianaldermatitis (Synonyma: Analdermatitis, Analekzem, Perianalekzem) wird vom Hämorrhoidalleiden (s. S. 171), Fisteln (s. S. 169), Fissuren, Anal- und Rektumpolypen (s. S. 159), Proktitiden sowie anatomische Eigenarten in der Analgegend (z. B. stark gefältelte Haut) verursacht (Abb. 47). Leitsymptom: Pruritus ani.
- Venerische Affektionen führen zu entzündlichen Tumoren (Lues I und II, Condylomata acuminata, Molluscum contagiosum) oder zur Anitis und Proktitis (Gonorrhö, Chlamydien, Herpes simplex).
- Eine Sonderform der entzündlichen Veränderungen ist die Analfissur. Der meistens dorsal gelegene Riß in der Auskleidung des äußeren Analkanales führt wegen seiner Schmerzhaftigkeit zum Sphinkterspasmus; dadurch bildet sich eine kleine Abszeßhöhle.
- HIV Stadium 4, vor allem Herpesvireninfektion.

Untersuchungen

- Proktologische Untersuchung: s. S. 14. Immer vollständige Untersuchung inkl. Proktoskopie!
- Bakteriologische und serologische Bestätigung von venerischen Verdachtsdiagnosen.
- Fissuren weisen einen exquisiten Druckpunkt posterior und anterior auf. Schmerzarme Fissuren an anderen Stellen erwecken in erster Linie den Verdacht auf eine Enteritis regionalis (s. S. 153).
- Asymmetrische Befunde biopsieren.

Konservative Therapie

- Peinlich genaue Analhygiene.
- Für weichen Stuhlgang sorgen (ballastreiche Kost, Weizenkleie, Leinsamen, Feigen, Dörrbirnen, viel Flüssigkeit). Bei nachgewiesener Kolonspastizität Langzeitbehandlung mit Spasmolytika.
- Sitzbäder: (Kamillen oder Kaliumpermanganat 1 : 10000).
- Extern: kortisonhaltige Salben für eine beschränkte Zeit.

Operationsindikationen

- Condylomata acuminata.
- Schmerzende chronische Analfissur.

Operative Technik

- Je nach Befund Sanierung der auslösenden Ursache oder „Analtoilette" mit gleichzeitiger Sanierung mehrerer Veränderungen:
- Analfissursanierung, Analfistelsanierung, Hämorrhoidektomie. Abtragen von entzündeten Papillen. Spalten von Krypten.

Allgemeines

- Analfisteln führen meistens von der Linea dentata nach außen.
- Häufig entwickeln sie sich nach der Abszeßabdeckelung, selten aus rektalen Erkrankungen (extrasphinkterer Verlauf).
- Der Verlauf des Fistelganges in bezug auf den Sphinkter läßt subkutane, intersphinktere, transsphinktere, supralevatorische und extrasphinktere Fisteln unterscheiden (Abb. 47, 147).
- Besonders ausgedehnte Fistelsysteme beim Morbus Crohn.

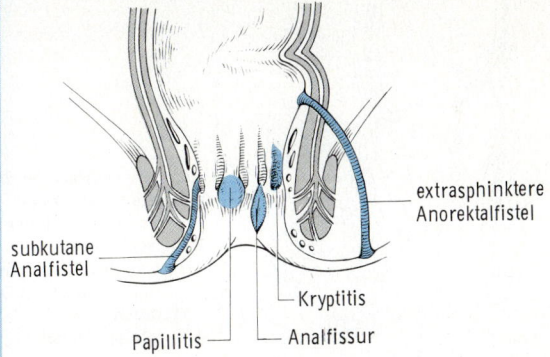

Abb. 47 Topographie der häufigsten entzündlichen Erkrankungen des Analkanals. Anatomische Einzelheiten s. Abb. 7

Untersuchungen

- Proktologische Untersuchung: s. S. 14.
- Wegen der Schmerzhaftigkeit soll der Fistelverlauf intraoperativ untersucht werden (nach Methylenblauinjektion).
- Röntgenologische Fistulographie: nur bei kompliziertem Verlauf indiziert.

Operationsindikation

- Immer bei Beschwerden.
- Zurückhaltend bei Morbus Crohn, wegen der Gefahr der postoperativen Inkontinenz und der langen Wundheilungszeit.

Operative Technik

- Analfistelsanierung (s. S. 333).

Allgemeines

- Der Perianalabszeß entwickelt sich aus einer Entzündung der intersphinkter gelegenen Proktodealdrüse, seltener transkutan oder sehr selten transrektal (supralevatorisch).
- Je nach der Ausbreitung der Infektion von intersphinkter entsteht ein intersphinkterer, perianaler (subkutaner), ischiorektaler (tief unter M. levator ani) oder supralevatorischer Abszeß.
- Dauerschmerz mit lokalisiertem Druckpunkt.
- Intersphinkterabszeß macht Symptome wie Analfissur.

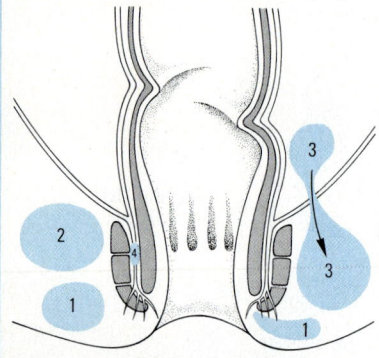

Abb. 48 Lokalisation der anorektalen Abszesse:
1 = perianal (subkutan)
2 = ischiorektal
3 = supralevatorisch (mit infralevatorischem Durchbruch)
4 = intersphinkter

Untersuchungen

- Proktologische Untersuchung: s. S. 14. Untersuchung wegen Schmerzen oft erst in Narkose vollständig möglich.
- Supralevatorischer Abszeß: Druck in Ampulla recti. Eiteraustritt aus Analkanal?

Differentialdiagnose

- Bartholinitis.
- Pilonidalfistel (s. S. 175).
- Furunkel.
- Hidradenitis suppurativa.
- Abszedierende Prostatitis.
- Infizierte Epidermiszyste.

Operationsindikation

- Immer gegeben. Nicht auf Fluktuation oder „Reifung" warten! Cave bei Agranulozytose.

Operative Technik

- Perianalabszeßdrainage (s. S. 335).

Allgemeines

- Hyperplasie und Dilatation der Corpora cavernosa recti et ani. Primäre innere Hämorrhoiden bei 3 Uhr, 7 Uhr und 11 Uhr in Steinschnittlage (Abb. 49).
- Äußere Hämorrhoiden von Haut (Pflasterepithel), innere von Schleimhaut überzogen. Die äußeren schmerzen daher beim Fassen, Ligieren usw., die inneren nicht.
- Komplikation der äußeren H.: Thrombose. Komplikation der inneren H.: Blutung, Prolaps, Inkarzeration.

Untersuchungen

- Proktologische Untersuchung: s.. S. 14. Immer vollständig untersuchen, inkl. Proktoskopie!
- Palpation nur bei Inkarzeration oder Thrombose positiv! Unkomplizierte innere Hämorrhoiden kann man nicht fühlen!
- Koloskopie oder Rö.-Doppelkontrasteinlauf bei Rektalblutung zum Ausschluß eines höhergelegenen Tumors.

Differentialdiagnose

- Entzündliche Analerkrankungen (s. S. 168).
- Analkarzinom (s. S. 173).
- Rektumkarzinom (s. S. 163).
- Melanom (sehr selten).
- Condylomata lata (aut acuminata).

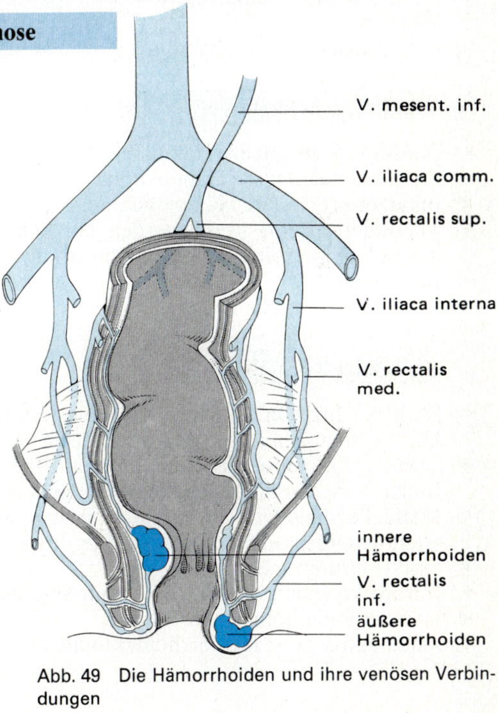

V. mesent. inf.

V. iliaca comm.

V. rectalis sup.

V. iliaca interna

V. rectalis med.

innere Hämorrhoiden

V. rectalis inf.

äußere Hämorrhoiden

Abb. 49 Die Hämorrhoiden und ihre venösen Verbindungen

Sofortmaßnahmen

- Akute Thrombose äußerer Hämorrhoiden: je nach Beschwerden entweder konservative Behandlung oder Inzision in Lokalanästhesie.
- Stark blutende innere Hämorrhoiden: Blutungsquelle umstechen, evtl. inkarzerierten Knoten abtragen oder Gummibandligatur (s. S. 338).
- Prolaps innerer Hämorrhoiden mit Inkarzeration: Reposition. Oder besser: Hämorrhoidektomie (s. S. 336).

Konservative Therapie

- Gute Analhygiene.
- Weiches Toilettenpapier.
- Vermeiden von Obstipation: Einnahme von Quellmitteln (Kleie, Leinsamen, Feigen, Dörrobst) mit viel Flüssigkeit.
- Keine Laxantien!
- Kortisonhaltige Suppositorien bei Proktitis, nicht länger als 2−3 Wochen.
- Evtl. lokale Wärmebehandlung (Curatherm).

Operationsindikationen

- Thrombosierte äußere Hämorrhoiden.
- Prolabierende innere Hämorrhoiden.
- Inkarzerierte innere Hämorrhoiden.
- Therapieresistente Beschwerden bei kombinierten äußeren und inneren nicht prolabierenden Hämorrhoiden.
- Blutungen.
- Analhautprolaps (s. S. 165).

Operative Technik

- Radiäre Inzision äußerer thrombosierter Hämorrhoiden nach Unterspritzung mit 2−5 ml Lokalanästhetikum.
- Ligatur von umschriebenen inneren Hämorrhoiden (s. S. 338): Indiziert insbesondere bei niedrigem Sphinkterdruck.
- Manuelle anale Dilatation (auf 6 Finger): insbesondere bei inneren Hämorrhoiden und hohem Sphinkterdruck.
- Sklerosierung: s. S. 339.
- Infrarotkoagulation: Alternative zur Sklerosierung.
- Hämorrhoidektomie: s. S. 336.
- Analhautprolaps: Hämorrhoidektomie (s. S. 336).

Allgemeines

- Sehr viel seltener als Kolon- und Rektumkarzinom. Nur 1–2% der Tumoren des distalen Verdauungstrakts.
- Ätiologie: diskutiert werden chronische Infektionen (Fisteln, Fissuren) und Virusinfektionen (Kondylome).
- Frühsymptome: Schmerzen bei der Defäkation, Pruritus, leichte Blutung.
- Spätsymptome: Stenose, Bleistiftstuhl, Gewichtsverlust.
- Außerhalb der Linea dentata liegende Analkarzinome metastasieren primär inguinal, innerhalb liegende retroperitoneal.

Untersuchungen

- Proktologische Untersuchung: s. auch S. 14. Digitale Palpation: harte Konsistenz, evtl. Ulkus, evtl. Stenose.
- Palpation der inguinalen Lymphknotenstationen.
- Proktoskopie mit Biopsie und Histologie.
- Koloskopie: Zweittumoren im Kolon?
- Transrektale Endosonographie: Tiefenwachstum? Lymphknotenmetastasen?
- Sono Abdomen: Lebermetastasen?
- Rö.: Thorax. Lungenmetastasen?
- Evtl. CT: Ausdehnung, Umgebungsinfiltration.

Differentialdiagnose

- Thrombosierte äußere Hämorrhoiden.
- Prolabierende Hämorrhoiden.
- Mariske.
- Indurierte Analfissur.
- Prolabierende, hypertrophe Papille.
- Andere Hauttumoren: Melanom, Morbus Bowen oder Morbus Paget (Carcinoma in situ), bowenoide Papullose, Fibrom.
- Condylomata (lata aut acuminata).
- Infiltrierendes Vaginalkarzinom.
- Vorwachsendes Rektumkarzinom.

Konservative Therapie

- Kombination von lokaler Bestrahlung (Iridiumspickung des Primärtumors), perkutane Bestrahlung inkl. Lymphknotenstationen und Chemotherapie (5-FU, evtl. Cisplatin). Evtl. Biopsie nach Therapieabschluß zur Radikalitätskontrolle.

Operationsindikationen

- Kleine, am äußeren Ende des Analkanales gelegene Karzinome. Grenze der Resezierbarkeit durch Sphinkterinfiltration bestimmt.
- Versagen der konservativen Therapie.

Operative Technik

- Lokale Exzision, bei ganz kleinen basaloiden Karzinomen. Nachbestrahlung bei fraglicher Radikalität.
- Abdominoperineale Rektumamputation (s. S. 324). Ausräumen der inguinalen Lymphknoten, nur wenn befallen (Zytologie). Bei fraglicher Radikalität Nachbestrahlung.
- Palliativ: definitive terminale Sigmoidostomie (s. S. 315).

Prognose

- Nur bei Tumoren bis 3 cm Durchmesser und ohne Lymphknotenbefall inguinal relativ günstig: 5-Jahres-Heilung 30−40%.

Allgemeines

- Pilonidalfistel (Sinus pilonidalis, Sakraldermoid, Steißbeinfistel, Haarnestgrübchen): erworbene Erkrankung in und neben der Rima ani.
- Vor allem bei übergewichtigen, dunkelhaarigen Patienten, mit kräftigen Nates und enger Rima ani, im Alter von 18 bis 35 Jahren.
- Fistelnde Fremdkörpergranulome, verursacht durch abgebrochene Haare, welche durch die gegeneinander reibenden Nates durch die Haut gedrückt werden und dann wegen ihrer Widerhaken nur noch tiefer wandern können.
- Klinische Manifestation erst bei Infektion (Abszedierung).
- Gelegentlich weit seitlich übergreifend, mit Sekundäröffnungen an den Nates, besonders nach unvollständigen Operationen (= Pyoderma fistulans).

Untersuchungen

- Inspektion beweisend: Fistelöffnungen in der Rima ani über dem Sakrum (Abb. 50).
- Proktologische Untersuchung: s. S. 14.

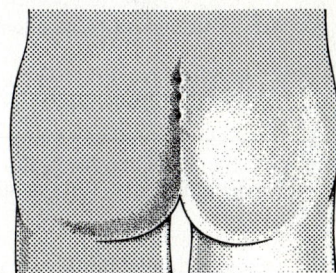

Abb. 50   Pilonidalfisteln an typischer Stelle

Sofortmaßnahme

- Abszedierung: breite Inzision in Narkose (keine Exzision), offene Nachbehandlung.

Konservative Therapie

Nur als Operationsvorbereitung gerechtfertigt, bei Status nach Inzision oder bei eitriger Sekretion:
- Peinliche Sauberkeit.
- Sitzbäder.
- Spülen der Fisteln mit desinfizierender Lösung.

Operationsindikationen

- Jede Pilonidalfistel, die einmal infiziert war, nach Abklingen der akuten entzündlichen Zeichen.
- Chronische, therapieresistente Eiterung.

Operative Technik

- Pilonidalfistelexstirpation (s. S. 340).

Allgemeines

- Hernienaustritt durch eine Faszienlücke in der Mittellinie zwischen Processus xiphoideus und Nabel. Häufig symptomlos.
- Eine epigastrische Hernie soll erst zur Erklärung von Oberbauchbeschwerden herangezogen werden, wenn andere Ursachen (insbesondere Ulcus duodeni) ausgeschlossen sind.
- Häufig unechte Hernie (präperitoneales Lipom).

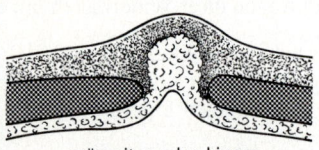 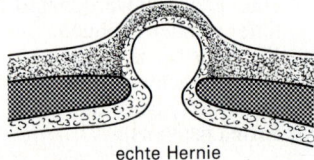

präperitoneales Lipom   echte Hernie

Abb. 51   Formen der epigastrischen Hernie

Untersuchungen

- Bauchdeckenuntersuchung: s. auch S. 10.
- Bruchlücke nachweisen. Bei fraglichem Befund Kopf heben lassen: Anspannung der Rektusmuskulatur = bessere Abgrenzung der Lücke.
- Rö.: Magen-Darm-Passage: andere Ursache für Schmerzen?
- Sono: Abdomen (Gallensteine?) bei atypischen Beschwerden.

Differentialdiagnose

- Narbenhernie, insbesondere nach oberer medianer Laparotomie.
- Rektusdiastase: Linea alba breit, Faszie stark verdünnt. Beim Pressen gleichmäßige Vorwölbung auf der ganzen Länge. Macht fast nie Beschwerden, deshalb in der Regel nicht behandlungsbedürftig. Operation (Fasziendoppelung) nur in ganz ausgeprägten Fällen mit eindeutigen Beschwerden.
- Nabelhernie: ganz ähnlicher Befund bei Nabelhernie wie bei paraumbilikaler Hernie = nabelnaher epigastrischer Hernie.

Operationsindikation

- Epigastrische Hernie mit Beschwerden.

Operative Technik

- Kleine Hernie: analog Nabelhernienoperation (s. S. 341).
- Große Hernie: analog Narbenhernienoperation (s. S. 348).

Allgemeines

- Die Bruchlücke der echten Nabelhernie ist die embryonale Durchtrittsstelle der Nabelorgane durch die Bauchwand (Abb. 52).
- Paraumbilikale Hernien können das Bild einer Nabelhernie vortäuschen, sind aber nabelnahe epigastrische Hernien.
- Kombination umbilikal/paraumbilikal möglich. Häufig verwachsen (irreponibel).

Untersuchungen

- Bruchlücke nachweisen.
- Magen-Darm-Passage bei atypischen Beschwerden.

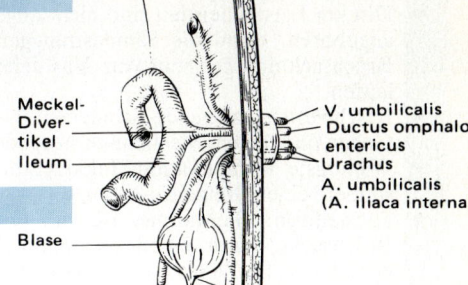

Meckel-Divertikel
Ileum

V. umbilicalis
Ductus omphalo-entericus
Urachus
A. umbilicalis
(A. iliaca interna)

Blase

Differentialdiagnose

- Urachuszyste.
- Differentialdiagnose der Hautmazeration in der Tiefe einer Nabelhernie:

Abb.52 Nabelorgane, die sich unvollständig verschließen und zu Nabelfisteln führen können

mangelnde Pflege, Urachusfistel, offener D. omphalo-entericus.

Sofortmaßnahme

- Bei Zeichen der Inkarzeration (Schmerzen, Hernie nicht ohne weiteres reponibel, evtl. Ileussymptomatik): keine gewaltsame Reposition. Sofortige Operation. Ileussymptome nicht obligat: Netzinkarzeration → Nekrose → Abszeß.

Konservative Therapie

- Nicht nötig. Häufig Spontanverschluß im 1. Lebensjahr.
- Nabelpflaster nutzlos.

Operationsindikationen

- Beim Kind jede Nabelhernie (ab 4. Lebensjahr).
- Beim Erwachsenen Nabelhernie über Walnußgröße oder mit Beschwerden.

Operative Technik

- Nabelhernienoperation: s. S. 341.

Allgemeines

- Die Leistenhernie ist die mit Abstand häufigste Bauchwandhernie. 90% der betroffenen Patienten sind Männer. Die Inguinalhernienoperation ist eine der häufigsten Operationen im abdominalchirurgischen Bereich.
- Die innere Bruchpforte der indirekten Leistenhernie liegt lateral, diejenige der direkten Hernie medial der epigastrischen Gefäße. Beide treten aus dem Anulus inguinalis externus (= superficialis) als äußerer Bruchpforte aus.
- Direkte Leistenhernien sind nicht angeboren. Indirekte gelten als angeboren, wenn die Samenstranggefäße aufgesplittert auf dem Bruchsack und getrennt vom Vas deferens (Ductus deferens) verlaufen.
- Beschwerden: ziehende Schmerzen in der Leiste, besonders beim Gehen und Sitzen. Mechanisch störende Vorwölbung.
- Wichtigste Komplikation: Inkarzeration des Bruchinhalts, insbesondere einer Dünndarmschlinge.
- Spezialform: Gleithernie. Bei der Gleithernie wird ein Teil des Bruchsacks durch einen retroperitoneal gelegenen Bruchinhalt gebildet, z. B. Zäkum als laterale Wand eines Leistenbruchsacks rechts, oder Harnblase als mediale Wand einer direkten Leistenhernie rechts.
- Spezialform: Darmwandhernie = Littrésche Hernie. Einklemmung nur eines nicht die ganze Zirkumferenz umfassenden Darmwandstücks. Inkarzeration ohne Ileus!

Untersuchungen

- Untersuchung der ganzen Leiste: s. S. 12.
- Suche nach den Ursachen für eine intraabdominale Druckerhöhung: Prostatahyperplasie, Kolonkarzinom, chronische Obstipation, Emphysembronchitis?
- Bei Männern über 50 Jahren Prostatapalpation und sonographische Restharnbestimmung (normal bis 50 ml) obligatorisch.

Differentialdiagnose

- Leistenhoden.
- Varikozele.
- Hydrozele (testis et/aut funiculi).
- Bei der Frau: Femoralhernie (s. S. 180).
- Lymphknotenschwellung.
- Hüftgelenksganglion.

Sofortmaßnahme

- Bei Inkarzerationszeichen (Schmerzen, Hernie nicht ohne weiteres reponibel, evtl. Ileussymptomatik) keine gewaltsame Reposition. Sofortige Operation.

Operationsindikationen

- Im Prinzip jede Inguinalhernie in jedem Alter.
- Bei Risikopatienten nur Inkarzeration, Status nach Inkarzeration, Irreponibilität, Beschwerden verursachende Hernie, große Hernie.
- Beidseitige Hernie: bei Kindern und jüngeren Männern einseitig operieren. Zweite Seite erst, wenn keine Hodenatrophie als Folge der ersten Operation.
- Kontraindikation: Prostatahyperplasie mit Restharn. Zuerst Prostata sanieren!

Operative Technik

- Inguinalhernienoperation s. S. 343.
  Die beschriebene Technik (Bassini erweitert nach Shouldice) hat bisher angewandte Operationsverfahren (Bassini, mit Einbezug des Lig. Cooperi nach Lotheisen/McVay) weitgehend abgelöst.
- Inkarzerierte Hernie: zuerst Bruchsack eröffnen. Inhalt inspizieren (Nekrose?), erst dann reponieren.
- Der grundsätzliche Miteinbezug des Lig. Cooperi in den Bruchpfortenverschluß nach Lotheisen-McVay senkt die Rezidivquote nicht wesentlich. Diese Technik soll aber für Spezialsituationen (schwaches oder fehlendes Lig. inguinale) beherrscht werden.

Prognose

- Schonung der Bauchmuskulatur während 3 Monaten (kein Heben von schweren Lasten) unerläßlich zur Erzielung eines guten Erfolgs.
- Rezidivquote im Spital mit Ausbildungsfunktionen (Durchführung der Operation vorwiegend durch Oberärzte und Assistenten mit den herkömmlichen Verfahren 5−8%, in spezialisierten Kliniken unter 4%.
- Es ist zu erwarten, daß die weitere Verbreitung der Operationstechnik nach Shouldice eine generelle Senkung der Rezidivquote mit sich bringt.

Allgemeines

- Bruchpforte: Lacuna vasorum. Der Bruchsack liegt medial der V. femoralis.
- Sichtbare Schwellung: Unterhalb des Leistenbandes, am Oberschenkelansatz.
- Bei Frauen sehr viel häufiger als bei Männern.
- Häufiger Inkarzeration als Inguinalhernie. Bei Inkarzeration nicht selten Darmwandhernie = Littrésche Hernie.

Untersuchungen

- Leistenuntersuchung inkl. femorale Bruchpforte: s. S. 12.
- Inguinale Bruchpforte palpieren.
- Restharn: bei Männern über 50 Jahren.

Differentialdiagnose

- Inguinalhernie: s. S. 178.
- Varixknoten der V. saphena magna.
- Lymphknotenschwellung, entzündlich (Interdigitalmykose?) oder neoplastisch.
- Weichteiltumor (Lipom).
- Senkungsabszeß (Spondylitis tuberculosa).
- Hüftgelenksganglion.

Sofortmaßnahme

- Bei Inkarzerationszeichen (Schmerzen, Hernie nicht ohne weiteres reponibel, evtl. Ileussymptomatik) keine gewaltsame Reposition. Sofortige Operation. Ileussymptome nicht obligatorisch, da nicht selten Darmwandhernie.

Operationsindikation

- Jede Femoralhernie.

Operative Technik

- Femoralhernienoperation: s. S. 346.
- Inkarzerierte Hernie: zuerst Bruchsack eröffnen. Inhalt inspizieren (Nekrose?), erst dann reponieren.

Prognose

- Rezidive häufiger als nach Inguinalhernienoperation.

Allgemeines

- Fehlen der Faszien- und Muskelschicht im Bereich einer Operationsnarbe, in der Regel durch sekundäre Dehiszenz der betreffenden Schicht (Abb. 53).

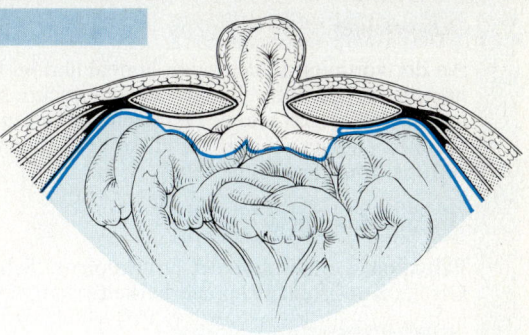

Abb. 53 Schichten einer Narbenhernie (blau = Peritoneum)

- Ursache: meistens Wundinfektion. Seltener Fasziennaht unter Spannung, erhöhter intraabdominaler Druck oder eigentliche Wundheilungsstörung.
- Schichten: Haut – Subkutis – Darmwand (Abb. 53). Keine Serosa, kein Bruchsack! Unechte Hernie!
- Häufig mehrkammerig.
- Wird mit der Zeit infolge Retraktion der Faszien- und Muskelränder unweigerlich größer.

Untersuchungen

- Inspektion: Haut sauber verheilt? Ekzem, Ulkus, Fadenfistel?
- Palpation: Hernie reponibel? Ausmaß der Faszienlücke? Qualität der Faszienränder?

Differentialdiagnose

- Muskelhypotonie und -fibrose im Operationsbereich (infolge Denervation und/oder Devaskularisation bei schlechter Schnittführung).

Operationsindikationen

- Jede Narbenhernie.
- Voraussetzung: saubere Haut, keine Fadenfistel u. ä.
- Operation frühestens ½ Jahr nach Abheilung der primären Wunde.

Operative Technik

- Narbenhernienverschluß: s. S. 348. Aseptische Operation und spannungsfreier Verschluß!

181

Seltene Bauchwandbefunde

Allgemeines

- An der vorderen Bauchwand, lumbal und im Perineum stehen bei umschriebenen Schwellungen sowie umschriebenen oder ausstrahlenden Schmerzen seltene Hernien in Differentialdiagnose.
- Hernien entwickeln sich vor allem bei Patienten mit Schwund des retroperitonealen Fettgewebes.

Untersuchungen

- Palpation: Lokalisation der Druckdolenz? Schwellung abgrenzbar, Größe, Konsistenz, Reponierbarkeit?

Differentialdiagnose

Vordere Bauchwand:
- Hernia semilunaris (Spigelii): Am Außenrand der Rektusscheide, unterhalb Linea semilunaris. Schmerzen ohne Schwellung!
- Desmoid (= zellreiches Fibrom) der Rektusscheide: hart, schlecht abgrenzbar, semimaligne.
- Rektusscheidenhämatom, insbesondere unter Antikoagulation.

Lumbalgegend:
- Hernia lumbalis: Durch das obere Lumbaldreieck (zwischen 12. Rippe, M. erector spinae und M. obliquus externus) oder das untere (zwischen Crista iliaca, M. erector spinae und M. obliquus ext.). Beide erscheinen am lateralen Rand des M. latissimus dorsi.
- Lipom.

Beckenboden:
- Hernia obturatoria: Durch das Foramen obturatum bis unter den M. pectineus.
- Hernia ischiadica: Durch das Foramen ischiadicum majus aut minus, unter den M. glutaeus.
- Hernia ischiorectalis (perinealis): Durch die Fossa ischiorectalis.
- Lipom. Fibrom. Neurofibrom.

Operationsindikation

- Immer gegeben, ausgenommen Blutungen.
- Rektusscheidenhämatom nicht operieren! Nie umschriebene Blutungshöhle, sondern diffuse Blutinbibition der Gewebe.

Operative Technik

- Hernien: Verschluß, meist transabdominal.
- Gutartige Tumoren: Abtragung.
- Desmoid: ausgedehnte Bauchdeckenresektion.

Allgemeines

- Unter retroperitonealen Tumoren im engeren Sinne werden Tumoren des retroperitonealen Bindegewebes verstanden, also exkl. Tumoren der dort liegenden Organe (Nebenniere, Niere). Gemeinsam ist ihnen die Seltenheit und der lange Zeit symptomlose Verlauf.
- Symptome: selten tumorspezifisch (z. B. Fieber bei malignem Lymphom); bei erheblicher Größe palpabler Befund, Verdrängungserscheinungen, u. a.
- Wichtige, aber sehr seltene Differentialdiagnose: retroperitoneale Fibrose Ormond. Idiopathische oder sekundäre (durch Arzneimittel, Infektionen, Röntgenbestrahlung) Umwandlung des lockeren retroperitonealen Bindegewebes in dichtes, hyalinisiertes kollagenreiches Gewebe. Uncharakteristische lumbale Schmerzen, Ureterstenosierung, Niereninsuffizienz. Operative Behandlung durch Ureterolyse und Intraperitonealverlagerung des Ureters.
- Ähnliche, aber meist akutere Symptome als bei retroperitonealen Tumoren durch Blutungen und Abszesse, bei häufig eindeutiger Anamnese.

Untersuchungen

- MR (oder CT): meist eindeutige Lokalisation und Charakterisierung des Befunds.
- Ultrasonographisch gesteuerte Feinnadelpunktion zur Zytologie.
- Intravenöses Pyelogramm: Ureter komprimiert? verlagert? Kontralaterale Niere funktionstüchtig?

Differentialdiagnose

Benigne Tumoren:
- Lipom.
- Sympathisches Paragangliom, vom Grenzstrang ausgehend.
- Neurofibrom.
- Nebennierentumor (s. S. 185).
Maligne Tumoren:
- Weichteilsarkome, insbesondere Liposarkom.
- Malignes Lymphom (häufiger Non-Hodgkin als Hodgkin).
- Extragonadaler Keimzelltumor.
- Lymphknotenmetastasen irgendeines Malignoms.

Nicht tumoröse Erkrankungen:

- Retroperitoneale Fibrose Ormond.
- Aortenaneurysma.
- Antikoagulantienblutung.
- Tuberkulöser Senkungsabszeß (von Wirbelsäule ausgehend).
- Nekrose und Abszeß nach nekrotisierender Pankreatitis.

Konservative Therapie

- Bei malignem Lymphom und Keimzelltumor kurativ gezielte Poly-chemotherapie und/oder Röntgenbestrahlung, jedoch nur bei histo-logisch (nicht nur zytologisch) gesicherter, in der Regel daher nur bei operativ gewonnener Diagnose.

Operationsindikationen

- Retroperitonealer Tumor ungeklärter Natur und Dignität.
- Malignes Lymphom: zur Diagnosestellung und kompletten Abdo-menrevision.
- Keimzelltumor: zur Sicherung der Diagnose und der Ausdehnung.
- Weichteilsarkom.

Operative Technik

- Totale mediane Laparotomie (s. S. 241) und Mobilisieren des Kolons: bester Zugang, da Retroperitoneum auf der ganzen Länge und beiderseits revidierbar und auch intraabdominale Organe pro-blemlos zugänglich.
- Gewebeentnahme zur Sicherung der Diagnose je nach Befund.
- Zusätzliche Diagnostik bei malignem Lymphom: Splenektomie, Leberbiopsie, Lymphknotenstatus.
- Sarkom: möglichst radikale Ausräumung aller erreichbaren Kno-ten.
- Sympathisches Paragangliom: wie Phäochromozytom operieren (s. S. 185).

Allgemeines

- Primärer Aldosteronismus (Morbus Conn). Häufigste Ursache für eine endokrine Hypertonie (ca. 1% aller Hypertonieformen). Das Mineralokortikoid Aldosteron wird in der Zona glomerulosa der Nebennierenrinde synthetisiert, wobei dessen Produktion durch ein komplexes extrahypophysäres Kontrollsystem (wichtigste: Angiotensin II, extrazelluläre Kaliumkonzentration) dem Natrium- und Kaliumhaushalt des Körpers angepaßt wird. Aldosteron ist ein natriumretinierendes sowie kaliuretisches Hormon. Die erhöhte Aldosteronproduktion erfolgt weitgehend autonom und unabhängig vom Kontrollsystem. In 70–80% solitäres Nebennierenrindenadenom, in 20–30% bilaterale idiopathische Nebennierenrindenhyperplasie. Sehr seltene Ursachen: Nebennierenrindenkarzinome, extraadrenale oder multilokuläre Adenome.
  Symptome: Hypertonie, niedrige Plasmareninaktivität, Hypokaliämie, metabolische Alkalose, Tendenz zu Hypernatriämie und Hypervolämie.

- Cushing-Syndrom: klinische Manifestation einer chronischen, übermäßigen Sekretion oder Zufuhr von Glukokortikosteroiden. Das dabei beteiligte Haupthormon Kortison und als Nebenhormon das Kortikosteron werden zur Hauptsache in der Zona fasciculata und zum geringeren Anteil in der Zona reticularis der Nebennierenrinde synthetisiert. Praktisch allein vom ACTH abhängig.
  Symptome: Adipositas, Büffelhöckernacken, gerötetes Vollmondgesicht, Striae, Hyperpigmentation, Muskelatrophie, Osteoporose, Hypertonie, Hypokaliämie, metabolische Azidose, insulinresistenter Diabetes mellitus.

- Phäochromozytom: neuroektodermale Tumoren des sympathoadrenalen Systems, die sich aus chromaffinen Zellen zusammensetzen. Deshalb liegen über 85% die Phäochromozytome im Nebennierenmark, bei extraadrenaler Lage im Retroperitonealraum. Sie können multifokal auftreten. Die üblichen histologischen Kriterien lassen eine definitive Beurteilung der Dignität nicht zu.
  Symptome: Intermittierende oder permanente Kopfschmerzen, Schweißausbrüche, Palpitationen, Unruhe, Angstgefühl, paroxysmale oder persistierende Hypertonie.

Nebennierentumoren

Untersuchungen

Primärer Aldosteronismus:
- Radioimmunologisch gemessenes Aldosteron: erhöht.
- CT: zuverlässigste Methode zur Seitenlokalisation und damit zur Operationsindikation.

Cushing-Syndrom:
- Dexamethasonkurztest mit Bestimmung des Plasmakortisols.
- Dexamethason-Hemmtest (Urin-17-Hydroxikortikoide?).
- Bestimmung des freien Kortisols im 24-Stunden-Urin.
- Bestimmung der Plasma-ACTH-Konzentration (welche Form?).
- Sella: Tomographie oder Computertomographie.
- CT: Nebennierenbefund?

Phäochromozytom:
- Vanillinmandelsäure im 24-Stunden-Urin.
- Katecholaminbestimmung im Urin nach hypertensiver Krise.
- Direkte Katecholaminbestimmung im Kavablut.
- CT: beste Lokalisationsdiagnostik.

Differentialdiagnose

- Primärer Aldosteronismus: essentielle Hypertonie, renovaskuläre Hypertonie, Cushing-Syndrom, Nierentumor.
- Cushing-Syndrom: primärer Aldosteronismus, Cushing-Syndrom, essentielle Hypertonie, Migräne, Psychopathie.

Operationsindikationen

- Primärer Aldosteronismus: immer gegeben bei Adenomen (bei der bilateralen Hyperplasie medikamentöse Dauertherapie).
- Cushing-Syndrom: bei der hypophysären Form selektive Hypophysenadenomresektion oder totale Hypophysektomie. Bei der adrenalen Form uni- oder bilaterale Adrenalektomie.
- Phäochromozytom: immer gegeben.

Operative Technik

- Adrenalektomie (s. S. 350), einseitig oder doppelseitig.
- Bei Phäochromozytom vollständige chirurgische Entfernung des Tumors mit allen eventuell vorhandenen extraadrenalen Tumoren.

Allgemeines

- Als terminale oder schwere chronische Niereninsuffizienz wird das irreversible Endstadium einer Niereninsuffizienz bezeichnet: Glomeruläre Filtration < 5 ml/Min. Serumkreatinin > 900 µmol/l, häufig urämische Symptome (Hypertonie, Ödeme, Pruritus, Anämie).
- Häufigste Ursachen: chronische Glomerulonephritis, chronische Pyelonephritis, chronische interstitielle Nephritis, adulte Zystennieren, Harnwegsmißbildungen, Refluxnephropathie. Seltener: maligne Arteriolosklerose, Lupus erythematodes, diabetische Glomerulosklerose, Nierenhypoplasie, medulläre Zystennieren (Nephronophthise). Sehr selten traumatische Nierenzerstörung, hämolytisch-uräm. Syndrom, Zystinose, Oxalose, Amyloidose.
- Die terminale Niereninsuffizienz ist medikamentös und diätetisch nicht mehr entscheidend beeinflußbar. Die internistische Behandlung gehört in die Hände eines Fachnephrologen.
- Patienten mit den obengenannten Krankheiten im Alter von 4 bis 70 Jahren (evtl. auch jüngere oder ältere) sind bei Fehlen von Kontraindikationen Anwärter für den Nierenersatz. Kontraindikationen: metastasierendes oder nicht radikal operables Malignom, hochgradige Koronarsklerose, dekompensiertes Lungenemphysem, Zerebralsklerose, Psychose, Leberinsuffizienz, nicht sanierbare Infektion.

Untersuchungen

- Harnstoff, Kreatinin und Kalium im Serum.
- Hämatokrit.
- Nierenbiopsie mit Histologie in unklaren Fällen.

Sofortmaßnahmen

- Hyperkaliämie: Resonium A oder Calcium-Serdolit, 3 Eßl. (45 g) als Einlauf, bei funktionierendem Magen-Darm-Trakt zusätzlich 3×1 Eßl. per os. Kalium 7 mmol/l und höher: absolute Notfallsituation! Glukose 40% 250 ml + 20 E Altinsulin als Infusion während 2 Std. Resonium oder Calcium-Serdolit wie oben. Dazu, insbesondere bei pathologischem EKG und/oder Rhythmusstörungen: Kalzium 10%, 2×10 ml i. v. EKG anschließen. Sofortige Dialyse.
- Perikarditis: Perikardpunktion (s. S. 228). Dialyse.
- Urämisches Koma: schonende Dialyse, Elektrolytkorrektur.
- Lungenödem: sofortige Dialyse mit Ultrafiltration.
- Hypertonie über 115 mm Hg diastolisch: Antihypertensiva, z. B. Adalat 10 mg sublingual, oder Trandate i. v.
- Urämische Schleimhautblutungen, insbesondere im Magen-Darm-Trakt: Urämie konservativ behandeln, Urämie korrigieren.

Konservative Therapie

- Hämodialyse: 2−3mal wöchentlich 4−6 Std., in einer Dialysesta-
tion oder als Heimdialyse. Gefäßzugang: interne a. v. Fistel (s. S.
354) oder a. v. Fistel mit Interponat (s. S. 356). Im Notfall sowie zur
Überbrückung Zugang mittels Subklaviakatheter (Scribner-Shunt
nicht mehr verwendet). Oder:
- Peritonealdialyse als kontinuierliche ambulante Peritonealdialyse
(CAPD) oder seltener als kontinuierliche zyklische Peritonealdialyse (CCPD). Täglich mehrmaliger Dialysatwechsel. Zugang: chirurgisch implantierter Katheter (s. S. 358).

Operationsindikationen

- Die Nierentransplantation ist die auf die Dauer erfolgreichste,
einzige weitgehend rehabilitierende und volkswirtschaftlich günstigste Form des definitiven Nierenersatzes. Deshalb Transplantation, sofern nicht eine Kontraindikation vorliegt oder der Patient
die Heimdialyse oder CAPD vorzieht.
- Indikation zur vorzeitigen Nephrektomie: s. S. 352.

Operative Technik

- Nephrektomie: s. S. 352.
- Nierentransplantation bei Erwachsenen: s. S. 363.
- Bei Kindern: Transplantation in die Fossa lumbalis durch mediane
Laparotomie, Aufklappen des Colon ascendens und Nephrektomie
rechts, Anastomosen mit V. cava und Aorta.

Prognose

- Nach Nierentransplantation (Frischverstorbenenniere) 1-Jahres-
Überleben der Patienten 95%, der Nieren 80–85% (Todesfälle vor
allem durch Infektionen, insbesondere mit außergewöhnlichen
Erregern, sowie Herzinfarkt; zusätzliche Nierenverluste durch
unbeherrschbare Abstoßungen).
- Im Spätverlauf eine geringe Quote (< 5% jährlich) von Transplan-
tatverlusten durch chronische Abstoßung. In 10% eine spezielle
Morbidität (Femurkopfnekrosen, Thrombosen, maligne Lym-
phome, Leberfunktionsstörungen) infolge Immunosuppression.
- Bei vielen Patienten aber Nierenfunktion über Jahre gut und stabil,
die meisten sind im früheren Beruf voll arbeitsfähig. Längstes
Überleben bereits > 20 Jahre.
- Durchschnittliches Überleben mit Dauerdialyse vergleichbar,
Lebensqualität nach Transplantation unvergleichlich viel besser.

Allgemeines

- Die Organtransplantation ermöglicht vielen sonst unheilbar Erkrankten und den meisten dialysepflichtigen Patienten ein langfristiges Überleben mit einem beträchtlichen Rehabilitationsgrad.
- Zur optimalen Versorgung all jener Patienten, deren Grundkrankheit nur durch eine Nieren-, Herz-, Leber-, Bauchspeicheldrüsen- oder Lungentransplantation behandelbar ist, ist eine enge Zusammenarbeit der Transplantationszentren erforderlich. Dadurch können einerseits Patienten mit hoher Dringlichkeit rascher operiert, andererseits auch für alle zur Verfügung stehenden Organe geeignete Empfänger gefunden werden.
- In Anbetracht des Mangels an geeigneten Spenderorganen sind die Transplantationszentren aber auch darauf angewiesen, daß ihnen die Regionalspitäler nicht nur Transplantationskandidaten zuweisen, sondern ebenfalls Organtransplantate zur Verfügung stellen. Eine aktive und selbstlose Kooperation ist entscheidend.
- Eine weitere Maßnahme gegen die Organknappheit ist die Multiorganentnahme, bei der von einem einzelnen Spender möglichst viele, im Extremfall sämtliche oben aufgeführten Organe entnommen werden.

Medizinische Kriterien für die Eignung zum Organspender:
- Geschlecht und Rasse ohne Bedeutung.
- Alter: Geburt bis 70 Jahre (obere und untere Alterslimite unterschiedlich je nach Organ).
- Hirntod mit noch vorhandenem Kreislauf (Hirntrauma, Subarachnoidalblutung usw.).
- Plötzlicher Herzstillstand schließt eine Mehrorganentnahme aus, jedoch nicht die isolierte Nierenentnahme.
- Ein spezifisches Leiden eines einzelnen Organs ist keine Kontraindikation der Multiorganentnahme.
- Keine generalisierte Infektion, HIV-Positivität oder Sepsis.
- Kein Malignom, mit Ausnahme von Haut- und Hirntumoren.
- Kein prolongierter Schock (ein rasch kompensierter Herzstillstand schließt aber eine Organentnahme keineswegs aus).
- Definitive Beurteilung der Organqualität erst bei der Organentnahme möglich. Kein voreiliges Ablehnen von potentiellen Multiorganspendern.

Untersuchungen

Für alle Organe:

- HLA-Typisierung, Kreuzprobe, CMV-, Hepatitis- und HIV-Serologie: so früh wie möglich 30 ml Nativblut, 30 ml ACD-Blut sowie 50 ml Heparinblut (5 ml Heparin pro 100 ml Blut) in sterilen Röhrchen ins Transplantationszentrum schicken.
- Weißes Blutbild.
- Untersuchung und Dokumentation des Hirntods (s. u.).

Für Nierenentnahme:

- Urinausscheidung. Eingehende Nierenuntersuchungen nicht nötig, da Funktionseinbußen durch das momentane Leiden bedingt und reversibel sein können.

Für Herzentnahme:

- EKG, Thoraxröntgenbild, evtl. Echokardiographie und/oder Koronarangiographie.

Für Leberentnahme:

- Durchgemachte Hepatitis, Alkoholabusus ausschließen (St. n. Cholezystektomie ist keine Kontraindikation), Transaminasen, alkalische Phosphatase, Quick.

Für Pankreasentnahme:

- Keine zusätzliche Untersuchung nötig. Anamnestisch Zuckerstoffwechselstörungen oder durchgemachte Pankreatitis ausschließen.

Für Lungenentnahme:

- Thoraxkontusion und Thoraxoperationen ausschließen, Thoraxröntgenbild, Bronchoskopie (Ausschluß von purulentem Sekret), arterielle Blutgasanalyse (nach 5 Min. 100% F_{IO_2}, PEEP 5 cm H_2O).

Sofortmaßnahmen

- Bei plötzlichem Herzstillstand (nur Nierenentnahme möglich): geschlossene Herzmassage, künstliche Beatmung. Injektion von Heparin 4 ml (= 200 mg = 20000 IE) intrakardial. Infusion von Mannitol (100 ml 20%). Entnahme der Nieren innerhalb von 30 Min.
- Bei Hirntod mit funktionierendem Kreislauf:

Perfusionsdruck mit Infusion von Ringer-Laktat oder Glukose 5% aufrechterhalten. Kreislaufüberfüllung wegen Gefahr des Lungenödems und Herzschädigung unbedingt vermeiden.

- Bei Bedarf Volumensubstitution mit kolloidalen Lösungen (PPL, HA, FFP); falls Hämatokrit unter 30%: Erythrozytenkonzentrate. Wenn Volumensubstitution effektlos: Dopamin bis 800 µg/min. Persistierende Hypotonie nach Möglichkeit nicht mit Adrenalin, sondern durch bolusweise Verabreichung eines Alphastimulators (Methoxamin) behandeln.
- Unterkühlung des Organismus durch Verabreichung temperierter Infusionsmittel verhindern.
- Keine Antibiotikaprophylaxe.

Operative Technik

- Nierentransplantatentnahme: s. S. 362.
- Multiorganentnahme: s. S. 360.
- In jedem Fall zusätzliche Entnahme von Milz und/oder Lymphknoten für immunologische Untersuchungen.

Ischämietoleranz

Dank neuen Konservierungslösungen, z. B. UW-(University of Wisconsin)Lösung nach Belzer konnte die Ischämietoleranz einzelner Organe gesteigert werden.

Die entnommenen, kalt perfundierten und dann bei 4 °C gelagerten Organe können unterschiedlich lang konserviert werden:

Nieren: bis 48 Std.
Herz: bis 5 Std.
Leber: bis 18 Std.
Pankreas: bis 18 Std.
Lunge: bis 5 Std.

- Diese Zeiten erfordern, abgesehen von Nierenempfängern, die Auswahl der jeweiligen Empfänger vor Beginn der Organentnahme. Zum eventuellen Versand eines Organs irgendwohin in Europa reichen sie bei entsprechender Koordination in jedem Fall aus.

Rechtliche Regelung

- Hirntoddiagnostik in einigen Ländern gesetzlich, in anderen durch Verordnungen, z. T. basierend auf Empfehlungen von wissenschaftlichen Gremien (Schweiz: Schweiz. Akademie der med. Wiss.) festgelegt. Grundprinzipien aller Regelungen: Untersuchung durch vom Transplantationsteam unabhängige Spezialisten; vollständiger zerebraler Funktionsausfall bei kompletter klinisch-neurologischer Untersuchung (kein Ansprechen auf irgendwelche sensorischen und sensiblen Reize; keine spontane Atmung und keine anderen spontanen zentralgesteuerten motorischen Erscheinungen; Extremitäten schlaff und reflexlos; beide Pupillen weit und lichtstarr); Dokumentation durch mindestens ein Elektroenzephalogramm (mit Null-Linie) oder Karotisangiogramm (keine Hirndurchblutung); strenge Beachtung von Begleitumständen (Medikamente, Körpertemperatur, Alter).

- Einige neuere Gesetze europäischer Länder und auch einige Kantone der Schweiz kennen die Regelung, daß die Transplantatentnahme ohne Befragen der Angehörigen erlaubt ist, sofern der Verstorbene sich vor dem Tod nicht dagegen ausgesprochen hat oder die Angehörigen nicht ausdrücklich Einspruch erheben.

- Wo noch keine spezielle rechtliche Regelung besteht, sind bezüglich Befragung der Angehörigen die gleichen Regeln zu beachten wie für die pathologisch-anatomische Autopsie.

- Das Fehlen eines Spenderausweises bedeutet nicht, daß die Organentnahme unstatthaft ist. Die möglichst weite Verbreitung von Spenderausweisen hilft aber mit, die Organspende zu popularisieren und die Akzeptanz zu fördern.

- Die Kosten der Organentnahme, des Organtransports und der Spendertypisierung können auf den Empfänger bzw. seine Versicherung abgewälzt werden.

Allgemeines

- Grundsubstanz: Es werden resorbierbare und nicht resorbierbare Substanzen unterschieden.
- Nahtaufbau und Oberfläche: Monofil oder geflochten. Monofile Fäden gleiten besser, haben geringere Dochtwirkung, bedürfen aber mindestens 5 übereinandergelegter Knoten. Geflochtene Fäden haben größere Kapillarität, bewirken mehr Gewebereaktion, sind aber geschmeidiger, halten schon mit 3 Knoten.
- Manufaktur: am Stück, geschnitten oder mit einer Nadel versehen (atraumatisch). Für spezielle Zwecke (Gefäßnaht) Nadeln an beiden Enden (doppelt armiert) oder (für Brust- und Bauchwandnaht) doppelter Faden mit Schlaufe.
- Stärke: für belastete Nähte Stärke 0, 1 oder 2. Für Nähte subkutan und an inneren Organen Stärke 2/0, 3/0 oder 4/0. Für Gefäßnähte Stärke 5/0 bis 7/0.

Resorbierbares Fadenmaterial

- Katgut: Auflösung innerhalb von Tagen.
- Geflochten synthetisch: Nach ca. 2 Wochen auf 50% der Reißfestigkeit gesunken. Dexon (Polyglykolsäure), Vicryl (Polyglactin 910).
- Monofil synthetisch: Nach ca. 4 Wochen auf 50% der Reißfestigkeit gesunken. Maxon (Polyglykonat), PDS (Polydioxanon).

Nichtresorbierbares Fadenmaterial

- Geflochten: Seide, Polyester.
- Monofil: Prolene (Polypropylen), Primalon, Dermalon, Supramid (Polyamid).

Wahl des Fadenmaterials

- Haut: Primalon, Dermalon, intrakutan Maxon farblos.
- Faszie: Dexon, Vicryl; fortlaufend Maxon, PDS.
- Ligaturen: In der Regel Dexon oder Vicryl.
- Große Gefäße, vor allem Thorax: Seide.
- Durchstechungsligatur: – Große Gefäße, vor allem Thorax: Monolene, Prolene. – Kleine Gefäße: resorbierbares Nahtmaterial.
- Gefäßnaht: Polyester, Prolene. Große Gefäße, fortlaufend mit unterbrechendem Knoten. Kleine Gefäße: Einzelknopfnähte.
- Gastrointestinale Nähte: Maxon oder PDS. Dexon oder Vicryl nur bei benignen Leiden, da bei geflochtenem Nahtmaterial die lokoregionären Tumorrezidive signifikant höher sind.
- Proktologie: geschlossene Hämorrhoidektomie nur mit Katgut. Endoanale Anastomose wie gastrointestinal.
- Bronchusnaht: Maxon oder PDS.

Indikation

- Jede frische und saubere Operationswunde. Nur bei manifester Infektion und Verschmutzung der Subkutis soll die Haut nicht verschlossen werden.

Prinzip

- Adaptation der Hautränder in einer Weise, daß eine feine, strichförmige Narbe entsteht und an exponierten Körperpartien die Nähte selber keine Narben hinterlassen.

Technik

- Einfache, durchgreifende Einzelknopfnaht. Nahtmaterial: monofil synthetisch, nicht resorbierbar (Dermalon, Primalon). Die Stichtiefe und Stichbreite richtet sich nach der Dicke und dem Turgor der Haut (Abb. 54).
- Donati-Naht, Einzelknopfnaht oder fortlaufend. Nahtmaterial: monofil, nicht resorbierbar (Primalon, Dermalon). Sicherere Adaptation der Hautränder ohne Einstülpung oder Überlappung. Braucht mehr Zeit als die einfache Naht (Abb. 54).
- Intrakutannaht. Nahtmaterial: monofil synthetisch, resorbierbar, farblos (Maxon, PDS), mit scharfer Nadel. Sehr schöne Naht, Folienverband für wenige Tage, keine Fadenentfernung nötig (Abb. 55.). Gefahr: zu starkes Anziehen der Naht, resultiert in einer wellenförmigen Narbe.
- Klammernaht: Einzige Anwendung: Kragenschnitt. Die herkömmlichen, breiten, einzeln gesetzten Klammern ergeben ein viel besseres Resultat als die Klammerpistolen.

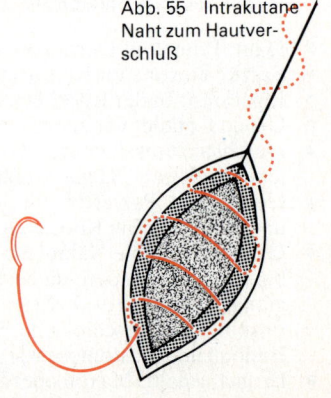

Abb. 55 Intrakutane Naht zum Hautverschluß

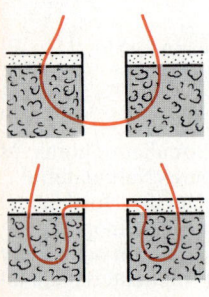

Abb. 54 Hautnaht: Einfache, durchgreifende Einzelknopfnaht und Donatinaht

Indikation

- Vereinigung von Gewebeteilen zum Verschluß eines Lumens (z. B. Bronchus, Magen, Darm) oder Anastomosierung von zwei Lumina.

Prinzip

- Mechanisch angelegte, nicht ischämisierende Doppelklammerreihe. Klammergröße vom Anwendungsgebiet abhängig.
- Geräte zum Nachladen mit Einwegmagazinen, oder Einweggeräte, zum Teil nachladbar für die Anwendung am selben Patienten.
- Je nach Gerät evertierende oder invertierende Allschichtnaht (Abb. 56).

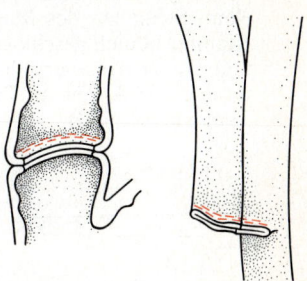

Abb. 56   Klammernaht: Zirkulär invertierend und linear evertierend

Instrumente

- Ligatur und Durchtrennung: Gefäße werden beiderseits mit einer Klammer verschlossen und in der Mitte durchtrennt.
  Gerät: LDS (Abb. 57a).
- Verschluß von Lumina: Bronchus, Ösophagus, Magen und Darm sowie Verschluß des Lungenparenchyms bei der Keilexzision. Durch eine leicht versetzte Klammerdoppelreihe (Abb. 56) werden die gegenüberliegenden Wände vereinigt.
  Geräte: TA 30 mm, 55 mm, 90 mm, resp. RL 60 mm, 90 mm (Abb. 57b).

- Geschlossene Durchtrennung im Intestinaltrakt: Magen, Dünndarm, Kolon. Während des Vorschiebens der zentralen Messerklinge werden je zwei Doppelklammerreihen rechts und links des Schnittes geschlossen. Es kann kein Darminhalt austreten (keine Kontamination). Geräte: GIA 55 mm und 90 mm, resp. PLC 50 mm, 70 mm (Abb. 57 c).

- Anastomosierung mit gerader Klammernaht: Gastroenterostomie, Enteroenterostomie, Ersatzmagen- und Pouchbildung. Die Anastomosierung muß durch den Verschluß der Lücke, welche durch das Einführen des Instrumentes entstanden ist, vervollständigt werden (s. S. 247). Geräte: GIA 55 mm und 90 mm, resp. PLC 50 mm, 70 mm (Abb. 57 c).

- Anastomosierung mit zirkulärer Klammernaht: distale Kolonchirurgie und ösophagoenterale Anastomosen.
Die End-zu-End-Anastomose wird durch das intraluminal eingeführte zirkuläre Klammergerät mit zentralem Messer hergestellt. Beim Schließen des Magazins werden gleichzeitig zwei versetzte Klammerreihen geschlossen und die zentral gelegenen Gewebeanteile von proximal und distal ausgestanzt (s. S. 248).
Geräte: EEA 25 mm, 28 mm, 31 mm, resp. ILP 25 mm, 29 mm, 33 mm (Abb. 57 d).

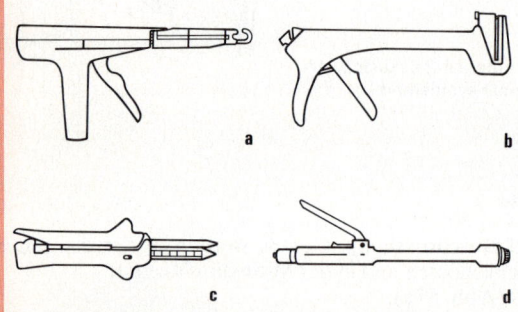

Abb. 57   Klammergeräte:
a) für doppelte Ligatur und Durchtrennung
b) Linearstapler
c) doppelte Klammernaht und Durchtrennung (Stapler-Cutter)
d) für zirkuläre Anastomosierung

Indikationen

- Struma (s. S. 17).
- Hyperthyreose, Thyreoiditis (s. S. 20, 23).
- Struma maligna, zur Reduktion der Gegenseite (s. S. 24).

Prinzip

- Subtotale Resektion der Schilddrüse unter Belassung eines mandelgroßen Parenchymrests (ca. 5 g) mitsamt der hinteren Kapsel und den Epithelkörperchen. Einseitig oder beiderseits.

Operative Technik

1. Rückenlage, Kopf rekliniert. Einzeichnen der Mittellinie und des Vorderrands des M. sternocleidomastoideus beiderseits. Einzeichnen des Kragenschnitts: fast horizontale, nur leicht nach unten gebogene Schnittlinie in der Hautspaltrichtung, 2 QF über dem Jugulum (= 3½ QF am reklinierten Kopf!).
2. Hautschnitt mit gleichzeitigem Durchtrennen der Subkutis und des Platysmas.
3. Durchtrennen der Halsvenen, Ligieren mit Dexon oder Vicryl.
4. Scharfes Abpräparieren des Hautplatysmalappens mitsamt den Venenstümpfen von der Halsfaszie bis ans Krikoid und ans Jugulum.
5. Abdecken und Hochschlagen des oberen Lappens.

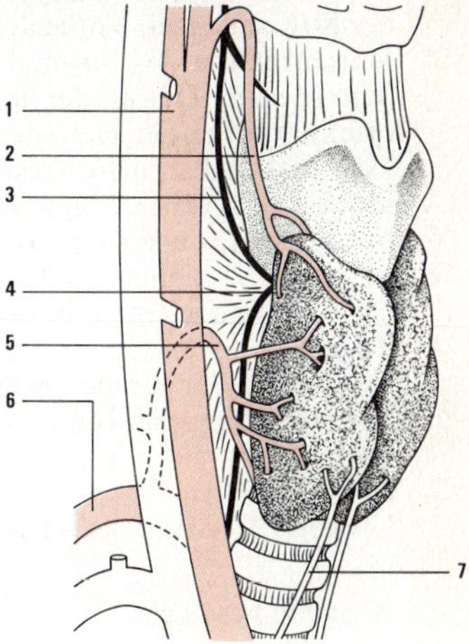

1 A. carotis communis
2 A. thyreoidea superior
3 N. laryngeus superior
4 N. recurrens (laryngeus inf.)
5 A. thyreoidea inferior
6 A. subclavia
7 V. thyreoidea ima

Abb. 58 Anatomie der Schilddrüse

6. Längsspalten der geraden Halsmuskeln (Mm. sternohyoidei). Evtl. (bei sehr großer Struma und bei Struma maligna) queres Durchtrennen und Durchstechungsligatur.
7. Abschieben der muskulären Kapsel (M. sternothyreoideus) von der eigentlichen, inneren Schilddrüsenkapsel.
8. Aufklappen des Schilddrüsenlappens mit Hilfe eines kreuzweise gestochenen Haltefadens (schonender als Faßzange), unter Ligieren und Durchtrennen der lateralen Vene.

9. Achtung auf evtl. abnormen Verlauf des N. recurrens (Normalverlauf s. Abb. 58). Rekurrens wenn nötig freipräparieren und abschieben. Routinemäßiges Freilegen unnötig, Anschlingen gefährlich!
10. Freipräparieren der oberen Polgefäße (Abb. 58). Ligieren mit Dexon oder Vicryl, Durchtrennen.
11. Stumpfes Präparieren der unteren Polgefäße. Ligieren und Durchtrennen.
12. Unterfahren des Isthmus mit Kocher-Sonde und Durchstechungsligatur beiderseits. Durchtrennen mit dem Messer. Isthmus und Lobus pyramidalis müssen wegfallen!
13. Herausluxieren der Struma. Anlegen von 4–8 Péan-Klemmen an der Strumakapsel. Seitliche Klemmen nicht zu tief!
14. Durchtrennen des Strumalappens in Höhe der Péan-Spitzen mit dem Messer. Der an die hintere Strumakapsel gelegte Zeigefinger orientiert über die Tiefe der Schnittführung. Belassen eines 0,5 bis 1 cm dicken Parenchymrests. Verbleibende Knoten stumpf auslösen. Fassen größerer blutender Gefäße.
15. Fortlaufende enge Kapselnaht, Dexon oder Vicryl 3/0.
16. Analoges Vorgehen auf der Gegenseite.
17. Einlegen von je einem Redon-Drain gekreuzt in jede Strumaloge.
18. Bedecken der Schilddrüse mit der muskulären Kapsel.
19. Adaptieren der geraden Halsmuskulatur mit Einzelknopfnähten.
20. Naht des Platysmas (entscheidende Schicht!) mit Maxon farblos 4/0 fortlaufend.
21. Hautklammern.
22. Lockerer Verband, kein Krawattenverband.

Beachte besonders

- Kapsel nicht weiter hinten fassen, nicht weiter nach hinten resezieren: Gefahr der Rekurrensschädigung!

Nachbehandlung

- Redon-Drain nach 24–48 Std. entfernen.
- Trinken am 1. postoperativen Tag.
- Hautklammern am 2. postoperativen Tag lockern, am 4. Tag entfernen.
- 3 Monate postoperativ Bestimmung der Schilddrüsenfunktionsparameter (T_3, T_4, TSH). Bei Anzeichen einer subklinischen Hypothyreose (TSH erhöht) Rezidivprophylaxe mit Thyroxin (Eltroxin, in der Regel 1 Tabl. à 0,1 mg tägl.). Einzelheiten s. S. 19.

Indikationen

- Struma maligna (s. S. 24).
- Parathyreoideakarzinom (Rarität) (s. S. 26).

Prinzip

- Totalentfernung eines Schilddrüsenlappens unter Schonung des N. recurrens, mit oder ohne Schonung einer Parathyreoidea.

Operative Technik

1. Kragenschnitt wie für Strumektomie (s. S. 197, Ziff. 1−6) mit Durchtrennen der geraden Halsmuskeln (Mm. sternohyoidei).
2. Abschieben (bei Infiltration Resezieren) der muskulären Kapsel (M. sternothyreoideus).
3. Aufklappen des Schilddrüsenlappens mit Hilfe eines kreuzweise gestochenen Haltefadens (schonender als Faßzange) unter Ligieren und Durchtrennen der lateralen Vene.
4. Darstellen des N. recurrens (völliges Freipräparieren meist nicht nötig, Anschlingen gefährlich).
5. Durchtrennen der oberen Polgefäße.
6. Durchtrennen der unteren Polgefäße.
7. Durchtrennen des Isthmus und partielles Ablösen der Schilddrüse von der Trachea.
8. Maximales Aufklappen des nun subtotal mobilisierten Lappens. Darstellen der A. thyreoidea inferior.
9. N. recurrens befreien und abschieben unter schrittweisem Ligieren und Durchtrennen der Äste der A. thyreoidea inferior.
10. Thyreoidektomie unter Mitnahme beider Epithelkörperchen: Hauptstamm der A. thyreoidea inferior ligieren, N. recurrens schrittweise weiter von der Schilddrüse abschieben, insbesondere auch von der Hinterfläche des Oberpols. Schilddrüse von hinten weiter abpräparieren, bis sie in toto inkl. Kapsel wegfällt.
    Thyreoidektomie unter Schonung des oberen Epithelkörperchens (das untere ist aus Gründen der Blutversorgung kaum zu schonen): Hauptstamm der A. thyreoidea inferior nicht ligieren, kraniale Äste zur Hinterseite der Kapsel nicht durchtrennen. N. recurrens weiter von der Schilddrüse abschieben, insbesondere auch von der Hinterseite des Oberpols. Resezieren des Lappens unter Belassung der hinteren Kapsel mitsamt dem Epithelkörperchen und etwas Schilddrüsengewebe kranial der A. thyreoidea inferior.
11. Drainage und Wundverschluß (s. S. 198, Ziff. 17−22).

Nachbehandlung

- Substitution mit Schilddrüsenpräparat (Eltroxin): s. S. 19.

Parathyreoidektomie

Indikation

- Primärer und tertiärer Hyperparathyreoidismus (s. S. 26).

Prinzip

- Entfernung des/der Adenome beim primären, 3½ (bis 3¾) Parathyreoidektomie beim tertiären Hyperparathyreoidismus.

Operative Technik

1. Kragenschnitt wie für Strumektomie (s. S. 197, Ziff. 1−6). Durchtrennen der geraden Halsmuskeln, sofern enge Verhältnisse, große Struma oder extrathyreoidale Revision.
2. Abschieben der muskulären Kapsel (Mm. sternothyreoidei).
3. Aufklappen der Schilddrüsenlappen mit Hilfe von Haltefäden.
4. Darstellen des N. recurrens.
5. Sofern Exposition ungenügend: Durchtrennen der Polgefäße.
6. Aufsuchen aller 4 Parathyreoideae (Abb. 59): Die oberen liegen knapp oberhalb der A. thyreoidea inferior und medial oder mediodorsal des N. recurrens. Die unteren liegen im oder auf der Außenseite des Unterpols, ventral des N. recurrens, oder im obersten Teil des Thymus.
7. Wenn nicht auffindbar: obere im hinteren oberen Mediastinum vor dem Ösophagus suchen, untere im mediastinalen Teil des Thymus.
8. Bei primärem Hyperparathyreoidismus: Adenom oder Adenome exstirpieren.

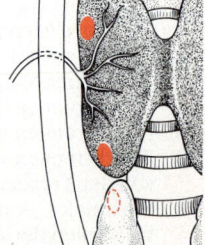

Abb. 59 Typische Lage der Parathyreoidea und häufigste Varianten

   Bei 4-Drüsen-Hyperplasie (MEA!) oder tertiärem Hyperparathyreoidismus: 3½ bis 3¾ hyperplastische Drüsen exstirpieren, belassenen Rest markieren.
9. Wenn trotz sorgfältier Exploration ein Epithelkörperchen bzw. das Adenom fehlt: Operation abbrechen, keine Mediastinotomie. Bei postoperativer bewiesener Persistenz des Hyperparathyreoidismus: Ausschöpfen aller Möglichkeiten zur Lokalisationsdiagnostik (s. S. 26); Zweitoperation.

Nachbehandlung

- Vorübergehender Hypoparathyreoidismus (Tetanie) möglich. Behandlung mit Kalzium 20% i. v. (10 ml, wiederholen, bis Kribbeln weg) und Dihydrotachysterol 1 mg (3 × 10 Tr. = 1 ml AT 10 Bayer). Dosis steigern, bis Serumkalzium > 2 mmol/l. Dazu Kalzium per os (Getränk mit Kalziumbrausetabletten).

Halszysten- und Halsfistelexzision

Indikationen

- Jede mediane Halszyste und -fistel (s. S. 28).
- Jede laterale Halszyste und -fistel (s. S. 29).

Prinzip

- Radikale Exstirpation aller Zysten- und Fistelanteile bis zur Mündung in den Pharynx.

Operative Technik

Mediane Zyste und Fistel:
1. Rückenlage, Kopf rekliniert.
2. Injektion von Methylenblau in den Fistelgang.
3. Breiter, hoher querer Schnitt von Haut und Platysma mit Umschneiden der Fistel bzw. Freipräparieren der Zyste.
4. Präparieren des Fistelgangs unter Durchtrennung der oft sehr ausgeprägten fibrösen Verwachsungen, bis zum Hyoid.
5. Resezieren der mittleren Portion des Hyoids (ca. 1 cm) mit dem anhaftenden Fistelgang.
6. Verfolgen des Fistelgangs bis gegen den Zungengrund, dort Umstechungsligatur mit Dexon oder Vicryl und Abtragung.
7. Drain.

Laterale Zyste und Fistel:
1. Rückenlage, Kopf rekliniert und auf die Gegenseite abgedreht.
2. Füllen der Fistel mit Methylenblau.
3. Breites Freilegen durch Hautschnitt entlang Vorderrand des M. sternocleidomastoideus mit Ausschneiden der äußeren Fistelöffnung.
4. Präparieren unter Schonung von Gefäßen und Nerven (v. jugularis externa muß evtl. ligiert werden) bis zur Pharynxmuskulatur, dort Ligatur oder Umstechungsligatur und Durchtrennung.
5. Drain.

Beachte besonders

- Sorgfältige, totale En-bloc-Exstirpation nötig, sonst hohe Rezidivquote.

Nachbehandlung

- Drain nach 1–2 Tagen entfernen.

Indikationen

- Dauerbeatmung von > 10−14 Tagen Dauer (transorale oder transnasale Intubation ersetzen; s. S. 372).
- Unüberwindbare Larynxstenose.
- Latente Ateminsuffizienz (Totraumverkleinerung!).
- Notwendigkeit gehäufter Bronchialtoiletten (z. B. permanente massive Eitersekretion).

Prinzip

- Bei Erwachsenen in der Regel obere Tracheotomie (Resektion des 2. und 3. Knorpelrings), bei Kindern praktisch immer untere Tracheotomie (4. + 5. oder 5. + 6. Knorpelring).

Operative Technik

1. Intubationsnarkose, Kopf zurückgebeugt. – Auch in Lokalanästhesie möglich.
2. Vertikaler Schnitt von Haut und Platysma genau in der Mittellinie vom oberen Ringknorpelrand 4–5 cm nach distal. Alternative: horizontaler Schnitt 1–2 QF unterhalb des Ringknorpels (schönere Narbe, schlechter Zugang, zusätzliche Venenligaturen). In Lokalanästhesie ist der vertikale Schnitt (weil einfacher), in Narkose der horizontale vorzuziehen.

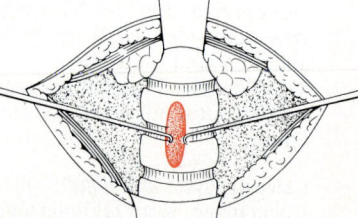

Abb. 60 Fenster im 2. und 3. Trachealring

3. Die in der Mitte erscheinende Linea alba (Halsfaszie zwischen den Mm. sternohyoidei) längsinzidieren und spreizen.
4. Ringknorpel darstellen. Im unteren Wundwinkel erscheint der Isthmus der Schilddrüse.
5. Trachea durch Zug am Schildknorpel nach oben ziehen. Isthmus mit Langenbeck-Haken nach unten ziehen. Gibt der Isthmus die oberen Trachealringe nicht frei, muß er durchtrennt werden. Bei der Tracheotomia inferior stumpfes Eingehen zwischen den Venen und dem lockeren Gewebe auf die Tracheavorderfläche. Isthmus nach oben schieben. Darstellen der Tracheavorderwand unterhalb des Isthmus.
6. Seitlich am entsprechenden Trachealring je ein Einerhäkchen ansetzen. Exzidieren eines Fensters, dem Kanülendurchmesser entsprechend, aus dem 2. und 3. Trachealring (Tracheotomia inferior 4. + 5. oder 5. + 6.). Obersten Trachealring immer schonen (s. Abb. 60).

7. Federnde Pinzette in die Öffnung einlegen. Translaryngeal eingeführten Trachealtubus zurückziehen lassen.
8. Einlegen der Trachealkanüle (Abb. 61). Manschette sofort aufblasen. Fixieren mit Halsbändchen, Finger unter Halsbändchen einlegbar! Nur Adaptationsnähte, ohne die Wunde luftdicht um die Kanüle zu verschließen (Gefahr des Luftemphysems!).
9. Mit Gaze locker bedecken, mit Plastikfolie abdecken.

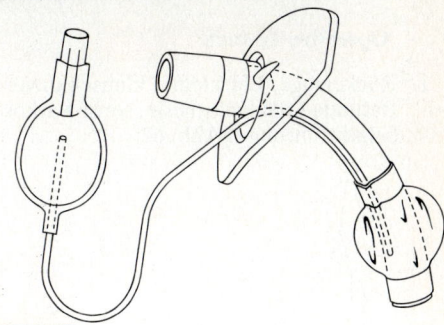

Abb. 61   Trachealkanüle

Beachte besonders

- Genau in das Stoma passende Kanüle wählen (Charr 20−40). Tubus mit Low pressure cuff vorteilhaft.
- Bei Spontanatmung: Sprechkanüle verwenden.
- Bei künstlicher Beatmung oder Aspirationsgefahr: Kanüle mit aufblasbarer Gummimanschette; am besten Plastik- oder Gummikanüle mit zwei Manschetten, die abwechselnd zur Dekubitusprophylaxe entlastet bzw. aufgeblasen werden.

Nachbehandlung

- Keine Magensonde. Gefahr der ösophagotrachealen Fistel!
- Ballon nur schwach aufblasen, sonst Trachealulzeration und Tracheomalazie.
- Häufig absaugen. Sekretobstruktion vermeiden. Technik: Verwendung steriler Einmalplastikkatheter aus weichem Material und mit glatter Spitze. Während des Absaugens kontinuierliches Herausziehen des Katheters unter drehenden Bewegungen. Vermeiden von Hin- und Herfahren in der Trachea. Sog mit Y-Stück kontrollieren.
- Aseptisch pflegen.
- Lage und Sitz der Kanüle überprüfen, wenn Beatmung nicht tadellos.
- Kanüle nicht länger belassen als unbedingt nötig. Gefahr von Tracheomalazie und Gefäßarrosion.
- Aufheben der Tracheotomie: nur dekanülieren. Stoma verschließt sich von selbst.

Indikationen

- Mammaknoten, dessen Benignität nicht bewiesen ist (s. S. 7, 32).
- Gutartiger Knoten von störender Größe oder mit Schmerzen.

Prinzip

- Exstirpation in toto, nicht nur Biopsie aus dem Knoten.

Operative Technik

1. Rückenlage. Für kleine, klinisch unverdächtige und oberflächliche Befunde Lokalanästhesie, sonst Narkose.
2. Schnittführung s. Abb. 62:

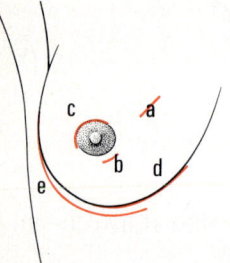

a   Knoten peripher im oberen inneren Quadranten
b   Knoten zentral und parazentral
c   Große Knoten parazentral in irgendeinem Quadranten. Der Schnitt darf nicht mehr als ½ der Zirkumferenz der Mamille umfassen
d   Knoten im unteren inneren Quadranten
e   Knoten in den unteren Quadranten

Abb. 62   Schnittführung für Biopsie

3. Teils stumpfes, teils scharfes Auspräparieren des Knotens mit Schere. Schonen der Subkutis bei oberflächlichen Knoten! Bei größeren Knoten saubere Exzision des betroffenen Segmentes des Drüsenkörpers.
4. Blutstillen mit Elektrokauter, größere Gefäße ligieren.
5. Redon-Drain in größere Höhlen.
6. Verschluß des Defekts im Drüsenkörper mit synthet. resorbierbarem Nahtmaterial (Dexon, Vicryl) 3/0 Einzelknopfnähte.
7. Subkutannähte. Intrakutannaht.

Beachte besonders

- Patientin vorgängig über eine mögliche Karzinomoperation in der gleichen Narkose orientieren! Vorgehen besprechen.
- Der submammäre Schnitt (e in Abb. 62) ergibt kosmetisch das beste Resultat. Durch Aufklappen der ganzen Brust können die meisten Knoten, insbesondere auch tiefliegende, erreicht werden.
- Keine perimamilläre Inzision zwischen 7 und 9 Uhr rechts bzw. 3 und 5 Uhr links, zur Schonung der dort einstrahlenden Mamillarnerven.

Indikation

- Kleines, nicht zentrales Mammakarzinom (bis 2 cm Durchmesser) (s. S. 36).
- Kontraindiziert bei: Infiltration der Haut, Infiltration des Pektoralis, zentralem Karzinom, undifferenziert-dissolutem Karzinom, nachgewiesener Multizentrizität, proliferierender Mastopathie im Restdrüsenkörper, Schwangerschaft, Laktation. In allen diesen Fällen Ablatio (s. S. 206)!

Prinzip

- Exzision des den Tumor umfassenden Drüsenkörpersegments und Ausräumen der Axilla.

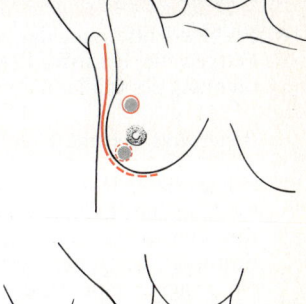

Operative Technik

1. Kosmetisch günstiger Hautschnitt (Abb. 63).
2. Ablösen der Haut mitsamt Subkutis vom Drüsenkörper.
3. Markieren des zu exzidierenden keilförmigen Segments (tumorfreier Rand beiderseits mind. ½ cm) mit Haltefäden.
4. Exzidieren des Segments mit dem Messer. Präzise Blutstillung.
5. Markieren des Tumorbetts mit einem Metall-(Titan-)Clip.
6. Readaptieren des Drüsenkörpers mit Dexon oder Vicryl.
7. Je 1 Redon-Drain vor und hinter den Drüsenkörper.
8. Ausräumen der Axilla (s. S. 206) durch denselben Schnitt oder mittels separater Inzision (Abb. 63).

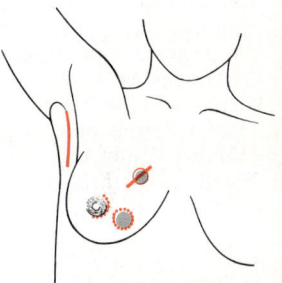

Abb. 63 Der Tumorlokalisation angepaßte Hautschnitte für Segmentresektion und Axillaausräumung. Bezüglich Schonung der Mamillarnerven s. auch S. 204

Nachbehandlung

- Tumorizide hochenergetische Nachbestrahlung obligatorisch: 50 Gy Brustdrüse homogen mit Telekobalt oder Linarbeschleuniger, 21 GY Aufsättigung des Primärtumorbereichs mit schnellen Elektronen.
- Bei pN_1 zusätzlich adjuvante Chemotherapie oder Hormontherapie (s. S. 392).

Indikationen

- Routineoperation für die meisten Fälle von Mammakarzinom (s. S. 35/36).
- Nicht indiziert bei alten Patientinnen in schlechtem Allgemeinzustand mit inoperablen oder generalisierten Metastasen und einem kleinen, nicht zur Ulzeration neigenden Karzinom.
- Entzündliche Karzinome, Karzinome mit lokalen Hautmetastasen und an der Brustwand fixierte Karzinome sollen vor der Ablatio durch Röntgenbestrahlung oder/und Chemotherapie in einen operablen Zustand gebracht werden.

Prinzip

- En-bloc-Entfernung der ganzen Mamma (Haut, Drüsenkörper und Fettgewebe) inklusive Pektoralisfaszie. Immer kombiniert mit Ausräumung des axillären Fettgewebes mit den Lymphknoten.

Operative Technik

1. Spitzovalärer Horizontalschnitt. Die Narbe soll in den Bereich des Büstenhalters kommen. Fixierte oder eingezogene Haut muß in das Resektat einbezogen werden (Abb. 64).
2. Entfernen des ganzen Drüsenkörpers mit seinem Ausläufer gegen die Axilla en bloc: Haut, Subkutis, Drüsenkörper mit Fettgewebe, Faszie des M. pectoralis major. Vorgehen mit Messer, evtl. mit Schere oder mit Elektrokauter.
3. Haut unterminieren, so daß eine 5 mm dicke Fettgewebeschicht erhalten bleibt (Abb. 65).
4. Wegfallen des Präparats.
5. Axillaausräumung: sorgfältiges En-bloc-Exstirpieren des axillären Fettgewebes mit den Lymphknoten. Fettgewebe bis zum Unterrand der V. axillaris entfernen, mit Ligieren der dünnen A. thoracodorsalis und V. thoraco-epigastrica. Das auf der V. axillaris liegende Gewebe (mit den Lymphsträngen des Armes) wird geschont, die Vene also nicht denudiert. Fettgewebe von der Thoraxwand (M. serratus) ablösen, unter peinlicher Schonung des N. thoracodorsalis (Funktion: Schürze knoten) und des N. thoracicus longus (Haare aufbinden). Separates Auspräparieren des interpektoralen Fettgewebes.

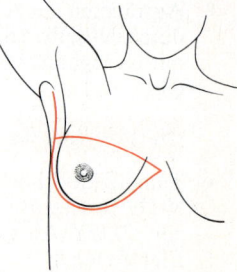

Abb. 64   Hautschnitt für Ablatio simplex

6. Exakte Blutstillung mit Ligaturen und Elektrokauter.
7. Redon-Drains, je einen auf die Brustwand und in die Axilla.
8. Arm und Schulter
   senken lassen
   (verringert Spannung).
   Subkutannähte.
9. Hautnaht (s. S. 194).

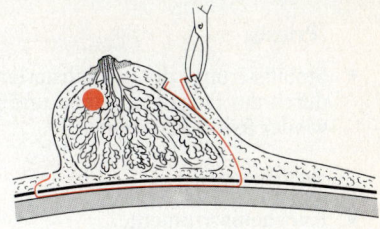

Abb. 65   Technik der Ablatio simplex mit Unterminierung der Haut

Beachte besonders

- Auch bei vorhandenen Metastasen nicht an und oberhalb der V. axillaris präparieren und ausräumen, sonst Lymphödem des Armes.
- Bei veränderter Haut infolge Vorbestrahlung oder bei sehr ausgedehntem Tumor, ob kurativer oder palliativer Eingriff: Primären Hautverschluß nicht durch zu sparsame Resektion erzwingen! Besser Deckung des Defekts mit Thiersch-Lappen.
- Zahl der entfernten und der histologisch tumorbefallenen Lymphknoten feststellen lassen.
- In jedem Tumorpräparat Steroidrezeptoren bestimmen lassen (Präparat nicht fixieren!).

Nachbehandlung

- Aufstehen und Armturnen am 1. Tag. Arm früh bewegen = Arm über die Horizontale bewegen.
- Redon-Drains erst nach 3 Tagen entfernen.
- Fäden ab 10. Tag entfernen.
- Bei negativem axillären Lymphknotenbefund prophylaktische Nachbehandlung nicht nötig.
- Bei befallenen axillären Lymphknoten prophylaktische (= adjuvante) Therapie indiziert. Bei prämenopausalen Frauen Polychemotherapie (s. S. 392). Bei postmenopausalen Frauen mit positivem Rezeptorstatus Antiöstrogen (Tamoxifen).
- Keine prophylaktische Ovarektomie oder Radiomenolyse.
- Maßnahmen beim Auftreten von Metastasen: s. S. 394.
- Indikationen für Zweiteingriffe im Spätverlauf: umschriebenes Lokalrezidiv (sofern nicht wegen Fernmetastasen ohnehin chemotherapiert wird), solitäre Metastase (sehr selten), pathologische Fraktur.

Indikation

- Trichterbrust (s. S. 38).

Prinzip

- Stabilisierung der mobilisierten und reponierten Trichterbrust durch das längs gespaltene und in leicht firstförmiger Aufrichtung wieder fixierte Sternum.

Instrumente

- Knocheninstrumente.
- Sternumfräse.

Operative Technik

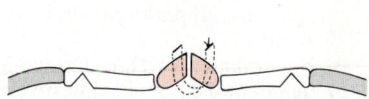

1. Querer Hautschnitt beiderseits 3 QF unterhalb der Mamille, im Sternumbereich nach oben ausgebuchtet.
2. Freipräparieren des Sternums im Trichterbrustbereich. Weitergehende Präparation, insbesondere seitlich, nicht nötig!

Abb. 66   Technik der Trichterbrustkorrektur

3. Sternum im 2. oder 3. Interkostalraum V-förmig quer durchtrennen. Kaudalen Sternumteil längs spalten.
4. Beiderseits am Sternumhinterrand, entlang der Längsspalte, eine dreieckförmige Leiste herausschneiden (Abb. 66).
5. Rippe oder Rippenknorpel von hinten am Ort der stärksten Krümmung durchtrennen ohne vorderes Periost.
6. Aufrichten der mobilisierten Brustkorbpartie mit leicht firstförmigem Aufstellen des durchtrennten Sternums (Abb. 66).
7. Fixieren des Sternums mit 3 bis 5 U-Nähten (Polyamid monofil 3 oder Draht).
8. Bei Instabilität oder Asymmetrie: Stabilisieren durch einen retrosternalen, beiderseits am Rippenbogen verankerten Stahlspieß.
9. Zwei Redon-Drains. Schichtweiser Wundverschluß.

Nachbehandlung

- Am 1. postoperativen Tag aufstehen lassen.
- Redon-Drain am 3. bis 5. Tag entfernen.
- Keine schwere körperliche Arbeit innerhalb von 3 Monaten.
- Stahlspieß, sofern verwendet, für 6 Monate belassen.

Indikationen

- Großer und/oder therapieresistenter Erguß mit Lungenkompression.
- Traumatischer Hämatothorax (s. S. 40).
- Postoperativer Pleuraerguß.
- Infizierter Pleuraerguß.
- Diagnostisch: Erguß unklarer Genese.

Prinzip

- Punktion in Lokalanästhesie mit Stichführung am Oberrand einer Rippe, da auf diese Weise keine Interkostalgefäße und -nerven angestochen werden.

Instrumente

- Punktionskanüle, kurz geschliffen, Innendurchmesser mindestens 1 mm. Evtl. Set (Pleuracath).
- Feine Kanülen für Anästhesie.
- Spritze 10 ml.
- Rotandaspitze oder Sekretflasche unter Sog.

Operative Technik

1. Bestimmen der Punktionsstelle anhand der abgezählten Rippen am Röntgenbild oder durch Perkussion. Punktionsstelle meistens im 7. oder 8. Interkostalraum in der vorderen oder mittleren Axillarlinie.
2. Markieren der Stelle mit scharfer Nadel auf der Haut.
3. Desinfizieren und Abdecken am liegenden Patienten, Arm nach vorn, Hand hinter den Kopf.
4. Lokalanästhesie mit Procain 1 oder 2%, vor allem Periost, Interkostalspalt und Pleura. Vorschieben der dünnen Lokalanästhesienadel in den Interkostalraum am oberen Rippenrand entlang bis zur Aspiration von Flüssigkeit. Das Vorschieben erstreckt sich auf 5−10 mm nach Durchstechen der Pleura. Cave Luftembolie durch Lungengefäßverletzung!
5. Im gleichen Stichkanal Vorschieben der dicken Punktionskanüle mit angesetzter Spritze unter Aspiration. Wenn viel Flüssigkeit vorhanden, Ansetzen der Rotandaspritze oder des Sogs und Absaugen der gesamten erreichbaren Flüssigkeit. Cave Lufteintritt in den Pleuraraum!
6. Punktat zur Untersuchung einschicken: Bakteriologie, Zytologie.
7. Bei blutigem Punktat (Hämatothorax) oder eitrigem Punktat (Pleuraempyem) Einlegen eines dicken Schlauchs zur Dauer-Saugdrainage.

Nach Pneumonektomie

1. Punktion in Rückenlage, Kopf tief, Punktionsstelle 3 QF parasternal im 2. Interkostalraum.
2. Dicke lange Kanüle ohne angesetzte Spritze vorschieben, bis die hintere Thoraxwand im Sulcus costovertebralis erreicht ist.
3. Absaugen des gesamten erreichbaren Inhalts, wobei nach 300 bis 400 ml jeweils durch Entfernen der Spritze Druckausgleich geschaffen wird.
4. Bei übermäßiger Fibrinbildung Instillation von 100 000 E Streptokinase zusammen mit Antibiotika.

Beachte besonders

- Punktion prinzipiell unter aseptischen Kautelen zur Vermeidung einer intrapleuralen Infektion.
- Schwer lokalisierbarer Erguß (interlobär, hängend, sehr klein): Bestimmung der Punktionsstelle und Durchführung der Punktion unter sonographischer oder Durchleuchtungskontrolle mit Bildverstärker. Nötigenfalls Einspritzen eines wasserlöslichen Röntgenkontrastmittels (z. B. Urografin) zur Sichtbarmachung der Ergußausdehnung.
- Erhält man bei der Punktion Eiter: Pleuraempyem. Einlegen eines Spüldrainageschlauchs. Saugspüldrainage.
- Erguß bei Pleurakarzinose: zeichnet sich durch rasche Rezidivierung aus. Nach Absaugen des Sekrets evtl. Pleuraverödung analog dem Vorgehen beim Spontanpneumothorax (s. S. 212).
- Bei Wegpunktieren sehr großer Flüssigkeitsmengen besteht eine gewisse Gefahr der Hypovolämie wegen Versackens von Blut in der wieder ausgedehnten Lunge. Bei Beachtung und evtl. Behandlung dieser Komplikation kann auch ein großer Erguß (> 1000 ml) in einem Zug entleert werden.
- Nach Pneumonektomie oder Pleuropneumonektomie auf keinen Fall durch die laterale Thoraxwand punktieren. Gefahr der Verletzung des dort eventuell anliegenden Herzens!

Indikationen

- Spontanpneumothorax, mehr als 1 QF breit (s. S. 39).
- Spontanpneumothoraxrezidiv. Zusätzliche Pleurodese!
- Traumatischer Pneumothorax (s. S. 40).
- Iatrogener Pneumothorax (nach Punktion u. a.).

Prinzip

- Bülau-Drainage = intrapleurale Saugdrainage, bis Lunge ausgedehnt, Fistel verklebt und Lunge im Schlauchbereich verwachsen.

Instrumente

- Drainageschlauch, auf Führungsspieß aufgezogen, Charr 12 oder 16 (z. B. Argyle-Trokar-Katheter).
- Motorsaugsystem mit Sog von 30 cm H_2O (= 2,94 kPa) (Abb. 67).

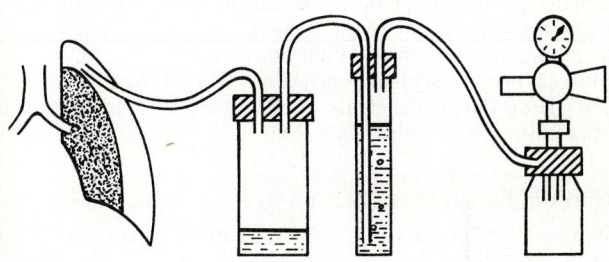

Abb. 67 Intrapleurale Saugdrainage (Bülau-Drainage) mit Sekretflasche, Sogregler und Vakuumanschluß

Operative Technik

1. Rückenlage.
2. Lokalanästhesie mit Procain 1%: Hautquaddel über 2. ICR, in MCL (Punkt B), von dort aus Infiltrieren des Unterrandes der 2. Rippe und des Oberrandes der 3. Rippe (Zickzacklinien). Zweite Hautquaddel 4 cm unterhalb 2. ICR (Punkt A), von dort aus Infiltrieren.
3. Querer Hautschnitt, 4 cm unterhalb 2. ICR (Abb. 68, Punkt A).

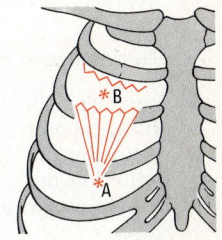

Abb. 68 Lokalanästhesie

4. Drainageschlauch mit eingeführtem Führungsspieß schräg nach oben bis zum 2. ICR einführen, dann senkrecht aufstellen und im 2. ICR senkrecht durchbohren, anschließend Spieß zurückziehen. Schlauch in Richtung Spitze weiter vorschieben (s. Abb. 69).

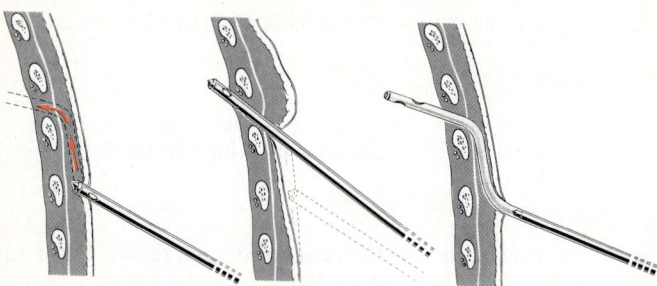

Abb. 69   Korrektes Einführen eines Drainageschlauchs

5. Schlauch provisorisch fixieren (schlauchnaher Donati-Stich).
6. Bei Dyspnoe zuerst 3−4 Min. saugen.
7. Bei Spontanpneumothorax Pleurodese (s. u.).
8. Röntgen- oder Durchleuchtungskontrolle unter Sog.
9. Korrigieren der Schlauchlage: Spitze gehört in die Thoraxkuppe. Endgültiges Fixieren des Schlauches.

Pleurodese

1. Sehr starke Prämedikation, z. B. Vilan 10 mg + Atropin 0,5 mg.
2. Instillieren eines Lokalanästhetikums: Procain 0,5% 200 ml oder 1% 100 ml oder Lidocain (Xylocain) 0,5% 100 ml oder Mepivacain (Scandicain, Carbocain) 0,5% 100 ml, auf 200 ml verdünnt.
3. Lagewechsel: Je 5 Min. Rücken-, Rechts-, Links- und Bauchlage in streng horizontaler Lage (ohne Kissen).
4. Absaugen der Anästhesieflüssigkeit.
5. Instillieren von 100 ml Glukose 50%, Lagewechsel wie oben.
6. Absaugen des Pleurodesemittels.

Nachbehandlung

- Durchgängigkeit prüfen: Frührezidiv = verstopfter Schlauch.
- Röntgenkontrolle unter Sog, nach 12−24 Std.
- Motorsog, bis Lunge während mindestens 24 Stunden dicht und Sekretion nur noch gering. Evtl. Kontrolle an Perthes-Flaschen. Anschließend abgeklemmten Schlauch weitere 2 Tage liegen lassen.
- 24 Std. nach Schlauchentfernung nochmalige Röntgenkontrolle.

Indikationen

- Diagnostisch: Pleuraerguß oder diffuse Pleuraverdickung unklarer Genese, wenn Pleurapunktion und Pleurabiopsie nicht schlüssig sind.
- Therapeutisch: thorakoskopische Pleurodese bei Spontan-Pneumothorax (s. S. 39, 212).

Prinzip

- Transthorakale Endoskopie der Pleura visceralis und parietalis mit starrem Thorakoskop.

Material

- Operationsthorakoskop mit Geradeausblick-Optik, Paralleleinblick, Fiberglas-Lichtleitung, Instrumentierkanal und Hahn zur Insufflation.
- Trokar mit Hülse und Klappenventil zum Einführen des Thorakoskops (9 mm $\varnothing$).
- Evtl. zweiter Trokar mit Hülse und Klappenventil für einen zweiten Instrumentierkanal (6,5 mm $\varnothing$).
- Mitteldicke Thoraxdrains.

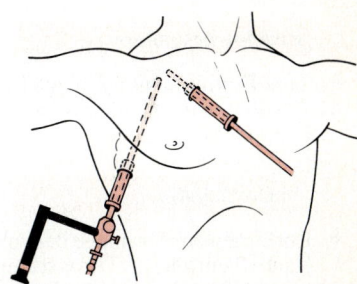

Abb. 70 Thorakoskopie: getrenntes Einführen des Thorakoskops sowie des Manipulationsstabs bzw. Elektrokauters

Operative Technik

1. Allgemeinnarkose.
2. Rückenlage, Arme seitwärts ausgestreckt.
3. Stichinzision im 5. oder 6. Interkostalraum in der mittleren Axillarlinie.
4. Einführen des Trokars mit Hülse in die Thoraxhöhle. Cave Lungenverletzung!
5. Bei liegender Hülse Auswechseln des Trokars mit dem Thorakoskop: Übersicht über Pleura visceralis und parietalis, evtl. Pleuraflüssigkeit zur Zytologie und Bakteriologie, gezielte Biopsien unter Sicht.
6. Thorakoskopische Pleurodese: Zweite Stichinzision im 2. oder 3. Interkostalraum in der Medioklavikularlinie, Einführen des zweiten Trokars mit Hülse in die Thoraxhöhle, Ersetzen des Trokars durch das Koagulations-Saugrohr.
7. Aufsuchen von Empyhsemblasen im Spitzenbereich, evtl. unter Zuhilfenahme eines Taststabes, Elektrokoagulation der Bullae.
8. Streifenförmiges Verschorfen der Pleura parietalis.
9. Instillation von 1 l Glukose 50%, Lagerung des Patienten je 5 Minuten in Kopftief-, Kopfhoch-, linker und rechter Halbseitenlage (s. auch S. 212).
   Alternative: Einblasen von pharmazeutischem Talkpuder.
10. Einlegen von mitteldicken Thoraxdrains durch die Stichkanäle zur Saugdrainage.

Beachte besonders

- Zum Einführen des Trokars Lunge kollabieren lassen.
- Zur Elektrokoagulation nur isolierte Operationsinstrumente für Unipolarkoagulation verwenden.

Nachbehandlung

- Entfernen der Drainage bei vollständig ausgedehnter Lunge.
- Nach Pleurodese: Throaxdrains 5 Tage am Sog belassen. Wenn keine Hinweise auf bronchopleurale Fistel: Dichtigkeitsprüfung am Perthes-System während 24 Std., dann Thoraxdrains entfernen.
- Abschluß: Thorax-Rö.-Kontrolle in 2 Ebenen.

Indikationen

- Veralteter, organisierter Hämatothorax (s. S. 40).
- Empyemresthöhle (s. S. 42).
- Tbc-Empyem und -Empyemresthöhle (s. S. 49).
- Pleuraschwarte mit Behinderung der Lungenfunktion von > 50%.

Prinzip

- Ausschälen der anstelle eines freien Pleuraspalts zwischen Lunge und Brustwand liegenden, mit beiden Strukturen verwachsenen fibrösen Schwarte, zur Totalentfernung einer darin eingeschlossenen Empyemresthöhle bzw. zur Wiederherstellung einer normalen Expandierbarkeit der Lunge und des Brustkorbs.

Operative Technik

1. Je nach Befund große anterolaterale (s. S. 218) oder große posterolaterale (s. S. 219) Thorakotomie. Eröffnen des Thorax in der Regel subkostal der 5. Rippe, je nach Grundleiden auch höher (oder tiefer).
2. Teils stumpfes, teils scharfes Ablösen der Pleuraschwarte von der Brustwand im Bereich der Thorakotomie.
3. Einsetzen des Spreizers. Weiteres stumpfes Ablösen der Schwarte von der lateralen Brustwand, abwechselnd mit weiterem Öffnen des Spreizers. Ablösen bis zum kostovertebralen Winkel (cave Ösophagus) und Befreien der Thoraxkuppe (cave große Gefäße und Plexus).
4. Inzidieren der Schwarte außerhalb eines eventuellen Empyemsacks bis auf das Lungenparenchym. Sorgfältiges, teils stumpfes, teils scharfes Ablösen der Schwarte von der Lungenoberfläche, erleichtert durch Blähen der befreiten Lunge, Präparieren bis zum Übergang in die mediastinale Schwarte, dort Durchtrennen und Entfernung der Schwarte en bloc.
5. Abpräparieren der Lunge vom Mediastinum bzw. der mediastinalen Schwarte. Letztere wird, wenn nötig, zur sicheren Schonung der V. cava, des N. recurrens und des N. phrenicus mindestens zum Teil am Mediastinum belassen.
6. Abpräparieren der Schwarte vom Zwerchfell bis in den Sinus phrenicocostalis (blutigster und schwierigster Teil der Operation) und Ablösen von der Lunge.
7. Blähen der Lunge. Übernähen von größeren Parenchymfisteln. Kontrolle der Vollständigkeit der Dekortikation (Fissuren!).
8. Drainage mit 3 Schläuchen (hinten, lateral und vorn); evtl. Saugspüldrainage.
9. Schichtweiser Thoraxverschluß (s. S. 220).

Indikationen

- Mediastinaltumoren (s. S. 55).
- Mediastinalrevision bei Hyperparathyreoidismus (s. S. 26).
- Obere Sternotomie: Thymektomie.
- Obere Sternotomie: nicht luxierbare retrosternale Struma.

Prinzip

- Thoraxeröffnung durch partielle oder totale Sternumlängsspaltung. Ergibt Zugang zum Mediastinum ohne Eröffnung der Pleurahöhlen.

Instrumente

- Oszillierende Knochenfräse.
- Thoraxspreizer: Finochietto (am besten geeignet) oder De Quervain.
- Knochenwachs.

Operative Technik

1. Hautschnitt:
   Für totale Sternotomie Längsschnitt der Haut in Sternummitte, 1 QF unterhalb des Jugulums beginnend, bis 2½ QF kaudal des Xyphoids (Abb. 71). Für geplante obere Sternotomie großer Kragenschnitt, 1 QF unterhalb des Jugulums. Abpräparieren der Hautlappen nach oben und nach unten. – Für zusätzliche obere Sternotomie nach konventionellem Kragenschnitt (gemäß Ziff. 1–4, S. 197): Längshautschnitt, in der Mitte des Kragenschnitts ansetzend, bis auf Höhe des 3. ICR. Kosmetisch schlechter als obengenannte Schnittführung.

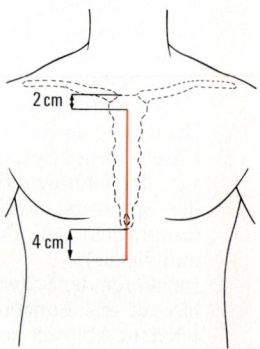

Abb. 71   Hautschnitt für totale mediane Sternotomie

2. Durchtrennen des subkutanen Gewebes mit dem Elektrokauter.
3. Längsdurchtrennen des Periosts in Sternummitte mit dem Elektrokauter. Sorgfältige Blutstillung.
4. Spalten des Sternums in der mittels Elektrokoagulation vorbereiteten Mittellinie mit der oszillierenden Säge (Abb. 72) bei dekonnektiertem Trachealtubus. Für obere Sternotomie Spalten vom Jugulum bis auf Höhe des 2. oder 3. ICR. Dann Querspalten des Sternums in den betreffenden ICR (Abb. 72).

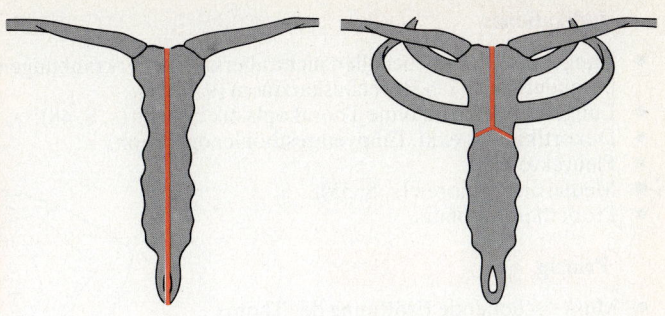

Abb. 72 Knochenschnitt für mediane Sternotomie:
Sternumlängsspaltung   Sternumspaltung für
für totale mediane Thorakotomie   Revision des oberen Mediastinums

5. Stumpfes Ablösen der Pleura von der Sternumhinterwand, wozu das Sternum durch den Assistenten hochgehalten werden muß.
6. Absuchen des Periosts der Sternumhinterwand auf Blutungen; Blutstillung. Stillen größerer Blutungen im Knochen mit Knochenwachs (Cave: Zu viel Knochenwachs stört Wundheilung).
7. Einsetzen des Spreizers.

Technik Verschluß

1. Retrosternale Spüldrainage oder einfache Saugdrainage.
2. Sternumverschluß mit 3−4 Nähten, wovon 2 im Manubrium transossär und 2−3 im Corpus sterni knapp am Sternalrand gestochen werden. Die beiden Fäden des Paars werden separat und gleichzeitig geknotet und anschließend je ein Knoten an den linken und an den rechten Sternumrand verlagert.
   Bei Erwachsenen: Draht.
   Bei Kindern: einfaches Nylon monofil 3 oder doppeltes Nylon monofil 1.
   Bei Kleinkindern und Säuglingen: Nylon monofil 1.
3. Verschluß von Periost und präperiostalem Gewebe mit Einzelknopfnähten.
4. Verschluß der Weichteile oberhalb des Jugulums.
5. Subkutannähte mit Katgut 2/0.
6. Hautnähte (s. S. 194).

Indikationen

- Lungenresektionen bei allen nichttuberkulösen Erkrankungen, insbesondere auch bei Bronchuskarzinom (s. S. 51).
- Lungenresektionen ohne Thorakoplastik bei Tbc (s. S. 48).
- Dekortikation, exkl. Empyemresthöhlenoperation.
- Pleurektomie.
- Mediastinaltumoren (s. S. 55).
- Probethorakotomie.

Prinzip

- Muskelschonende Eröffnung des Thorax durch die eine geringe Muskelbedeckung aufweisende vordere Brustwand.
- Für Probethorakotomie vorerst nur rein anteriore Thorakotomie, die jederzeit lateral verlängert werden kann.

Material

- Thoraxspreizer: Finochietto oder De Quervain. Am besten: doppelter De Quervain.

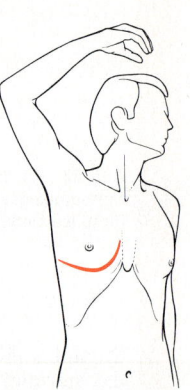

Abb. 73   Schnittführung für anterolaterale Thorakotomie rechts

Operative Technik

1. Schräglage = Halbseitenlage.
2. Hautschnitt vom Sternumrand in leicht nach ventral konvexem Bogen analog dem Rippenverlauf bis zur hinteren Axillarlinie, 3 QF unterhalb der Mamilla (Abb. 73), bei Frauen immer in der Submammärfalte.
3. Durchtrennen der Subkutis. Blutstillen.
4. Ventral thorakalen Ansatz des M. pectoralis major durchtrennen, lateral M. serratus anterior in Faserrichtung spreizen.
5. Abzählen der gewünschten Rippe: 3. Rippe für hohe Mediastinaltumoren, 4. Rippe für Oberlappenresektion und Pneumonektomie, 5. Rippe für Unterlappenresektion.
6. Längsinzidieren des Periosts mit dem Elektrokauter. Anschieben des Periosts mit dem Raspatorium und Befreien der unteren Rippenkante.
7. Hochziehen der Rippe mit scharfem Haken, Inzidieren der Pleura.
8. Im ventralen Wundwinkel: schräges Durchtrennen des Rippenknorpels der kranialen Rippe.
9. Cave: A. u. V. thoracica interna (mammaria).
10. Wenn Vergrößerung des Zugangs nötig: Einkerben des M. serratus anterior im lateralen Wundwinkel.

Indikationen

- Lungenresektionen wegen Tbc mit Thorakoplastik (s. S. 48).
- Empyemresthöhlenoperation.
- Tumoren des hinteren Mediastinums (s. S. 55).
- Rechts: Ösophaguskarzinom im mittleren Drittel (s. S. 68).
- Nur Thorakoplastik: rein posteriore Thorakotomie.

Operative Technik

1. Totale Seitenlage.
2. Hautschnitt: Beginn auf Höhe BWK 5, 2 QF lateral der Processus spinosi. Skapulaspitze in einem Abstand von 3 QF umfahren. In einem nach kranial konvexen Bogen Schnitt nach lateroventral in angedeuteter S-Form fortsetzen, 3 QF unterhalb der Mamilla vorbei, bei der Frau in die Hautfalte unter der Brust.
3. Durchtrennen der Subkutis.
4. Durchtrennen des M. latissimus dorsi so distal wie möglich, in der Regel mit der Schere. Dorsal M. trapezius und den darunterliegenden M. rhomboideus bei Bedarf einkerben.
5. Unterhalb und etwas ventral des M. latissimus liegt der M. serratus anterior. Inzidieren der vom dorsalen Rand dieses Muskels in Richtung des M. trapezius ziehenden lockeren Faszie.
6. Abheben der Skapula von der Unterlage mit dem Rechenhaken.
7. Abzählen der gewünschten Rippe.
8. Durchtrennen des M. serratus am untersten Rand. Gegen ventral mündet der Schnitt auf die zu deperiostierende Rippe und verläuft dann in Faserrichtung des Muskels.
9. Längsinzidieren des Periosts mit dem Elektrokauter im kaudalen Drittel der Rippenvorderfläche. Abschieben des Periosts mit dem Raspatorium und Befreien der unteren Rippenkante.
10. Luxieren der Rippe mit einem Meißel im Kostotransversal- und Sternokostalgelenk.
11. Hochziehen der Rippe mit scharfem Haken.
12. Inzidieren der Pleura mit Messer und Schere.
13. Einsetzen des Rippenspreizers (De Quervain oder Finochietto).

Beachte besonders

- Für Thorakoplastik rein posteriorer Schnitt. Beginn am oberen Skapularand 2 QF lateral der Processus spinosi, vorn nur bis zur mittleren Axillarlinie. Weiteres Vorgehen gemäß Ziffer 3. M. trapezius nicht näher als 3 QF bis an den Oberrand durchtrennen.

Gilt für

- Anterolaterale und anteriore Thorakotomie (s. S. 218).
- Posterolaterale Thorakotomie (s. S. 219).

Material

- Monofiler resorbierbarer Faden, Stärke 3 (Maxon, PDS).
- 2 Polyvinyl-Drainageschläuche mit Seitenlöchern, Innendurchmesser 8−10 mm bzw. 6−8 mm.

Operative Technik

1. Dicken Drainageschlauch in den hinteren Recessus costodiaphragmaticus, unterstes Seitenloch an der tiefsten Stelle.
2. Dünnen Drainageschlauch in den vorderen Thorax, Eintritt im vorderen Recessus costodiaphragmaticus, Schlauchspitze in der Thoraxkuppe. Entfällt nach Pneumonektomie.
3. Erste Nahtreihe mit monofilem resorbierbarem Faden Stärke 3: Im hinteren Wundwinkel beginnen, fortlaufend, kraniale Rippe umfahren, unten den abgelösten Periost- und Interkostalmuskelteil fassen (Abb. 74).
4. U-Naht-Adaptation des durchtrennten Rippenknorpels.
5. Anziehen und Verknoten der fortlaufenden Naht.
6. Naht der tiefen Muskelschicht mit Dexon 1: bei anterolateraler Thorakotomie Naht des evtl. eingekerbten M. serratus anterior. Bei posterolateraler Thorakotomie Naht des M. latissimus dorsi und des eingekerbten M. rhomboideus.

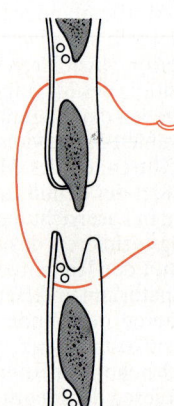

Abb. 74 Erste Nahtreihe des Thorakotomieverschlusses

7. Redon-Drain, hinteres Ende im hinteren Wundwinkel auf der Brustwand, vorn zwischen den Muskelschichten oder subkutan.
8. Naht der oberflächlichen Muskelschicht: bei anterolateraler Thorakotomie Naht des M. pectoralis major und des evtl. eingekerbten M. latissimus dorsi. Bei posterolateraler Thorakotomie Naht des M. latissimus dorsi und des M. trapezius.
9. Subkutannaht, Hautnaht (s. S. 194).

Indikationen

- Zentrales Bronchuskarzinom (s. S. 51).
- Zerstörte Lunge mit nicht sanierbarer Infektion: Status nach Lungentuberkulose, vereiterte Zystenlunge.
- Zusammen mit Pleura parietalis als Pleuropneumonektomie bei Mesotheliom (s. S. 43).

Prinzip

- Exstirpation eines Lungenflügels mit Abtragung des Hauptbronchus an der Trachea und Durchtrennung der Gefäße am Mediastinum, bei Karzinom evtl. im Mediastinum.

Vorbereitung

- Nikotinabstinenz.
- Atemgymnastik, Inhalationen.
- Bei starker Eitersekretion: Doppellumentubus.
- Antibiotikaprophylaxe (s. S. 369).

Instrumente

- Großes Instrumentensieb.
- Bronchusklemmen.
- Thoraxspreizer: Finochietto oder De Quervain. Am besten: doppelter De Quervain.

Operative Technik

1. Anterolaterale Thorakotomie (s. S. 218).
2. Inzidieren der Pleura mediastinalis ventral des Lungenhilus und Abschieben des N. phrenicus nach vorn.
3. Darstellen und Durchtrennen der Pulmonalarterie: zentral Ligatur und zusätzliche Durchstechung mit Prolene.
4. Darstellen und Durchtrennen der oberen, dann der unteren Lungenvene: zentral Ligatur mit zusätzlicher Durchstechung (Prolene), oder intraperikardiale Klammernaht.
5. Isolieren des Hauptbronchus bis zur Trachealkarina. Durchtrennen der Bronchialarterien zwischen Ligaturen.
6. Ansetzen der Bronchusklemmen à niveau mit der Trachea, parallel zur Verlaufsrichtung derselben. Nach Schließen der Klemme darf der Beatmungsdruck nicht ansteigen.
7. Durchtrennen des Bronchus zwischen den Klemmen, hart an der proximalen Klemme, mit dem Messer. Desinfizieren des Stumpfs.
8. Bei Karzinom: diagnostische Entnahme der mediastinalen Lymphknoten (tracheobronchial, paratracheal u. a.).

9. Verschluß des Bronchusstumpfes mit zwei fortlaufenden Nähten (PDS oder Ma-
xon atraumat. 2/0) nach Klinkenbergh (Abb. 75) oder
Klammernaht.

10. Dichtigkeitskontrolle: Naht
mit Kochsalzlösung überdek-
ken, Beatmungsdruck erhö-
hen lassen.

11. Decken der Bronchusnaht
mit Pleura oder mediastinalem Gewebe, mit Hilfe der
lang belassenen Eckfäden der
Klinkenbergh-Naht und mit
einigen zusätzlichen Nähten.

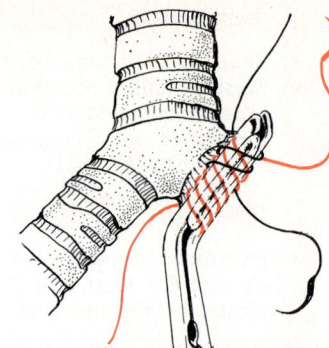

Abb. 75   Klinkenbergh-Naht

12. Spülen des Thoraxraumes:
Wasserstoffsuperoxid bei perforiertem Tumor oder diffuser Blutung, sonst Desinfiziens (Betadine oder Taurolin).

13. Thoraxdrain in den hinteren Sinus.

14. Thorakotomieverschluß (s. S. 220).

Beachte besonders

● Keinen Bronchusstumpf belassen!

Nachbehandlung

● Intensivpflege.
● Antibiotika oder Tuberkulostatika
entsprechend Grundleiden.
● Transnasale Sauerstoffzufuhr 1−2
Tage.

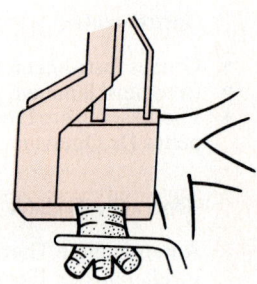

Abb. 76   Hauptbronchusver-
schluß mit Klammergerät

● Atemgymnastik, Sekretolytika.
● Thoraxsog 5 cm (!) Wassersäule (= 0,49 kPa).
● Schlauch in der Regel nach 24 Std. entfernen.
● Hustendämpfung. Bei liegendem Schlauch kann starker Husten
zum Weichteilemphysem führen. Schlauch weg!
● Röntgenkontrollen 1., 4., 8. Tag.
● Wenn Erguß das Mediastinum verdrängt: Thorax leerpunktieren
(s. S. 208). Dabei Luft instillieren: Mediastinum soll median
stehen.
● Dyspnoe infolge Verziehung der gesunden Lunge: Unterdruck in
der Pneumonektomiehöhle durch Punktion und Luftinstillation
abschwächen (-6 bis $-10\,cmH_2O = -0,59$ bis $-0,98\,kPa$).

Indikationen

- Bronchuskarzinom (s. S. 51).
- Große Solitärmetastase.
- Evtl. Bronchiektasen (s. S. 46).
- Aspergillom.
- Echinokokkus.
- Zystenlunge, insbesondere Sequestration.
- Chronische Pneumonie.
- Therapieresistenter Lungenabszeß.
- Evtl. Tuberkulose (s. S. 48).

Prinzip

- Exstirpation eines ganzen Lungenlappens (s. Abb. 77, S. 225) mit Durchtrennung des Lappenbronchus und der Gefäße am Abgang.

Vorbereitung

- Nikotinabstinenz.
- Atemgymnastik, Inhalationen.
- Bei starker Eitersekretion: Intubation mit Doppellumentubus.
- Antibiotikaprophylaxe (s. S. 369).

Instrumente

- Großes Instrumentensieb.
- Bronchusklemmen.
- Thoraxspreizer: Finochietto oder De Quervain. Am besten: doppelter De Quervain.

Operative Technik

- Da Reihenfolge und Durchführung der einzelnen Schritte stark variieren (Lokalisation des Lappens, Grundleiden, anatomische Gegebenheiten), kann hier nur das Prinzip der Operation wiedergegeben werden.
- Zugang: In der Regel anterolaterale Thorakotomie (s. S. 218). Ausnahmsweise posterolaterale Thorakotomie (s. S. 219).
- Reihenfolge der Durchtrennung in der Regel: bei Karzinom Vene – Arterie – Bronchus; bei anderer Indikation Arterie – Vene – Bronchus.
- Beispiel: Lobektomie des linken Oberlappens wegen Karzinom:
1. Anterolaterale Thorakotomie (s. S. 218).
2. Inzidieren der Pleura mediastinalis ventral des Lungenhilus und Abschieben des N. phrenicus nach vorn.

3. Darstellen und Durchtrennen der oberen Lungenvene: Bäumchen-methode (Ligatur des Hauptstammes; Durchtrennen der Äste zwischen Ligaturen) oder zentral doppelte Ligatur geflocht. Faden oder zentral einfache Ligatur und Durchstechung (Prolene).
4. Darstellen der verschiedenen Segmentarterien zum Oberlappen, Durchtrennen zwischen Ligaturen analog Ziffer 3.
5. Dissektion im Interlobärspalt, Darstellen der anterioren Segmentarterie und der Lingulaarterie, Durchtrennen zwischen Ligaturen analog Ziffer 3.
6. Isolieren des Oberlappenbronchus, Ligieren und Durchtrennen der Bronchialarterie. Ansetzen der Bronchusklemmen à niveau zu Hauptbronchus – Unterlappenbronchus, parallel zur Verlaufsrichtung derselben. Cave Stenosierung! Evtl. fiberbronchoskopische Kontrolle.
7. Durchtrennen des Bronchus zwischen den Klemmen, hart an der proximalen Klemme, mit dem Messer. Desinfizieren des Stumpfs.
8. Verschließen des Bronchusstumpfs mit zwei fortlaufenden Nähten (PDS oder Maxon atraumat. 2/0) nach Klinkenbergh (s. S. 222, Abb. 75).
9. Dichtigkeitskontrolle: Bronchusnaht mit Kochsalzlösung überdecken, Beatmungsdruck erhöhen lassen.
10. Kontrolle der Blutstillung.
11. Decken des Bronchusstumpfes mit Pleura oder mediastinalem Gewebe, mit Hilfe der lang belassenen Eckfäden der Bronchusnaht und mit einigen zusätzlichen Nähten.
12. Spülen des Thoraxraumes: Waserstoffsuperoxid bei perforiertem Tumor oder diffuser Blutung, sonst Antibiotikum (z. B. Neomycin) oder Desinfizienz (z. B. Betadine oder Taurolin).
13. Bei Lobektomie wegen Karzinom: diagnostische Entnahme von Lymphknoten regional (im Lungenhilus) und mediastinal (Tracheabifurkation, Tracheobronchialwinkel, paratracheal, paraaortal, supraaortal).
14. Bei Lobektomie des Oberlappens: Durchtrennen des Lig. pulmonale inferius.
15. Vollständiges Entfalten der Restlunge durch vorübergehende Erhöhung des endexspiratorischen Widerstands.
16. Thorakotomieverschluß (s. S. 220).

Nachbehandlung

- Antibiotika entsprechend Grundleiden.
- Atemgymnastik, Sekretolytika.
- Thoraxsog 30 cm Wassersäule (= 2,94 kPa).
- Schläuche entfernen: Wenn Lunge mindestens 12 Std. dicht und röntgenologisch ausgedehnt, frühestens am 3. Tag. Die Sekretion soll weniger als 100 ml betragen.

Indikationen

- Bronchiektasen (s. S. 46).
- Lungentuberkulose (s. S. 48).
- Gutartige Tumoren: Chondrom, Fibrolipom, u. a. (s. S. 50).
- Therapieresistenter Lungenabszeß u. a.
- Evtl. chronische Pneumonie.
- Evtl. solitäre Lungenmetastase.

Prinzip

- Exstirpation eines oder mehrerer Lungensegmente (Abb. 77) mit selektiver Darstellung und Durchtrennung der betreffenden Segmentbronchien (Abb. 78). Art des Vorgehens und Schwierigkeit variieren sehr stark je nach anatomischer Lage des Segments und Grundleiden.

rechts	links
Oberlappen	
1 apikal	1 + 2 apikoposterior
2 posterior	3 anterior
3 anterior	4 sup. Lingula
	5 inf. Lingula
Mittellappen	
4 lateral	
5 medial	
Unterlappen	
6 apikal	6 apikal
7 kardial	
8 anterobasal	8 anterobasal
9 laterobasal	9 laterobasal
10 posterobasal	10 posterobasal

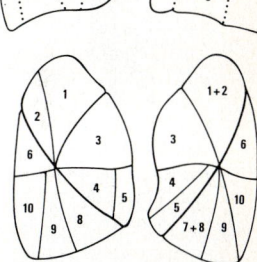

Abb. 77   Segmenteinteilung der Lunge

Vorbereitung

- Nikotinabstinenz.
- Atemgymnastik, Inhalationen.
- Evtl. Antibiotikaprophylaxe (s. S. 369).

Instrumente

- Großes Instrumentensieb.
- Bronchusklemmen.
- Thoraxspreizer: Finochietto oder De Quervain. Am besten: doppelter De Quervain.

225

Operative Technik

Wegen der großen Variabilität der Operation hier nur die großen
Züge:

1. Anterolaterale (s. S. 218) oder posterolaterale (s. S. 219) Thorakotomie.
2. Aufsuchen des Segmentbronchus (Abb. 78).
3. Abklemmen und Durchtrennen des Segmentbronchus am Abgang.
4. Bronchusnaht: je nach Größe einfache Übernähung (PDS oder
   Maxon atraumat. 3/0) oder Klinkenbergh-Naht (s. S. 222).
5. Durchtrennen und Ligieren der Segmentarterie.
6. Teils stumpfes, teils scharfes Ablösen des nicht mehr beatmeten
   Segments von der Umgebung mit Abklemmen und Ligieren der
   Venen, aber Schonen der intersegmentalen Venen.
7. Drainage und Thorakotomieverschluß (s. S. 220).

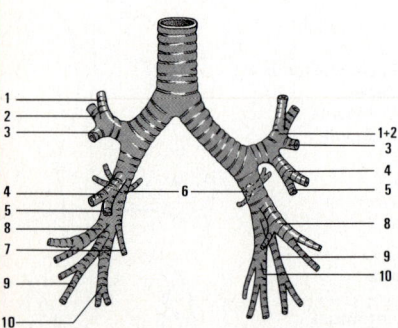

Abb. 78   Bronchussegmentanatomie. No-
menklatur der Segmentbronchien: s. Leg. zu
Abb. 77 (S. 225)

Nachbehandlung

- Antibiotika oder Tuberkulostatika entsprechend Grundleiden.
- Atemgymnastik, Sekretolytika.
- Dauersog 30 cm H_2O (= 2,94 kPa). Bei schlechter Ausdehnung der
  Lunge mehr, bis 75 cm (= 7,35 kPa).
- Schläuche entfernen: wenn Lunge mindestens 24 Std. dicht, röntge-
  nologisch ausgedehnt, Thoraxsekret < 100 ml.
- Röntgenkontrolle am 1. Tag, weitere nach Bedarf.

Indikationen

- Unklare Mediastinal- und Hilusveränderungen: Morbus Boeck, malignes Lymphom, Tuberkulose, Tumor?
- Bronchuskarzinom: Operabilität? (s. S. 51).
- Evtl. Ösophaguskarzinom: Operabilität? (s. S. 68).

Instrumente

- Mediastinoskop mit Beleuchtung und Zangen.
- Gerades (20 cm) Koagulationssaugrohr.

Operative Technik

1. Hautschnitt: 3 cm lang, quer, 1 QF oberhalb des Jugulums (zwischen den Ansätzen der Mm. sternocleidomastoidei).
2. Queres Durchtrennen von Subkutis und Platysma.
3. Spreizen der Mm. sternothyreoidei mit Schere. Spreizen des Fettgewebes. Vorderwand der Trachea liegt frei.
4. Tunnellieren des oberen Mediastinums auf der Vorderseite der Trachea mit Finger. Palpieren eventueller paratrachealer Lymphknoten. Palpieren des Aortenbogens.
5. Einführen des Mediastinoskops.
6. Unter Präparieren mit Sauge Vorschieben des Mediastinoskops. Darstellen des Abgang beider Hauptbronchi.
7. Aufsuchen und Freipräparieren der Lymphknoten mit Sauge: links und rechts tracheobronchial, Tracheabifurkation, links und rechts paratracheal.
8. Kleine, bewegliche Lymphknoten in toto mit Zange entnehmen. Aus großen, fixierten Lymphknoten Biopsie. Bei Gebilden unklarer Natur zuerst Probepunktion mit langer Nadel. Evtl. intraoperative Schnellschnittuntersuchung zur Sicherstellung der repräsentativen Materialentnahme.
9. Genaue Blutstillung mit Sauge, Kompression und EK. Auf diese Weise nicht zu stillende kleine, venöse Blutungen tamponieren (Gelfoam, Sorbacel, Tabotamp). Arterielle Blutungen nicht tamponieren, sondern mit Stieltupfer komprimieren.
10. Tampon evtl. mit Thrombin (Topostasin), evtl. mit Antibiotikum beträufeln.
11. Schichtweiser Wundverschluß (Dexon oder Vicryl).
12. Hautverschluß mit 4−5 Hautklammern.

Nachbehandlung

- Klammern am 3. postoperativen Tag entfernen.

Indikationen

- Therapeutisch: Herztamponade (s. S. 61).
- Diagnostisch: Perikarderguß unklarer Genese.

Prinzip

- Punktion des Herzens im Spitzenbereich, da die Herzwand dort bei Erguß weit vom Perikard abgehoben ist. Oder:
- Punktion im 5. ICR links unter sonographischer Kontrolle und Führung.

Material

- Kurzgeschliffene Nadel 6−8 cm lang, Nr. 9−14, und Spritze.
- Evtl. Seldinger-Besteck.
- Mitteldicker Drainagekatheter mit Seitenlöchern und Führungsspieß (z. B. Argyle-Trokar-Katheter Charr 12 „Pleuracath").
- Lokalanästhetikum.

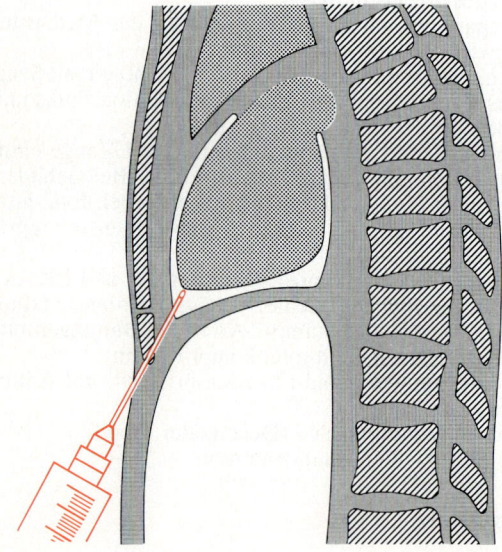

Abb. 79   Perikardpunktion, bester und sicherster Zugang

Technik

1. Rückenlage, Oberkörper leicht hochgestellt.
2. Lokalanästhesie.
3. Einstich im Winkel zwischen Xyphoid und linkem Rippenbogen (Abb. 17 S. 58), parallel zur Sternumlängsachse, in der Sagittalebene, geringgradig (10°) von der Horizontalebene nach hinten (Abb. 79). Vom Winkel zwischen Xyphoid und linkem Rippenbogen entlang der Hinterfläche des Sternums nach oben. Fortwährende Aspiration mit Spritze. In 3−4 cm Tiefe wird Perikard erreicht.
   Oder: Punktion im 5. ICR links unter sonographischer Kontrolle und Führung.
4. Bei serösem Erguß Perikard leerpunktieren.
   Bei rezidivierendem oder blutigem oder infiziertem Erguß: Drainagekatheter auf demselben Weg einlegen, mit Seldinger-Technik oder (sofern noch Flüssigkeit vorhanden) durch direkte Punktion mit einem Katheter mit Führungsstab. Bei Schwierigkeiten (gekammerter Erguß u. a.) Einführen unter Ultrasonographie.
5. Bei gekammertem Erguß und Schwierigkeiten der Katheterplazierung: evtl. kleine subxiphoidale Inzision und Zugang zum Perikard unter Sicht.

Beachte besonders

- Wenn Saugdrainage nicht sicher intraperikardial liegt: Kontrolle durch Kontrastmittelinjektion und Röntgenaufnahme. Cave: keine Luft injizieren, Gefahr der Luftembolie bei intrakardialer Lage!

Nachbehandlung

- Sog von 30 cm H_2O (= 2,94 kPa).
- Bei koaguliertem Blut Injektion von 25 000 IE Streptokinase, 4 Std. abklemmen, dann wieder Dauersog.
- Perikardblutung infolge Trauma, Herztamponadezeichen durch Saugspüldrainage ungenügend behoben: operative Perikardausräumung.
- Bei eitriger Perikarditis evtl. Saugspüldrainage. Antibiotikum in die Spülflüssigkeit gemäß Resistenzprüfung.
- Bei rezidivierendem Perikarderguß trotz länger dauernder Entlastung: operative Perikardfenestration (je nach Situation in den linken Hemithorax oder ins Abdomen).

Herzmassage, geschlossene

Indikation

- Jeder Kreislaufstillstand, bei dem Aussicht auf Erfolg der Wiederbelebung besteht (s. S. 59).
- Kontraindikation: Endzustand eines chronisch-progressiven Leidens.
- Kontraindikation: biologisch sehr alter Patient.
- Kontraindikation: Herztamponade. Offene Massage (s. S. 231)!

Prinzip

- Rhythmische Kompression des Herzens zwischen Sternum und Wirbelsäule (kardialer Pumpmechanismus) sowie globale intrathorakale Druckerhöhung (thorakaler Pumpmechanismus).

Technik

- Unnachgiebige Unterlage (Fußboden; Brett unter dem Rücken im Bett/auf Tragbahre).
- Druck an der richtigen Stelle: untere Hälfte des Sternums.
- Druck mit der richtigen Handstellung: ohne mit den Fingern die Rippen zu berühren, also mit den Handballen der übereinanderliegenden Hände.
- Druck senkrecht von oben.
- Druckstöße kräftig und gleichmäßig, wobei Kompressions- und Entlastungsphase gleich lang dauern sollen.
- Frequenz von 80−100 Stößen/Minute.
- Gleichzeitige alternierende Insufflationsbeatmung (bei Mund- oder Beutelbeatmung) in folgendem Rhythmus:
  - − − Einhelfermethode 15:2 (Herzmassage: Beatmung).
  - − − Zweihelfermethode 5:1 (Herzmassage: Beatmung).
- Beim intubierten Patienten können Herzmassage und Beatmung gleichzeitig durchgeführt werden.
- Gleichzeitig medikamentöse Therapie (s. S. 59).

Beachte besonders

- Massage nur genügend, wenn sie einen guten Puls (A. carotis, A. femoralis) erzeugt.
- Weiterführen der kombinierten Behandlung mit Massage, Beatmung, Medikamentengabe und Defibrillation bis zur Wiederherstellung einer regulären, suffizienten Herzaktion: s. Kreislaufstillstand, S. 59−60.
- Defibrillation mit Gleichstromdefibrillator, Stöße von 200−400 Ws. Einzelheiten s. ebenfalls S. 60.
- Mögliche Komplikationen: Frakturen, Pneumo- oder Hämatothorax. Leber-, Milz-, Magen-, Gefäß- und Herzruptur.

Indikationen

- Herzstillstand ohne Ansprechen (während 10–20 Min.) auf korrekte Massage (s. S. 230) und lege artis durchgeführte medikamentöse Therapie (s. S. 59).
- Herzstillstand mit Verdacht auf Herztamponade.

Prinzip

- Rhythmische Herzentleerung durch bimanuelle Kompression.

Material

- Messer, Schere, Pinzette.
- Wenn möglich Thoraxspreizer.

Operative Technik

1. Künstliche Beatmung und externe Herzmassage bis zum Schnitt.
2. Desinfektion, sofern die Zeit zur Verfügung steht, d. h. die externe Massage wirkungsvoll ist (Pupillen eng)!
3. Große Thorakotomie 3 QF unterhalb der linken Brustwarze, vom Sternumrand bis zur hinteren Axillarlinie. Keine Blutstillung. Direkte Thoraxeröffnung durch den 5. Interkostalraum. Weite Spreizung der Rippen.
4. Schlitzen des Perikards auf der ganzen Länge ventral des N. phrenicus.
5. Herz in beide Hände nehmen. Vorhöfe durch Druck der flachen Daumen entleeren, dann Ventrikelkompression mit beiden Handflächen. Massagefrequenz 80–100 pro Minute. Massage nur genügend, wenn sie einen guten peripheren Puls (Karotis, Femoralis) erzeugt.
   Nicht mit Fingerspitzen massieren: Gefahr der Herzwandperforation.
6. Weiteres Vorgehen entsprechend Herzfunktionszustand: „Weak action" (langsame, schwache, aber koordinierte Kontraktionen), Asystolie (Herz schlaff, kontraktionslos) oder Kammerflimmern (unkoordinierte, wurmartige Kontraktionen), Behandlungsprinzip (Details s. S. 59):
- „Weak action": Volumen, Adrenalin.
- Asystolie: mit Adrenalin in Flimmern überführen.
- Flimmern: Procain, Defibrillieren mit Gleichstromdefibrillator (Stöße von 50 Ws = 50 J), s. S. 60.
7. Perikardiale Saugspüldrainage.

Nachbehandlung

- Siehe Checkliste Chirurgische Intensivtherapie.

Indikationen

- Zenkersches Divertikel (s. S. 66).
- Hypertrophie/Dysfunktion des M. cricopharyngeus ohne Divertikel (s. S. 66).

Prinzip

- Abtragung des Divertikelsacks und/oder Myotomie der Pars fundiformis des M. cricopharyngeus. In Narkose oder Lokalanästhesie.

Operative Technik

1. Kopf des Patienten nach rechts drehen. 8–10 cm langer Hautschnitt links am Innenrand des M. stenocleidomastoideus.
2. Durchtrennen des Platysmas und der oberflächlichen Halsfaszie.
3. Einsetzen von schmalen Wundhaken: A. carotis, V. jugularis und N. vagus werden nach lateral, Trachea und Schilddrüse nach medial abgedrängt.
4. Darstellen des Divertikels, wenn nötig mit Durchtrennen der A. thyreoidea inf. N. recurrens identifizieren und nach medioventral abschieben!
5. Fassen des Divertikels mit Faßzange, Präparieren des Divertikelhalses.
6. Perorales Einführen einer dicken Magensonde unter digitaler Kontrolle am Divertikel vorbei in den Ösophagus.
7. Vorziehen des Divertikels. Längsmyotomie der Pars fundiformis des M. cricopharyngeus in der Mitte der Hinterwand auf mindestens 1,5 cm Länge (Abb. 80), bis ins Laimersche Dreieck.
8. Abtragen des Divertikels, offen oder über weicher Klemme oder mit Linear-Stapler. Cave: bei zu starkem Vorziehen Gefahr der Mitresektion von Ösophaguswand!
9. Längsverschluß der Öffnung, einreihig, synthet. resorb. Faden 3/0.
10. Silikonkapillardrain. Schichtweiser Verschluß.

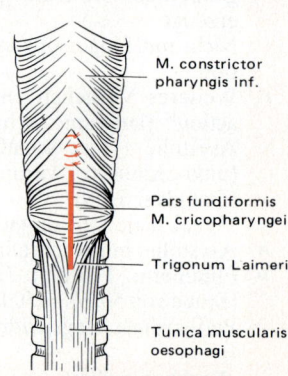

M. constrictor
pharyngis inf.

Pars fundiformis
M. cricopharyngei

Trigonum Laimeri

Tunica muscularis
oesophagi

Abb. 80 Myotomie des
M. cricopharyngeus

Nachbehandlung

- Trinken ab 2., Essen ab 4. Tag.
- Drain entfernen, sobald Patient ohne Zeichen einer Nahtinsuffizienz voll ernährt.

Indikationen

- Ösophaguskarzinom im mittleren und unteren Drittel (s. S. 68).
- Kardiakarzinom mit Übergreifen auf den Ösophagus (s. S. 70).
- Irreparable Narbenstriktur des Ösophagus nach Verätzung (s. S. 62).

Prinzip

- Subtotale Ösophagektomie unter Mitnahme der Kardia und einer proximalen Magenmanschette.
- Rekonstruktion durch hochgezogenen Magenschlauch.

Operative Technik

Subtotale, geschlossene (stumpfe, transhiatale) Ösophagektomie:

1. Obere mediane Laparotomie (s. S. 241).
2. Freilegen, Eröffnen und Erweitern des Hiatus oesophageus.
3. Revision des Abdomens: Lebermetastasen? Lymphknotenmetastasen? Retroperitonealer Tumorbefall? Palpation durch den Hiatus: Tumorgröße? Abgrenzbarkeit? Operation nur weiterführen, wenn der Tumor von der Aorta absetzbar erscheint. Sonst endoskopisch eingelegte Endoprothese oder Gastrostomie (s. S. 235).
4. Freipräparieren des terminalen Ösophagus und der Kardia, bei tiefsitzendem Karzinom wenn nötig unter Mitnahme der Zwerchfellschenkel (cave: V. diaphragmatica!).
5. Mobilisieren des Duodenums nach Kocher: Durchtrennen des dorsalen Peritoneums und Freipräparieren der Pars II und III duodeni sowie des Pankreaskopfes bis zur Aorta.
6. Mobilisieren der großen Magenkurvatur unter Schonung der A. gastroepiploica dextra sowie Ligatur und Durchtrennung der Vasa gastrica brevia.
7. Mobilisieren der kleinen Kurvatur unter Schonung der A. gastrica dextra sowie Ligatur und Durchtrennung der A. gastrica sinistra und der V. coronaria.
8. Stumpfes Freipräparieren des Ösophagus mit der durch den Hiatus eingeführten rechten Hand, unter leichtem Zug am Magen mit der linken Hand. Im distalen Bereich können größere Bindegewebsstränge mit Gefäßen unter Sicht abgeklemmt und ligiert werden.

Falls wegen Adhäsionen oder Infiltration des Karzinoms (insbesondere in die Trachea oder Aorta) kein sicheres stumpfes Ablösen möglich ist: Thorakotomie anterolateral rechts, subkostal VI. Rippe (s. S. 218) oder posterolateral, subkostal V. Rippe (s. S. 219; Zugang zum Ösophagus besser, erfordert aber Umlagerung des Patienten). Durchtrennen des Lig. pulmonale inferius, Durchtrennen der V. azygos, Spalten der Pleura über dem Ösophagus, Auspräparieren des Karzinoms unter Sicht.

9. Hautschnitt auf der Innenseite des linken M. sternocleidomastoideus, Abschieben der Muskulatur nach links, der Thyreoidea nach
   medial. Freilegen und Anschlingen des zervikalen Ösophagus,
   eventuell nach Einlegen eines dicken Magenschlauchs.

10. Freipräparieren des Ösophagus bis in das Mediastinum unter pein-
    licher Schonung des N. recurrens.

11. Durchtrennen des Ösophagus auf Höhe des Jugulums. Eventuell
    Einlegen eines großen Varizenstrippers durch eine Tabaksbeutel-
    naht und Ausführen des Drahtes durch eine kleine Inzision im
    abdominalen Ösophagus. Fixieren eines langen festen Fadens am
    distalen Ösophagus zum späteren Hochzug des Magens. Durchzie-
    hen des distalen Stumpfes nach abdominal.

12. Inzision der Magenserosa von der Funduskuppe bis zum Angulus,
    so daß großkurvaturseits ein zirka 5 cm breiter Magenrest bleibt.
    Absetzen des kleinkurvaturseitigen Magenrestes, vorzugsweise mit
    zwei GIA-90-Staplerreihen [Abb. 81]. Das Präparat entfällt.

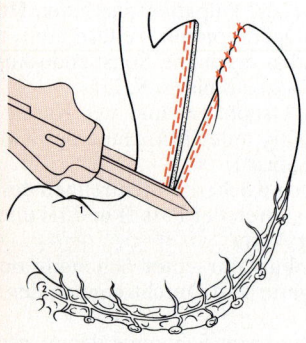

Abb. 81   Herstellen des Schlauchmagens zum Magenhochzug

13. Serosieren der Naht mit EKN 3/0 Dexon oder Vicryl. Submuköse
    Pyloroplastik (s. S. 260).

14. Einpacken des Magenschlauchs in eine Plastikfolie, vorzugsweise
    Arthroskopiehülle. Durchstechen der Plastikhülle zusammen mit
    der Magenschlauchspitze mit dem festen, im Mediastinum liegen-
    den Faden.

15. Hochziehen des Magenschlauchs unter sorgfältiger Führung durch
    die linke Hand im Mediastinum und Zug mit der rechten Hand am
    zervikal ausgeleiteten Faden.

16. Hochziehen der Plastikhülle und Entfernen derselben.
17. Dorsale Inzision des Magenschlauchs und Einzelknopfanastomosierung mit der Ösophagushinterwand, schrittweise Durchtrennung der Magenschlauchkuppe und Vervollständigung der Ösophagogastrostomie.
18. Einlage einer Silikonkapillardrainage in die Nähe der Anastomose (nicht ins Mediastinum, um bei einer Insuffizienz eine mediastinale Tasche zu vermeiden).
19. Wundverschluß am Hals und am Abdomen.

Beachte besonders

- Eine intrathorakale Anastomose ist die wichtigste Komplikations- und Letalitätsursache.

Alternativen

- Endoskopisch eingelegte Endoprothese (s. Abb. 82) für tiefsitzendes Karzinom.
- Ösophagusersatz durch gestieltes Koloninterponat.

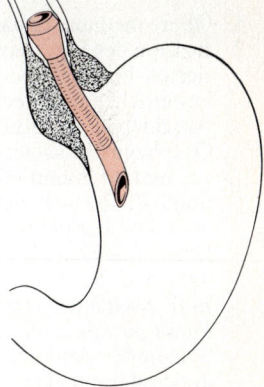

Abb. 82   Häring-Tubus in aufbougierter Tumorstenose

Nachbehandlung

- Intensivpflege.
- Häufig respiratorische Probleme (Pleuraerguß, Hypoventilation, Ödem, Atelektasen, Bronchopneumonie).
- Infusionen (s. S. 386) und Ernährung (s. S. 380).
- Ösophagogastrostomie-Drain erst entfernen, wenn der Patient ohne Zeichen einer Nahtinsuffizienz oral ernährt wird.

Indikation

- Spontane Ösophagusruptur (s. S. 65).

Prinzip

- Zweireihiger Verschluß der Ruptur und Drainage des Operations-gebietes.

Operative Technik

1. Obere mediane Laparotomie (s. S. 241).
2. Inzision des Lig. triangulare sinistrum. Den auf diese Weise mobili-sierten linken Leberlappen mit einem feuchten Tuch und einem Leberhaken nach rechts halten.
3. Abschieben des inzidierten Peritoneums nach oben. Freilegen des Ösophagus in seinem ganzen intraabdominalen Verlauf. Ösopha-gus umfahren und mit einem Nabelband anschlingen. Die Perfora-tion befindet sich meistens links hinten und kann von abdominal in über 80% der Fälle versorgt werden.
4. Drehen des angeschlungenen Ösophagus, daß die Perforationsöff-nung nach vorn zu liegen kommt. Einreihiger Verschluß (s. S. 246). Evtl. zusätzliche Deckung der Naht mit umgebendem Gewebe oder Fundoplicatio (s. S. 238).
5. Spülen der Abdominalhöhle. Drainage mit einem Silikonkapillar-drain oder mit einem dicken, weichen Gummidrain.
6. Verschluß der Laparotomie (s. S. 242).
7. Wenn die Perforation nicht transabdominal erreicht werden kann: Verlängerung in den Thorax mittels Durchtrennen des Rippenbo-gens und Inzidieren des Zwerchfells (analog S. 245).

Nachbehandlung

- Parenterale Ernährung 4−5 Tage (s. S. 380) oder noch besser direktenterale Ernährung (s. S. 378).
- Trinken ab 5. Tag, ab 6. Tag flüssige bzw. breiige Kost.
- Magensonde entfernen, sobald der Darm funktioniert.
- Schrittweises Kürzen des Drains, wenn Sekret sauber und der Patient ohne Zeichen einer Fistel per os ernährt wird.

Indikationen

- Achalasie ohne definitive Besserung der Beschwerden nach mehrmaliger Dilatation (s. S. 71).
- Achalasie mit Verdacht auf Kardiakarzinom.

Prinzip

- Längsmyotomie des unteren Ösophagussphinkters, dem damit die Fähigkeit zur zirkulären Kontraktion genommen wird. Wegen der nun dauernd offenstehenden Kardia Kombination mit einer Antirefluxplastik.

Operative Technik

1. Obere mediane Laparotomie (s. S. 241).
2. Durchtrennen des Lig. triangulare sinistrum und Freilegen der Kardia. Einführen einer dicken Magensonde.
3. Abschieben des inzidierten Peritoneums nach oben. Freilegen des Ösophagus in seinem intraabdominalen Verlauf. Anschlingen des Ösophagus.
4. Längsmyotomie des terminalen Ösophagus und der Kardia, links des vorderen N. vagus, ca. 6 cm lang, 0,5–1 cm in die Magenvorderwand hinein (Abb. 83). Schnitt bis auf die Submukosa. Stumpfes Abschieben der muskulären Ränder beiderseits, so daß sich die Mukosa vorwölbt. Leichte Dehnung der Wand mit einem vorsichtig aufgeblasenen pneumatischen Dilatator erleichtert die korrekte Schnitttiefe.

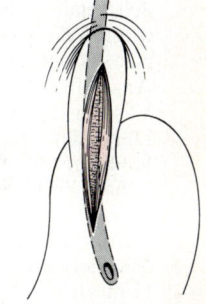

Abb. 83 Ösophagokardiomyotomie

5. Lockere Fundoplicatio (s. S. 238), oder Einnähen von Magenfunduswand in den Defekt (nach Thal).
6. Keine Drainage, sofern Ösophaguslumen nicht eröffnet wurde.
7. Laparatomieverschluß (s. S. 242).

Nachbehandlung

- Infusionen während 2–4 Tagen (s. S. 386).
- Keine Magensonde.

Indikationen

- Refluxösophagitis infolge Hiatusgleithernie oder gemischter Hiatushernie (s. S. 73).
- Chronisch blutende Hiatusgleithernie (s. S. 73).
- Ösophagokardiomyotomie (s. S. 237).

Prinzip

- Umhüllung des terminalen Ösophagus mit einer Magenwandmanschette zur Verhinderung von gastroösophagealem Reflux und zur Verhütung des Hochsteigens der Kardia.

Operative Technik

1. Obere mediane Laparotomie (s. S. 241). Einführen einer dicken Magensonde (Charr 26−28).
2. Durchtrennen des Lig. coronarium (triangulare) sinistrum. Abdrängen des linken Leberlappens nach rechts. Freilegen der Kardia und des Hiatus oesophageus.
- Technik mit Vagotomie:
3. Proximale selektive Vagotomie (s. S. 254, Ziff. 6−15). Dadurch werden die kleine Kurvatur, die Kardia und der terminale Ösophagus skelettiert bzw. völlig vom Retroperitoneum abgelöst. Anschlingen des Ösophagus. Obere große Kurvatur bis zu den Vasa gastrica brevia (oberste evtl. inklusive) mobilisieren.
4. Darstellen der muskulären Zwerchfellschenkel. Bei gemischter Hiatushernie raffen (Krurorhapie) zur Hiatuseinengung: Einzelnähte (Prolene oder Seide 1 oder 2/0) hinter dem Ösophagus, bis neben dem intubierten Ösophagus nur noch ein Finger eingelegt werden kann.
5. Markieren der Kardia kleinkurvaturseits mit Naht.
6. Hinterwand des mobilisierten Magenfundus hinter dem Ösophagus nach rechts ziehen, dort mit Klemmen (Allis oder Babcock) fassen und aufspannen.
7. Fundushinterwand mit Fundusvorderwand über dem terminalen Ösophagus zu einer 4−5 cm langen Manschette vereinigen (Abb. 84). Vier seromuskuläre Einzelnähte (Dexon atraumat. 3/0). Ösophaguswand mit 1−2 Nähten mitfassen. Cave Hochschlüpfen der Kardia! Zwischen dem intubierten Ösophagus und der Manschette muß noch ein Finger Platz haben.
8. Zügel entfernen. Dicke Magensonde durch dünne ersetzen.
9. 1−2 seromuskuläre Entlastungsnähte an der kleinen Kurvatur.
10. Keine Drainage. Laparotomieverschluß (s. S. 242).

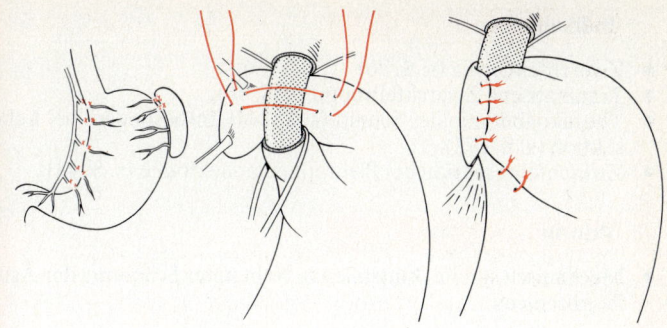

Abb. 84 Technik der Fundoplicatio (mit Vagotomie)

Alternative

- Technik ohne Vagotomie:
3. Mobilisieren und Anschlingen des terminalen Ösophagus unter Schonung des N. vagus. Der vordere bleibt am Ösophagus, der hintere im Retroperitoneum.
4. (Wie oben.)
5. Markieren der Kardia kleinkurvaturseits mit Seidennaht.
6. Fundusvorderwand als Falte hinter dem Ösophagus nach rechts führen, dort mit Klemmen (Allis oder Babcock) fassen und aufspannen.
7. Vereinigung mit einer etwas weiter kaudal großkurvaturseits gebildeten zweiten Vorderwandfalte zur Manschette. Vier seromuskuläre Nähte (Dexon atraumat. 3/0), ohne Mitfassen von Ösophaguswand. Zwischen dem intubierten Ösophagus und der Manschette muß noch ein Finger Platz haben.
8. (Wie oben.)
9. Fixieren des Unterrands der Vorderfalte an die Magenwand.
10. (Wie oben.)

Nachbehandlung

- Infusionen (s. S. 386).
- Magensonde nach 24–48 Stunden entfernen.
- Trinken ab 2., flüssige bzw. breiige Kost ab 3. Tag (nach Vagotomie evtl. später).
- Vorerst mehrere, dafür kleine Mahlzeiten.
- Bei Völlegefühl Metoclopramid (Paspertin, Primperan), 3 × 10 mg täglich.

Zwerchfellnaht

Indikationen

- Zwerchfellhernie (s. S. 76).
- Traumatische Zwerchfellruptur (s. S. 76).
- Thorakoabdominaler Schnitt (s. S. 244), insbesondere bei Leberresektion (s. S. 277).
- Zwerchfellresektion bei Pleuropneumonektomie (s. S. 43).

Prinzip

- Mechanisch stabile, blutstillende Naht unter Schonung der Äste des N. phrenicus.

Operative Technik

1. Fassen des mediastinumnahen Wundwinkels mit der ersten Naht.
2. Vorziehen des Wundwinkels mit Hilfe der Naht. Orientierung über die Beziehungen der Wundränder zu den Phrenikusästen (Abb. 85).
3. Einlegen von 2 Thoraxschläuchen (in den vorderen Thorax und in den hinteren Sinus phrenicocostalis).
4. Nahttechnik:
- Hernien und alte Ruptur (Ränder fibrös): fortlaufende Naht, zweireihig (evtl. unterbrochen von 1−2 Einzelnähten), oder durchgreifende U-Nähte. Faden: nicht resorb. (Prolene u. a.), Stärke 2 oder 1. Ränder dachziegelartig überlappen lassen.

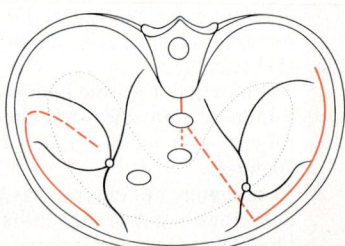

Abb. 85 Verlauf der diaphragmalen Phrenikusäste (schwarz) und Schnittführung (rot) bei Zwerchfellinzision

- Frische Ruptur und chirurgische Inzision: fortlaufende Naht, zweireihig. Faden: synthet. resorb. 1 oder 2/0. Ränder adaptieren. Evtl. unterbrechen mit 1−2 Einzelnähten. Auf der abdominalen Seite Peritoneum mitfassen und adaptieren.
- Sternokostale Hernien sowie chirurgische Inzision (insbes. im Zug einer thorakoabdominalen Inzision): Naht im vorderen, ventralen Winkel an der Thoraxwand oder der Rektusscheide verankern.
5. Zwerchfelldefekt, der primär nicht oder nur unter sehr großer Spannung genäht werden kann: Einnähen eines Mersilenenetzes (knapp bemessen, straff sitzend) mit nicht resorb. Faden.
6. Keine intraabdominale Drainage (sofern nicht durch Zusatzeingriff gefordert).

Indikationen

- Fast alle intraabdominalen Operationen. Vielseitigster Zugang mit problemlosen Verlängerungsmöglichkeiten.
- Von einzelnen Chirurgen nur restriktiv verwendet, da etwas größere Gefahr von Platzbauch und Narbenhernien als bei einem transmuskulären Zugang.

Prinzip

- Längsspaltung der vorderen Bauchwand genau in Mittellinie, wo keine Durchtrennung von Nerven, Gefäßen und Muskeln nötig ist.

Instrumente und Material

Zusätzlich zu den für den geplanten Eingriff nötigen:
- Zum Abdecken: Papiertücher mit Kleberand (System Steri-Drape, Skin-Drape).
- Dreiteiliger Bauchspreizer.
- Bei oberer medianer Laparotomie: Rochard-Haken.

Operative Technik

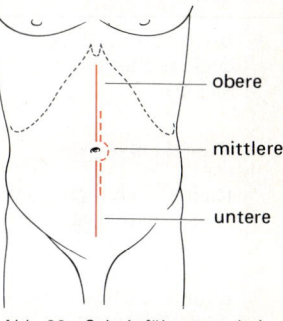

1. Höhe und Länge der Insision entsprechend dem geplanten Eingriff.
2. Hautinzision streng in Mittellinie mit Linksumfahrung des Nabels.
3. Durchtrennen der Subkutis bis auf die Faszie mit frischem Messer. Subkutane Blutstillung: Größere Gefäße mit Dexon oder Vicryl ligieren, kleinere Blutungen mittels Elektrokoagulation.

Abb. 86   Schnittführungen bei medianer Laparotomie

4. Inzidieren der Faszie in Mittellinie mit dem Messer ohne Verletzen des präperitonealen Fettgewebes. In beiden Wundwinkeln stumpfes Abschieben des präperitonealen Fettgewebes von der Faszie mit dem Finger. Hochheben der Faszie und Fertigstellen der Faszieninzision mit der Schere.
5. Spalten des Peritoneums mit Pinzette und Schere. Im Unterbauch wird das Peritoneum in Mittellinie gespalten. Im Oberbauch wird es bei Eingriffen an Magen und Milz links, bei Eingriffen an Leber, Gallenblase und Gallenwegen rechts des Lig. teres hepatis gespalten und dort vorerst durch Abschieben des präperitonealen Fettgewebes nach medial mit einem Tupfer freigelegt.
6. Abdecken. Einsetzen des Spreizers und (bei oberer medianer Laparotomie) des Rochard-Hakens.

241

Technik, Verschluß

1. Fassen des Peritoneums in beiden Winkeln sowie an ein bis zwei gegenüberliegenden Punkten mit mittleren Klemmen.
2. Fortlaufender Verschluß des Peritoneums (resorb. Faden). Bei hohem intraabdominalem Druck stellenweises Unterbrechen dieser Naht mit Fasziennähten (s. Ziffer 3).
3. Fasziennaht mit synthetischem resorbierbarem Faden Nr. 1 (Dexon, Vicryl), wobei die Faszie 3−5 mm lateral des Randes durchgreifend gefaßt und durch einen zweiten oberflächlichen Stich adaptiert wird. Auch unterhalb der Linea arcuata beide Faszienblätter mit der gleichen Naht fassen.
   Alternative: fortlaufende Naht mit Maxon Nr. 1 doppelt (mit Schlaufe).
4. Subkutaner Redon-Drain, mit Ausnahme bei ganz dünner und trockener Subkutis.
5. Subkutannaht.
6. Hautnaht (s. S. 194).

Alternative

- Bei adipösen Patienten mit eindeutiger Verschmutzung der Bauchdecken durch Eiter oder Darminhalt: Verschluß wie Platzbauch (s. S. 245).

Nachbehandlung

Richtet sich im einzelnen nach der durchgeführten Operation, soll aber u. a. die folgenden Punkte berücksichtigen:
- Thromboembolieprophylaxe perioperativ (s. S. 390).
- Intraabdominale Drains. Reine Blutungsdrains am 1. Tag ziehen. Drains neben prekären Anastomosen ab 7. Tag kürzen. Abszeßdrains je nach Sekretion (s. auch S. 376).
- Magensonde. Nach 1−2 Tagen intermittiernd abklemmen. Entfernen, sobald Magen nicht mehr atonisch.
- Infusionen, solange ungenügende orale Flüssigkeitsaufnahme. Elektrolytverluste ersetzen (s. S. 386).
- Darmtätigkeit. Ab 3. postoperativen Tag stimulieren, sofern nicht spontanes Einsetzen: Prostigmin 2 mg = 4 Amp. à 0,5 mg/4 Std. per infusionem, einmal täglich (am besten vormittags).
- Orale Flüssigkeitszufuhr bei ersten Zeichen der beginnenden Darmfunktion. Übergang auf volle Ernährung innerhalb der nächsten 2−4 Tage.
- Antibiotika nur bei spezieller Indikation (s. S. 370).

Indikationen

- Rechts: Cholezystektomie (s. S. 279), Gallengangsrevision (s. S. 281), Leberresektion (s. S. 277).
- Links: Splenektomie (s. S. 300), splenorenale Anastomose (s. S. 302), subphrenischer Abszeß (s. S. 249).

Prinzip

- Direktes Eingehen in das Operationsgebiet mit einer schrägen, kosmetisch günstigen (am Rippenbogen verlaufenden) Inzision. Nachteil: Zugang zum übrigen Abdomen und Verlängerungsmöglichkeiten limitiert.

Operative Technik

1. Hautschnitt vom Xiphoid bis zur vorderen Axillarlinie (für große Eingriffe wenn nötig noch weiter nach hinten), 2 QF unterhalb des Rippenbogens (medial etwas mehr, lateral nur 1 QF).
2. Durchtrennen der vorderen Rektusscheide (in der medialen Wundhälfte) und des M. obliquus externus (lateral davon). Schnittverlauf entsprechend Hautinzision.
3. Queres Durchtrennen des M. rectus. Ligieren der am Hinterrand laufenden beiden Äste der A. epigastrica. Durchtrennen der lateral und hinten einsprießenden Äste des 8. Interkostalnervs.
4. Lateral davon Durchtrennen des M. obliquus internus.
5. Inzidieren der hintersten Schicht, Richtung immer entsprechend Hautinzision: medial hintere Rektusscheide, lateral Transversusfaszie, beides inkl. Peritoneum.

Technik, Verschluß

Für alle Faszien- und Muskelnähte synthetisches resorbierbares Nahtmaterial Nr. 1, Dexon oder Vicryl für Einzelknopfnähte, Maxon oder PDS für fortlaufende Nähte.

1. Hintere Rektusscheide und Transversusfaszie, fortlaufend.
2. Adaption der Rektusmuskulatur, Einzelknopfnähte.
3. Medial Rektusscheide, lateral Mm. obliquii zusammen, fortlaufend oder Einzelknopfnähte.
4. Evtl. Redon-Drain. Subkutannähte.
5. Hautnähte.

Thorakoabdominaler Zugang

Indikationen

- Links: traumatische Milzruptur mit intrathorakalen Verletzungen.
- Rechts: große Leberrupturen. Evtl. Leberresektion.

Prinzip

- Schräger Oberbauchschnitt mit Verlängerung in den unteren Thorax hinein.

Operative Technik

1. Halbseitenlage.
2. Hautschnitt: über der 7. Rippe schräg nach unten durch den Rippenbogen zur Mittellinie und nach unten zum Nabel (Abb. 87).
3. Mittels Elektroakogulation Muskulatur der Bauchwand durchtrennen. Gefäße mit Dexon ligieren. Peritoneum eröffnen: Revision.
4. Durchtrennen des Rippenbogens mit Skalpell. Thorakotomie subkostal 7. Rippe (s. S. 218).
5. Zwerchfell mit Schere durchtrennen. Durchtrennungslinie 1 cm von der Thoraxwand entfernt, bogenförmig bis zur hinteren Axillarlinie. Cave Äste des N. phrenicus!
6. Thorakal und abdominal je einen Spreizer einsetzen.
7. Verschluß: s. Thorakotomieverschluß (S. 220). Zwerchfellverschluß (s. S. 240). Laparatomieverschluß (s. S. 242, 243).

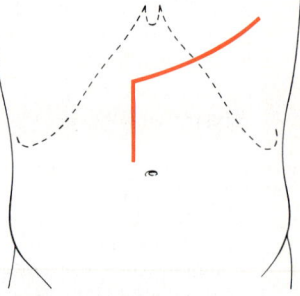

Abb. 87   Schnittführung für thorakoabdominalen Zugang links

Nachbehandlung

- Thoraxsog 30 cm H_2O (= 2,45 kPa).
- Abdominalen Drain in der Regel nur ableiten, ohne Sog.
- Wenn bei undichtem Zwerchfell Luft durch abdominalen Drain eingesogen wird: gleichhohen Sog anhängen wie am Thoraxschlauch.

Indikation

- Jeder Platzbauch, wenn möglich noch vor der Dehiszenz der Hautnaht. Platzbauch = Dehiszenz der Faszien/Muskelnaht mit Herniation von Darm und Netz.

Prinzip

- Behebung der Ursache (Abszeß, Blutung usw.), spannungsfreier
Faszienverschluß und Verhütung eines postoperativen Bauchdek-
kenabszesses.

Operative Technik

1. Eröffnen der Wunde, evtl. mit Anfrischen der Hautränder. Cave:
Darm liegt evtl. direkt unter der Haut!
2. Entfernen aller alten Nähte.
3. Säubern der Faszienränder, aber kein Anfrischen.
4. Suche nach Ursache des Platzbauchs. Ausräumen und Drainieren
von Abszessen und Hämatomen oder Sanieren von anderen möglichen Platzbauchursachen, je nach Befund. Ausspülen.
5. Vorlegen von durchgreifenden Nähten, monofil, nicht resorbierbar
(Polyamid oder Polypropylen), Austritt 3−5 cm lateral der Wundränder. Am besten, schnellsten und schonendsten mit speziellem
Set, z. B. Ventrofil.
6. Peritonealverschluß mit synthet. resorb. Nahtmaterial, sofern
genügend Peritoneum vorhanden, sonst Mitfassen des Peritoneums
bei Fasziennaht.
7. Provisorisches Anziehen der durchgreifenden Nähte über Widerla-
ger (Plastikplättchen), so daß die Faszie ohne Spannung genäht
werden kann.
8. Fasziennaht. Je nach Befund einfache Naht, 8er Naht oder Fla-
schenzugnaht. Synthetisches resorbierbares Nahtmaterial (Dexon,
Vicryl) Nr. 1.
9. Subkutane Saugspüldrainage und Hautnähte oder Subkutis locker
adaptieren und Wunde im übrigen offenlassen.

Beachte besonders

- Wichtigste Rezidivprophylaxe: Vermeidung einer chronischen
Infektion durch Verzicht auf nichtresorbierbares Nahtmaterial
(exkl. Entlastungsnähte) und durch Sicherstellung einer adäquaten
Wunddrainage.

Nachbehandlung

- Entlastungsnähte frühestens nach 14 Tagen entfernen.

Indikation

- Anastomosen im Gastrointestinaltrakt.

Prinzip

- Vereinigung von zwei Lumina ohne wesentliche Einengung.

Operative Technik

- Einzelknopfnaht (EKN):
  - Allschichtig durchgreifend mit Knoten (außen oder im Lumen).
  - Auf Stoß (Rückstichnaht): Transmuraler Einstich, submuköser Rückstich mit analoger Stichführung auf der Gegenseite (Abb. 88a).
- Fortlaufende Naht:
  - Einreihig: dorsal, resp. mesenterial beginnen, beiderseits allschichtig nach vorn nähen (doppelt armierten Faden verwenden) (Abb. 88b).
  - Zweireihig: innen allschichtig, außen seromuskulär (Abb. 88c).

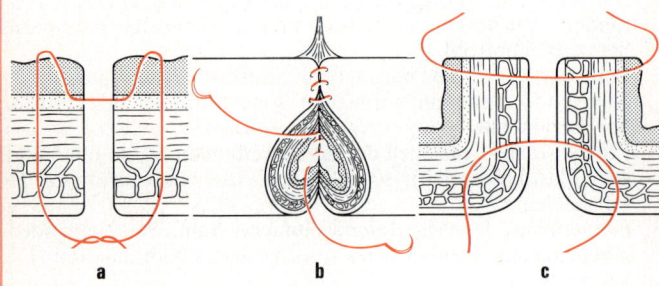

Abb. 88   Gastrointestinale Handnaht:
a) durchgreifende Allschichtnaht Stoß auf Stoß
b) einreihige Allschichtnaht invertierend
c) zweireihige Naht

- Ösophagogastrostomie: einreihig EKN.
- Gastroenterostomie: zweireihig fortlaufend.
- Dünndarmanastomosen: einreihig EKN (End zu End), evtl. fortlaufend, unterbrochen.
- Kolonanastomosen: einreihig fortlaufend oder EKN.
- Hepatikojejunostomie: zweireihig, außen fortlaufend, innen EKN oder einreihig EKN.
- Pankreatikojejunostomie: zweireihig fortlaufend oder außen fortlaufend, innen EKN.

Indikationen

- Jejunumersatzmagenbildung, Fußpunktanastomose nach Y-Roux, Pouch-Bildung nach Proktokolektomie, Gastroenterostomie.

Prinzip

- Seit-zu-Seit-Vereinigung unter gleichzeitiger Lumeneröffnung zwischen den beiden Klammerdoppelreihen (GIA, PLC).

Operative Technik

1. Fixieren der zu anastomosierenden Abschnitte durch zwei Haltefäden im Abstand der Länge des verwendeten Gerätes.
2. Setzen von weichen Darmklemmen proximal und distal.
3. Antimesenteriale Stichinzisionen und Desinfektion (z. B. Betadine).
4. Einführen des Klammergerätes (Abb. 89). Beachte: Nahtreihe antimesenterial, Zug am distalen Haltefaden Richtung Handgriff, um die Klammerreihe voll auszunützen.
5. Vorschieben und zurückziehen des Messers („Feuern").
6. Öffnen des Gerätes und Entfernung desselben.
7. Querer Verschluß der Einführungsstelle mit Handnaht oder gerader Klammernaht.

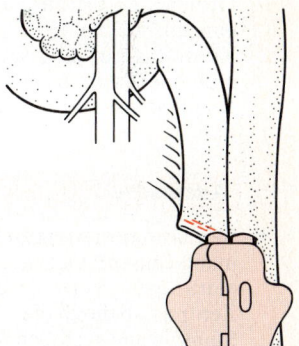

Abb. 89 Gastrointestinale Klammernaht Seit-zu-Seit (am Beispiel der Roux-J-Fußpunkt-Anastomose)

247

Gastrointestinale Klammernaht End-zu-End

Prinzip

- End-zu-End-Vereinigung durch ein endoluminal eingeführtes zirkuläres Klammergerät (EEA, Proximate ILS). Möglichst großen Magazindurchmesser wählen (Ösophagus max. 28 mm, Rektum 31 mm).

Operative Technik

1. 8 mm vor Resektionslinie sauber skelettieren.
2. Proximal weiche Darmklemme legen.
3. Durchtrennen, reinigen und desinfizieren (z. B. mit Betadine). Tabaksbeutelnaht mit festem monofilem Faden, Stichabstand 4 mm, Stichtiefe 3 mm.
   Oder: Anlegen der Tabaksbeutelsetzklammer und Einführen des mit geraden Nadeln doppelt armierten monofilen Fadens und Durchtrennen an der Klammerkante.
4. Einführen des Gerätes von distal evtl. durch Spezialrektoskop.
5. Öffnen des Gerätes und Einführen der Andrückplatte in den proximalen Schenkel mit anschließendem festen Knoten der Tabaksbeutelnaht.
6. Zurückziehen des Magazins in den distalen Schenkel und Knoten der Tabaksbeutelnaht.
7. Schließen des Gerätes ohne Interponat aus der Umgebung (Abb. 90).
9. Abdrücken („Feuern").
9. Öffnen des Gerätes und Rückzug unter kreiselförmigen Bewegungen.
10. Kontrolle der abgeschnittenen Geweberinge: Tabaksbeutelnaht muß intakt sein, nach Lösen der Naht beide Stanzringe intakt.
11. Dichtigkeitskontrolle der Anastomose, z. B. durch Luftinsufflation.

Alternative

- Reanastomosierung an Hartmann-Stumpf: Gegendrückplatte erst aufsetzen, wenn Zentralstab durch die Stumpfwand gestoßen worden ist.

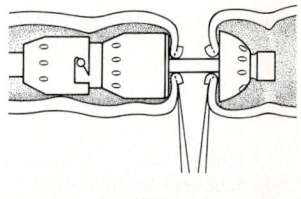

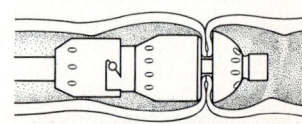

Abb. 90 Mechanische Dickdarmanastomose: Fixation der Stümpfe über den Kopfteilen mit Tabaksbeutelnaht und Vereinigung der Stümpfe durch Schließen des Geräts

Indikationen

- Im Prinzip jeder intraabdominale Abszeß (nach Perforation, Peritonitis oder Operation), insbesondere subphrenisch, subhepatisch, Douglas-Abszeß.
- Kontraindikationen zur Beschränkung auf die umschriebene Abszeßdrainage: Multiple Abszesse, Abszesse zwischen Darmschlingen, Grundleiden (z. B. Perforation) nicht behoben. In diesen Fällen Totalsanierung durch eine Laparotomie.

Prinzip

- Perkutane, sonographisch gesteuerte Dauerdrainage. Wenn diese Therapie nicht möglich oder kontraindiziert: operative Drainage durch direktes Eingehen auf den Abszeß, wenn möglich ohne Eröffnen der freien Bauchhöhle.

Interventionelle Therapie

- Perkutane, unter Führung durch Sonographie eingelegte Dauerdrainage (nicht nur einmalige oder mehrmalige Punktion!). Voraussetzung: gut abgrenzbarer Abszeß, gefahrloser Zugang. Spezielles Set zum Aufdilatieren des Punktionskanals.

Operative Technik

1. Zugang: subphrenischer Abszeß: Rippenbogenrandschnitt oder Schnitt über der 12. Rippe mit Resektion der 12. Rippe. Subhepatischer Abszeß: kleiner Rippenbogenrandschnitt rechts. Douglas-Abszeß bei vorbestehender Appendektomiewunde durch diese eingehen, sonst kleine untere mediane Laparotomie.
2. Nach Inzision des Peritoneums Abschieben der entzündlichen Verwachsungen und direktes stumpfes Eröffnen der Abszeßhöhle.
3. Absaugen des Eiters, Entfernen von Nekrosen, Säubern von Taschen ohne Einreißen der Hauptabszeßmembran.
4. Einlegen einer Saugspüldrainage (Charr 16 oder 20). Herausleiten lateral durch separate Hautinzision.
5. Schichtweiser Wundverschluß, ausschließlich resorb. Faden. Bei stark verschmutzter Wunde Haut nicht nähen.

Nachbehandlung

- Saugspüldrainage: Sog 30−60 cm Wassersäule, Spülflüssigkeit NaCl 0,9% ohne Zusätze.
- Systemische Antibiotika bei Fieber und bei septischen Zeichen (s. S. 370).
- Drainage belassen, bis Spülflüssigkeit klar und steril, in der Regel ungefähr 10 Tage.

Indikationen

- Akutes Abdomen mit Verdacht auf Perforation, Peritonitis oder intraabdominale Blutung (s. S. 77). Notfalleingriff! Keine zeitraubenden Untersuchungen, die an der Indikation doch nichts ändern!
- Als Elektiveingriff zur Suche nach nicht faßbaren Ursachen einer konsumierenden Krankheit. Heute dank der modernen diagnostischen Möglichkeiten nur noch selten nötig.
- Feststellung der genauen Lokalisation und des Stadiums eines malignen Tumors oder eines Tumorrezidivs, insbesondere eines malignen Lymphoms (Staging-Laparotomie).

Prinzip

- Feststellen des Peritonealinhalts (Eiter? Luft? Darminhalt? Blut?), planmäßiges Suchen nach dem Primärleiden und Behandlung bzw. Ausschaltung desselben.
- Systematische Biopsien bei Tumorabklärung.

Vorbereitung

- Zentraler Venenkatheter und Infusion.
- Blasenkatheter (s. S. 374).
- Magensonde.
- Bei Notfallindikation Verbesserung des Allgemeinzustands und der Operabilität durch kurzdauernde, intensive Behandlung je nach klinischem Bild: Behebung einer Hypovolämie, Korrektur einer Azidose, Korrektur einer Elektrolytentgleisung. Vorbehandlung bei manifester Peritonitis: s. auch S. 84/85.
- Perioperative Thromboembolieprophylaxe (s. S. 390).

Operative Technik

1. Mittlere mediane Laparotomie (s. S. 241). Verlängerung je nach Befund nach unten oder nach oben.
2. Orientierung über Peritonealinhalt und Peritoneum. Inhalt serös, trübe, eitrig, blutig tingiert, rein blutig? Geruchlos oder stinkend? Luft, Mageninhalt, Galle, Darminhalt in der Bauchhöhle? Maximum des Befunds? Peritoneum gerötet, fibrinbelegt, verklebt?
3. Sekretentnahme für Bakteriologie inkl. Anaerobier. Bei hämatogener Peritonitis (Peritonitis ohne nachweisbares intraabdominales Grundleiden) auch Sekret für Tbc-Nachweis inkl. Kultur.
4. Systematische Suche nach dem Grundleiden, gezielt nach Art des Sekrets und Maximum des Befunds.

Peritonealexsudat klar, serös:
- Appendicitis acuta.
- Lymphadenitis mesenterialis.

- Banale Enteritis.
- Meckelsche Divertikulitis.

- Mechanischer Ileus.
- Enteritis regionalis.
- Adnexitis.
- Stielgedrehte Ovarialzyste.
- Sigmadivertikulitis.
- Netztorsion.
- Cholecystitis acuta.
- Pancreatitis acuta.
- Gedeckte Ulkusperforation.

Peritonealexsudat gallig:
- Gallenblasenperforation.
- Magenulkus- oder Duodenalulkusperforation.

Luft in abdomine:
- Magenulkus- oder Duodenalulkusperforation.
- Dünndarmperforation (Luft selten!).
- Appendizitisperforation (Luft Rarität!).
- Sigmadivertikulitisperforation.
- Kolonperforation durch Fremdkörper.
- Uterusperforation bei artifiziellem Abort.

Peritonealexsudat eitrig:
- Magenulkus- oder Duodenalulkusperforation.
- Gallenblasenperforation.
- Sigmadivertikulitisperforation.
- Appendicitis perforata.
- Meckelsche Divertikulitis, perforiert.
- Kolonperforation durch Fremdkörper.
- Darmgangrän (Ileus, Mesenterialinfarkt).
- Pyosalpinx, perforiert.
- Uterusperforation bei artifiziellem Abort.
- Tumorperforation (Magen, Dünndarm, Kolon).
- Hämatogene Peritonitis.

Peritonealexsudat sanguinolent:
- Darmnekrose (Ileus).
- Mesenterialinfarkt.
- Follikelsprung.
- Akute nekrotisierende Pankreatitis.

Reines Blut in abdomine:
- Extrauteringravidität, rupturiert.
- Spontane Milzruptur.
- Traumatische Organruptur (Milz, Leber).
- Rupturierter Tumor, insbesondere Leberadenom.
- Milzarterienaneurysma, rupturiert.
- Bauchaortenaneurysma, rupturiert.

Indikationen

- Sichere oder vermutete Appendicitis acuta (s. S. 82).
- Status nach appendizitischem Abszeß (Intervallappendektomie nach 2–4 Monaten).
- Gelegenheitsappendektomie bei anderen intraabdominalen Operationen.

Prinzip

- Abtragen der Appendix vermiformis an der Basis mit Versenken des Stumpfs.
- Einzige Kontraindikation: schwer entzündlich veränderte Darmwand, die den sicheren Verschluß der Basis nicht ermöglicht.

Operative Technik

1. Rückenlage, Intubationsnarkose.
2. Hautschnitt: Beginn 2 QF medial der Spina iliaca anterior superior in fast horizontaler Richtung. Länge ca. 6 cm (Abb. 91). Erweiterter Hautschnitt bei technisch schwieriger Appendizitis (retrozäkal gelegene, weit nach oben geschlagene und verwachsene Appendix): Am lateralen Inzisionsende wird der Schnitt in einem Winkel von 90–120° nach oben lateral erweitert (entspr. Colonascendens-Verlauf). Die Länge muß den Umständen angepaßt werden. Meistens genügen 3–5 cm.

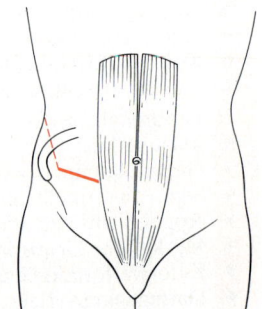

Abb. 91   Hautschnitt für Appendektomie (Wechselschnitt im rechten Unterbauch) mit Verlängerungsmöglichkeit nach lateral

3. Subkutis mit neuem Messer bis zur Faszie spalten. Blutende Gefäße ligieren.
4. Externusfaszie in Faserrichtung spalten. Die Faszie soll dabei nicht breit vom Fettgewebe befreit werden!
5. Nach oberflächlicher Stichinzison in den M. obliquus internus Auseinanderdrängen der Bauchmuskulatur bis auf das Peritoneum. Der Assistent faßt mit den Roux-Haken nach und zieht in horizontaler Richtung.
6. Eröffnen des Peritoneums (anatomische Pinzette, Schere). Auseinanderdrängen der Inzision auf Hautschnittlänge mit beiden Zeigefingern. Assistent faßt mit Roux-Haken nach.

7. Aufsuchen des Zäkums mit Zeigefinger oder anatomischer Pinzette. Zeigefinger, Mittelfinger und Daumen fassen das sichtbare Zäkum mit einem feuchten Tuch und luxieren das Zäkum mit leicht kreisender Bewegung.
8. Fassen der Appendix mit Klemme am distalen Mesenteriolum.
9. Skelettieren, Stumpfligaturen.
10. Anlegen der Appendixquetsche, darüber eine Kocher-Klemme.
11. Wegnehmen der Quetsche, Stumpfligatur im gequetschten Bereich.
12. Durchtrennen der Appendix mit Messer. Abtupfen des Stumpfs mit Desinfiziens (Betadine u. ä.).
13. Stumpfversenkung: Tabaksbeutelnaht, darüber 3 seromuskuläre Nähte (synthet. resorb. Faden 3/0).
14. Alle Instrumente, die mit der Appendix in Kontakt waren, kommen sofort nach Gebrauch in eine Schale.
15. Drainage mit Gummidrain oder Silikonkapillardrain seitlich separat herausleiten, bei appendizitischem Abszeß, schwerer lokaler oder diffuser Peritonitis.
16. Schichtweiser Wundverschluß: Peritonealnaht fortlaufend. Adaptation der Muskulatur mit Einzelknopfnähten. Fasziennaht fortlaufend. Subkutannähte einzeln. Evtl. Redon-Drain. Alle Schichten mit synthetischem resorbierbarem Material (Dexon, Vicryl) 2/0.
17. Hautnaht (s. S. 194) oder Hautklammern.

Beachte besonders

- Bei eindeutigem Appendizitisbefund keine weitere Revision. Nur bei fehlender Appendizitis Revision von Dünndarm (Meckelsches Divertikel?), Adnexen (Adnexitis?), evtl. Gallenblase.
- Wenn wider Erwarten Abszeß gefunden: bei gut zugänglicher Appendix und unveränderter Kolonwand Appendektomie. Bei unübersichtlichen Verhältnissen oder entzündlich veränderter Kolonwand nur Abszeßdrainage.
- Mukozele (aufgetriebene, schleimgefüllte Appendix): sorgfältig abtragen, Ruptur unbedingt vermeiden.

Nachbehandlung

- Antibiotika (s. S. 370) nur bei spezieller Indikation sowie Appendicitis perforata.
- Infusionen bis zum Einsetzen der Darmtätigkeit.
- Drain ab 4. Tag langsam kürzen.

Vagotomie, proximale selektive

Indikationen

- Ulcus duodeni, therapieresistent oder mit Komplikationen (s. S. 89).
- Gewisse Ulcera ventriculi (s. S. 87) (zusammen mit Exzision).
- Refluxösophagitis mit Hyperazidität (zusammen mit Fundoplicatio).
- Kontraindiziert (wegen Gefahr der Magenwandnekrose) bei Patienten mit Urämie, schwerer Hypertonie, anderen schweren Gefäßleiden, Alter über 65 Jahre, Status nach Splenektomie sowie (wegen Beeinträchtigung der späteren Therapiemöglichkeiten) bei portaler Hypertonie. In diesen Fällen selektive gastrische Vagotomie (s. S. 256).

Prinzip

- Vagotomie der parietalzelltragenden Magenpartien (Korpus, Fundus). Die vagale Antruminnervation bleibt intakt; eine Drainageoperation (Pyloroplastik) ist deshalb nur bei organischer Pylorusstenose nötig.

Operative Technik

1. Obere mediane Laparotomie (s. S. 241).
2. Einsetzen eines Rochard-Hakens. Insbesondere für alle Vagotomien ist er eine große Erleichterung!
3. Assistent faßt Magenkorpus von links mit einem feuchten Tuch breitflächig, zieht den Magen nach ventral und schlägt ihn dann nach links und kaudal.
4. Inzidieren des Lig. coronarium hepatis sinister (triangulare).
5. Abdrängen des linken Leberlappens mit einem Leberhaken nach rechts.
6. Identifizieren des R. antralis (N. Latarjet)

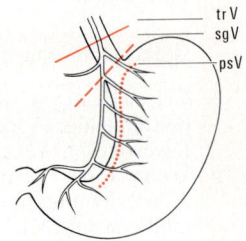

Abb. 92   Vagotomieformen

des vorderen N. vagus (Abb. 93). Der Ramus entspringt ca. 2 cm oberhalb der Kardia aus dem Hauptstamm des vorderen N. vagus oder aus dem R. hepaticus. Er zieht im Omentum minus, 2–10 mm neben der kleinen Kurvatur, nach unten, gibt auf dem Verlauf kleine Äste an den Magen ab und verzweigt sich auf Höhe des Angulus in drei terminale Äste (Abb. 93). Am angespannten Magen messen!

7. Beginn der Skelettierung am Angulus der kleinen Kurvatur, 7 cm vom Pylorus entfernt. Wenn Verlauf und Aufteilung des R. antralis normal sind, wird bei Einhalten einer Distanz von 7 cm der mittlere terminale Zweig des R. antralis belassen und der linke mitgenommen. Skelettieren nach kranial, vorerst unter Durchtrennen des vorderen Peritonealblattes mit ganz magennahem separatem Ligieren und Durchtrennen der einzelnen in den Magen einstrahlenden Gefäß- und Nervenbündel. Wenn der R. antralis sehr nahe am Magen verläuft, müssen die Gefäßstränge aus der Magenwand durch Peritonealinzision beiderseits etwas befreit werden, um für die Ligaturen mehr Platz zu gewinnen.

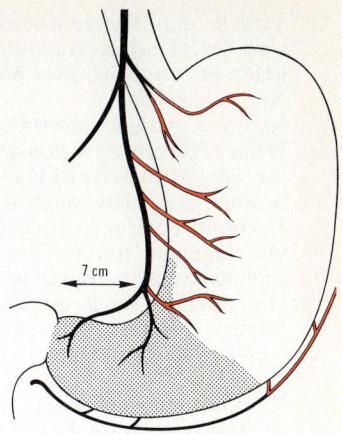

Abb. 93   Anatomie der vagalen Mageninnervation (vorderer Vagus). Rot: zu durchtrennende Vagusäste bei proximaler selektiver Vagotomie. R. antralis = N. Latarjet

8. Skelettieren bis zur Kardia und über den terminalen Ösophagus bis nach links. Der Ösophagus wird auf einer Länge von 4 cm völlig von allem daraufliegenden Gewebe befreit. Cave Verletzung der Rr. hepatici des vorderen N. vagus.

9. Anschlingen des Ösophagus mit einem Bändchen und sachtes Hochziehen.

10. Fertigstellen der Skelettierung der kleinen Kurvatur durch Durchtrennen des hinteren Peritonealblattes mit den hinteren Gefäßnervenbündeln, also den Ästen des R. antralis des hinteren Vagus, wiederum ganz magennahe. Äste der A. gastrica sinistra durchtrennen.

11. Fortführen der Gewebedurchtrennung bis 4 cm über die Kardia hinaus, wobei in diesem Bereich alles Gewebe zwischen dem hier nahe am Ösophagus verlaufenden hinteren Vagusstamm und dem Ösophagus durchtrennt wird. Säubern der Ösophagushinterwand. Durchtrennen der Stränge zwischen Ösophagus bzw. Retroperitoneum und oberer großer Magenkurvatur. Im Endzustand fehlen in diesem Bereich jegliche Gewebeverbindungen vom Magen zum Omentum minus und zum Retroperitoneum.

12. Visuelle und digitale Kontrolle der Vollständigkeit der Skelettierung der kleinen Kurvatur und des terminalen Ösophagus. Kontrollieren des Ösophagus auf belassene Vagusfasern mit Pinzette oder Nervenhäkchen.

13. Kontrolle mit Leukomethylenblau: Nach Bepinseln des Ösophagus bleiben Nervenfasern vorerst weiß auf der blau gefärbten Muskulatur. Sie färben sich erst blau nach intensivem Einreiben der Farbe, bleiben aber blau, wenn der Farbstoff von der Muskulatur mit Kochsalzlösung abgewaschen wird.

14. Durchtrennen von auf diese Weise entdeckten Nervenfasern mit Elektrokoagulationspinzette.

15. Durchtrennen des R. epiploicus (aus dem R. coeliacus des hinteren Vagus). Er läuft im Lig. gastrocolicum zwischen A. und V. gastroepiploica dextra. Durchtrennen auf Höhe der Antrum-Korpus-Grenze.

16. Kontrolle der Blutstillung. Keine Drainage.

17. Bei Pylorusstenose: Pyloroplastik (s. S. 260). Bei Ulcus praepyloricum und Ulcus pyloricum Indikation zur Pyloroplastik sehr großzügig, bei Ulcus duodeni zurückhaltend stellen.

18. Laparotomieverschluß (s. S. 242).

Nachbehandlung

- Infusionen: 3000−3500 ml/die. Kaliumhaltige Infusionslösung, bis oral ernährt (s. auch S. 386).
- Mobilisation am 1. postoperativen Tag. Physikalische Therapie. Atemgymnastik.
- Magensonde belassen, solange Magenatonie (mehr als 300 ml Sekret pro Tag). In der Regel am 2. postoperativen Tag entfernen.
- Einlauf am 2. Tag: 500 ml lauwarmes Kamillosan oder Practo-Clyss. Karlsbader Salz per os am 3. Tag, sofern Darmfunktion ungenügend.
- Trinken am 2. Tag, flüssige Kost mit Schleim ab 3. Tag.

Indikationen

- Benignes Ulcus antralis (s. S. 87), in Kombination mit Antrektomie (s. S. 262).
- Ulcus duodeni und pyloricum (s. S. 62), in Kombination mit Antrektomie (s. S. 289). Duodenalulkusoperation mit der geringsten Rezidivquote (aber mehr Nebenwirkungen als proximale selektive Vagotomie).
- Ulcus duodeni bei Krankheiten, bei denen wegen Gefahr der Magenwandnekrose (Urämie, schwere Hypertonie, andere schwere Gefäßleiden, Alter über 65 Jahre, Status nach Splenektomie) oder aus anderen Gründen (portale Hypertonie) keine proximale selektive Vagotomie gemacht werden sollte. Immer mit Pyloroplastik kombinieren (s. S. 260).
- Ulcus pepticum jejuni (s. S. 91).

Prinzip

- Komplette vagale Denervierung des Magens (Fundus, Korpus, Antrum) unter Schonung der Rr. hepatici des vorderen Vagus und des R. coeliacus des hinteren Vagus.

Operative Technik

1. Obere mediane Laparotomie (s. S. 241). Rochard-Haken.
2. Assistent faßt das Magenkorpus von links mit einem feuchten Tuch breitflächig, zieht den Magen nach ventral und schlägt ihn dann nach links und kaudal.
3. Inzidieren des Lig. coronarium hepatis sin. und Beiseitedrängen des linken Leberlappens mit einem breiten Haken unter einem feuchten Tuch nach rechts.
4. Inzidieren des Omentum minus beiderseits der Rr. hepatici des vorderen N. vagus. Evtl. Anschlingen der Leberäste. Schwierigkeiten bei der Identifikation der Leberäste sind ein Zeichen von ungenügendem Zug am Magen durch den Assistenten.
5. Inzidieren des Peritoneums über dem distalen Ösophagus.
6. Distal des Abgangs des R. hepaticus aus dem Hauptstamm des vorderen Vagus Durchtrennen des Gewebes mit allen Vagusfasern auf der Vorderseite und der linken Seite des terminalen Ösophagus. Das Durchtrennen geschieht am besten in mehreren Portionen zwischen Ligaturen. Nicht mit Elektrokauter!
7. Umfahren des terminalen Ösophagus. Anschlingen mit einem Bändchen oder weichen Gummidrain. Leichtes Anheben.
8. Identifizieren des hinteren Vagusstammes.
9. Durchtrennen aller Vagusfasern und des übrigen Gewebes zwischen dem Stamm des hinteren Vagus bzw. seinem R. coeliacus und der Hinterseite des Ösophagus und der kleinen Kurvatur.

10. Magennahes Skelettieren der klei-
    nen Kurvatur, zuerst vorderes,
    dann hinteres Blatt, bis zur A. ga-
    strica sinistra. Durchtrennen des
    ösophagealen Astes der A. gastrica
    sinistra.
11. Auspräparieren der A. gastrica
    sinistra und Durchtrennen des
    adventitiellen Gewebes.
12. Visuelle und digitale Kontrolle,
    ob der terminale Ösophagus, die
    Kardia und der proximale Anteil
    der kleinen und der großen Kur-
    vatur bis zu den Gastrica brevia
    frei sind von jeglichen Verbindun-
    gen mit dem Retroperitoneum.

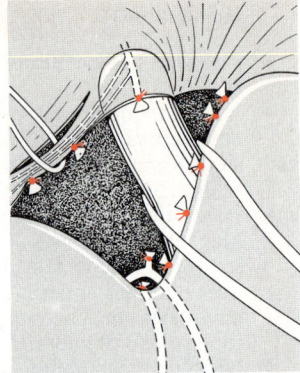

Abb. 94   Skelettierung für selektive gastrische Vagotomie

13. Kontrolle mit Leukomethylen-
    blau: Nach Bepinseln des Ösopha-
    gus bleiben Nervenfasern vorerst weiß auf der blau gefärbten
    Muskulatur. Sie färben sich erst blau nach intensivem Einreiben
    der Farbe, bleiben aber blau, wenn der Farbstoff von der Muskula-
    tur mit Kochsalzlösung abgewaschen wird.
14. Durchtrennen von auf diese Weise entdeckten Nervenfasern mit
    Nervenhäkchen oder mit Elektrokoagulationspinzette.
15. Durchtrennen des R. epiploicus (Ast des R. coeliacus des hinteren
    Vagus). Er läuft im Lig. gastrocolicum zwischen A. und V. gastro-
    epiploica dextra. Durchtrennen auf Höhe der Antrum-Korpus-
    Grenze.
16. Kontrolle der Blutstillung. Keine Drainage.
17. Antrektomie (s. S. 262) oder Pyloroplastik (s. S. 260).
18. Laparotomieverschluß (s. S. 242).

Beachte besonders

- Aberrierende A. hepatica kann von der A. gastrica sinistra abge-
  hen. Unbedingt schonen!

Nachbehandlung

- Hängt davon ab, ob Operation mit Antrektomie oder mit Pyloroplastik abgeschlossen wurde. Siehe dort (S. 262, 260).

Indikationen

- Notfallmäßige Operation eines Ulkus wegen Blutung oder Perforation (s. S. 87, 89, 92).
- Ulcus pepticum jejuni (s. S. 91).

Prinzip

- Durchtrennen des hinteren und vorderen Vagusstammes am Ösophagus. Ergibt eine totale vagale Denervation der Eingeweide.
- Immer mit Drainageoperation oder Resektion kombinieren.

Operative Technik

1. Obere mediane Laparotomie (s. S. 241).
2. Dicke Magensonde einlegen lassen.
3. Magenkorpus wird durch einen Assistenten von links mit einem feuchten Tuch breitflächig gefaßt. Magen nach vorn ziehen, dann nach links und kaudal schlagen.
4. Inzidieren des Lig. triangulare sinistrum hepatis. Linken Leberlappen mit einem Leberhaken nach rechts abdrängen.
5. Nach querer Inzision des Peritoneums über dem distalen Ösophagus vorderen Vagusstamm präparieren. N. vagus läßt sich am angespannten Magen wie eine Geigensaite palpieren.
6. Resezieren von 1 cm Vagusstamm zwischen 2 spitzen Klemmen. Ligieren der Nervenstümpfe mit resorb. Faden 3/0.
7. Stumpfes Präparieren des hinteren Vagus mit dem Finger. Der Stamm wird besser palpiert als gesehen. Vagusstamm über dem Finger anspannen. Stück von 1 cm Länge des angespannten N. vagus zwischen 2 spitzen Klemmen resezieren. Ligieren der Stümpfe mit resorb. Faden 3/0.
8. Digitale Kontrolle auf evtl. akzessorische Vagusfasern.
9. Pyloroplastik (s. S. 260) oder distale Magenresektion (s. S. 262).

Nachbehandlung

- Nach Pyloroplastik s. S. 261, nach Resektion s. S. 263.

Indikationen

- Pylorusstenose, insbesondere Narbenstenose bei Ulkuskrankheit (s. S. 89). Mit Vagotomie kombinieren!
- Blutendes Ulcus duodeni (s. S. 89). Mit Vagotomie kombinieren!
- Unkompliziertes Ulcus duodeni, das mit trunkaler oder selektiver gastrischer Vagotomie behandelt wird (s. S. 89–90).
- Vagusdurchtrennung bei Ösophagusresektion, Kardiaresektion, Magenfundusresektion u. a. Operationen.

Prinzip

- Erweiterung des Pylorus durch Längsinzision (oder spindelförmige quere Myektomie) und Querverschluß.

Operative Technik

Ohne Ulkusblutung (Blutung siehe nächste Seite):
1. Obere mediane Laparotomie (s. S. 241).
2. Haltefäden beiderseits am Pylorus.
3. Seromuskuläre Längsinzision, streng in Mitte der Vorderwand, je 1,5 cm magen- und duodenalwärts. Blutstillung und Durchtrennen der Mukosa mit Elektrokauter. Keilförmige Querexzision von Pylorusmuskulatur beiderseits der Inzision. Bei Pyloroplastik ohne Ulkus (Ösophagusresektion u. a.): Anstatt der Längsinzision kann auch eine schmale, spitzovaläre Querexzision der Pylorusvorderwand gemacht werden.
4. Bei Ulcus perforans der Vorderwand: spindelförmiges Längsexzidieren des Ulkus. Dann Erweiterung der Öffnung gemäß Ziff. 3.
5. Querverschluß der Inzision. Erste Reihe fortlaufend synthet. resorb. Faden, atraumat. 3/0, am Magen nur Mukosa, am Duodenum ganze Wand fassend. Zweite Reihe seromuskulär adaptierend (nicht einstülpend), Einzelknopfnähte, synthet. resorb. Faden, atraumat. 3/0.
6. Evtl. Aufsteppen von omentalem Fettgewebe.
7. Keinen Wunddrain! Ausnahme: Perforationsperitonitis.
8. Bei Perforationsperitonitis Spülen der Bauchhöhle mit Kanamycin, Neomycin oder Taurolin (Tauroflex).

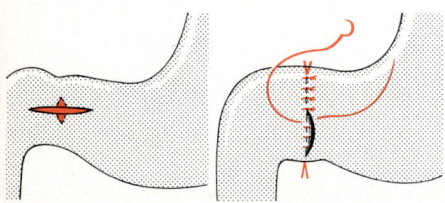

Abb. 95 Pyloroplastik: Technik der Pylorusvorderwand-Exzision und des Verschlusses

Technik bei Ulkusblutung:
3. Inzision, wenn nötig, etwas länger wählen, damit das Ulkus
(der Hinterwand) einwandfrei
identifiziert und umstochen werden kann. Umstechen mit zwei
kreuzweise gelegten, tiefen U-
Nähten, mit synthet. resorb.
Material 3/0 (Abb. 96).

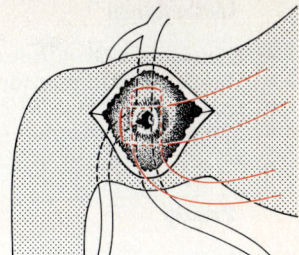

Abb. 96   Ulkusumstechung

4. Freilegen und Ligieren der A.
gastroduodenalis (am Abgang
aus der A. hepatica) und der A.
pancreaticoduodenalis ant. sup.
(neben dem Austritt der A. gastro-epiploica dextra aus dem
Pankreas) (Abb. 97).
5. Exzision von Pylorusmuskulatur
beiderseits und Querverschluß
wie oben.

Nachbehandlung

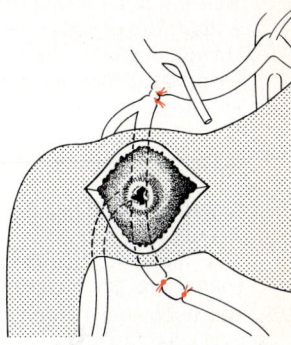

Abb. 97   Arterienligatur

- Infusionen: 3000−3500 ml/die
  (s. S. 386).
- Antibiotika nur bei Perforations-
  peritonitis (s. S. 370).
- Mobilisation am 1. postoperati-
  ven Tag. Physikalische Therapie.
  Atemgymnastik.
- Magensonde belassen solange Magenatonie (> 300 ml Sekret).
- Einlauf am 3. Tag: 500 ml lauwarme Kamillosanlösung (1 : 50) oder
  Practo-Clyss. Karlsbader Salz per os am 4. Tag.
- Trinken am 3. Tag. Breiige Kost 1−2 Tage später.

Indikationen

- Ulcus ventriculi im Antrum oder Korpus (s. S. 87).
- Duodenales Ulkusrezidiv nach Vagotomie.
- Erosive Gastritis (s. S. 92).
- Malignom im Antrum (Karzinom oder primäres Lymphom (s. S. 94).

Prinzip

- Bei benignem Leiden Resektion der distalen Hälfte (= Hemigastrektomie = Antrektomie) bis ⅔ des Magens, bei Malignom ¾ bis subtotale Resektion. Duodenalstumpfverschluß; Rekonstruktion durch Gastrojejunostomie. Systematische Lymphknotenentnahme bei Malignom.

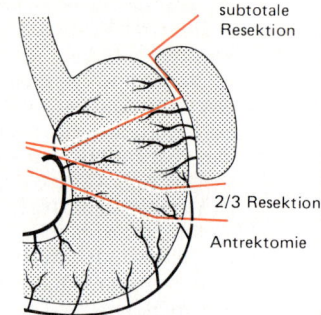

subtotale Resektion

2/3 Resektion

Antrektomie

Abb. 98 Resektionshöhe für die verschiedenen Typen der distalen Magenresektion

Operative Technik

1. Obere mediane Laparotomie (s. S. 241).
2. Zweiter Assistent hält Querkolon mit feuchtem Tuch von links her und spannt Lig. gastrocolicum an.
3. Bei benignem Leiden: Inzidieren des Lig. gastrocolicum in einer avaskulären Partie.
   Bei Malignom: Ablösen des gesamten Omentum majus vom Querkolon.
4. Skelettieren der großen Kurvatur: für Antrektomie bis zu den Vasa gastrica brevia (exkl.), für ⅔-Resektion mit einigen Vasa gastrica brevia, für ⅘- und subtotale Resektion ganze große Kurvatur.
5. Skelettieren des Duodenums bis auf das Pankreas, bei Malignom mit Ligieren der Vasa gastro-epiploica dextra am Austritt aus dem Pankreas.
6. Skelettieren der kleinen Kurvatur vom Duodenum inkl. Gastrica dextra: für Antrektomie und ⅔-Resektion bis und mit absteigendem Ast der A. gastrica sin., für ⅘-und subtotale Resektion inkl. A. gastrica sin.
7. Haltefäden am Duodenum duodenalwärts der geplanten Resektionslinie.
8. Harte Klemme postpylorisch proximal der geplanten Resektionslinie.
9. Offenes Durchtrennen des Duodenums unter Belassung einer freien Duodenalmanschette von 1 cm Höhe. Hochschlagen des Magens.

10. Evtl. Mobilisieren des Duodenums nach Kocher: Inzidieren des Peritoneums rechts lateral am Duodenum (am Übergang Peritoneum viscerale – parietale), Abschieben des Peritoneum parietale mit Stieltupfer nach lateral, des Duodenums nach medioventral.

11. Duodenalstumpfverschluß zweireihig. Erste Reihe: fortlaufend, innenwendlich, resorb. Faden (Dexon, Vicryl) 3/0. Zweite Reihe: an beiden Nahtenden je eine halbe Tabaksbeutelnaht, seromuskulär, synthet. resorb. Faden 3/0. Dazwischen 1–3 seromuskuläre Einzelnähte.
Bei prekärem Verschluß mit Einbezug der Pankreaskapsel. Keine dritte Reihe, sondern Aufsteppen von omentalem oder mesenterialem Gewebe auf die Naht.
Alternative: Duodenalstumpfverschluß mit Linear-Klammergerät (s. Abb. 100).

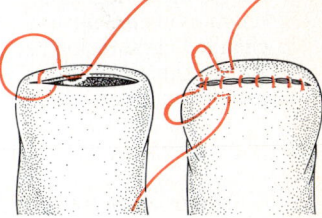

Abb. 99 Zweireihiger Duodenalstumpfverschluß

12. Wenn nötig Fertigstellen der Präparation der kleinen Kurvatur.
13. Anlegen von Haltefäden an beiden Kurvaturen auf Höhe der geplanten Resektion. Die Resektionslinie soll steil, nicht waagrecht verlaufen (s. auch Abb. 98).
14. Resezieren der distalen Magenportion, bevorzugterweise mit einem mechanischen Klammergerät (TA 90, GIA u. a.).
15. Versenken der rechtsseitigen ⅔ (ungefähr) der Klammerreihe am proximalen Stumpf mit fortlaufender seromuskulärer Okklusionsnaht. Nur eine Reihe! Links 5 cm für Anastomose belassen.
16. Bei Karzinom: Splenektomie (s. S. 300). Ausräumen der regionären Lymphknotenstationen, insbesondere entlang der A. gastrica sin. (sofern belassen), am Truncus coeliacus, im Hiatus paraösophageal beiderseits, paraaortal beiderseits, Pankreasoberrand, Lig. hepatoduodenale.

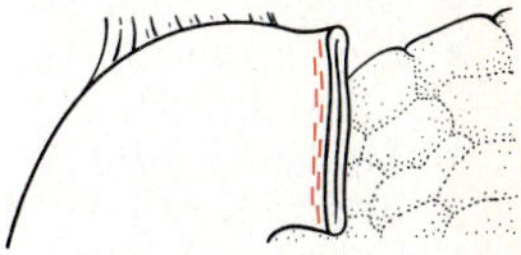

Abb. 100 Duodenalstumpfverschluß mit
linearem Klammergerät

17. Wiederherstellen der Kontinuität des Verdauungstrakts, bevorzugterweise mit Roux-Y (s. S. 265), evtl. nach Billroth II (s. S. 267). In der Regel retrokolisch. Billroth-I-Rekonstruktion verlassen (Refluxgastritis, Stumpfkarzinom). Roux-Schlinge antiperistaltisch an den Magen anlegen (blindes Ende rechts). End-zu-Seit-Einpflanzen des linksseitigen Magenquerschnittes in eine entsprechende Längsinzision der Roux-Schlinge. Aufsteppen des blinden Endes auf die Okklusionsnaht.

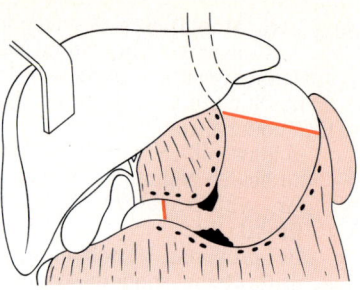

Abb. 101　Magenresektion und Begleitresektion bei distalem Magenkarzinom

18. Bei prekärem Duodenalstumpfverschluß Silikonkapillardrain neben den Stumpf. Nach Splenektomie Rundgummidrain links subphrenisch. Sonst keine Drainagen.

19. Laparotomieverschluß (s. S. 242).

Beachte besonders

- Duodenalstumpf sorgfältig verschließen! Die Duodenalstumpfinsuffizienz ist der Hauptgrund der im Vergleich zu nichtresezierenden Verfahren höheren Letalität der Resektionen.

Nachbehandlung

- Infusionen: 3000–4000 ml/die. Bei großen Verlusten durch die Magensonde und/oder längerdauernder Infusionstherapie Elektrolytkontrolle und Elektrolytsubstitution, insbesondere Kalium (s. S. 386).
- Transfusionen bei größerem Blutverlust.
- Mobilisation am 1. postoperativen Tag. Physikalische Therapie. Atemgymnastik.
- Magensonde belassen, solange Magenatonie (> 300 ml Sekret).
- Einlauf am 3. Tag: 500 ml lauwarmes Kamillosan oder Practo-Clyss. Karlsbader Salz per os am 4. Tag.
- Trinken, sobald Darmfunktion vorhanden, in der Regel am 4. Tag. Breiige Kost 1–2 Tage später.
- Drains nach 8 Tagen entfernen.

Indikationen

- Rekonstruktion (Gastrojejunostomie) nach Magenresektion (s. S. 262).
- Ösophagojejunostomie (s. S. 269).
- Vorstufe der Ersatzmagenbildung (s. S. 270).
- Hepatikojejunostomie (s. S. 285).
- Pankreatiko- und Pankreatojejunostomie (s. S. 127, 287).
- Pankreaspseudozysten-Drainage (s. S. 289).

Prinzip

- Interposition eines Jejunumsegments zwischen das zu drainierende Organ und den abführenden Dünndarm (Duodenum/Jejunum/Ileum). Das Segment muß zwecks sicherer Verhütung eines Refluxes von Dünndarminhalt in das drainierte Organ mindestens 30 cm lang sein und isoperistaltisch angelegt werden.

Operative Technik

1. Hochheben der ersten Jejunumschlingen und Inspektion der Gefäßarkaden, wenn nötig mit Transillumination.

2. Festlegen der Durchtrennungsstelle des Jejunums unter Berücksichtigung der Gefäßarkaden. Die Durchtrennungsstelle soll mindestens 10 cm distal der Treitzschen Flexur liegen. Der distale Schenkel soll durch eine lange Arkade versorgt und möglichst mobil sein (Abb. 102).

3. Sorgfältiges Inzidieren des mesenterialen Peritoneums beiderseits entlang der festgelegten Durchtrennungslinie.

4. Stumpfes Befreien, beiderseitiges Abklemmen, Durchtrennen und Ligieren der Gefäße.

5. Abklemmen des Jejunums beiderseits der vorgesehenen Durchtrennungslinie mit weichen Klemmen. Durchtrennen mit Elektrokauter (Abb. 102).

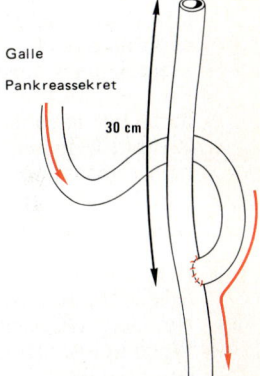

Galle

Pankreassekret

30 cm

Abb. 102 Schema der Y-Schlinge nach Roux

265

6. End-zu-Seit-Einpflanzen des zuführenden Jejunumschenkels in den abführenden Schenkel, mindestens 30 cm distal der Durchtrennungsstelle. Proximalen Stumpf bei Handnaht so anlegen, daß das Mesenterium senkrecht (nicht parallel) zum abführenden Schenkel läuft, also radiär bezüglich Mesenterium des abführenden Schenkels. Naht: Handnaht s. S. 246, Klammernaht s. S. 247.

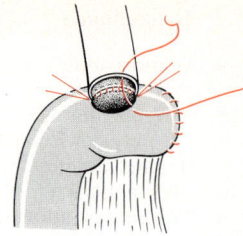

Abb. 103   End-zu-Seit-Hepatikojejunostomie

7. Verschluß der Mesenteriumlücken mit Resten des Nahtmaterials.

8. Für Ösophagojejunostomie, Gastrojejunostomie und Hepatikojejunostomie bevorzugterweise End-zu-Seit-Anastomose. Für diese Anwendung deshalb Verschluß des blinden Endes des ausgeschalteten Jejunumsegments. Anastomose knapp distal des blind verschlossenen Endes (Abb. 103). Für Pankreatojejunostomie in der Regel End-zu-End-Anastomose mit dem durch Inzision auf der amesenterialen Seite weiter eröffneten Jejunumsegment (Abb. 104).

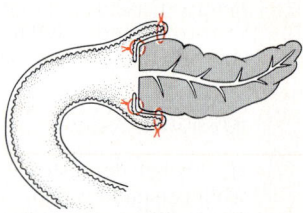

Abb. 104   End-zu-End-Pankreatojejunostomie

Beachte besonders

- Beim Herstellen der Fußpunktanastomose Inzision im abführenden Schenkel eher knapp bemessen.
- Nur Jejunumschenkel mit optimaler Durchblutung verwenden. Wenn in irgendeiner Phase eine fraglich genügende Durchblutung des Schenkels festgestellt wird, diesen nicht weiter verwenden, sondern resezieren und einen neuen Schenkel herstellen.

Indikationen

- Wiederherstellung der Kontinuität nach distaler Magenresektion (Antrektomie bis subtotale Resektion, s. S. 262).
- Rekonstruktion zweiter Wahl (nach Roux-Y); kann Refluxgastritis und Refluxösophagitis nicht verhüten.

Prinzip

- End-zu-Seit-Vereinigung des Magenstumpfs mit einer hochgezogenen Jejunumschlinge nach Blindverschluß des Duodenalstumpfs.

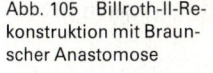

Operative Technik

Abb. 105   Billroth-II-Rekonstruktion mit Braunscher Anastomose

1. Schaffen einer Lücke in einer avaskulären Partie des Mesocolon transversum. Cave Verletzung der A. colica media. Rand der Lücke an der Magenhinterwand fixieren.
2. Nahe der Flexura duodenojejunalis (Treitz) die erste Jejunumschlinge retrokolisch hochbringen und so an den Magenstumpf anlegen, daß die zuführende Schlinge kleinkurvaturseits liegt.
3. 3 QF breite Gastrojejunostomie. Die für die Anastomose verwendeten Anteile von Jejunum und Magen mit weichen Darmklemmen abklemmen. Abführende Schlinge an die Magenhinterwand nähen, seromuskulär. Die Nahtlinie am Magen so legen, daß sie senkrecht zur großen Kurvatur verläuft.
4. Resezieren des Magenspickels und Inzidieren des Jejunums mit dem Elektrokauter. Die Inzision am Jejunum soll etwa 1 cm kürzer als die Magenöffnung sein. Cave: Zu lange Jejunuminzision kann durch Einstülpen der Jejunumschleimhaut eine Stenose des abführenden Schenkels verursachen.
5. Handnaht der Hinterwand (s. S. 246), in der Mitte der Hinterwand beginnend, beidseits um die Ecke. Eher besser als separate Anastomose mit dem Klammergerät (s. S. 247).
6. Vorderwandnaht.
7. Dreipunktenaht in der Billrothschen Jammerecke (Winkel zwischen Anastomose und Okklusionsnaht).
8. Zuführende Schlinge an der Okklusionsnaht mit 2−3 Einzelknopfnähten aufhängen.
9. Seit-zu-Seit-Enteroenterostomie am Fußpunkt der hochgezogenen Schlinge, 6 cm lang (= Braunsche Anastomose).
10. Durchziehen der Anastomose durch den Mesokolonschlitz und Fixieren des Oberrandes der Lücke an der Magenvorderwand.

Indikationen

- Kardia-, Fundus- und Korpuskarzinom (s. S. 70, 94).
- Antrumkarzinom, das nicht mit einer distalen Resektion kurativ operiert werden kann (s. S. 94, 262).
- Magenstumpfkarzinom (Karzinom des Restmagens nach Resektion wegen eines benignen Ulkus).
- Palliativ: wenn möglich vermeiden. Selten indiziert, u. a. bei massiver Tumorblutung.
- Perforierende Magenverätzung (s. S. 62).

Prinzip

- Entfernen des ganzen Magens inkl. Kardia und Pylorus, bei Karzinom auch inkl. Milz, Omentum minus, Omentum majus und Lymphknoten (Abb. 106).

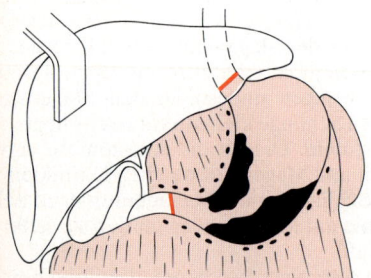

Abb. 106   Totale Gastrektomie bei Karzinom

Operative Technik

1. Obere mediane Laparotomie (s. S. 241).
2. Revision des Abdomens: Ausdehnung des Tumors? Lymphknotenmetastasen? Lebermetastasen? Peritonealkarzinose?
3. Ablösen des Omentum majus vom Querkolon mit der Schere. Es sind nur vereinzelte Ligaturen nötig. Das Omentum verbleibt mit dem Lig. gastrocolicum am Magen.
4. Durchtrennen der Verbindungen zwischen Milz und Flexura lienalis (Lig. phrenicocolicum).
5. Durchtrennen und Ligieren der Milzgefäße am Pankreasschwanz.
6. Inzidieren des Lig. splenorenale mit der Schere. Stumpfes Auslösen der Milz. Sie bleibt am Magen.

7. Skelettieren des proximalen Duodenums großkuravturseits mit Ligieren und Durchtrennen der A. gastro-epiploica dextra am Abgang, zentral des an der Arterie liegenden Lymphknotens.
8. Inzidieren des Omentum minus auf der ganzen Länge.
9. Skelettieren des Duodenums kleinkurvaturseits mit Ligieren und Durchtrennen der A. gastrica dextra.
10. Abklemmen des Pylorus mit harter Klemme. Anlegen von Haltefäden am Duodenum auf Höhe des Pankreas. Durchtrennen des Duodenums mit Elektrokauter 2 cm distal des Pylorus.
11. Duodenalstumpfverschluß zweireihig. Erste Reihe fortlaufend, ganze Wandschicht mitfassend, innenwendlich, resorb. Faden 3/0. Zweite Reihe an beiden Ecken je eine halbe Tabaksbeutelnaht, seromuskulär, synthet. resorb. Faden 3/0. Dazwischen 1−3 Einzelnähte. Oder: Klammernaht.
12. Hochschlagen des Präparats. Exposition des Pankreasoberrands.
13. Ligieren und Durchtrennen der V. coronaria ventriculi.
14. Ligieren und Durchtrennen der A. gastica sinistra am Abgang.
15. Freipräparieren des Magens weiter nach kranial. Zirkuläres Freipräparieren rund um den Ösophagus. Je nach Tumorausdehnung evtl. partielle Mitnahme der Zwerchfellschenkel und Freipräparieren entlang dem Ösophagus. (Der Ösophagus wird in der Regel erst nach dem Aufhängen des Ersatzmagens bzw. der Roux-Schlinge an die Ösophagushinterwand durchtrennt).
16. Ausräumen der regionären Lymphknotenstationen, insbesondere am Truncus coeliacus, im Hiatus paraösophageal beiderseits, paraaortal beiderseits, Pankreasoberrand, Lig. hepatoduodenale.
17. Bei Kurativoperation: Rekonstruktion mit Jejunumersatzmagen (s. S. 270).
    Bei Palliativoperation: End-zu-Seit-Ösophagojejunostomie mit proximal blind verschlossener Roux-Y-Schlinge (s. S. 263) oder Ersatzmagen (s. S. 270).
18. Lockeres Aufhängen des Jejunums am Zwerchfell mit Einzelnähten. Cave: Anastomose nicht dicht abdecken (würde bei Nahtinsuffizienz zu Mediastinitis führen).
19. Verschluß der Mesokolonlücke um das hochgezogene Jejunum (mit den Resten des Anastomosennahtmaterials).
20. Dünne Magensonde durch die Anastomose vorschieben.
21. Einlegen eines dicken, weichen Gummidrains durch die linke Flanke in die Milzloge, Spitze subphrenisch nahe der Anastomose.
22. Laparotomieverschluß (s. S. 242).

Indikation

- Rekonstruktion nach kurativer totaler Gastrektomie (s. S. 268).

Prinzip

- Gedoppelte Jejunum-Y-Schlinge als Ersatzmagen, wobei das so gebildete Reservoir die Einnahme von normalgroßen Mahlzeiten erlaubt und die lange abführende Schlinge einen enterogastralen Reflux verhütet.

Operative Technik

1. Totale Gastrektomie (s. S. 268).
2. Durchtrennen des Mesojejunums und des Jejunums 8–20 cm distal der Flexura duodenojejunalis (Treitz). Herstellen einer Roux-Y-Schlinge (s. S. 265) mit einem sehr langen (60–66 cm, s. Abb. 107), sehr mobilen freien Schenkel.
3. Blindverschluß des freien Schenkels zweireihig.
4. Bilden einer 15–18 cm langen Doppelschlinge mit dem freien Jejunumschenkel durch Umschlagen des blinden Endes (Abb. 107, 108).
5. Vereinigen der beiden Lumina (synthet. resorb. Faden 3/0): Markieren der Hinterwand mit 4–5 seromuskulären Nähten. Seromuskuläre fortlaufende Naht der Hinterwand. Inzidieren der beiden Lumina nahe der Naht am antimesenterialen Darmpol (Abb. 108). Durchgreifende fortlaufende Naht, hinten Mitte beginnend, bis auf eine kleine verbleibende Öffnung im Kuppenbereich (Abb. 108).
   Oder: Vereinigung der Lumina mit Klammerschneidegerät.

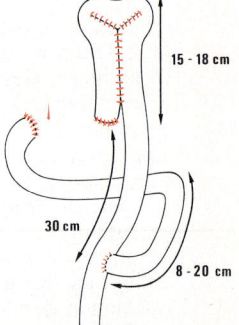

Abb. 107 Jejunumersatzmagen: Maße

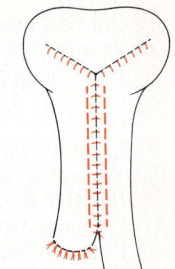

Abb. 108 Inzision der Lumina nach seromuskulärer Hinterwandnaht

6. Retrokolisches Hochbringen des Ersatzmagens.
7. Ersatzmagenhinterwand hoch an der Ösophagushinterwand aufhängen. Terminoterminales Einpflanzen des Ösophagus in die belassene Öffnung der Ersatzmagenvorderwand (Abb. 109). Decken der Anastomose durch eine Jejunoplicatio: Seitenkanten der Ersatzmagenkuppe nach vorn schlagen und dort über der Anastomose vernähen (Abb. 110). Oder: End-zu-End-Anastomose mit dem zirkulären Klammergerät (eingeführt durch das offen belassene Ende der Roux-Schlinge) (s. S. 248).
8. Vor oder nach dem Nähen der Vorderwand: Magensonde in den Ersatzmagen vorschieben.
9. Verschließen der Lücken im Mesokolon und im Mesojejunum.
10. Kontrollieren der Blutstillung.
12. Silikonkapillardrain rechts subhepatisch.
13. Laparotomieverschluß (s. S. 242).

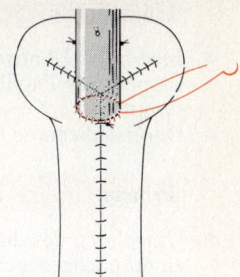

Abb. 109 Ösophagojejunostomie

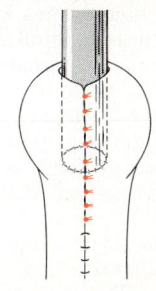

Abb. 110 Jejunoplicatio

Nachbehandlung

- Infusionen: 3000−4000 ml/die, Elektrolytkontrolle und Elektrolytsubstitution, insbesondere Kalium (s. S. 386).
- Transfusionen bei größerem Blutverlust.
- Bei schlechtem EZ parenterale Ernährung (s. S. 380).
- Mobilisation am 1. postoperativen Tag. Physikalische Therapie. Atemgymnastik.
- Magensonde belassen, bis der Darm funktioniert.
- Einlauf am 3. Tag: 500 ml lauwarmes Kamillosan oder Practo-Clyss. Karlsbader Salz per os am 4. Tag.
- Trinken, sobald Darmfunktion vorhanden, nicht vor dem 4. Tag. Breiige Kost 1−2 Tage später.
- Drains nach 8 Tagen entfernen, sofern Anastomose bei oraler Ernährung dicht.

Gastroenterostomie

Indikationen

- Inoperables Antrum- oder Korpuskarzinom mit Stenosierung.
- Inoperables Papillen- oder Pankreaskopfkarzinom mit Duodenal-stenose.
- Duodenalstenose bei Pancreatitis chronica, Pankreas anulare u. a.

Prinzip

- Umgehung des distalen Magenanteils und des Duodenums mittels einer hochgezogenen Jejunumschlinge, welche mit dem Korpus oder Fundus des Magens anastomosiert wird.

Operative Technik

1. Obere mediane Laparotomie (s. S. 241). Rochard-Haken.
2. Inzidieren des Lig. gastrocolicum. Freipräparieren eines kurzen Stücks der großen Kurvatur.
3. Inzision in einer avaskulären Partie des Mesocolon transversum und Hochbringen der ersten Jejunumschlinge retrokolisch.
4. 3–4 QF breite Gastrojejunostomie am tiefsten Punkt der Korpus-hinterwand (ohne daß die Gastrojejunostomie in den Tumorbe-reich zu liegen kommt).
   Seit-zu-Seit-Anastomose mit dem Klammer- und Schneidegerät (s. S. 247); gute Anwendung, in dieser Situation häufig einfacher als Handnaht. Oder:
   Handnaht (s. S. 246) nach vorgängigem Abklemmen des Magen- und Darmlumens mit weicher Darmklemme und Eröffnen mit dem Elektrokauter.
5. Prüfen der Durchgängigkeit der Anastomose zwischen Daumen und Zeigefinger (beide Schenkel!).
6. Durchziehen der Anastomose durch das Mesokolon. Zirkuläre Fixation des Mesokolons am Magen. Magensonde nicht durch Anastomose ziehen.
7. Kontrolle der Blutstillung. Keine Drainage.
8. Laparotomieverschluß (s. S. 242).

Nachbehandlung

- Wie Magenresektion (s. S. 264).

Indikationen

- Schluckbehinderung bei Status nach Operation und/oder Bestrahlung im Mund- und Pharynxbereich.
- Inoperables, stenosierendes Ösophaguskarzinom im oberen und mittleren Drittel.
- Inoperables, stenosierendes distales Ösophagus- oder Kardiakarzinom und Unmöglichkeit einer Überbrückung mit einer Ösophagusendoprothese (s. S. 68, 70, 235).
- Ernährung bei bewußtlosen Patienten.

Prinzip

- Transkutane Intubation des Magens mit Fixation des Magens rund um die Schlauchaustrittsstelle an der vorderen Bauchwand.
- Schräger Austritt des Schlauchs aus einem Kanal von Magenwand (Witzel-Fistel, Abb. 111).
- In Lokalanästhesie möglich.

Operative Technik

1. Kleine obere mediane Laparotomie (s. S. 241).
2. Magenvorderwand vorziehen. Eintrittsstelle des Tubus an der Magenvorderwand so wählen, daß nach Kanalbildung mit der Magenwand die Austrittsstelle des Tubus aus dem Witzel-Kanal spannungsfrei an die vordere Bauchwand gebracht werden kann.
3. Tabaksbeutelnaht, synthet. resorb. Faden 3/0 atraumatisch, an der Eintrittsstelle des Tubus, und Anlegen von 2 Haltefäden beiderseits des geplanten Endes des Magenwandkanals (Witzel-Kanal).
4. Inzidieren der Magenwand in der Mitte der Tabaksbeutelnaht mit dem Elektrokauter oder mit dem Messer. Tubus (Schlauch mit Innendurchmesser von 7–9 mm, Foley-Katheter Nr. 22–24) einführen. Tubusverlauf: Bei Ernährungsgastrostomie wird der Tubus kranial in den Magen eingeführt. Anziehen und Knoten der Tabaksbeutelnaht, Fixieren des Tubus durch Knoten der beiden Haltefäden.
5. Kanalbildung rund um den Tubus, 3–4 Einzelknopfnähte synthet. resorb. Faden 3/0 atraumatisch, welche die Magenwand beiderseits seromuskulär fassen und spannungsfrei über den Tubus führen.
6. Hautinzision im linken Oberbauch an einer Stelle, wo die Tubusaustrittsstelle spannungsfrei an die Bauchwand gebracht werden kann. Stumpfes Tunnelieren der Bauchwand. Durchziehen des Tubus.
7. Vorlegen von 4 Einzelnähten, die die 4 Quadranten rund um den Tubus mit der vorderen Bauchwand verbinden, am Magen seromuskulär stechend, an der Bauchwand Peritoneum und präperitoneales Gewebe fassend, synthet. resorb. Faden 3/0.

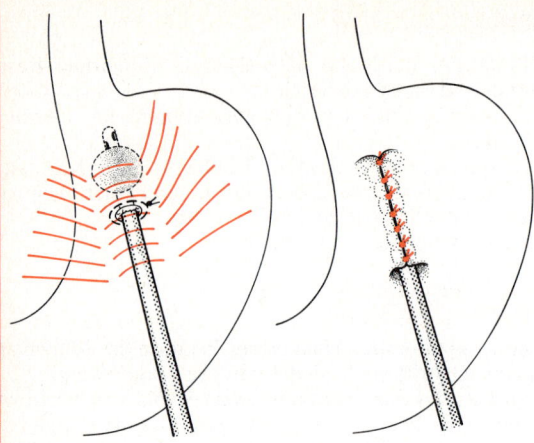

Abb. 111   Gastrostomie: Witzel-Fistel

8. Magenvorderfläche an die Bauchwand ziehen. Die 4 vorgelegten Nähte knoten. Cave Abknickung des Schlauchs!

9. Tubus außen fixieren (Normaltubus mit einer Gummimanschette, Ballonkatheter ohne Manschette). Fixieren mit Nylon monofil Nr. 1.

10. Funktionsprobe: Mit einem Glastrichter Wasser durch den Schlauch in den Magen gießen. Verschließen der Bauchdecken (s. S. 242). Wiederholen der Funktionsprobe.

Alternative

- Kombiniert gastroskopisch-perkutan eingelegte Gastrostomie. Vorteil: bei Intensivpatienten im Bett durchführbar. Nachteil: nur dünne Sonde einlegbar.

Nachbehandlung

- Gastrostomieschlauch zur Magendekompression während 24 Std. ableiten.
- Anschließend langsamer Aufbau der Ernährung durch die Stomie. Zuerst Tee, dann Schleim, zuletzt Sondenvollkost.
- Bei Undichtigkeit im späteren Verlauf: Ballon etwas stärker aufblasen, dann Tubus etwas gegen die Bauchdecke ziehen.
- Aufheben der Gastrostomie durch einfache Schlauchentfernung. Naht nicht nötig.

Indikation

- Stumpfes oder perforierendes Oberbauch- oder Brustkorbtrauma mit Blutungsschock und peritonealer Symptomatik (s. S. 97).

Prinzip

- Blutstillung, Entfernen von nekrotischem Lebergewebe, Ligatur von großen Gallengängen.

Operative Technik

1. Obere mediane Laparotomie immer als primärer Zugang (s. S. 241). Die Laparotomie kann thorakal, subkostal der 8. Rippe nach rechts jederzeit erweitert werden (s. S. 244).
2. Provisorische Blutstillung durch Tamponade mit trockenen Tüchern. Zur besseren Übersicht bei starker Blutung evtl. vorübergehendes Abklemmen des Lig. hepatoduodenale mit weicher Klemme (maximal 15 Min.).
3. Resektionsdébridement von zerfetzten oder zertrümmerten Leberteilen. Devitalisiertes Gewebe soll entfernt werden. Fassen und Ligieren von Gefäßen und Gallengängen, wenn nötig Umstechungsligaturen. Synthetisches resorbierbares Nahtmaterial 3/0.
4. Glatte Risse und kleine Defekte direkt nähen (Abb. 112); bei großen Defekten mit weit auseinanderliegenden Rändern die Wundflächen fortlaufend übernähen (Abb. 113). Nahtmaterial: synthetischer resorbierbarer Faden (Dexon, Vicryl) Nr. 1 mit großer, runder Nadel.

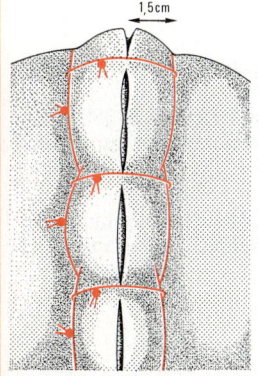

Abb. 112 Direkte Naht einer Leberruptur

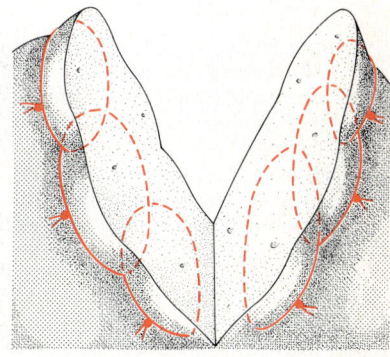

Abb. 113 Übernähen der Wundränder einer Leberverletzung mit einem großen Defekt

5. Vorgehen bei schweren Blutungen, denen mit Débridement und Naht entsprechend Ziffer 3 und 4 nicht beizukommen ist:
Bei unstillbarer Blutung aus der Tiefe eines Risses Netztamponade (Abb. 114): Das gestielte große Netz in den Defekt einlegen, die Wundränder damit abdecken, Lebergewebe darüber mit durchgreifenden Nähten Nr. 1 verschließen.
In Ausnahmefällen große

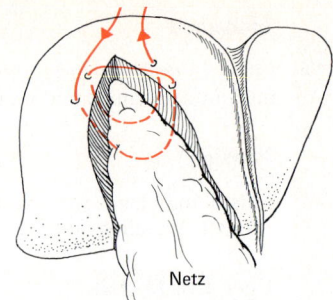

Abb. 114 Versorgung einer Leberverletzung mit Netztamponade

rechtsseitige Leberresektion. Bei Kavarissen Naht nach Anlegen einer inneren Kavaüberbrückung (nur für einexerzierte Operationsequipen aussichtsreich).

6. Nach Versorgung der Leberverletzung genaue Inspektion der Gallenwege, der V. portae sowie der A. hepatica. Eine verletzte Gallenblase wird entfernt (s. S. 279). Ein verletzter Ductus hepaticus oder Ductus choledochus wird unter Einlegen eines T-Drains genäht. Einzelknopfnähte PDS oder Maxon atraumatisch 3/0 oder 4/0. Ein Riß in der V. portae oder in der A. hepatica propria wird mit atraumatischem Prolene 6/0 fortlaufend versorgt.

7. Drainage der Bauchhöhle mit mehreren Drains: Rundgummidrains und/oder Saugspüldrainagekatheter. Spülen der Abdominalhöhle. Kontrolle der Blutstillung.

8. Laparotomieverschluß (s. S. 242).

Nachbehandlung

- Intensivpflege! s. Checkliste Chirurgische Intensivtherapie.
- Volumenersatztherapie.
- Parenterale Ernährung für mindestens 3 Tage (s. S. 380).
- Abschirmung mit einem gallepflichtigen Antibiotikum (Rifamycin, Ampicillin; s. S. 369).
- Kontrolle der Leberwerte alle 2 Tage.
- Auf Komplikationen achten: gallige Peritonitis, Sekundärblutung, Leberzellembolie, subphrenischer Abszeß, Leberabszeß, Hämobilie.

Indikationen

- Leberzellkarzinom (Hepatom) (s. S. 105).
- Gallenblasenkarzinom und Gallengangkarzinom (s. S. 115) als Ausnahme bei ganz günstigen Verhältnissen (junger Patient, umschriebener Tumor).
- Große gutartige Lebertumoren, insbesondere Adenom (s. S. 104) und Hämangiom (Rarität).
- Lebermetastasen: solitär oder wenig zahlreich, auf einen Lappen beschränkt, bei radikal operiertem Primärtumor (insbesondere kolorektalem Karzinom).
- Echinococcus alveolaris (s. S. 101).
- Ausgedehnte Leberverletzung (s. S. 276).

Prinzip

- Resektion entlang den durch die Gefäß- und Gallengangsarchitektur gegebenen Lappen-und Segmentgrenzen. 5 typische, standardisierte Verfahren (Abb. 115).
- Andere Kombinationen und atypische Resektionen sind möglich, aber sehr selten indiziert.
- Bei der Trisegmentresektion ist auch die vollständige Hilusresektion mit Neuanschluß des verbleibenden linken lateralen Segments möglich.

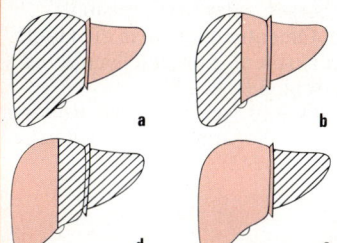
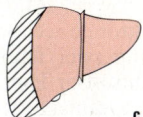

a Trisegmentresektion
b Lobektomie rechts
c rechtslaterale Segmentresektion
d Lobektomie links
e linkslaterale Segmentresektion

Abb. 115 Typische Leberresektionen (schraffiert = reseziert)

Operative Technik

Lobektomie (Hemihepatektomie) links oder rechts:
1. Rippenbogenrandschnitt rechts, für Lobektomie rechts mit Erweiterung thorakal subkostal 8. Rippe. Oder: querer Oberbauchschnitt.
2. Für Lobektomie links: Durchtrennen des Lig. falciforme und des Lig. coronarium hepatis sin.
3. Prüfen der Resektionsfähigkeit des Befunds. Die von außen nicht sichtbare Lappengrenze zieht vom Gallenblasenfundus zur suprahepatischen V. cava.

4. Rechten Leberlappen stumpf ablösen, nach oben klappen.
5. Cholezystektomie (s. S. 279).
6. Freipräparieren des Leberhilus. Abklemmen und Durchtrennen in Reihenfolge: rechte bzw. linke A. hepatica, rechten bzw. linken Ductus hepaticus, rechten bzw. linken Ast der V. portae. Ligieren der Stümpfe, Übernähen des proximalen Pfortaderstumpfs.
7. Nur bei Lobektomie rechts: Darstellen der V. cava inferior durch Abschieben des Duodenums nach medial. Schrittweises Durchtrennen und Ligieren aller in die V. cava mündenden kleinen Lebervenen unter sukzessivem weiterem Hochklappen der Leber. Venen des Lobus caudatus (gehört zum medialen Segment des linken Lappens) nicht durchtrennen.
8. Lappenvene am Leberoberrand bei der Einmündung in die V. cava freipräparieren (liegt z. T. im Parenchym!), durchtrennen und übernähen. Heikelster Teil der Operation!
9. Durchtrennen des Leberparenchyms 2−4 mm neben der jetzt wegen Durchblutungsunterschied deutlich erkennbaren Lappengrenze im zu resezierenden Lappen drin. Parenchym zwischen den Fingern teils stumpf abquetschen, teils scharf durchtrennen, gut palpable Gallengänge und Gefäße abklemmen. Bei Lobektomie links: Abtrennen der Venen des Lobus caudatus von der V. cava (oder Belassung eines Teils des Lobus caudatus).
10. Ligieren und Umstechen der Gallengänge und Gefäße.
11. Sorgfältige Blutstillung mit Elektrokauter, zusätzlichen Umstechungen und wenn nötig vorübergehender Kompression.
12. Nach Lobektomie rechts: evtl. Omentumplombe in die Höhle.
13. Einlegen von zwei Thoraxschläuchen. Zwerchfellverschluß (s. S. 240). Schichtweiser Thoraxverschluß (s. S. 220).
14. Ausgiebige Drainage der Resektionsfläche (2 dicke Rundgummidrains und eine Saugspüldrainage). Separates Herausleiten.
15. Schichtweiser Wundverschluß (s. S. 242).

Nachbehandlung

- Intensivpflege (s. Checkliste Chirurgische Intensivtherapie).
- Großzügige Infusionstherapie (s. S. 386).
- Angepaßte parenterale Ernährung (s. S. 380).
- Tägliche Kontrolle der Leberfunktion. Ein Serumbilirubinanstieg bis zum 8. Tag ist normal.
- Saugspüldrainage entfernen, wenn Sekret blutfrei und gallenfrei ist.
- Übrige Drainage belassen, bis das Sekret gallefrei und die Resektionshöhle verschwunden ist.

Indikationen

- Cholelithiasis (s. S. 109).
- Komplikationen der Steinkrankheit: Cholezystitis oder Status nach Cholezystitiden, Gallenblasenempyem, Gallenblasenperforation, maligne Entartung, Status nach Pankreatitis, Verschlußikterus, Cholangitis (s. S. 109, 112, 117, 122).
- Ausgeschlossene Gallenblase = Cholecystitis chronica (s. S. 114).
- Cholesteatose der Gallenblase.
- Septierte Gallenblase mit Beschwerden.

Prinzip

- Entfernung der Gallenblase und intraoperative Röntgendarstellung der Gallenwege.

Operative Technik

1. Obere mediane Laparotomie (s. S. 241) oder Rippenbogenrandschnitt rechts (s. S. 243). Revision des Abdomens.
2. Einstellen des Operationsfeldes: Einsetzen eines Rochard-Hakens sowie eines dreiteiligen Bauchspreizers bei medianer Laparotomie, eines zweiteiligen Spreizers bei Rippenbogenrandschnitt. Zwei feuchte Tücher hinter die Leber schieben. Leber und Kolon mit feuchten Tüchern und Haken festhalten. Der erste Assistent streckt mit der flachen linken Hand oder einem Blasenspatel das Lig. hepatoduodenale durch Zug am Magen und Duodenum nach links.
3. Fassen des Gallenblasenfundus mit Faßzange. Leichter Zug.
4. Inzidieren des Peritoneums am Rande des Lig. hepatoduodenale. Aufsuchen und Anschlingen des Ductus cysticus, welcher bis zu seiner Mündungsstelle in den Ductus choledochus dargestellt wird. Cave Anomalien! Wenn die anatomischen Verhältnisse nicht absolut klar sind, insbesondere bezüglich Identifikation des Ductus cysticus: zuerst Gallenblase orthograd, vom Fundus her auslösen (analog Ziffer 8), bis sie nur noch am Ductus cysticus hängt.
5. Ligieren und Durchtrennen der A. cystica, sofern die Arterie jetzt schon im Operationsfeld dargestellt werden kann.
6. Ductus cysticus gallenblasenwärts ligieren. Proximal davon quer inzidieren und kanülieren. Vorgelegte Ligatur knoten.

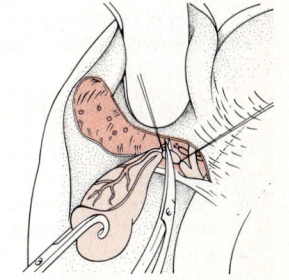

Abb. 116 Auslösen der Gallenblase

7. Cholangiographie durch das eingeführte System, wofür die Haken und Tücher entfernt werden müssen und der Patient nach rechts gedreht wird. Für die erste Aufnahme in Apnoe werden ca. 5 ml warmes Kontrastmittel mit einem Druck von einigen Zentimetern über dem Residualdruck, für die zweite Aufnahme in Kopftieflage ca. 15 ml Kontrastmittel mit einem Druck von ca. 20 cm H_2O (= 1,96 kPa) verwendet. Kontrolle mit Durchleuchtung und Bildverstärker: Durchmesser der Gallenwege? Aussparungen? Abfluß ins Duodenum? Papillenspiel? Dokumentation mit 1−2 Aufnahmen.

8. Inzidieren des Gallenblasenperitoneums 1,5 cm von der Leber entfernt. Teils stumpfes, teils scharfes Auslösen der Gallenblase vom Fundus her (orthograd) ohne Verletzen des Lebergewebes.

9. Beim Auslösen der Gallenblase Darstellen der A. cystica und Ligieren, sofern nicht bereits ligiert gemäß Ziffer 4.

10. Blutstillung im Gallenblasenbett, wenn möglich Naht des Gallenblasenbettes mit resorb. Faden 2/0 fortlaufend.

11. Wenn Cholangiogramm unauffällig: Ligieren des Ductus cysticus an seiner Mündung in den Ductus choledochus à niveau mit Dexon oder Vicryl 2/0. Keine Durchstechung, da sonst die Gefahr der Gallenfistel größer ist.

12. Verschließen des Peritoneums über dem Lig. hepatoduodenale.

13. Weicher Silikonkapillardrain in das Foramen epiploicum einlegen, separates Herausleiten in der rechten Flanke.

14. Laparotomieverschluß (s. S. 242).

Alternativen

- Minicholezystektomie: kleiner Rippenbogenrandschnitt direkt über der Gallenblase. Herauslösen der Gallenblase und Ligieren der A. cystica und des Ductus cysticus. Blutstillung. Keine Cholangiographie, keine Abdomenrevision, keine Drainage. Geeignet für Patienten mit einfacher Cholezystolithiasis und abgeklärten, unauffälligen Gallenwegen.
- Laparoskopische Cholezystektomie.

Nachbehandlung

- Infusionen für 2 Tage. Am 1. postoperativen Tag mit Trinken beginnen. Am 3. Tag volle orale Ernährung.
- Perioperativ begonnene Thromboembolieprophylaxe (s. S. 390) bis zur vollen Mobilisation weiterführen.
- Kürzen des Drains am 3. und 4. Tag. Entfernen am 5. Tag, sofern Sekret gallefrei.

Indikationen

- Bei Cholezystektomie: vermutete oder bestätigte (intraoperatives Cholangiogramm!) Choledocholithiasis (s. S. 280).
- Choledocholithiasis (s. S. 111) bei Status nach Cholezystektomie.

Prinzip

- Eröffnen des Ductus choledochus und Entfernen der Choledochussteine sowie Sondieren der Papilla Vateri.

Instrumente

- Intubationsbesteck für Cholangiographie.
- Gallenwegsspülkatheter.
- Ballonkatheter (Gallenwegs-Fogarty Nr. 6, blau).
- Cholangioskop. Am besten starres Cholangioskop mit Nutzlänge 40 oder 60 mm, Fiberglaslichtleitung, Arbeitskanal und Steinfaßzange (einfacher und robuster als flexibles Modell!).
- T-Drains, Durchmesser 3, 4 und 5 mm, am besten aus silikonisiertem Naturgummi (Latex). Für kurzdauernde Drainage auch Naturgummi (inkrustiert und wird brüchig bei längerem Gebrauch). Kein Silikonkautschuk (Silastic)! Zu gewebefreundlich, ungenügende Kanalbildung!

Operative Technik

1. Cholezystektomie, wenn nicht schon durchgeführt (s. S. 279).
2. Darstellen des Ductus choledochus auf einer Länge von ca. 2 cm. Cave zu starke Skelettierung! Duodenum stumpf abschieben.
3. Längseröffnen der Vorderwand des Choledochus mittels Stichinzision und Winkelschere auf einer Länge von 12 mm, bis 5 mm an das

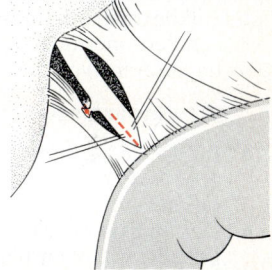

Abb. 117 Choledochotomie

Duodenum heran. Anlegen von 2 Haltefäden (s. Abb. 117). – Nach Cholezystektomie durch den offenen Zystikusstumpf schneiden, sofern er sehr weit ist und nicht abnorm tief mündet.
4. Gallenwegsrevision: zuerst Eingehen mit einem Ballonkatheter, wenn möglich bis ins Duodenum. Aufblasen und in Wandkontakt, unter Anpassung der Ballonfüllung, langsam zurückziehen. Nur nach mehrmaliger Erfolglosigkeit dieses Manövers vorsichtige Verwendung einer schmalen Faßzange oder eines Steinlöffels. Besser: Fassen unter Sicht mit dem Cholangioskop.
5. Revidieren des Ductus hepaticus mitsamt Ästen in gleicher Weise.

6. Spülen der Gallenwege mit lauwarmer Kochsalzlösung. Wenn Zweifel an der vollständigen Entfernung aller Gallensteine bestehen: Choledochoskopie oder Cholangiographie.

7. Sondieren der Papilla Vateri mit Béniqué-Sonden, Beginn mit Charr 14 bis ca. Charr 24. Die Sonde befindet sich im Duodenum, wenn die Spitze weißlich durch die Duodenalwand durchschimmert. Wenn unpassierbar: Papillotomie (s. S. 283).

8. T-Drain einlegen. Schenkel des T-Drains zu einer Halbrinne zuschneiden und kürzen (Abb. 118). Die Schenkel dürfen weder in der Hepatikusgabel noch in der Papille liegen.
Auf die T-Drainage darf verzichtet werden bei gesicherter Steinfreiheit der Gallenwege und normalem Abfluß ins Duodenum.

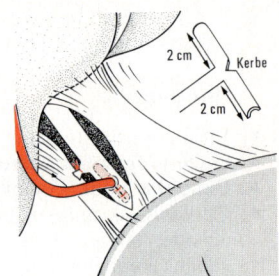

Abb. 118   T-Drainage

9. Verschluß der Choledochotomie, resorb. Faden 3/0 oder 4/0.

10. Cholangiographie, sofern nicht schon gemacht (s. Ziff. 6).

11. Herausleiten des T-Drains in der rechten Flanke. Er soll intraabdominal nicht gestreckt, sondern locker verlaufen.

12. Silikonkapillardrain subhepatisch. Adaptieren des eingeschnittenen Peritonealüberzuges über dem Ductus choledochus.

13. Laparotomieverschluß (s. S. 242 bzw. 243).

Beachte besonders

- Bei Choledochusnaht grundsätzlich resorbierbaren Faden verwenden. Nicht resorbierbares Material (z. B. Seide) kann zum Kristallisationszentrum bei Steinneubildung werden.
- Die Indikation zur T-Drainage wird nicht überall differenziert gestellt, wie oben beschrieben. Es gibt auch Argumente für eine grundsätzliche T-Drainage (insbesondere die Ermöglichung der postoperativen Cholangiographie in jedem Fall).

Nachbehandlung

- Bei gutem Abfluß ins Duodenum (weniger als 300 ml/24 Std. nach außen) T-Drain am 3. postoperativen Tag 20 cm über das Abdominalniveau anheben. Fehlender Gallenfluß spricht für hindernisfreien Abfluß ins Duodenum. In diesem Fall T-Drain am 5. postoperativen Tag abklemmen. Bei Koliken oder Ikterus wieder öffnen. 6 Tage nach der Operation Kontrollcholangiographie. Bei steinfreien Gallenwegen und gutem Abfluß ins Duodenum am nächsten Tag entfernen.
- Wunddrain belassen, bis T-Drain entfernt.

Indikationen

- Inkarzerierter Papillenstein, der anläßlich der Cholezystektomie nicht über eine Choledochotomie entfernt werden kann (s. S. 281).
- Organische Papillenstenose (Papillitis stenosans), anläßlich der Cholezystektomie festgestellt (s. S. 279).
- Tumorverdächtiger Papillenbefund.
- Fehlschlag der endoskopischen Papillotomie (wegen Stein oder Stenose) bei bereites cholezystektomierten Patienten.
- Beachte aber: als Sekundäreingriff nach Cholezystektomie in der Regel zuerst Versuch der endoskopischen Papillotomie und evtl. Steinextraktion.

Prinzip

- Erweiterungsplastik der Papilla Vateri. Zugang durch eine laterale Duodenotomie.

Operative Technik

1. Zuerst, je nachdem ob es sich um eine Erst- oder Zweitoperation handelt, Cholezystektomie (s. S. 279) oder Choledochotomie (s. S. 281).
2. Anlegen von Haltefäden an der Vorderwand des mobilisierten Duodenums ca. 6−8 cm distal des Pylorus, 3/0 atraumatisch.
3. Einführen einer Béniqué-Sonde durch die Choledochotomie und Vorstoßen der Sonde gegen die Papille.
4. Querinzision, ca. 2 cm lang, der lateralen Wand des Duodenums mit dem Elektrokauter, gegenüber der Spitze der Sonde.
5. Einsetzen von Langenbeck-Haken in die Duodenalinzision und Darstellen der Papille. Die Papille kann evtl. durch Einspritzen von Methylenblau in den Gallengang lokalisiert werden. Eine dünne Béniqué-Sonde (Nr. 14−15) oder einen dünnen Monaldi-Drain durch die Choledochotomie und durch die Papille ins Duodenum vorschieben. Die verengte Papille spannt sich auf diese Weise an. Evtl. muß die verengte Papille mit der Béniqué-Sonde durchstoßen werden.
6. Einschneiden der Papille über der liegenden Sonde mit dem Messer (und evtl. Verlängerung mit einer spitzen geraden Schere) vorn, ventral zwischen 11 und 12 Uhr, bis die Choledochusmündung ins Duodenum offen ist (Abb. 119). Schnittlänge je nach Fall 5−12 mm.
7. Aufsuchen des Ductus pancreaticus und Sondieren mit Polyvinyl-katheter von 1 mm Durchmesser. Ein getrennt mündender Ductus pancreaticus ist stets aboral der Choledochusmündung zu suchen.

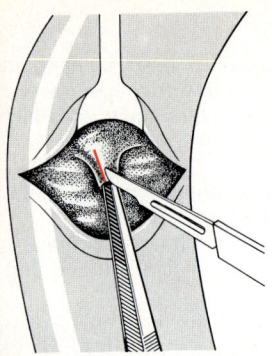

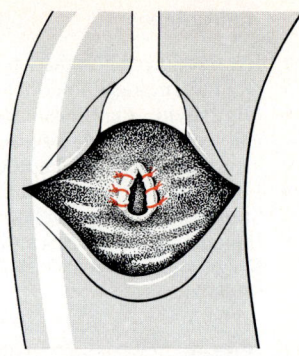

Abb. 119   Transduodenale Papillotomie über der liegenden Sonde

Abb. 120   Papillenplastik

8. Vereinigung der Choledochus- mit der Duodenalmukosa durch je zwei Einzelknopfnähte (synthetischer resorbierbarer Faden 4/0). Mediale Nähte weglassen, sofern Ductus pancreaticus nicht eindeutig identifiziert!

9. Erneute kurze Revision der Gallenwege, Spülen beider Ductus hepatici sowie des distalen Choledochus mit lauwarmer Kochsalzlösung unter Druck.

10. Querer Verschluß der Duodenotomie zweireihig: erste Reihe durchgreifende Einzelknopfnähte. Zweite Reihe seromuskuläre Nähte. Beide Reihen mit synthetischem resorbierbarem Faden 3/0.

11. Einlegen eines Silikonkapillardrains ins Foramen epiploicum.

12. Schichtweiser Verschluß der Laparotomie (s. S. 242).

Nachbehandlung

- Perioperativ begonnene Thromboembolieprophylaxe (s. S. 390) weiterführen.
- Infusionen für 5 Tage.
- Procain 2 g täglich in die Infusion.
- Alle 2 Tage Kontrolle der Blutamylase sowie der Urindiastase.
- Ab 3. Tag schrittweises Kürzen des Drains.

Indikationen

- Inoperables Pankreaskopf-, Papillen- oder Duodenalmalignom mit Stauungsikterus (s. S. 117, 130).
- Pancreatitis chronica mit Stauungsikterus (s. S. 125).
- Stenose und/oder Cholangitis nach Choledochoduodenostomie.
- Narbenstriktur des Ductus choledochus, insbesondere nach Gallengangsrevision.
- Traumatische Gallengangstriktur.

Prinzip

- Anastomosierung einer ausgeschalteten Dünndarmschlinge mit dem Ductus hepaticus.
- Bei tiefliegendem Hindernis kann die bilidigestive Anastomose am Choledochus angelegt werden = Choledochojejunostomie.

Operative Technik

1. Je nach Grundleiden und vorangegangenen Operationen entweder obere mediane Laparotomie (s. S. 241) oder Rippenbogenrandschnitt rechts (s. S. 243).
2. Wenn Gallenblase noch vorhanden: Cholezystektomie (s. S. 279).
3. Freilegen des Ductus hepaticus proximal der Stenose auf ca. 4 cm Länge.
4. Herstellen einer Roux-Y-Jejunumschlinge (s. S. 265). Ende des freien Schenkels in der Regel blind verschließen.
   Variante: Anstelle der im folgenden beschriebenen Verwendung eines Jejunum-Y-Schenkels kann, sofern genügend Platz zur Verfügung steht, noch einfacher mit einer ungeteilten Jejunumschlinge Seit-zu-Seit anastomosiert werden. Seit-zu-Seit-Enterostomie am Fußpunkt dieser Schlinge (Braunsche Anastomose). Braucht mehr Platz. Funktionell ungünstiger, daher nur bei inoperablen Karzinomen mit kurzer Lebenserwartung.
5. Retrokolisches Hochbringen des Jejunumschenkels.
6. Längsinzision des Ductus hepaticus, ca. 2 cm. In Spezialfällen (z. B. hochsitzende Narbenstenose) Durchtrennen des Duktus im Gesunden und Verschluß des distalen Stumpfs.

7. Weiteres Vorgehen entsprechend Lokalbefund und Grundleiden:
- In der Regel, insbesondere auch bei mäßig oder nicht dilatiertem Duktus, Seit-zu-Seit-Anastomose.
- Höchstens bei stark dilatiertem Duktus ausnahmsweise Seit-zu-End-Anastomose.
- Nach Duktusdurchtrennungen oder einreihig, Einzelnähte, resorb. Faden atraumat. 3/0 oder 4/0 (s. auch S. 246). Vor Fertigstellung der Anastomose Schienung mit einem dünnen, weiter distal transjejunal hinausgeleiteten Drain (z. B. Pflaumer, Charr 12).

8. Verschließen der Öffnung im Mesocolon transversum und Fixieren des Darmes am Mesokolon. Verschluß des Lig. gastrocolicum mit Einzelnähten.

9. Bei vorhandener oder bald zu erwartender Duodenalstenosierung durch den Tumor: zusätzlich Gastroenterostomie (s. S. 272).

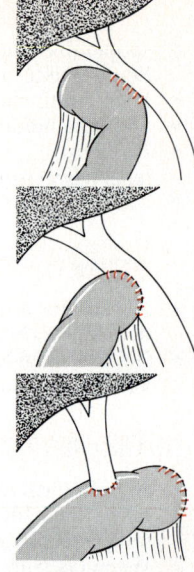

Abb. 121 Varianten der Hepatikojejunostomie

10. Einlegen eines Silikonkapillardrains Nr. 4 oder 5 in das Foramen epiploicum. Hinausleiten in der rechten Flanke.
11. Separates Hinausleiten der Anastomosenschienung. Locker legen, nicht anspannen!
12. Laparotomieverschluß (s. S. 242, 243).

Nachbehandlung

- Infusionen während ca. 4 Tagen (s. S. 386).
- Magensonde spätestens am 4. Tag entfernen.
- Bestimmung der Leberenzyme und des Serumbilirubins am 1., 3. und 6. postoperativen Tag. Weitere Kontrollen je nach Verlauf.
- Cholangiographie durch die Schienung nach ca. 6 Tagen. Wenn Anastomose intakt, Schienung entfernen.
- Wunddrain entfernen, wenn Wundsekretion sistiert und Suffizienz der Anastomose nachgewiesen.

Indikation

- Verdacht auf Pankreasverletzung mit einer peritonealen Symptomatik nach entsprechendem Trauma (s. S. 120).

Prinzip

- Verhütung des Austritts von Pankreassekret oder der Ansammlung von austretendem Sekret durch Pankreasresektion oder innere Drainage.

Operative Technik

1. Obere mediane Laparotomie (s. S. 241). Einsetzen eines Rochard-Hakens und eines dreiteiligen Bauchspreizers.
2. Revision der übrigen Abdominalorgane auf zusätzliche Verletzungen.
3. Freilegen der Pankreasoberfläche mittels Durchtrennen des Lig. gastrocolicum: Ligament in kleinen Portionen mit Klemmen fassen, durchtrennen. Gefäßstümpfe ligieren.
4. Wenn der Pankreaskopf eingesehen werden muß, wird das Duodenum nach Inzision des kranialen Peritonealrandes stumpf mobilisiert. In den meisten Fällen ist diese Mobilisation nach Kocher unbedingt notwendig, da Duodenum und Pankreaskopf bei stumpfen Bauchtraumen häufig verletzt sind (s. Abb. 35).
5. Subkapsuläres Hämatom: Inzidieren des peritonealen Überzugs über dem Hämatom, Ausräumen und Blutstillen. Drainieren mit einem Silikonkapillardrain Nr. 5 oder einem weichen, dicken Gummidrain nach außen. Keine innere Drainage, wenn kein Pankreasgang und kein Pankreasgewebe verletzt ist.
6. Oberflächliche Kapsel- und Parenchymrisse ohne Gangeröffnung: nur drainieren, nicht nähen.
7. Rupturen des Pankreas mit Gangeröffnung: Die operative Technik hängt weitgehend von der Lokalisation der Ruptur ab: Querruptur links der Mitte, Übergang Korpus-Kauda: Resektion des distalen Pankreasfragments (s. S. 291), Blindverschluß des proximalen Stumpfs.
Querruptur im Korpus oder in Kopfnähe: Drainage des distalen Pankreas mit einer Roux-Y-Jejunumschlinge (s. S. 265), Blindverschluß des proximalen Stumpfs (s. Abb. 122).
Inkomplette Ruptur mit Gangeröffnung: Aufsteppen einer Roux-Y-Jejunumschlinge (s. S. 265) auf den Defekt (s. Abb. 123). Nicht versuchen, den Gang zu nähen!

Pankreasrevision wegen Trauma

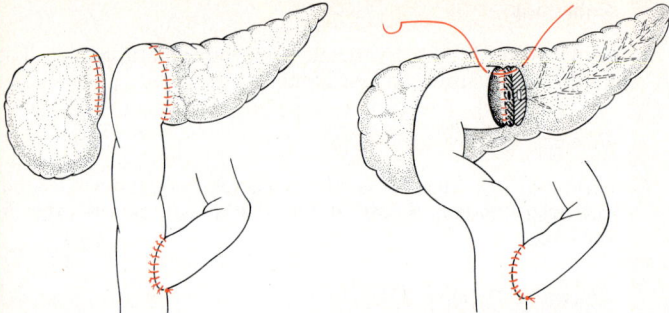

Abb. 122 Versorgung
einer Pankreasquer-
ruptur

Abb. 123 Innere Drainage eines
eröffneten Pankreasgangs

8. Ausgiebige Drainage mit Rundgummi- und/oder Silikonkapillardrain, insbesondere Pankreasoberfläche, Foramen epiploicum,
   Milzloge.
9. Laparotomieverschluß (s. S. 243).

Beachte besonders

- Bei verzögerter Operation mit bereits schweren pankreatitischen
  Veränderungen: keine Anastomosen, eher resezieren. Eventuell
  nur drainieren, u. a. mit Saugspüldrainage.

Nachbehandlung

Wie akute Pankreatitis:
- Magensonde.
- Infusionstherapie, Volumenersatz (s. S. 386).
- Procain 2 g/24 Std. per infusionem.
- Breitspektrumantibiotikum (s. S. 370).
- Keine Antikoagulation.
- Evtl. parenterale Ernährung (s. S. 380).
- Amylasekontrolle in Serum, Urin und Wundsekret.
- Wunddrains belassen, bis Sekretmenge nur noch gering und Amy-
  lase im Sekret normal.

Indikationen

- Pseudozyste im Bereich von Pankreaskopf und -körper nach Pancreatitis acuta, Pancreatitis chronica oder Pankreastrauma.
- Echte Pankreaszyste gleicher Lokalisation (cave Verwechslung mit Zystadenom [s. S. 129!]; Zystadenom immer resezieren, da häufig maligne).

Prinzip

- Innere Marsupialisation = Drainage in den Darm, da der Pseudozyste eine Parenchymfistel zugrunde liegt. Die Drainage erlaubt eine langsame Obliteration der Höhle und später evtl. der Fistel.

Operative Technik

1. Obere mediane Laparotomie (s. S. 241).
2. Durchtrennen des Lig. gastrocolicum. Freilegen des Pankreas.
3. Lokalisieren der Zyste. Bei unklarem Befund punktieren mit dikker Kanüle: Sekret, altes Blut, Eiter oder Nekrosemassen beweisen Pseudozyste.

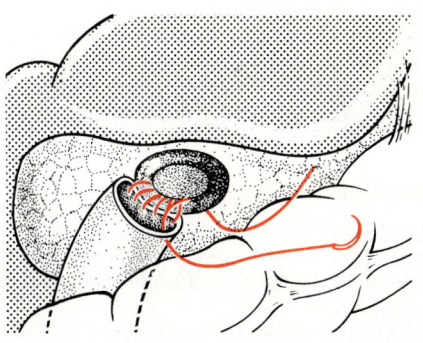

Abb. 124 Anastomosierung einer eröffneten Pankreaspseudozyste mit einer Y-Jejunumschlinge

Wenn eine extrapankreatische Pseudozyste vorliegt (extrapankreatische Hohlraumbildung, Wand durch Pankreasoberfläche, Magen u. a.): Fistel im Pankreas suchen und drainieren gemäß Ziffer 5–9, Hohlraum separat nach außen drainieren.

Pankreaspseudozystendrainage

4. Eröffnen der Pseudozyste an ihrer oberflächlichsten Stelle. Eine Pseudozyste im Bereich des Processus uncinatus wird von der freien Bauchhöhle her durch das Mesokolon angegangen. Bei den übrigen Lokalisationen Pseudozyste oberhalb des Mesokolons freilegen. Exzidieren eines rundlichen Deckels von ca. 2,5 cm ∅ mittels Elektrokauter. Zur histologischen Untersuchung einsenden.
5. Ausspülen und Aussaugen der Nekrosemassen.
6. Herstellen einer Roux-Y-Schlinge mit Jejunum (s. S. 265).
7. Retrokolisches Hochbringen des ausgeschalteten Y-Schenkels.
8. Einpflanzen des leicht schräg angeschnittenen Schenkels in die Öffnung der Pseudozyste. Erste Reihe: resorb. Faden 2/0 fortlaufend, beiderseits ganze Wanddicke miterfassen (Abb. 124).
9. Anastomose zweite Reihe: synthetisches resorbierbares Nahtmaterial (Dexon, Vicryl 3/0). Seromuskularis des Darms zirkulär auf die meist derbe Pseudozystenkapsel heruntersteppen.
10. Verschluß der Mesokolonlücke und des Lig. gastrocolicum.
11. Einlegen eines Silikonkapillardrains, Spitze neben der Anastomose, Hinausleiten in der rechten oder linken Flanke.
12. Laparotomieverschluß (s. S. 242).

Beachte besonders

- Vor der Naht exakte Blutstillung in der Pseudozystenwand. Bei diffuser Blutung zirkuläre Übernähung der Wand mit durchgreifender, fortlaufender Naht.
- Äußere anstatt innere Drainage nur, wenn bei Notfalleingriffen eine sehr schlecht ausgebildete, sulzige und für Anastomosierung ungeeignete Pseudozystenbegrenzung gefunden wird.
- Die sich topographisch gelegentlich anbietende Zystogastrostomie ist in jedem Fall abzulehnen.

Nachbehandlung

- In der Regel keine Antibiotika.
- Darmfunktion ab 3. postoperativem Tag stimulieren (Prostigmin 2 mg = 4 ml 0,5%/4 Std. per infusionem, einmal täglich, am besten vormittags).
- Amylase in Serum und Urin kontrollieren.
- Sekret aus Drain auf Amylase untersuchen.
- Bei fehlender Sekretion aus dem Drain: Drain ab 6. Tag kürzen, am 8. Tag entfernen.

Indikationen

- Pseudozyste im Pankreasschwanz (s. S. 127).
- Zystadenom im Pankreaskörper und -schwanz (s. S. 129).
- Inselzelltumor, insbesondere Insulinom (s. S. 132).
- Pankreasschwanzkarzinom (s. S. 130).
- Pankreasinfiltration durch Magenkarzinom: Zusatzeingriff bei Magenresektion.
- Distale Pankreasruptur (s. S. 120).
- Vom Schwanz ausgehende Pankreasfistel.

Prinzip

- Resektion der durch Äste der A. lienalis versorgten distalen Pankreasportion (Kauda und Großteil Pankreaskorpus), bei Malignom kombiniert mit Splenektomie.

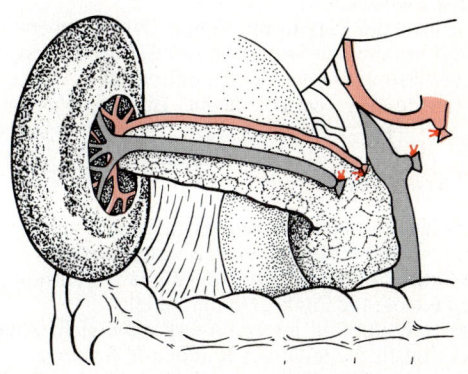

Abb. 125   Durchtrennen der A. lienalis am Abgang und der V. lienalis auf der Pankreashinterseite bei nach rechts geschlagenem Pankreasschwanz

Pankreasresektion, distale

Operative Technik

1. Große mediane Laparotomie (s. S. 241).
2. Durchtrennen des Lig. gastrocolicum.
3. Ablösen der Magenhinterwand vom Pankreas und Exposition des Pankreas.
4. Doppelte Ligatur der A. lienalis (am Pankreasoberrand) 1 cm proximal der geplanten Resektionslinie, meist am Abgang aus dem Truncus coeliacus.
5. Mobilisieren der Milz wie für Splenektomie (s. S. 300).
6. Inzidieren des Peritoneums am kaudalen Rand von Pankreasschwanz und -korpus.
7. Luxieren der Milz. Unter Zug an der Milz nach rechts stumpfes Ablösen des Pankreasschwanzes inkl. V. lienalis vom Retroperitoneum. Oder bei Verzicht auf die Splenektomie: Gefäße des Milzhilus pankreasnahe durchtrennen und ligieren. Vasa gastrica brevia erhalten.
8. Ligieren der V. lienalis (auf der Hinterseite des Pankreas) 1 bis 2 cm proximal der geplanten Resektionslinie, spätestens an der Einmündung der V. mesenterica inferior (Abb. 125).
9. 4−5 mm proximal der geplanten Resektionslinie zirkuläres Ligieren des gesamten Pankreas. So stark anziehen, daß der Gang komprimiert wird.
10. Pankreas distal der Ligatur mit Messer durchtrennen.
11. Duktus des proximalen Stumpfs umstechen (nichtresorb. Faden).
12. Silikonkapillardrain neben die Resektionslinie.
13. Adaptieren des Lig. gastrocolicum. Bauchdeckenverschluß (s. S. 242).

Beachte besonders

- Auf die Splenektomie kann bei günstigen anatomischen Verhältnissen und benignem Grundleiden verzichtet werden.
- Unklare Sekretabflußverhältnisse: offene Durchtrennung des Pankreas und retrograde Pankreatikographie.
- Gestörter Sekretabfluß im Pankreaskopfbereich: Anastomosieren der Resektionsfläche mit einer Jejunum-Y-Schlinge.
- Kompliziertere Techniken zur Versorgung des Pankreasstumpfs (wie z. B. Übernähen der eingekerbten Resektionsfläche) sehen eleganter aus, ergeben aber geringeren Schutz vor Pankreasfistel.

Nachbehandlung

- Keine Antibiotika.
- Tee löffelweise per os ab 1. postoperativem Tag.
- Sekret aus dem Drain auf Amylase untersuchen.
- Bei fehlender Sekretion: Drain ab 6. Tag kürzen, am 8. Tag weg.

Indikationen

- Pankreaskopfkarzinom (s. S. 130) inkl. distales Choledochuskarzinom.
- Papillenkarzinom (s. S. 132).
- Nur in wirklichen Ausnahmefällen andere Krankheiten: große Pseudozyste mit Zerstörung des Pankreaskopfes (s. S. 127), malignes Zystadenom im Pankreaskopf (s. S. 129), Inselzelltumor im Pankreaskopf (s. S. 132), chron. Pankreatitis, Duodenalkarzinom.

Prinzip

- En-bloc-Exstirpation von Pankreaskopf und -korpus mitsamt Duodenum. Antrektomie und Vagotomie als Ulkusprophylaxe.
- Nur bei Patienten ohne Verschlußikterus oder mit Ikterus ohne Leberzellschädigung. Bei längerdauerndem Ikterus Vorbehandlung mit perkutaner Drainage.

Vorbereitung

- Karenz für feste Nahrung 24 Std. prae operationem.
- Abführen.
- Kontrolle der Leberfunktion.

Operative Technik

1. Mediane Laparotomie bis unterhalb des Nabels (s. S. 241). Oder: quere Laparotomie im Oberbauch.
2. Wenn noch nötig, Sichern der Karzinomdiagnose: lokale Palpation, evtl. Biopsie, Cholangiographie, evtl. transduodenale Inspektion und Biopsie.
3. Abklären der Resezierbarkeit des Tumors:
   Duodenum von rechts her mobilisieren: Pankreas von V. cava und Aorta abschiebbar?
   Omentum minus durchtrennen: A. hepatica communis nicht infiltriert?
   Lig. hepatoduodenale präparieren, A. gastrica dextra am Abgang durchtrennen und ligieren. V. portae freilegen: tumorfrei?
   Querkolon hochschlagen: A. mesenterica superior, A. colica media, A. pancreaticoduodenalis inferior, V. mesenterica superior freilegen. Frei von Tumorinfiltration?
   Linken Zeigefinger von oben entlang V. portae, rechten von unten entlang V. mesenterica, bis sich die Fingerspitzen berühren. Pankreas sorgfältig hochheben: V. portae tumorfrei?

4. Nachprüfen, ob Leber, regionäre Lymphknoten, paraaortale Lymphknoten, Peritoneum usw. metastasenfrei.
5. Selektive gastrische oder trunkale Vagotomie (s. S. 257).
6. Skelettieren und Abtrennen des Antrums wie für Antrektomie (s. S. 262). Horizontalen Hauptast der A. gastrica sinistra schonen. Antrum am Duodenum belassen. Okklusionsnaht der rechtsseitigen ⅔ des proximalen Magenquerschnitts.
7. Mobilisieren und Durchtrennen des Pankreas am Übergang Korpus – Kauda mit Elektrokauter. Letzte Gelegenheit zum Abbruch der Operation! Falls sich der Tumor doch als inoperabel erweist (Infiltration der großen Gefäße u. ä.): Ligieren des proximalen Pankreasstumpfs, Resezieren der distalen Pankreasportion.
8. Durchtrennen der A. pancreaticoduodenalis inferior.
9. Duodenopankreaspräparat nach rechts schlagen. Ablösen der V. portae von der Pankreashinterseite mit Abklemmen und Durchtrennen der feinen Zuflüsse. Ligieren.
10. Cholezystektomie (s. S. 279).
11. Durchtrennen des Ductus hepaticus communis unmittelbar leberwärts der Zystikuseinmündung. Abpräparieren des Ductus choledochus vom Lig. hepatoduodenale.
12. Abpräparieren der A. hepatica communis et propria auf der ganzen Länge vom Operationspräparat mit Ligieren und Durchtrennen der A. gastroduodenalis.
13. Durchtrennen des Jejunums und des Mesojejunums 10 cm distal der Treitzschen Flexur.
14. Mobilisieren und Durchziehen des proximalen Jejunumstumpfs hinter den Mesenterialgefäßen nach rechts.
15. Ablösen des Pankreaskopfs vom Retroperitoneum: das Operationspräparat fällt weg.
16. Retrokolisches Hochbringen des abführenden Jejunumschenkels.
17. End-zu-Seit-Einpflanzen des Ductus hepaticus communis in den Jejunumschenkel (Nahttechnik s. S. 246).
18. Schienen der hepatikojejunalen Anastomose mit einem durch eine seitliche Jejunostomie herausgeleiteten Pflaumer-Katheter Nr. 12.
19. End-zu-End-Einpflanzen des Pankreasschwanzes in das offene Ende des Jejunumschenkels. Erste Nahtreihe an der Pankreasschnittfläche. Zweite Nahtreihe nach Einstülpen der ersten in das Jejunallumen, seromuskuläre Einzelknopfnähte mit der Pankreaskapsel, Dexon oder Vicryl 3/0 (s. Abb. 104).
20. Gastrojejunostomie mit einer aus dem abführenden Jejunum hergestellten Roux-Y-Schlinge.

21. Verschluß der Mesokolonlücke.
22. Je einen Silikonkapillardrain neben die Hepatikojejunostomie und die Pankreatojejunostomie. Separates Herausleiten der beiden Drains sowie der Schienung der Hepatikojejunostomie in der Flanke.
23. Laparotomieverschluß (s. S. 242).

Beachte besonders

- Großer und belastender Eingriff. Als Palliativmaßnahme nicht gerechtfertigt.
- Versuche zur weitergehenden Radikalität, insbesondere Resektion der V. portae, lohnen sich erfahrungsgemäß nur unter günstigsten Umständen: wenn dadurch in einem umschriebenen Bezirk die sonst nicht radikale Operation sicher in eine radikale verwandelt werden kann.
- Chirurgische Streßulkusprophylaxe integraler Bestandteil der Operation.

Nachbehandlung

- Intensivpflege.
- Infusionen, 3000−4000 ml tägl., während 6−7 Tagen (s. S. 386).
- Elektrolytkontrolle und Elektrolytkorrektur, insbesondere Kalium.
- Trinken ab 5., Schleim ab 6. Tag.
- Bei gestörtem Heilungsverlauf volle parenterale Ernährung (s. S. 380).
- Einlauf am 3. Tag: 500 ml lauwarme Kamillosanlösung oder Practo-Clyss.
- Karlsbader Salz per os am 4. Tag.
- Wunddrain ziehen, wenn Sekretion nur noch gering und weder Galle noch Amylase im Wundsekret nachweisbar, frühestens am 8. Tag (s. S. 376).
- Schienung der Hepatikojejunostomie am 5. Tag abklemmen. Wenn weder Ikterus noch Nahtinsuffizienz (Galle aus dem Wunddrain?), Cholangiographie durch die Schienung. Ziehen, wenn im Röntgenbild keine Insuffizienz nachweisbar ist.

Indikationen

- Inoperables Pankreaskarzinom mit starken Schmerzen (s. S. 130).
- Pancreatitis chronica mit therapieresistenten Schmerzen (s. S. 125).
- Meistens nicht eigenständiger Eingriff, sondern Zusatzeingriff bei Palliativoperation wegen Karzinom bzw. bei Duktusdrainage wegen Pancreatitis chronica.

Prinzip

- Unterbrechung der den viszeralen Schmerz (Abb. 24, S. 77) fortleitenden Nervenbahnen durch Resektion des Ganglion coeliacum.

Operative Technik

1. Obere mediane Laparotomie (s. S. 241).
2. Durchtrennen des Lig. gastrocolicum und Hochheben des Magens.
3. Anspannen des Truncus coeliacus durch leichten Druck auf die Oberkante des Pankreas.
4. Freilegen des Truncus coeliacus.
5. Das Ganglion coeliacum liegt zwischen Aorta, Truncus coeliacus und Stamm der A. mesenterica superior. Resezieren des gesamten zwischen diesen Gefäßen liegenden Gewebes mitsamt der den Trunkus umfassenden Ganglionausläufer. Das einzige anzutreffende und zu ligierende Gefäß ist die A. phrenica inferior.
6. Evtl. dünner Rundgummidrain.
7. Fortsetzung der Operation je nach Grundleiden.

Nachbehandlung

- Abhängig von Grundleiden und durchgeführter Operation.
- Drain ziehen, sobald Sekretion sistiert.

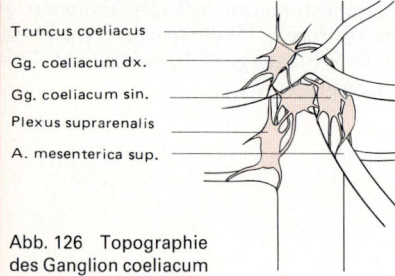

Truncus coeliacus

Gg. coeliacum dx.

Gg. coeliacum sin.

Plexus suprarenalis

A. mesenterica sup.

Abb. 126 Topographie
des Ganglion coeliacum

Indikationen

- Traumatische und iatrogene Milzrisse (s. S. 134). Die Erhaltung soll bei jeder Milzruptur in jedem Alter angestrebt werden.
- Nicht indiziert bei Spontanruptur infolge Mononukleosis, Leukämie u. a.

Prinzip

- Blutstillung; Verfahren angepaßt an Lokalisation, Tiefe und Ausdehnung der Milzläsion.

Operative Technik

1. Zugang wie für Splenektomie (s. S. 300), gute Exposition der Milz erforderlich. Bei iatrogener Verletzung wenn nötig Erweiterung der schon bestehenden Laparotomie. Ein schlechter Zugang prädisponiert zur weiteren Traumatisierung des Organs.
2. Bei schweren Verletzungen und für Verfahren gemäß Ziff. 4. Vorlagern der Milz nach Auslösen aus dem Retroperitoneum.
3. Blutstillung mit einfachen, oberflächlich wirkenden Maßnahmen, je nach Situation einzeln oder kombiniert, erfolgversprechend besonders bei oberflächlichen Rissen und Kapselabriß:
- Kompression.
- Lokales Hämostyptikum (Spongostan, Gelfoam u. a.).
- Kollagenvlies (insbesondere in Kombination mit Klebstoff).
- Hitzekoagulation (Thermokauter, Infrarot, Heißluft, Laser).
- Elektrokoagulation.
- Klebstoff (synthetischer Klebstoff, Fibrinkleber).
4. Bei tiefen Rissen und ausgedehnter Parenchymzerstörung:
- Übernähen: U-Nähte mit dickem resorbierbarem Faden oder Kollagenstreifen, beiderseits verankert über Kollagenstreifen, Filzstreifen, Omentum usw.
- Milzarterienligatur: vereinfacht durch Reduktion des Blutzuflusses die übrigen blutstillenden Maßnahmen, verlangt aber eine erhaltene arterielle Versorgung über die Vasa gastrica brevia.
- Selektive Gefäßligatur: selektive Ligatur der den betroffenen Milzbereich versorgenden Gefäße im Hilusbereich.
- Partielle Splenektomie: s. Milzresektion, S. 298.
5. Wenn die Erhaltung der Milz nicht mehr möglich ist, kann die in kleinste Würfel (Kantenlänge 2 mm) zerschnittene Milz in eine Peritonealtasche autotransplantiert werden (iatrogene Splenosis). Schutzeffekt gegen Infektionen aber nicht so gut wie durch intaktes, regulär durchblutetes Milzparenchym.

Indikationen

- Traumatische Milzruptur, die mit lokalen blutstillenden Maßnahmen (s. S. 297) nicht beherrscht werden kann.
- Iatrogene Milzverletzung, die mit lokalen blutstillenden Maßnahmen (s. S. 297) nicht beherrscht werden kann.
- Umschriebene gutartige Milzaffektionen (s. S. 135): Milzzyste, Echinococcus cysticus, Hämangiom, andere benigne Tumoren.
- Diagnostik des Milzbefalls bei malignen Lymphomen, in speziellen Situationen (noch umstritten).

Prinzip

- Selektive Hilusgefäßligaturen und Parenchymdurchtrennung unter Beachtung der streng segmentären Anordnung der Milzgefäße (Abb. 127). Je nach Erfordernis des Falls Polresektion, Hemisplektomie oder Zweidrittelresektion.

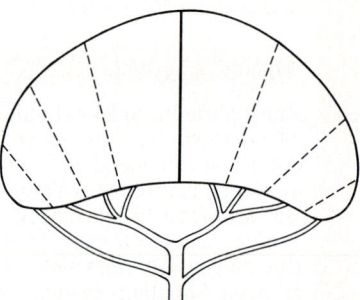

Abb. 127   Segmentäre Anordnung der Milzvaskularisation. 2 (gelegentlich 3) primäre Äste, 4–6 sekundäre Äste und (in 15%) separate Polgefäße

Operative Technik

1. Obere mediane Laparotomie (s. S. 241) oder Rippenbogenrandschnitt links (s. S. 243).
2. Eröffnen des Lig. gastrocolicum links der Mitte durch Inzision in einer avaskulären Partie. Durchtrennen der Gefäße und Ligieren der Stümpfe.
3. Durchtrennen des Lig. phrenicocolicum. Cave Kapseleinriß am Milzunterpol!

4. Inzidieren des Lig. splenorenale und der peritonealen Umschlagfalte hinter der Milz. Sorgfältiges, teils stumpfes, teils scharfes Auslösen der Milz und des Pankreasschwanzes aus dem Retroperitoneum.
5. Durchtrennen und Ligieren der Vasa gastrica brevia, magennahe. Große Kurvatur evtl. übernähen.
6. Vorlagern der jetzt nur noch am Hilus hängenden Milz.
7. Ligieren und Durchtrennen der Gefäße des zu resezierenden Milzsegments (Abb. 128).
8. Die vaskuläre Demarkationslinie ist jetzt subkapsulär gut sichtbar. Durchtrennen des Parenchyms mit dem Elektrokauter streng entlang dieser (meist gezackt verlaufenden) Linie 2 mm im devaskularisierten Gewebe drinnen (Abb. 128).

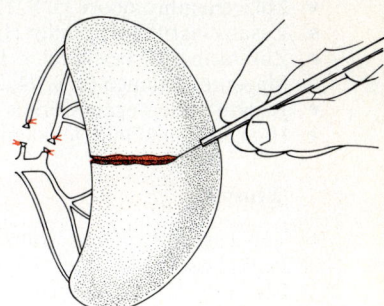

Abb. 128 Technik der Milzresektion (Hemisplenektomie)

9. Blutstillung im Bereich der Resektionsfläche mit Elektrokoagulation und evtl. feinen Umstechungen (synthet. resorb. Faden, atraumat. 3/0 oder 4/0). Oder: Temporäres Abklemmen des Hilus und Aufsprühen von Fibrinkleber.
10. Reponieren der Milz. Rundgummidrain neben die Resektionsfläche.
11. Wundverschluß.

Beachte besonders

● Sorgfältige, vollständige Vorlagerung der Milz ist Voraussetzung für eine saubere und komplikationsarme Resektion!

Nachbehandlung

● Blutungsdrain in der Regel nach 24 Std., bei Nachblutung evtl. erst nach 2 Tagen entfernen.

Splenektomie

Indikationen

- Traumatische Milzruptur, Milzerhaltung nicht möglich (s. S. 134).
- Spontanruptur: Mononucleosis infectiosa, Leukämie (s. S. 134).
- Hypersplenie: thrombopenische Purpura u. a.
- Hämolytische Anämie: kongenitale, autoimmune.
- Maligner Milztumor (sehr selten): Hämangiom, Lymphom.
- Große Zystenmilz.
- Milzvenenthrombose (s. S. 125, 137).
- Zusatzeingriff bei portaler Hypertonie (s. S. 137, 302).
- Zusatzeingriff bei totaler Gastrektomie und gewissen anderen Magenresektionen (s. S. 94, 268).
- Laparotomie wegen Morbus Hodgkin.
- Haarzell-Leukämie (leukämische Retikuloendotheliose).

Prinzip

- Totalexstirpation mit frühzeitigem Ligieren der Milzarterie am Pankreasschwanz oder Pankreasoberrand zur Verringerung des Blutverlustes bei Parenchymverletzungen.

Vorbereitung

- Thrombozytenzahl, Gerinnungsstatus.
- Thrombozyten unter 30000: Frischblut oder Thrombozytenkonzentrat bereitstellen.

Operative Technik

1. Wahl des Zugangs hängt ab von Größe der Milz, Verlauf des Rippenbogens und Art evtl. weiterer Zusatzeingriffe (Abb. 129): Normalzugang: obere mediane Laparotomie (s. S. 241). Bei sehr großer Milz: Rippenbogenrandschnitt links (s. S. 243).
2. Eröffnen des Lig. gastrocolicum links der Mitte durch Inzision in einer avaskulären Partie. Durchtrennen der Gefäße und Ligieren der Stümpfe.
3. Durchtrennen der Verbindungen zwischen Milz und Flexura lienalis coli (Lig. lienocolicum).
4. Präparieren der A. lienalis auf Höhe des Pankreasschwanzes, doppelt ligieren und durchtrennen.
5. Abklemmen des restlichen Gefäßstiels inkl. Hauptstamm der V. lienalis auf Höhe des Pankreasschwanzes mit mittleren Klemmen, Durchtrennen, Ligieren.
6. Inzidieren des Lig. splenorenale mit der Schere und stumpfes Auslösen der Milz von den retroperitonealen und diaphragmalen Adhäsionen mit der rechten Hand.

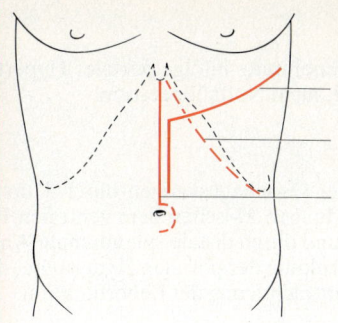

thorakoabdominaler Schnitt
(z. B. für Zweihöhlenverletzung)

Rippenbogenrandschnitt
(z. B. bei Verwachsungen medial)

obere mediane Laparotomie

Abb. 129   Zugänge für Splenektomie

7. Einzelnes Abklemmen und Durchtrennen der Vasa gastrica brevia milznah mit mittleren Klemmen. Cave: keine zu großen Schritte! Magenwand nicht mitfassen! Die Milz fällt weg.
8. Ligieren der Gefäßstümpfe. Keine Magenwand in die Ligaturen miteinbeziehen! Evtl. Kurvatur fortlaufend übernähen.
9. Sorgfältige Kontrolle der Blutstillung, besonders im Bereich der Vasa gastrica brevia, des Pankreasschwanzes und der peritonealen Umschlagfalte.
10. Einlegen eines (evtl. zweier) mitteldicken, weichen Gummidrains in die Milzloge, separates Hinausleiten in der linken Flanke.
11. Wundverschluß.

Beachte besonders

- Bei unübersichtlichen Verhältnissen infolge Ruptur und Blutung: Gefäßstiel am Pankreasschwanz primär zwischen den Fingern komprimieren.
- Bei Ruptur alle Gewebebröckel ausspülen, sonst Splenosis.
- Bei hämatologischen Indikationen eventuelle Nebenmilzen ebenfalls entfernen. Belassene Nebenmilz = unvollständige Splenektomie = Ausbleiben von Jolly-Körperchen.

Nachbehandlung

- Keine Magensonde. Tee ab 1. Tag.
- Milzlogendrain weg, sobald keine blutige Sekretion mehr. Nach Splenektomie wegen ausgeprägter Splenomegalie hingegen 1 Woche belassen.
- Täglich Thrombozyten zählen.
- Plättchenhemmer bei Thrombozyten über 500 000.

301

Indikation

- Status nach Ösophagusvarizenblutung infolge portaler Hypertonie (s. S. 137). Elektiver Eingriff, nicht Notfalloperation!

Prinzip

- Selektive Dekompression der Ösophagusvarizen durch Unterbrechung aller venösen Verbindungen zwischen dem zentralen Pfortadergebiet und dem Magen und durch distale splenorenale Anastomose (s. Abb. 130). Keine Senkung der portalen Hypertonie, daher keine operativ bedingte Beeinträchtigung der Leberfunktion.

Vorbereitung

- Thrombozyten kontrollieren. Gerinnungsstatus.
- Diät: natrium- und fettarm, vitamin- und kalorienreich, 150 g Protein.

Operative Technik

1. Rippenbogen-randschnitt links (s. S. 243).
2. Durchtrennen des Lig. lienocolicum.
3. Peritonealinzision lateral der Flexura lienalis coli und Abschieben der Flexur nach medial und kaudal.
4. Durchtrennen des Lig. gastrocolicum auf der ganzen Länge.
5. Abheben der Unterkante des Pankreas am Übergang Korpus – Kauda und Freilegen der V. lienalis.

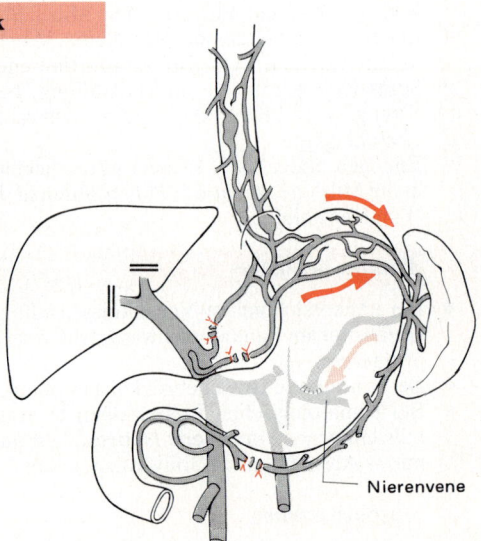

Abb. 130 Blutstromrichtung nach Anlegen einer distalen splenorenalen Anastomose

Nierenvene

6. Zirkuläres Freipräparieren der V. lienalis auf 3 cm Länge bis zur Mündung der V. mesenterica inferior. Beachte besonders: Die feinen Zuflüsse vom Pankreas freipräparieren, abklemmen und ligieren, nicht abreißen!

7. Freilegen und Mobilisieren der V. renalis sinistra auf gleicher Höhe.
8. V. lienalis im freipräparierten Gebiet distal mit Bulldog, proximal unmittelbar vor Einmündung der V. mesenterica inferior mit Gefäßklemme abklemmen, proximal durchtrennen und proximalen Stumpf übernähen.
9. Partielles, seitliches Abklemmen der V. renalis mit Satinsky.
10. End-zu-Seit-Einpflanzen des entsprechend gekürzten und schräg angefrischten distalen Stumpfs der Milzvene in eine Längsinzision der zentralen V. renalis (Prolene 6/0). Bei breiter V. renalis ovaläre Exzision anstatt nur Inzision.
11. Freigabe der Zirkulation, Kontrolle der Blutstillung.
12. Weichen Gummidrain neben die Anastomose, separates Hinausleiten in der linken Flanke.
13. Hochschlagen des Magens. Ligieren der V. coronaria ventriculi möglichst zentral.
14. Durchtrennen des Omentum minus und Ligieren der V. gastrica dextra auf Höhe des Pylorus. R. antralis nervi vagi schonen!
15. Ligieren der V. gastro-epiploica dextra am Pankreaskopf.
16. Partielle Rekonstruktion des Lig. gastrocolicum durch Fassen und gemeinsames Ligieren der Stümpfe.
17. Reponieren der Flexura lienalis coli. Lateral fixieren mit einigen Nähten.
18. Schichtweiser Wundverschluß (s. S. 242).

Beachte besonders

- V. lienalis vor der Anastomosierung so stark kürzen und schräg anfrischen, daß sie bei fertiggestellter Anastomose und reponiertem Pankreas nicht gefaltet oder abgeknickt wird.

Nachbehandlung

- Nasaler Sauerstoffkatheter für 24−48 Std.
- Hochkalorische Infusionen (1000 ml Glukose 40%, nebst Elektrolytinfusionen) (s. auch S. 380).
- Wenn Ösophagusvarizenblutung kurz vorausgegangen: Leberkomaprophylaxe mit Neomycin (4stündlich 1 g per Magensonde) oder Lactulose (50%-Sirup, 3 × 20 ml per Magensonde).
- Darmstimulation mit Prostigmin ab 1. postoperativem Tag.
- Thrombozytenzahl täglich kontrollieren.
- Diät: fett- und natriumarm, vitamin- und kalorienreich.
- Protein 150 g täglich. Bei Zeichen der Leberinsuffizienz Proteine vorerst ganz stoppen, dann 0,5 g/kg Körpergewicht.

Darmverletzung – Versorgung

Indikation

- Darmverletzung durch stumpfes oder penetrierendes Bauchtrauma (s. S. 140).

Prinzip

- Dünndarmverletzung direkt vernähen oder resezieren mit primärer End-zu-End-Anastomose.
- Beim Dickdarm in der Regel keine primäre Anastomose!

Material

- Synthet. resorb. Faden, atraumat., Stärke 3/0 oder 4/0: Polyglykolsäure (Dexon, geflochten), Polyglactin 910 (Vicryl, geflochten), Polydioxanone (PDS, monofil), Polyglyconat (Maxon, monofil) (s. auch S. 193).

Operative Technik

1. Mittlere mediane Laparotomie (s. S. 241), die je nach Bedarf nach unten oder oben erweitert werden kann.
2. Systematische Revision des Bauchraums und Retroperitoneums: Leber, Milz, Magen, Pankreas, Blase, Nieren (retroperitoneales Hämatom?).
3. Sorgfältige Inspektion des Darms, beim Duodenum beginnend. Riß im Duodenum nach Kocherscher Duodenalmobilisation und Durchtrennen des Treitzschen Bandes quer zweireihig vernähen, durchgreifende bzw. seromuskuläre Einzelknopfnaht. Duodenalruptur nach Anfrischen End-zu-End anastomosieren.
4. Dünndarmverletzungen: kleine zirkuläre Öffnungen können nach Anfrischen der Ränder durch Tabaksbeutelnaht und zusätzliche seromuskuläre Z-Naht verschlossen werden.
   Eine Öffnung, die den halben Darmumfang nicht erreicht, anfrischen und ebenfalls quer verschließen.
   Bestehen mehrere Risse auf einer kurzen Darmstrecke, ausgedehnte Zerfetzungen mit Gangrän und größere Substanzverluste sowie infiltrierte, schwärzliche, peristaltikarme Schlingen: Dünndarmresektion (s. S. 310).
5. Mesenterialabriß: Blutstillung, Verschluß der Mesolücken unter Schonung der größeren Gefäße. Bei Darmnekrose Dünndarmresektion (s. S. 310).
6. Bei multiplen Darmverletzungen evtl. Gastrostomie anlegen (s. S. 273).

7. Versorgung von Dickdarmverletzungen: Die Versorgung erfordert eine sorgfältige Naht, da wegen Verschmutzung mit Dickdarmin- halt besondere Infektionsgefahr besteht (unvorbereitetes, kotge- fülltes Kolon!). Kleine Dickdarmverletzungen, wie stecknadelkopf- große Perforationen oder glatte Risse, wenn sie nicht mehr als die halbe Zirkumferenz umfassen, können direkt verschlossen werden. Synthetisches resorbierbares Nahtmaterial (Dexon, Maxon, Vicryl) 3/0 atraumatisch. Wenn immer möglich Verschluß in querer Rich- tung. Die Naht kann durch einen Netzzipfel geschützt werden. Ausgedehnte Dickdarmverletzungen mit Gewebsdefekten oder blauen nekrotischen Zonen: Resektion. Nie primäre Reanastomo- sierung. Herausleiten beider Schenkel als nebeneinanderliegende Kolostomien. End-zu-End-Anastomose nach Überwindung einer evtl. peritonealen Infektion und nach Entleerung des Darms (s. S. 312).

8. Nach Versorgung der Darmverletzung ausgedehnte Spülung der Abdominalhöhle. Drainage des Douglasschen Raumes mit einem weichen, geschlitzten, dicken Gummidrain mit Hinausleiten durch separate Hautinzision.

9. Verschluß der Laparotomie (s. S. 242).

Nachbehandlung

- Thromboembolieprophylaxe (s. S. 390), sofern nicht bereits peri- operativ begonnen. Ausnahme: große blutende Wundflächen.
- Perioperative Antibiotikaprophylaxe (s. S. 369), bei Dickdarmver- letzungen postoperativ weiterführen.
- Parenterale Ernährung für 4–6 Tage (bis gute Peristaltik vorhan- den ist).
- Magensonde 24 Std. belassen, dann über Nacht abklemmen und nach ca. 48 Std. entfernen.

Indikationen

- Jeder akute mechanische Dünndarmileus (s. S. 142). Notfallmäßig, ohne Zeitverlust durch unnötige Versuche zur Hindernislokalisation!
- Inkompletter und intermittierender mechanischer Dünndarmileus: nach Abklärung.

Prinzip

- Wiederherstellen einer ungehinderten Darmpassage durch Beseitigung des Hindernisses, mit Sicherstellung einer suffizienten Darmdurchblutung respektive mit Resektion eines irreversibel geschädigten oder erkrankten Darmstücks. Verhütung eines Rezidivs.

Vorbereitung

- Magensonde, völlige Magenentleerung. Wenn nötig dicker Magenschlauch.
- Blasenkatheter.
- Kurzfristige, massive Flüssigkeits- und Elektrolytsubstitution.

Operative Technik

1. Mittlere mediane Laparotomie (s. S. 241). Je nach Befund Verlängerung nach oben und/oder unten.
2. Inspektion, Feststellen der Lokalisation und Art des Hindernisses. Sorgfalt im Umgang mit dem geblähten, verletzlichen Darm!
3. Weiteres Vorgehen entsprechend Befund und Ileusursache.
- Bridenileus: Durchtrennen oder Resezieren der Bride, Beobachten der Durchblutungserholung des strangulierten Darmstücks, Dünndarmresektion bei irreversibler Schädigung.
- Adhäsionsileus: Adhäsiolyse, bei stark geschädigtem oder perforiertem Darm evtl. kurzstreckige Dünndarmresektion, bei nichtlösbaren Verwachsungen als Ausnahme Umgehungsanastomose.
- Inkarzerierte Hernie (innere oder äußere): Hernie reponieren, Bruchlücke von innen verschließen, Dünndarmresektion bei irreversibel geschädigtem Darm.
- Tumor (u. a. Karzinom, Karzinoid, malignes Lymphom): Dünndarmresektion, bei inoperablem Tumor Umgehungsanastomose.
- Invagination: grundsätzlich Dünndarmresektion mitsamt dem Invaginat (da bei Erwachsenen Invagination meist durch Tumor verursacht).

- Gallensteinileus: Enterotomie und Entfernung des Gallensteins. Gallenblase in einer späteren Sitzung, nach Abheilung des Ileus sanieren.
- Entzündung (insbesondere Enteritis regionalis): Dünndarmresektion.
- Zäkumvolvulus (s. auch S. 151): Detorsion des Zäkums und Zäkopexie, bei irreversibler Schädigung Ileozäkalresektion.

4. Dekompression: Inhalt des geblähten Dünndarms sorgfältig oralwärts ausstreifen und mit der Magensonde absaugen. Enterotomie zur Dünndarmdekompression nur, wenn ohnehin Darm reseziert wird; Darminhalt vor Reanastomosierung absaugen.
5. Technik der Dünndarmresektion: s. S. 310.
6. Rezidivprophylaxe nach Lösen von Adhäsionen: Wenn starke, ausgedehnte Verwachsungen gelöst wurden und mit dem neuerlichen Verwachsen des Dünndarms gerechnet werden muß: frühzeitige Stimulation der Darmtätigkeit (Prostigmin, frühzeitige enterale Ernährung u. a.), damit der Darm in möglichst physiologischer Lage verwächst. In schweren Fällen evtl. transmesenteriale Fixation der sorgfältig in richtiger Lage und richtiger Länge aufgereihten Dünndarmschlingen zu einem kompakten Paket mit zwei U-Nähten (dicker, monofiler, nicht resorbierbarer Faden). Lange Dünndarmschienung (durch Gastro- oder Enterostomie) und Nobelsche Operation verlassen.*
7. Bei tumorbedingtem Ileus Metastasen suchen: regionäre Lymphknoten, weitere Lymphknotenstationen, Leber, Peritoneum.
8. Spülen der Bauchhöhle. Drainage (Douglas-Drain) nur bei Resektion mit prekärer Anastomose oder bei stark geschädigtem Darm.
9. Laparotomieverschluß (s. S. 242), bei starker Spannung mit zusätzlichen Entlastungsnähten (ähnlich Platzbauchoperation, s. S. 245).

Beachte besonders

- Keine Ileostomie anlegen zur temporären Dünndarmentlastung! Grundsätzlich andere Situation als beim Dickdarm!

Nachbehandlung

- Infusionen (großzügig dosieren, bis zu 5000 ml postoperativ, hoher Verlust in den dilatierten Darm) und Elektrolytsubstitution (s. S. 386).
- Magensonde belassen bis zum Ingangkommen der Darmfunktion.
- Antibiotika perioperativ, falls der Darm eröffnet wurde (s. S. 369).
- Hoher Einlauf am 3. Tag.
- Peristaltik anregen ab 3. Tag: Prostigmin 2 mg = 4 Amp. á 0,5 mg/4 Std. per infusionem, einmal täglich (vormittags).

* Noble-OP: seroseröse Aneinanderheftung von DD-Schlingen

307

Mesenterika-Embolektomie

Indikationen

- Embolischer bzw. frischer thrombotischer Verschluß der A. mesenterica superior (Vorhofflimmern, Status nach Herzinfarkt, Herzvitium, Arteriosclerosis obliterans).

Prinzip

- Extrahieren des Embolus bzw. Thrombus aus dem Hauptstamm der A. mesenterica superior mit dem Ballonkatheter. Wenn nötig zusätzliche Endarteriektomie.

Operative Technik

1. Mittlere mediane Laparotomie (s. S. 241). Die Laparotomie kann beliebig nach oben oder unten erweitert werden.
2. Inspektion des Dünndarmes: Farbe, Pulsation in den kleinen Gefäßen des Mesenteriums. Palpieren der A. mesenterica an der Wurzel des Dünndarmmesenteriums. Ist der Dünndarm noch nicht vollkommen infarziert und besteht eine Aussicht auf Erholung, ist die Indikation zur Embolektomie aus der A. mesenterica superior gegeben.
3. Dünndarm in nasse Tücher einpacken und links vor die Laparotomie halten. Der Anästhesist gibt 1 ml Heparin i. v. (5000 IE).
4. Freilegen der A. mesenterica superior, die in der Wurzel des Dünndarmmesenteriums als pulsloser Strang zu palpieren ist. Peritoneum inzidieren. Arterie unmittelbar nach dem Abgang aus der Aorta auf eine Länge von 4 cm freipräparieren. Cave: Nebenäste, welche erhebliche Dünndarmstücke separat versorgen können! Anschlingen der freipräparierten Arterie mit einem feinen Nabelband.
5. Abklemmen der A. mesenterica superior mit Gefäßklemmen (Satinsky-Klemme, Crafoord-Klemme, Bulldog-Klemme). Längsinzision von ca. 1 cm. Bei starkem Rückfluß muß auch peripher eine Gefäßklemme angelegt werden.
6. Prüfen, wieviel NaCl-Lösung der Fogarty-Katheter faßt und wie weit sich der Ballon aufblasen läßt.
7. Einführen eines roten oder grünen Fogarty-Katheters peripherwärts. Langsames Zurückziehen, wobei zu achten ist, daß der Ballonsack an der Wand anliegt. Embolus sowie peripher anhaftende Appositionsthromben mit Pinzette entfernen und zur histologischen Untersuchung (Alter?) beiseite legen. Instillieren von ca. 10 ml Heparin 1:80 mit einem dünnen Kavakatheter peripherwärts und Abklemmen des Gefäßes mit einer Gefäßklemme.

8. Zentrale Klemme entfernen und den Fogarty-Katheter wiederholt auch nach zentral einführen, bis keine Thrombose- bzw. Embolusmassen mehr zurückkommen und der Blutfluß gut ist. Zentral ist eine Heparininstillation unnötig.

9. Bei Vorliegen von Intimapolstern am Abgang der A. mesenterica aus der Aorta ist eine Endarteriektomie oder eine Neueinpflanzung der A. mesenterica in die Aorta erforderlich.

10. Direkter Verschluß der Arteriotomie mit 6/0 atraumatischer Naht, fortlaufend (Prolene u. a.). Meistens ist keine Erweiterungsplastik mit einem Venenpatch notwendig.

11. Freigabe der Zirkulation, wobei zuerst die periphere Klemme und dann die zentrale Klemme entfernt wird.

12. Reposition des Dünndarmpaketes. Es wird zuerst gewartet, bis der Dünndarm sich erholt hat, mindestens 30 Min. Injektion von 20 ml 1%igem Depot-Procain in die Mesenterialwurzel. Cave: intraarterielle Injektion!

13. Bei guter Erholung des Dünndarmes Spülen der Bauchhöhle. Keine Drainage.

14. Laparotomieverschluß (s. S. 243).

Nachbehandlung

- Heparinisierung mit 20000−30000 IE Heparin pro 24 Std. je nach Gerinnungsstatus, der täglich zu bestimmen ist.
- Gleichzeitig mit Marcumar oder Sintrom antikoagulieren. Sobald der Prothrombinwert (Quick) unter 0,3 ist, kann die Heparinisierung sistiert werden. Die Patienten sollen dauernd antikoaguliert bleiben (s. S. 390).
- Klinische Überwachung. Bei Verdacht auf Dünndarminfarkt (nicht erholter Dünndarm vor Bauchdeckenverschluß) Relaparotomie nach ca. 12 Std. und wenn nötig Dünndarmresektion (s. S. 310).
- Prostigmin ab 3. Tag, 4 Amp. à 0,5 mg/4 Std., einmal täglich.
- Magensonde belassen, bis Darmfunktion in Gang kommt.
- Bei ausgedehnter Dünndarmresektion (belassenes Jejunum und Ileum < 1 m) langdauernde parenterale Ernährung nötig und nur langsamer Aufbau der enteralen Ernährung möglich (s. auch S. 380).

Indikationen

- Gutartige Tumoren, blutend oder obstruierend (s. S. 150).
- Karzinome, Sarkome, Karzinoide (s. S. 150).
- Infiltration des Dünndarmmesenteriums oder des Dünndarms direkt durch Tumoren der Nachbarorgane: Kolon, Magen, Uterus.
- Nach Traumen: Dünndarmperforation mit großem Defekt, Mesenterialabriß, Dünndarminfarzierung (s. S. 140).
- Mesenterialinfarkt (s. S. 144).
- Darmgangrän bei Brideileus oder inkarzierter Hernie (s. S. 142, 178, 180).

Prinzip

- Resektion des erkrankten Dünndarmabschnitts mitsamt seinem Mesenterium im Gesunden und End-zu-End-Anastomosierung (s. Abb. 131).

Operative Technik

1. Isolieren des zum resezierenden Dünndarmabschnitt gehörenden dreieckförmigen Mesenterialbezirks: Inzidieren des Peritoneums beiderseits mit dem Messer. Abschieben des Fettgewebes mit dem Präpariertupfer. Isolieren, Fassen und Abklemmen der Gefäße. Durchtrennen und Ligieren (Abb. 131).
2. Skelettieren des Darmes an der geplanten Resektionslinie (Sicherheitsabstand bei Malignom beiderseits mindestens 15 cm) auf ca. 12 mm Länge.
3. Resezieren des entsprechend skelettierten Dünndarmabschnittes zwischen weichen Klemmen. Die für die Anastomose verwendeten Darmschenkel desinfizieren (Chlorhexidin oder Betadine).
4. Evtl. prolabierende Mukosa resezieren.

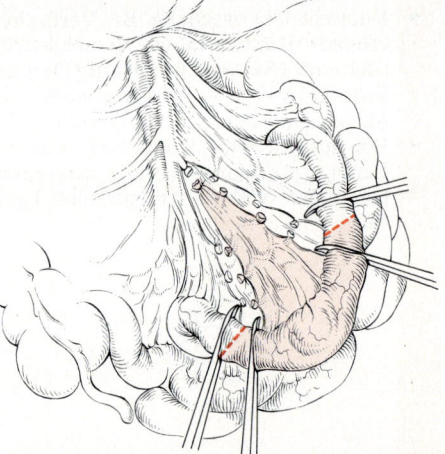

Abb. 131   Technik der Dünndarmresektion

5. Blutstillung im Bereich der Mukosa. Elektrokauter oder/und Ligaturen (resorb. Faden 3/0).

6. End-zu-End-Anastomose der Stümpfe, einreihige Allschichtnaht, mit synthetisch resorbierbarem Faden (s. S. 193, 246). S. auch Abb. 132.

7. Kontrolle der Vollständigkeit der Nahtlinie, insbesondere im Bereich des Mesenterialansatzes.

8. Verschließen der Mesolücke mit Resten des Nahtmaterials. Einzelnähte, beiderseits nähen.

9. Wenn nötig Spülen der Abdominalhöhle.

10. In der Regel keine Drainagen. Evtl. Douglas-Drain.

11. Laparotomieverschluß (s. S. 242).

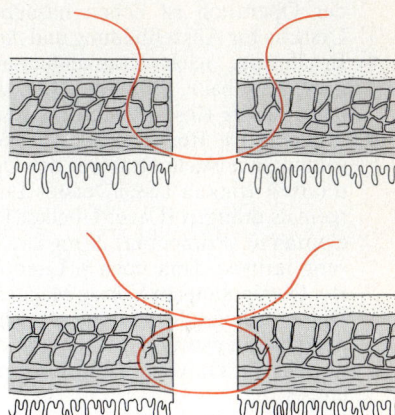

Abb. 132   Zwei Varianten der einreihigen Naht bei Dünndarmanastomosierung

Nachbehandlung

• Reichlich bemessene Infusionen (s. S. 386) bis zum Ingangkommen der Darmfunktion.

• Magensonde solange Magensekret > 300 ml.

• Frühmobilisation. Physikalische Therapie. Atemgymnastik.

• Bei verzögertem Ingangkommen der Darmfunktion: Prostigmin 2 mg = 4 Amp. à 0,5 mg, einmal täglich über 4 Std. (am besten vormittags).

Dickdarmoperationen

Vorbereitung

- Außerordentlich wichtig, denn eine Stuhlverschmutzung während der Operation ist neben unsauberer Nahttechnik die häufigste Ursache für Abszeßbildung und Anastomoseninsuffizienz.
- Ernährung: nach Krankenhausaufnahme schlackenarme Kost: Eier, Zwieback, Bouillon, Tee. Am Tag vor der Operation nur noch flüssige Kost, ab Mitternacht nichts mehr trinken.
- Präoperative Reinigung des Dickdarms durch orthograde Darmspülung am Nachmittag vor der Operation. Körperwarmes Mannitol 10% trinken lassen, erster Liter in ca. 45 Min., aber Patient niemals drängen (Cave: Übelkeit). 15 Minuten nach Beginn Metoclopramid (Primperan) 20 mg i.v. Weiter trinken, bis Darmentleerung farblos, dann noch ½ Liter. In der Regel insgesamt 3 Liter. Bei Obstipation am Vortag Magnesiumsulfat per os.
  Diese orthograde Spülung ist schneller, wirkungsvoller, weniger personalintensiv und erlaubt eine kürzere präoperative Hospitalisation als die konventionelle Reinigung mit Abführmitteln und Einläufen.
- Präoperative Sterilisation des Dickdarmes: z.B. Neomycin 1 g + Ornidazol (Tiberal) 500 mg, 4 Std. ante operationem per os. Nützlichkeit umstritten. Fakultativ!
- Besser: perioperative antibiotische Abschirmung: Netilmycin (Netromycin) 150 mg + Clindamycin (Dalacin C Phosphat) 600 mg oder Ornidazol (Tiberal) 1 g langsam i.v. bei Operationsbeginn.

Nachbehandlung

- Parenterale Therapie mit ca. 3000 ml Mischinfusion mit Vitaminzusatz pro Tag. Zusätzliche Verluste (Magensonde, Schwitzen, Durchfälle und Fieber) ersetzen. Dauer der Infusionen: bis gute Darmtätigkeit vorhanden ist, mindestens 5 Tage (s. S. 386).
- Elektrolytbestimmung (Natrium, Kalium, Chlorid) und Hämatokritbestimmung, wenn nichts Besonderes vorliegt, am 2. und 4. postoperativem Tag. Entsprechende Flüssigkeits-, Elektrolyt- oder Blutdefizite ersetzen (s. auch S. 386).
- Kost: Ab erstem Tag löffelweise Tee. Ab 5. Tag darf der Patient trinken, so viel er will. Beginn mit Schleim. Bei komplikationslosem Verlauf ab 6. Tag volle orale Ernährung. Ein Tag vor Beginn der oralen Ernährung 3 × 1 Teelöffel Paraffinöl pro Tag (weicher Stuhl!).
- Keine antibiotische Abschirmung bei glatt verlaufenden Elektivoperationen.
- Wunddrain erst kürzen und ziehen, wenn Patient voll oral ernäht, Wundsekret sauber und Anzeichen einer Nahtinsuffizienz fehlen.

Indikationen

Status nach Proktokolektomie wegen:
- Colitis ulcerosa,
- Morbus Crohn des gesamten Dickdarms,
- familiärer Kolonpolypose,
- kongenitaler Mißbildungen.

Prinzip

- Herausleiten des terminalen Ileus durch eine separate Öffnung in der Wand des rechten Unterbauches, endständig, prominent.

Vorbereitung

- Sorgfältige Information des Patienten.
- Einzeichnen des Stomas am stehenden und sitzenden Patienten.

Operative Technik

1. Ausschneiden eines kreisförmigen Hautstückes von 3 cm Durchmesser an der vorgezeichneten Stelle im rechten Unterbauch. Spalten und Einkerben der Faszie und der Muskulatur. Inzidieren des Peritoneums, Schaffen einer Öffnung in der Abdominalwand, die auf Faszien/Muskelniveau für 3 Querfinger durchgängig ist.
2. Das Ileum skelettieren und durch die Abdominalwand ziehen.
3. Nähte zwischen Ileum (seromuskulär) und Peritoneum sowie Fixieren des Mesenteriums an der lateralen Bauchwand.
4. Umstülpen des freien Endes des Ileums und zirkuläres Anlegen der mukokutanen Befestigungsnähte, wobei der Darm zusätzlich seromuskulär mit jeder Naht fixiert wird. Es entsteht ein Nabel von 2–3 cm Höhe.
   Häufiger Fehler:
- Ileostoma wird zuwenig prominent oder zu tief angelegt. Schwere Hautprobleme und Versorgungsschwierigkeiten resultieren.
5. Primäre Versorgung im Operationssaal mit Ausstreifbeutel und exakt zugeschnittener Adhäsivplatte zum Hautschutz.

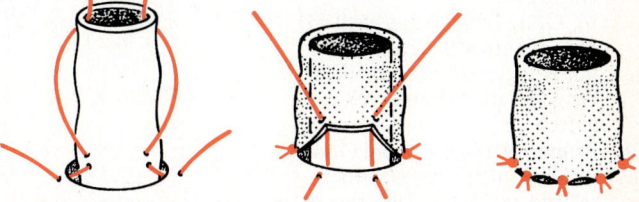

Abb. 133   Terminales Ileostoma: Bildung eines 2–3 cm hohen Nabels durch Umstülpen der Wand

Indikationen

- Vorbereitende Entlastung bei Dickdarmileus (s. S. 151, 162).
- Stuhlableitung bei Divertikulitisperforationen, Rektovaginalfisteln, Verletzungen.
- Ruhigstellung von gefährdeten Dickdarmanastomosen (s. S. 323).

Prinzip

- Künstlicher Dickdarmausgang in der vorderen Bauchwand. In der Regel Vorlagerung des rechtsseitigen Colon transversum.

Operative Technik

1. Querschnitt im Oberbauch (Abb. 134), ca. in der Mitte einer Linie, welche die Mitte des Rippenbogens mit dem Nabel verbindet. Cave zu nahe Inzision am Rippenbogen, da sonst die Mobilisation des Darmes Schwierigkeiten bereiten kann und die Fixation des Koloplastsackes unzuverlässig ist.
2. Möglichst nahe der rechten Flexur und rechts der A. colica media einen Anteil des Transversums in die Wunde entwickeln. Zwischen Gefäßarkade und Darmwand eine Öffnung durch das Mesokolon und Lig. gastrocolicum schaffen; durch diese Öffnung einen Gummischlauch oder Plastiksteg führen, dessen Enden auf der Haut „reiten".
3. Bei adipösen Patienten suprafasziale Drainage mit einem Redon-Drain- Keine subkutanen Nähte.
4. Befestigen des Darmes an den Hauträndern, Vicryl/Dexon 3/0.
5. Eröffnen des Anus praeter:
a) Bei Ileus: Anus in der Taenia libera bei Operationsende eröffnen. Zuerst Stichinzision mit dem Messer, damit explosionsgefährdete Gase entweichen können, dann Eröffnen mit dem Elektrokauter auf eine Länge von ca. 15 mm.
b) Ohne Ileus: Anus nach 24 Std. mit einer Schere oder einer Klinge eröffnen. Bei Blutung Gefäße fassen und ligieren.
6. Primäre Versorgung im Operationssaal mit Ausstreifbeutel und exakt zugeschnittener Adhäsivplatte.

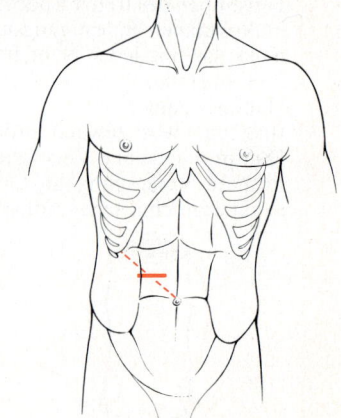

Abb. 134 Hautschnitt für Transversostomie rechts

Indikationen

- Rektumamputation (s. S. 324).
- Inoperables Rektumkarzinom mit Stenose.
- Diskontinuitätsresektion einer Divertikulitis.
- Strahlenkolitis.
- Schwere Inkontinenz und Darmprolaps.
- Pfählungsverletzungen.
- Ruhigstellung einer rektovaginalen oder rektovesikalen Fistel.

Prinzip

- Sigma endständig, leicht prominent durch eine separate Bauchwandöffnung herausleiten.

Operative Technik

1. Untere mediane Laparotomie (s. S. 241). Besseres Resultat als mit Schnitt direkt über dem Sigma!
2. Mobilisieren des Sigmas mit Durchtrennen des Mesenteriums. Deszendensarkade aus der A. colica media genügt.
3. Durchtrennen des Sigmas. Seltene Variante: doppelläufige Sigmoidostomie (vorübergehend).
4. Rundliche Hautexzision und stumpfes Schaffen einer Bauchdeckenlücke in der Mitte zwischen Nabel und Spina iliaca anterior superior links an der präoperativ vorgezeichneten Stelle (Abb. 135). Die Lücke in den Bauchdecken soll für 2−3 Querfinger einlegbar sein.
5. Sigmaschenkel durch die Bauchdeckenöffnung ziehen. Keine seromuskuläre Fixation am Peritoneum! Lücke zwischen Mesenterium und lateraler Bauchwand schließen.
6. Zirkuläres Freipräparieren des spannungsfrei über der Haut vorstehenden Sigmateils. Überschüssiges Material einige Millimeter über Hautniveau abtrennen. Darmwand unter geringgradiger Ausstülpung zirkulär fixieren.
7. Versorgung mit Ausstreifbeutel und exakt zugeschnittener Adhäsivplatte.

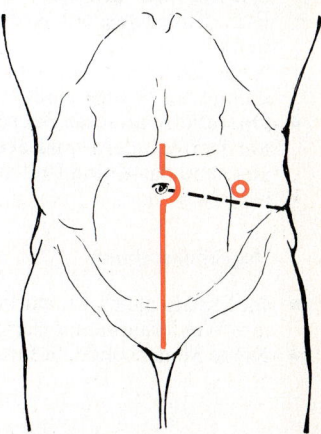

Abb. 135 Laparotomie und Lage der Sigmoidostomie

315

Indikationen

- Spontanheilung oder Status nach operativer Sanierung der Krankheit, welche die Indikation zum Anlegen eines künstlichen Anus ergeben hatte: Sigmadivertikulitis oder Sigmakarzinom reseziert, Perforation oder Strahlenproktitis abgeheilt usw. (s. S. 152, 157, 161, 163, 314).
- Heilung des distalen Dickdarms gesichert durch: genügendes zeitliches Intervall, Röntgenkontrasteinlauf (Anastomose nicht stenosiert? Naht dicht?), zusätzliche Endoskopie nach Karzinomoperation (Ausschluß eines Rezidivs).

Operative Technik

1. Spindelförmiges Umschneiden des Transversostomas unter Belassung einer ca. 2 mm breiten Hautmanschette am Darm.
2. Darm mit Klemmen an dieser Hautmanschette fassen und zirkulär freipräparieren. Ablösen aus allen Schichten: Subkutis, Faszie, Peritoneum.
3. Hautmanschette sorgfältig ablösen. Hypertrophe Schleimhautränder sparsam resezieren.
4. Querverschluß der Darmöffnung analog Kolonanastomose (s. S. 246).
5. Prüfen der Durchgängigkeit mit Daumen und Zeigefinger.
6. Reposition des Darms in die Bauchhöhle, Silikonkapillardrain neben die Naht.
7. Verschließen der Faszienlücke unter Mitfassen des Peritoneums. Synthetischer resorbierbarer Faden Nr. 1.
8. Evtl. Einlegen eines Redon-Drains suprafaszial bei adipösen Patienten.
9. Nach Korrektur der Hautränder Hautverschluß. Bei stark verschmutzter Wunde Haut offen lassen.
- Operationsvariante: Bei schweren Verwachsungen und geschädigten Darmrändern muß eventuell das gesamte Darmsegment reseziert und das Kolon End-zu-End reanastomosiert werden (Technik s. S. 246).

Nachbehandlung

- Im Prinzip gleich wie nach Kolonresektion (s. S. 312), aber schnellere Wiederaufnahme der peroralen Ernährung.
- Keine Magensonde. Sofortige Mobilisation.

Indikationen

- Umgehung bei inoperablem Karzinom des Zäkums oder Colon ascendens.
- Umgehung bei Ileus wegen starken Verwachsungen im rechten Unterbauch, insbesondere bei Karzinomrezidiv und/oder Status nach Röntgenbestrahlung.

Prinzip

- Seit-zu-Seit-Ileotransversostomie zur Umgehung des rechten Hemikolons.

Operative Technik

1. Mittlere mediane Laparotomie mit Fortsetzung bis zur Symphyse (s. S. 241). Revision der Abdominalorgane.
2. Letzte freie Ileumschlinge an das Colon transversum anlegen. Ort so wählen, daß keine Spannung. Taenia libera dieser Stelle freipräparieren. Hinterwandnaht zwischen antimesenterialer Dünndarmkuppe und Taenia libera, synthetischer resorbierbarer Faden 3/0, fortlaufend.
3. Abklemmen des Dünndarms und des Kolons mit weichen Darmklemmen und Eröffnen beider Lumina ca. 4 mm von der Hinterwandnahtreihe entfernt. Prolabierende Mukosa resezieren. Blutstillung. Desinfizieren (Betadine).
4. Seit-zu-Seit-Ileotransversostomie, 4−5 cm lang. Handnahttechnik: s. S. 246. Mechanische Anastomose mit dem Stapler-Cutter: s. S. 247.
5. Entfernen der weichen Darmklemmen. Einlegen eines Rundgummidrains in den Douglasschen Raum, separates Hinausleiten durch die Haut.
6. Schichtweiser Verschluß der Laparotomie (s. S. 242).

Nachbehandlung

- Nachbehandlung wie bei anderen Dickdarmoperationen, s. S. 312. Nahrungskarenz und Infusionstherapie aber 2 Tage kürzer als nach Resektion.

Indikationen

- Enteritis regionalis (s. S. 153).
- Ileozäkaltuberkulose.
- Gutartige Zäkumtumoren.

Prinzip

- Siehe Abb. 136.

Vorbereitung

- Siehe S. 312.
- Blasenkatheter.

Operative Technik

1. Untere mediane Laparotomie (s. S. 241), auf Nabelhöhe beginnend.

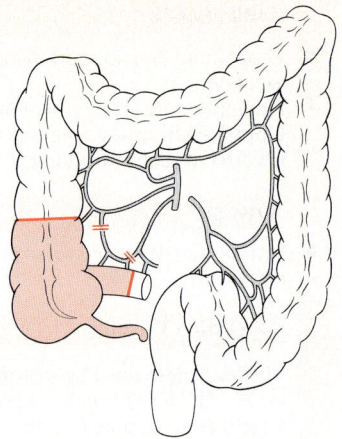

Abb. 136   Resektionslinien für
Ileozäkalresektion

2. Revidieren des Abdomens:
lokale Operabilität? Metastasen? Zweittumoren?
3. Festlegen der Resektionslinien (Abb. 136). Am terminalen Ileum
Resektion dem Befund anpassen, im Prinzip immer sehr sparsam
resezieren, da wichtigster Darmabschnitt für die Gallensäurere-
sorption im Rahmen der enterohepatischen Zirkulation.
4. Inzidieren des Peritoneums lateral des Zäkums und des unteren
Colon ascendens und stumpfes Abschieben des Zäkums nach
medial. Aufpassen auf den rechten Ureter!
5. Durchtrennen des Mesenteriums entlang den Resektionslinien:
Inzidieren des Peritoneums mit dem Messer, Abschieben des Fettgewebes, Abklemmen, Durchtrennen und Ligieren der Gefäße.
6. Durchtrennen des Darms, Desinfizieren der Stümpfe, Reanastomosieren der Stümpfe (s. S. 246). Lumenunterschied durch leicht
schräges Anschneiden des Ileums und durch größeren Nahtabstand
auf der Dickdarmseite ausgleichen.
7. Verschließen der Mesolücke mit den vorhandenen Nahtresten.
8. Silikonkapillardrain in die Nähe, aber nicht auf die Anastomose.
Separat hinausleiten!
9. Laparotomieverschluß (s. S. 242).

Indikationen

- Karzinom (Zäkum, Aszendens, Flexura hepatica, s. S. 161).
- Enteritis regionalis (s. S. 153).
- Mesenterialinfarkt mit Aszendensbefall (s. S. 144).

Prinzip

- Siehe Abb. 137.

Vorbereitung

- Siehe S. 312.
- Blasenkatheter.

Operative Technik

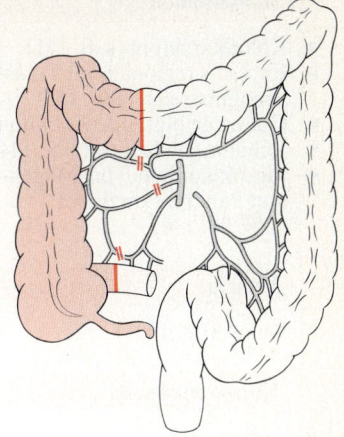

Abb. 137 Resektionslinien für Hemikolektomie rechts

1. Untere mediane Laparotomie (s. S. 241), ca. 4 QF über dem Nabel beginnend.
2. Revidieren des Abdomens: lokale Operabilität? Metastasen? Zweittumoren?
3. Festlegen der Resektionslinien (Abb. 137). Terminales Ileum sparsam resezieren!
4. Inzidieren des Peritoneums lateral des Kolons von der Flexura hepatica bis zum Zäkum. Stumpfes Abschieben des Darms nach medial. Aufpassen auf den rechten Ureter! Durchtrennen des gefäßlosen Aufhängebandes der Flexura hepatica und der rechten Hälfte des Lig. gastrocolicum.
5. Bei Karzinom: zirkuläres Unterbinden des Darms beiderseits des Tumors mit dickem Faden oder Bändchen.
6. Durchtrennen des Mesenteriums entlang den Resektionslinien. Inzidieren des Peritoneums mit dem Messer, Abschieben des Fettgewebes, Abklemmen, Durchtrennen und Ligieren der Gefäße. Die A. colica media muß geschont werden!
7. Durchtrennen des Darms, Desinfizieren der Stümpfe, Reanastomosieren der Stümpfe (s. S. 246). Lumenunterschied durch leicht schräges Anschneiden des Ileums und durch größeren Nahtabstand auf der Dickdarmseite ausgleichen.
8. Verschließen der Mesolücke mit den vorhandenen Nahtresten.
9. Silikonkapillardrain in die Nähe, aber nicht auf die Anastomose. Separat hinausleiten!
10. Laparotomieverschluß (s. S. 242).

Indikationen

- Kolonkarzinom (s. S. 161).
- Enteritis regionalis im Transversumbereich (s. S. 153).
- Gutartige blutende Kolontumoren.
- Ischämische Kolitis (s. S. 144).
- Mesokolonbefall bei Magen- und Pankreaskarzinom (s. S. 94, 130).

Prinzip

- Siehe Abb. 138.

Vorbereitung

- Siehe S. 312.

Operative Technik

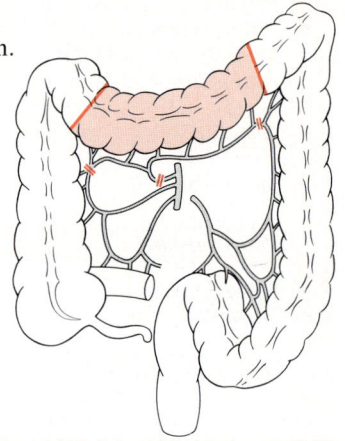

Abb. 138 Resektionslinien für Transversumresektion

1. Mittlere mediane Laparotomie (s. S. 241).
2. Revidieren des Abdomens: lokale Operabilität? Metastasen? Zweittumoren?
3. Festlegen der Resektionslinien (Abb. 138). Ausmaß der Resektion der Art und dem Ausmaß des Befundes anpassen.
4. Durchtrennen des Lig. gastrocolicum.
5. Bei Karzinom: zirkuläres Unterbinden des Darms beiderseits des Tumors mit dickem Faden oder Bändchen.
6. Durchtrennen des Mesenteriums entlang den Resektionslinien: Inzidieren des Peritoneums mit dem Messer, Abschieben des Fettgewebes, Abklemmen, Durchtrennen und Ligieren der Gefäße. Verifizieren, ob die Durchtrennung der A. colica media nicht eine größere Resektion erfordert als vorgesehen.
7. Durchtrennen des Darms und Reanastomosieren der Stümpfe (s. S. 246).
8. Verschließen der Mesolücke mit den vorhandenen Nahtresten.
9. Silikonkapillardrain in die Nähe, aber nicht auf die Anastomose. Separat hinausleiten!
10. Laparotomieverschluß (s. S. 242).

Indikationen

- Kolonkarzinom (s. S. 161).
- Ausgedehnte Kolondivertikulitis links (s. S. 157).
- Ischämische Kolitis (s. S. 144).

Prinzip

- Siehe Abb. 139.

Vorbereitung

- Siehe S. 312.
- Blasenkatheter.

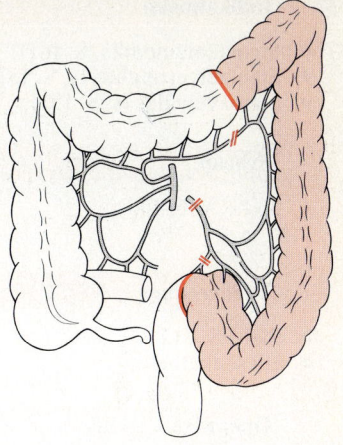

Abb. 139 Resektionslinien für Hemikolektomie links

Operative Technik

1. Untere mediane Laparotomie (s. S. 241), 4 QF über dem Nabel beginnend.
2. Revidieren des Abdomens: lokale Operabilität? Metastasen? Zweittumoren?
3. Festlegen der Resektionslinien (Abb. 139). Bei Deszendenskarzinom Resektion bis zur Kuppe des Sigmoids, bei Divertikulitis Mitnahme des ganzen Sigmoids inkl. rektosigmoidaler Übergang (Hochdruckzone).
4. Inzidieren des Peritoneums lateral des Kolons. Stumpfes Abschieben des Darms nach medial. Durchtrennen des Lig. phrenicocolicum. Cave: Milzkapseleinriß! Durchtrennen des linken Drittels des Lig. gastrocolicum. Ablösen der Flexura lienalis vom Retroperitoneum.
5. Bei Karzinom: zirkuläres Unterbinden des Darms beiderseits des Tumors mit dickem Faden oder Bändchen.
6. Durchtrennen des Mesenteriums entlang den Resektionslinien: Inzidieren des Peritoneums mit dem Messer, Abschieben des Fettgewebes, Abklemmen, Durchtrennen und Ligieren der Gefäße, Durchtrennen des großen Netzes auf Höhe der Resektionslinie.
7. Durchtrennen des Darms und Reanastomosieren der Stümpfe (s. S. 246).
8. Verschließen der Mesolücke mit den vorhandenen Nahtresten.
9. Silikonkapillardrain in die Nähe, aber nicht auf die Anastomose. Separat hinausleiten!
10. Laparotomieverschluß (s. S. 242).

Sigmaresektion

Indikationen

- Sigmakarzinom (s. S. 161).
- Sigmadivertikulitis (s. S. 157).
- Sigmavolvulus (s. S. 151).

Prinzip

- Siehe Abb. 140.

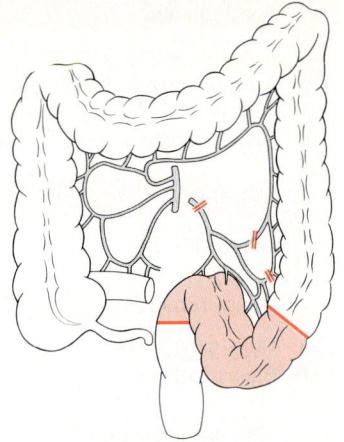

Vorbereitung

- Siehe S. 312.
- Blasenkatheter.

Operative Technik

Abb. 140   Resektionslinien für Sigmaresektion

1. Untere mediane Laparotomie (s. S. 241).
2. Revidieren des Abdomens: lokale Operabilität? Metastasen? Zweittumoren?
3. Festlegen der Resektionslinien (Abb. 140). Rektosigmoidalen Übergang (Hochdruckzone) mitresezieren.
4. Durchtrennen der peritonealen Umschlagfalte lateral und stumpfes Abschieben des Sigmas nach medial. Cave: Ureter links und Vasa spermatica oder ovarica. Die Mobilisierung des Colon descendens nach kranial erfolgt so weit, daß nach Sigmaresektion die Darmenden spannungsfrei aneinander gebracht werden können.
5. Bei Karzinom: zirkuläres Unterbinden des Darms beiderseits des Tumors mit dickem Faden oder mit Bändchen.
6. Durchtrennen des Mesenteriums entlang den Resektionslinien: Inzidieren des Peritoneums mit dem Messer, Abschieben des Fettgewebes, Abklemmen, Durchtrennen und Ligieren der Gefäße. Bei Karzinom Hauptstamm der A. und V. mesenterica inferior durchtrennen. Bei gutartigen Erkrankungen Hauptstamm und kaudalen Ast (A. rectalis superior) belassen, die anderen Äste (A. colica sinistra, A. sigmoidea) durchtrennen.
7. Durchtrennen des Darms und Reanastomosieren der Stümpfe (s. S. 246).
8. Verschließen der Mesolücke mit den vorhandenen Nahtresten.
9. Silikonkapillardrain in die Nähe, aber nicht auf die Anastomose.
10. Laparotomieverschluß (s. S. 242).

Indikationen

- Tiefes Sigmakarzinom und
  hohes Rektumkarzinom,
  höher als 7–8 cm ab ano
  (s. S. 161, 163).

Prinzip

- Siehe Abb. 141.

Vorbereitung

- Siehe S. 312.
- Blasenkatheter.

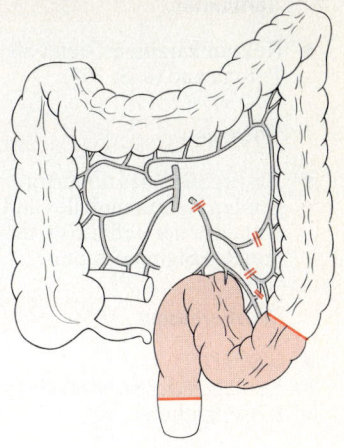

Operative Technik

1. Untere mediane Laparotomie (s. S. 241), 2–3 QF über
   dem Nabel beginnend.

Abb. 141   Resektionsli-
nien für Rektosigmoidre-
sektion

2. Revidieren des Abdomens:
   lokale Operabilität? Metastasen? Zweittumoren?
3. Festlegen der Resektionslinien (Abb. 141). Nach unten Sicherheitsabstand von mindestens 2 QF.
4. Durchtrennen der peritonealen Umschlagfalte lateral und stumpfes
   Abschieben des Sigmas nach medial.
5. Bei Karzinom: zirkuläres Unterbinden des Darms beiderseits des
   Tumors mit dickem Faden oder mit Bändchen.
6. Durchtrennen des Mesenteriums entlang der Resektionslinie: Inzidieren des Peritoneums mit dem Messer, Abschieben des Fettgewebes, Abklemmen, Durchtrennen und Ligieren der Gefäße (A. und
   V. mesenterica inferior am Abgang bzw. auf Aortenhöhe). Stumpfes Ablösen des distalen Sigmas und des Rektums von der Fascia
   praesacralis. Vorn Beckenbodenperitoneum um den Darm inzidieren. Lateral Durchtrennen der Paraproktien.
7. Durchtrennen des Darms und Reanastomosieren der Stümpfe (s. S.
   247). Hauptanwendungsgebiet für die mechanische Naht!
8. Verschließen der Mesolücke mit den vorhandenen Nahtresten.
   Verschließen des Beckenbodenperitoneums um die Anastomose.
9. Silikonkapillardrain in die Nähe, aber nicht auf die Anastomose.
10. Laparotomieverschluß (s. S. 242).

Rektumamputation

Indikation

- Rektumkarzinom, tiefer als
  7–8 cm ano (s. S. 164).

Prinzip

- Exstirpation des tumortra-
  genden Rektumanteiles und
  Anlage einer definitiven terminalen Sigmoidostomie.

Vorbereitung

- s. S. 312.
- Festlegen der Stomastelle (s. S. 315).
- Blasenkatheter.

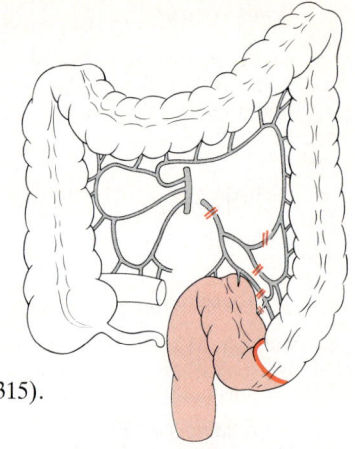

Abb. 142   Resektionslinien für
Rektumamputation

Operative Technik

- Abdominaler Teil:
1. Untere mediane Laparotomie (s. S. 241).
2. Revidieren des Abdomens: lokale Operabilität? Metastasen?
   Zweittumoren?
3. Mobilisieren des Sigmas (s. S. 323, Ziff. 6).
4. Durchtrennen des proximalen Sigmas. Keinen langen freien Sigma-
   teil belassen, da dies einen späteren Prolaps der Sigmoidostomie
   begünstigt, Darmstümpfe desinfizieren, einpacken.
5. Darstellen der Ureteren.
6. Auslösen des Rektosigmoids und des Rektums: hinten stumpfes
   Vorarbeiten entlang der Fascia praesacralis. Vorn Beckenbodenperitoneum semizirkulär inzidieren. Durchtrennen der Paraproktien
   zwischen Klemmen; Ligieren (Äste der Vasa iliaca interna!). Vorn
   teils stumpfes, teils scharfes Ablösen, beim Mann von den Samen-
   blasen und der Prostata, bei der Frau vom Uterus und der Vagina.
   Zirkuläres Auslösen des Rektums zusammen mit dem perineal
   arbeitenden Operateur (s. S. 325).
7. Omentum majus vom Querkolon ablösen. Rechte gastroepiploi-
   ische Gefäße und Arkaden zum Magen durchtrennen. Belassen der
   linken gastroepiploischen Gefäße (Abb. 143).
8. Verlagern der Omentumplombe retrokolisch durch eine Lücke im
   Mesocolon transversum in die sakrale Höhle.
9. Verschluß des Beckenbodenperitoneums um den Omentumstiel.
   Peritonealisieren des Retroperitoneums.
10. Terminale Sigmoidostomie (s. S. 315), Darm noch nicht eröffnen.
11. Douglas-Drain. Laparotomieverschluß (s. S. 242).
12. Fertigstellen der Sigmoidostomie (s. S. 315).

- Perinealer Teil:
- Wenn möglich durch eine zweite Equipe, in Steinschnittlage durchzuführen.
- Beginn, wenn das Rektum von oben her mobilisiert wird.
1. Verschluß des Anus mit Tabaksbeutelnaht, Seide 0 oder 1.
2. Zirkuläres Umschneiden des Anus mit dem Messer. Blutstillung mit dem Elektrokauter.
3. Einsetzen eines kleinen Wundspreizers. Das Rektum wird mit Schere und Pinzette zirkulär nach oben auspräpariert. Möglichst nahe an der Rektumwand bleiben, ohne diese zu verletzen. Cave: Nachbarorgane (Vagina, Urethra)! Ligieren der A. rectalis media und inferior.
4. Bei Einwachsen des Rektumkarzinoms in die Vagina bei der Frau muß die Vaginalhinterwand mitreseziert werden. Naht der Vagina mit synthetischem resorbierbarem Nahtmaterial.
5. Vervollständigung der Mobilisation zusammen mit dem intraabdominal arbeitenden Operateur (s. S. 324, Ziff. 6). Operationspräparat nach unten herausziehen.
6. Blutstillung. Ausspülen der Wunde. Herunterziehen der Omentumplombe (s. S. 324), Ziff. 7 + 8).
7. Zwei gekreuzte dicke Redon-Drains oder Saugspüldrains in die sakrale Höhle, separat hinausleiten.
8. Schichtweiser Wundverschluß: Subkutannähte, sorgfältig adaptierende Hautnähte.

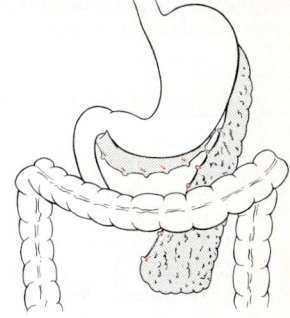

Abb. 143 Gestieltes Omentum als Plombe in der sakralen Höhle

- Variante: Anstelle von Drainage und primärem Wundverschluß: Tamponade der Wunde, offene Behandlung, p. s.-Heilung. Nicht mehr empfohlen! Auf keinen Fall nach Vorbestrahlung!

Nachbehandlung

- Infusionen (s. S. 386). Ab 3. Tag Trinken und ab 5. Tag volle orale Ernährung.
- Kürzen des intraperitonealen Drains am 3. Tag. Perineale Drains nach Sistieren der Sekretion ziehen (s. auch S. 376).
- Anspülen des Anus praeter sigmoidalis am 3. Tag durch Einführen eines weichen, dicken Darmrohres nach proximal und Injektion von ca. 100 ml lauwarmer Kamillosanlösung (verdünnt 1:50 in NaCl) oder physiol. Kochsalzlösung.

Indikation

- Morbus Crohn des gesamten Dickdarms (s. S. 153).
- Colitis ulcerosa (s. S. 155) mit tiefem Rektumkarzinom.
- Familiäre Kolonpolypose (s. S. 159) mit tiefem Rektumkarzinom.

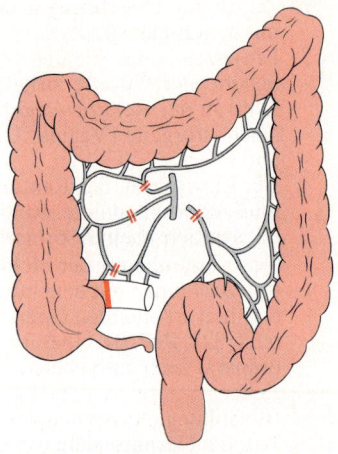

Prinzip

- Entfernung des gesamten Dickdarms inkl. Anus und Anlegen einer definitiven terminalen Ileostomie.

Vorbereitung

- Vorbereitung für Dickdarmoperation (s. S. 312).
- Blasenkatheter.
- Bestimmen und Anzeichnen der günstigsten Stelle für

Abb. 144   Resektionslinien für Proktokolektomie

das Ileostoma am sitzenden und stehenden Patienten: mindestens 5 cm entfernt von Nabel und Spina iliaca (damit der Beutel glatt aufliegt), tiefer als die Taille (damit der Gürtel nicht auf dem Stoma liegt), Vermeiden von Hautfalten, Narben, bestrahlter Haut, und wenn möglich durch die Rektusscheide (als Stomaprolaps-Prophylaxe) (s. auch S. 313).

Operative Technik

1. Mittlere bis untere mediane Laparotomie (s. S. 241).
2. Mobilisieren des Zäkums und des Colon ascendens wie bei Ileozäkalresektion (s. S. 318). Terminales Ileum sparsam skelettieren!
3. Mobilisieren des Transversums (s. S. 320) sowie des linksseitigen Kolons wie für Hemikolektomie links (s. S. 321).
5. Synchrone Mobilisierung des Rektums und des Anus durch eine zweite Equipe wie bei abdominoperinealer Rektumamputation (s. S. 325).
6. Sparsames Durchtrennen des distalen Ileums und Durchziehen des ganzen Präparats nach rektal.
7. Mobilisieren des Omentum majus mit Bildung eines Stiels mit den linken gastroepiploischen Gefäßen (s. S. 324, Ziff. 7−8).

8. Verlagern der Omentumplombe in die sakrale Höhle.
9. Verschluß des Beckenbodens um den Plombenstiel.
10. Herausleiten des Ileumstumpfs im rechten Unterbauch, an der vorbestimmten Stelle: Exzidieren eines runden Hautstücks von 3 cm Durchmesser, Spalten und Einkerben der Faszie, Eröffnen der Muskulatur in Faserrichtung, Inzidieren des Peritoneums, Dehnen der Öffnung auf 3 Querfinger, Durchziehen des Stumpfs, Nähte zwischen Ileum und Peritoneum sowie Fixation des Mesenteriums an die laterale Bauchwand (s. auch S. 313).
11. Schichtweiser Laparotomieverschluß (s. S. 242).
12. Fertigstellen des Ileostomas: s. S. 313.

Nachbehandlung

- Intensivpflege.
- Infusionen (s. S. 386) für mindestens 10 Tage. In der Regel enorme Flüssigkeits- und Elektrolytverluste durch die große abdominale Wundfläche und vor allem die Ileostomie. 4−6(−10) l Infusion/24 Std. nötig.
- Parenterale Ernährung (s. S. 380).
- Magensonde ungefähr 3 Tage lang belassen.
- Medikamentöse Therapie je nach Grundleiden und Zustand des Patienten (Antibiotika, Kortikosteroide usw.).
- Nach 2−3 Wochen stabilisiert sich der Flüssigkeitsverlust aus dem Ileostoma auf 500−1000 ml pro Tag.
- Bei jüngeren Patienten könnte später (frühestens nach 1 Jahr) die Umwandlung der konventionellen in eine kontinente Ileostomie (nicht bei Morbus Crohn) vorgesehen werden. Nur noch sehr selten nötig, da bei diesen Patienten in der Regel die kontinenzerhaltende Proktokolektomie vorgenommen wird (s. S. 328).

Kontinenzerhaltende Proktokolektomie

Indikationen

- Schwere ausgedehnte Colitis ulcerosa.
- Polyposis coli.
- Kontraindikation: Colitis Crohn.
- Kontraindikation: Rektumkarzinom.

Prinzip

- Totale Proktokolektomie unter Erhaltung des Sphinkterapparates und einer Rektumwandmuskelmanschette. Ersatz des Rektums durch ein Ileumreservoir (Pouch).
- Für die Stuhlkontinenz sind ein funktionstüchtiger Sphinkterapparat und Beckenboden, eine intakte anale Sensibilität, nervlich gesteuerte Reflexe und ein angemessenes Reservoir vor dem Anus nötig.

Instrumente

- Speziell geeignet für die anale Phase: Zwei Gilpy-Spreizer.

Operative Technik

1. Subtotale untere/mittlere mediane Laparotomie (s. S. 241).
2. Revision des Abdomens. Suchen nach einem Rektumkarzinom.
3. Mobilisieren des ganzen Kolons (s. S. 319 für rechte Seite, s. S. 321 für linke Seite, s. S. 323 für Rektosigmoid).
4. Durchtrennen des terminalen Ileums nahe der Valvula Bauhini, vorzugsweise mit einem GIA- oder Cutter-Stapler.
5. Prüfen, ob der 15 cm proximal davon gelegene Ileumabschnitt bis auf Höhe der Symphyse gezogen werden kann. Durch quere Inzision des Mesenteriums, unter Schonung der Gefäße, lassen sich einige Zentimeter gewinnen. Ist das Mesenterium zu kurz, muß eine konventionelle Rektumamputation durchgeführt werden (s. S. 324).
6. Anal Einsetzen von zwei Gilpy-Spreizern auf Höhe der Linea dentata im rechten Winkel zueinander. Unterspritzen der Rektummukosa mit POR 8 1:20 verdünnt.
7. Inzidieren der Mukosa auf Höhe der Linea dentata und zirkuläres Abpräparieren unter Koagulation der Blutgefäße nach proximal.
8. Nach 4−5 cm Durchtrennen der Rektummuskulatur und Vervollständigung der Mobilisation des Rektums von unten und oben, bis das Präparat entfällt.

9. Bilden eines 15 cm langen J-Pouchs durch Dünndarmduplikatur. Zur Erleichterung des Tieferziehens kann an der Pouchspitze ein dünner Gummischlauch durch das darmnahe Meso gezogen werden. Darmvereinigung vorzugsweise mit zwei GIA-90-Stapler- oder drei 70-mm-Cutter-Nähten (s. S. 247). Verschluß der proximalen Darmlücke.

10. Mit dem Gummischlauch oder Ellis-Klemmen den Pouch in die rektale Muskelmanschette ziehen, so daß der Darm quer im Anus liegt.

11. Fixieren der Muskelmanschette mit 4 Einzelknopfnähten hoch an die Pouchwand.

12. Queres antimesenteriales Eröffnen des Pouchs auf zirka 3 cm Länge.

13. Anastomosieren des Pouchs an die Linea dentata zunächst mit 4 Eckfäden Dexon 2/0. Entfernen des Schlauchs und Vervollständigen der Anastomose durch Dexon-3/0-Einzelknopfnähte.

14. Die durch den Schlauch verursachte Gewebebrücke kann transanal durchtrennt werden. Mit Hilfe einer Rommel-Klemme wird ein starker monofiler Faden über die Brücke gelegt, so daß diese nach anal gezogen werden kann. Mit dem GIA- oder Cutter-Stapler transanal einfahren und die Brücke unter Zug an der Fadenschlinge durchtrennen.

15. Vorbereitung zur doppelläufigen Ileostomie im rechten Unterbauch (s. S. 313).

16. Schichtweiser Verschluß des Abdomens (s. S. 242).

17. Eröffnung der doppelläufigen Ileostomie (s. S. 313).

Alternative

- Um die Pouch-Kapazität zu erhöhen, werden auch S- und W-Pouches angelegt.

Nachbehandlung

- Peroraler Nahrungsaufbau, sobald Darmtätigkeit einsetzt.
- Verschluß der Ileostomie nach frühestens 4 Wochen. Vorgängig radiologische Prüfung der Dichtigkeit. Prüfung der Kontinenz und Möglichkeit zur Defäkation mittels dickem Brei, welcher über den abführenden Ileostomieschenkel eingebracht wird.
- Diätetische Betreuung während mindestens 6 bis 12 Monaten.

Indikation

- Rektalprolaps und Anorektalprolaps des Erwachsenen (s. S. 165).

Prinzip

- Fixation des reponierten Rektums am Sakrum. Die Behebung des Prolapses behebt bei der Hälfte der Patienten auch die Inkontinenz.

Vorbereitung

- Wochen vor der Operation durch Stuhlgangregulation.
- Wie für Dickdarmoperation (s. S. 312).

Operative Technik

1. Rückenlage, Trendelenburg-Lagerung. Dauerkatheter.
2. Untere mediane Laparotomie (s. S. 241).
3. Dünndarm in feuchtes Tuch einpacken, nach rechts halten.
4. Peritoneum halbkreisförmig um das Rektum spalten.
5. Rektum vom Sakrum her loslösen und mobilisieren.
6. Rektum ventral mobilisieren. Eröffnen des rektovaginalen bzw. rektoprostatischen Raumes.
7. Lateral beiderseits Mesorektum ablösen.
8. Überschuß an Peritoneum großzügig resezieren.
9. Rektum strecken.
10. Invalon-Sponge oder Teflon-Filz ca. 10/6 cm mit 5 Nähten Prolene am Sakrumperiost befestigen. Als Manschette um das mobilisierte, gestreckte Rektum schlagen und mit Einzelknopfnähten fixieren. Die vorderen ⅖ der Rektumzirkumferenz müssen frei bleiben.
11. Peritonealisieren.
12. Silikonkapillardrain retrorektal.

Nachbehandlung

- Infusionen (s. S. 386).
- Flüssige Kost und leicht abführende Mittel. Paraffinöl 2−3 Eßl. ab 3. Tag.
- Drain am 5. Tag entfernen. Psyche behandeln. Obstipation beheben.

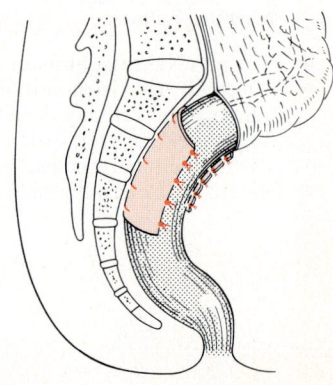

Abb. 145   Rektopexie am Sakrum

Indikation

- Durch Stuhlregulation nicht beeinflußbare, sphinkter- und becken-bodenbedingte Inkontinenz.
- Kontraindikation: Inkontinenz wegen imperativen Stuhldrangs.
- Kontraindikation: Inkontinenz bei Prolaps. Zuerst Prolaps sanieren durch Rektopexie (s. S. 330)!

Prinzip

- Anheben des Beckenbodens durch Raffen der Levatorenschenkel.

Vorbereitung

- Stuhlkonsistenz normalisieren (Metamucil u. a.).
- Chronische Obstipation beheben.
- Wie für Dickdarmoperation (s. S. 312).

Operative Technik

1. Steinschnittlage. Rektum ganz entleeren.
2. Hautinzision 5 cm dorsal des Anus, leicht nach hinten konvex.
3. Aufsuchen der Schicht zwischen Sphincter externus und internus.
4. Ablösen der Ampulla recti vom Levator ani dorsal und seitlich bis zur Verbindungslinie der Spinae iliacae posteriores inferiores.
5. Raffen beider Levatorenschenkel vom Sakrum über die Puborektalisschlinge bis zum Sphincter externus. Nicht resorbierbaren Faden Nr. 1, locker knoten.
6. Redon-Drainage, Subkutan- und Hautnähte.

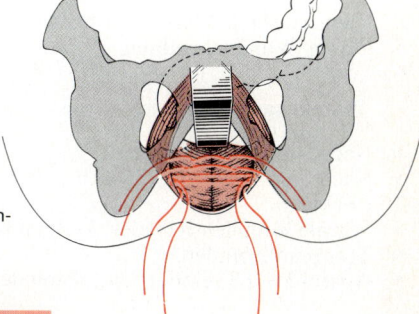

Abb. 146 Technik der Becken-bodenraffung

Nachbehandlung

- Pressen muß um jeden Preis vermieden werden, wenn nötig, durch Induktion einer Diarrhö.
- Stuhlkonsistenz normalisieren (Metamucil u. a.).

Indikation

- Mit konservativer Therapie nicht beherrschbare Analfissur (s. S. 168).

Prinzip

- Beseitigung des Spasmus des Sphincter internus, der hauptsächlich für das Fehlen der Heilung verantwortlich ist.

Vorbereitung

- Am Vorabend mildes orales Abführmittel (z. B. Dulcolax 3 Drag., X-Preß 75 ml u. a.). Zusätzlich hoher Einlauf.
- Oder: rasch abführender tiefer Einlauf (Practo-Clyss u. a.) 2 Std. vor Operation (besser geeignet für ambulante Operation).

Operative Technik

1. Narkose oder Lokalanästhesie mit starker Prämedikation (Dormicum, Vilan).
2. Manuelle anale Dilatation (MAD). Frauen 5 Finger, Männer 6 Finger während 2 Minuten.

Alternative

3. Einsetzen des Spreizers.
4. Bei 3 Uhr Durchtrennen des M. sphincter ani internus mit dem Messer (der Muskel ist ca. 4–6 mm dick) auf eine Distanz von gut 10 mm (2 mm über die Linea dentata hinaus).
6. Wenn störende Mariske vorhanden: Exzidieren.
7. Offene Wundbehandlung.

Nachbehandlung

- Nach Dilatation: keine.
- Nach Sphinkterotomie: Nach jedem Stuhlgang Anus duschen und trocknen.
- Warme Kamillensitzbäder, 3–4mal 10 Min. täglich.
- Trocken verbinden.
- Agarol 3 × 1 Teelöffel tägl., damit der Stuhl weich bleibt.

Indikation

- Jede Analfistel, insbesondere bei Status nach Perianalabszeß (s. S. 169, 170).

Prinzip

- Spalten der Fistel auf der ganzen Länge, soweit dies ohne Verletzung der Puborektalisschlinge möglich ist. Sekundär heilen lassen.

Vorbereitung

- Am Vorabend mildes orales Abführmittel (z. B. Dulcolax 3 Drag., X-Prep 75 ml u. a.). Zusätzlich hoher Einlauf.
- Oder: rasch abführender tiefer Einlauf (Practo-Clyss u. a.) 2 Std. vor Operation (besser geeignet für ambulante Operation).

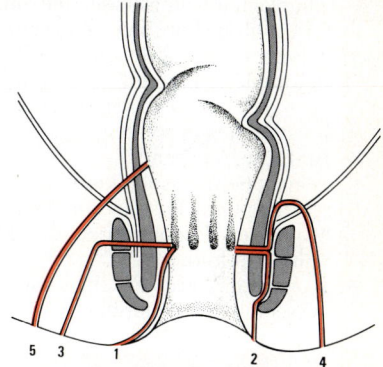

Abb. 147   Topographie der Analfisteln
1 subkutan
2 intersphinkter
3 transsphinkter
4 supralevatorisch
5 extrasphinkter

Analfistelsanierung

- Subkutane, intersphinktere und transsphinktere Fisteln (Abb. 147):
1. Steinschnittlage, Narkose.
2. Mäßige und vorsichtige Sphinkterdehnung (4 Finger/4 Min.).
3. Evtl. Spreizer einsetzen.
4. Ermittlung des Fistelverlaufs: Palpieren des verhärteten Strangs. Methylblau von außen instillieren. Sondieren mit Knopfsonde. Sondieren von innen mit Kryptenhaken. Druck auf äußere Mündung: evtl. Entleeren nach innen. Für den Verlauf Goodsallsche Regel beachten:
   Fisteln mit äußerer Öffnung dorsal der Horizontallinie verlaufen bogenförmig und münden bei 6 Uhr in den Analkanal. Fisteln mit perianaler Öffnung ventral verlaufen geradlinig auf den Analkanal zu.
5. Spalten der Fistel mit dem Messer oder Elektrokauter über der eingelegten Rillensonde. Die Sphinkteren dürfen nur senkrecht zur Faserrichtung in einem Zuge durchtrennt werden.
6. Trimmen der überhängenden Ränder.
7. Inkomplette innere Fisteln: mit der Sonde in eine komplette Fistel verwandeln und gleich wie die komplette exzidieren. Oder mit dem Kryptenmesser spalten.
8. Einfacher Verband.
- Sehr hohe transsphinktere und supralevatorische Fisteln: Internusspaltung und Hautexzision bis auf den Sphinkterapparat.
  Monofilen Faden durch die Muskellücke ziehen und um den Sphinkter knoten.
- Extrasphinktere Fisteln: häufig Anus praeter nötig bis zum Abschluß der Sanierung.

- Die Puborektalisschlinge darf nicht verletzt werden.

- Nach jedem Stuhlgang Anus duschen und trocknen.
- Warme Kamillensitzbäder, 3–4mal 10 Min. täglich.
- Trocken verbinden.
- Agarol 3 × 1 Teelöffel tägl., damit der Stuhl weich bleibt.

Indikation

- Jeder Perianalabszeß (s. S. 170)! Frühzeitig drainieren, nicht abwarten bis zur Fluktuation. Häufig keine Fluktuation!

Prinzip

- Breite Eröffnung des Abszesses durch Hautexzision. Gleichzeitiges Spalten der dem Abszeß zugrunde liegenden Fistel, sofern sie einwandfrei zu identifizieren ist. Nicht suchen!

Operative Technik

1. Allgemeinnarkose. Steinschnittlage.
2. Genaue rektale Untersuchung inkl. Proktoskopie. Innere Fistelöffnung mit Eiteraustritt bei Druck auf den Abszeß sichtbar?

3. Genaue Lokalisation des Abszesses (s. S. 170 und Abb. 148).
4. Eröffnung des Abszesses:
- Perianal und ischiorektal: Exzision eines runden Hautstücks über dem Abszeß (Abdeckelung, Abb. 148).
- Intersphinkter: Spalten des Sphincter internus.
- Supralevatorisch: Drainage wenn möglich interspinkter mit Spalten des Sphincter internus bis zur Linea dentata. Sonst direkt in die Ampulla recti.
- Hufeisenabszeß: mehrere und breite Exzisionen, Drainage mit Wellgummidrain oder Silikonkapillardrain.
5. Spülen der Abszeßhöhle.
6. Spalten der Analfistel, sofern eine solche mühelos und einwandfrei identifizierbar ist (s. S. 334).
7. Drain oder Tampon; einfacher Verband.
- Cave Verletzung der Puborektalisschlinge!

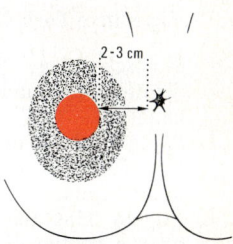

Abb. 148 Hautexzision zur Eröffnung eines Perianalabszesses

Nachbehandlung

- Nach jedem Stuhlgang Anus duschen und trocknen.
- Warme Kamillensitzbäder, 3–4mal 10 Min. täglich.
- Agarol 3 × 1 Teelöffel tägl., damit der Stuhl weich bleibt.
- Wenn keine Fistel gespalten wurde: Die nach Abheilung oft vorhandene Fistel nach 2–3 Monaten operieren (s. S. 333).

Indikation

- Prolabierende Hämorrhoiden 3. Grades (s. S. 171).
- Inkarzerierte Hämorrhoiden, Status nach Inkarzeration.
- Rezidivierende Beschwerden durch innere Hämorrhoiden.
- Blutungen.

Prinzip

- Abtragung der primären Hämorrhoiden (bei 3, 7 und 11 Uhr in Steinschnittlage) mit der bedeckenden Schleimhaut und Haut und mit Umstechungsligatur rektalwärts zur Unterbrechung der Blutzufuhr aus Aa. rectales und mit anschließender Wundnaht.

Vorbereitung

- Wochen vor der Operation Stuhlregulation mit ballastreicher Kost und viel Flüssigkeit.
- Am Vorabend mildes orales Abführmittel (z. B. Dulcolax 3 Drag., X-Prep 75 ml u. a.). Zusätzlich hoher Einlauf.
- Oder: rasch abführender tiefer Einlauf (Practo-Clyss u. a.) 2 Std. vor Operation (besser geeignet für ambulante Operation).

Operative Technik

1. Steinschnittlage. Narkose oder Lokalanästhesie mit starker Prämedikation. Desinfektion mit Betadine oder Oxycyanat, inkl. Analkanal.
2. Sphinkterdehnung (4 Finger/4 Min.).
3. Drei Klemmen an Hautteil der drei Hämorrhoidalpfeiler (bei 3, 7 und 11 Uhr).
4. Zug an „Hautklemmen", Setzen von 3 „Schleimhautklemmen" am oberen Pol der Pfeiler im Schleimhautbereich. Evtl. Unterspritzen der „Hautklemmen" (hebt Haut vom Sphinkter ab).
5. Isolieren des Pfeilers bei 3 Uhr: Haut- und Schleimhautklemme des Pfeilers in linke Hand. Zug nach unten, gleichzeitig Druck auf Schleimhautklemme mit linkem Zeigefinger. Peripher V-förmige Inzision des Hautteils des Pfeilers. Inzidieren der Schleimhaut parallel zum Pfeiler nach kranial bis zum Ende des Analkanals.
6. Abpräparieren der Venenkonvolute mit dem Haut-Schleimhaut-Lappen en bloc von der Unterlage: Unterlage: Sphinktermuskulatur (Abb. 149). Cave zu breite Exzision des Anoderms.
7. Durchstechungsligatur des Pfeilers an seiner Basis mit Katgut 3/0. Abtragen 5 mm distal dieser Ligatur. Mukosanaht mit Katgut atraumatisch, fortlaufend.

8. Analoges Vorgehen bei 7 Uhr und 11 Uhr, wobei eine mindestens 6 mm breite Schleimhaut-Haut-Brücke zwischen den Pfeilern zu belassen ist.
9. Abtragen überhängender Wundränder.
10. Einfacher Verband, kein Stopfrohr, evtl. Analspongostan.

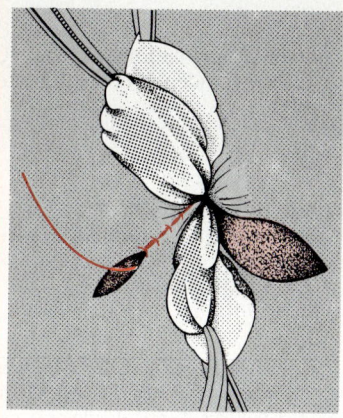

Abb. 149   Hämorrhoidektomie: 3-Zipfel-Methode

Beachte besonders

- Haut-Schleimhaut-Brücke zwischen den Abtragungsstellen nicht schmaler machen, sonst Gefahr der Analstenose.
- Sekundäre Knoten nicht in der gleichen Sitzung abtragen, Wunde sonst zu groß.
- Gute Blutstillung.

Nachbehandlung

- Nach jedem Stuhlgang Anus duschen und trocknen.
- Bei offener Wunde warme Kamillensitzbäder, 3−4mal 10 Min. täglich ab erstem Tag.
- Trocken verbinden.
- Agarol 3 × 1 Teelöffel tägl., damit der Stuhl weich bleibt.

Indikationen

- Blutende innere Hämorrhoiden, insbes. bei schlaffem Sphinkter.
- Nicht prolabierende, sich spontan reponierende oder leicht zu reponierende innere Hämorrhoiden (s. S. 171).

Prinzip

- Fixation der Schleimhaut durch Strangulationsnekrose. Ohne Anästhesie möglich, da innere Hämorrhoiden ohne Schmerzrezeptoren.

Material

- Ringsetzinstrument mit Ladekonus und Gummiringen (Abb. 150).
- Hämorrhoidenfaßzange (für Saugringsetzinstrument überflüssig).
- Proktoskop.

Operative Technik

1. Saugringsetzgerät oberhalb der Hämorrhoide auf die Mukosa setzen, Sog ausüben. Oder: Hämorrhoide mit der Faßzange in den Zylinder ziehen, bis der Zylinder fest an der Rektalwand anliegt (Abb. 150). Bei Schmerzen proximaler ansetzen!
2. Gummiring über die Basis abstreifen.

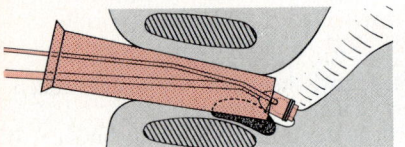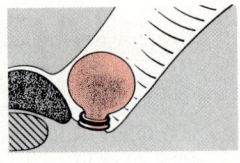

Abb. 150   Elastische Ligatur einer inneren Hämorrhoide

Beachte besonders

- Fassen der Hämorrhoide selbst oft etwas schmerzhaft, Effekt nicht besser.
- Nur für innere Hämorrhoiden: äußere sehr schmerzhaft!
- Pro Sitzung nur eine große Hämorrhoide oder zwei kleine.

Nachbehandlung

- Keine besondere Behandlung nötig.
- Nach 3−4 Tagen fällt die nekrotische Schleimhaut mitsamt dem Ring ab. Bei Nekroseabstoßung Blutung möglich.
- Nach 2−3 Wochen nächste Sitzung möglich.

Indikationen

- Blutende innere Hämorrhoiden, insbesondere bei schlaffem Sphinkter.
- Nicht prolabierende oder spontan reponierende innere Hämorrhoiden (s. S. 171).
- Sekundäre Hämorrhoiden als Rezidive nach Hämorrhoidektomie.

Prinzip

- Erzeugung einer fibrosierenden Entzündung. Führt zur Fibrosierung des Hämorrhoidalknotens und Fixation der Schleimhaut.

Material

- 2,4%iges Chinin-Urethan, 0,5–1 ml pro Injektionsstelle.
- Oder: 5%iges öliges Phenol, 3–5 ml pro Injektionsstelle.
- Oder: 1%ige wäßrige Sotradekollösung (Thrombovar), 0,3 bis 0,5 ml pro Injektionsstelle.

Operative Technik

1. Steinschnittlage.
2. Einführen des Proktoskops.
3. Injektion in die proximale Basis der Hämorrhoide, tangential unter die Schleimhaut 8–12 mm tief. Lange dünne Nadel. Streng submukös = roter Buckel.
4. Pro Sitzung 3 Injektionen, je eine um 3, 7 und 11 Uhr.

Beachte besonders

- Nicht intramukös spritzen (weißer Buckel): Nekrose, Ulkus.
- Nicht in die Vene spritzen: Anaphylaxie, Lebernekrose.
- Nicht subkutan injizieren, also nie äußere Hämorrhoide veröden: Schmerzen.
- Nicht in den Sphinkter spritzen: Schmerzen.
- Nie eine Papille, eine Thrombose, einen Polypen oder eine Mariske unterspritzen.
- Nie bei Schmerzen und Entzündungen: Fisteln, Fissuren.
- Nie während der Schwangerschaft.

Nachbehandlung

- Kontrolle nach 2 Wochen und Wiederholung der Sklerosierung bei Bedarf.

Pilonidalfistelexstirpation

Indikation

- Pilonidalfistel (s. S. 175) ohne akute Entzündung.

Prinzip

- In-toto-Exstirpation mit der Rima ani. Nur die Beseitigung der Rima ani bzw. ihr Ersatz durch eine Narbenplatte verhindert das Rezidiv.

Operative Technik

1. Injizieren von Methylenblau in den Fistelgang.
2. Richtung des Gangsystems durch Sondierung feststellen.
3. Breites spindelförmiges Umschneiden der Fistelöffnungen. Schnittführung so weit seitlich, daß sich die Nates nicht mehr berühren.
4. Weiteres Inzidieren, wenn nötig bis auf das Periost des Sakrums, so daß das Fistelsystem mit allen Ausläufern im umschnittenen Gewebestück liegt. Cave Unterminierung der Hautränder!
5. Nach Wegfall des Präparats sorgfältige Blutstillung mit Ligaturen für größere Gefäße, Elektrokoagulation für kleinere und Periostgefäße. Spülen mit Wasserstoffsuperoxid oder Betadine.
6. Durchgreifende U-Nähte (Nylon monofil 3) vorlegen. In der Regel 3 Nähte. Abstand der Nähte ca. 3 cm. Abstand vom Wundrand 3 cm. In der Tiefe das Periost mitfassen.
7. Einlegen eines Redon-Drains am tiefsten Punkt der Wunde.
8. Keine Subkutannähte. Hautverschluß mit Donati-Nähten.
9. Redon-Flasche anschließen und öffnen.
10. Knoten der vorgelegten durchgreifenden U-Nähte über einer Gazerolle von 5–7 cm Durchmesser ohne große Spannung.

Beachte besonders

- Bei infizierter Wunde und bei Abszedierung: Kleine Befunde so breit exzidieren, daß die Wundränder sich postoperativ nicht berühren. Haut nicht verschließen. Bei großen Abszessen nur breite Abszeßeröffnung, Radikaloperation nach Abheilung. Haut nicht verschließen.
- Wenn bei Elektivoperation Haut nur unter Spannung verschließbar wäre: Haut nicht verschließen.
- Offengelassene Wunden p. s. heilen lassen.
- Keine Verschiebelappenplastiken zur Deckung von Defekten!

Nachbehandlung

- Bauch- und Seitenlage.
- Entlastungsnähte nach 6, Hautnähte nach 10 Tagen entfernen.

Indikationen

- Bei Kindern jede Nabelhernie (s. S. 177).
- Bei Erwachsenen Hernie über Kirschgröße, mit Tendenz zu Wachstum oder mit Beschwerden (s. S. 177).
- Inkarzeration oder Status nach Inkarzeration.

Prinzip

- Reposition des Inhalts, Resektion des Bruchsacks und Faszienverschluß.

Operative Technik

1. Narkose oder Lokalanästhesie. Rückenlage. Lordosieren durch Kissen.
2. Bei kleineren Hernien bogenförmige horizontale, je nach Topographie kraniale oder kaudale, bei großen Hernien bogenförmige vertikale Umschneidung des Nabels.
3. Links und rechts des Bruchsacks Faszie darstellen. Unterfahren des Bruchsacks (Abb. 151).
4. Nabel vom Bruchsack ablösen, Hautnabel aufklappen.
5. Faszie zirkulär darstellen. Faszienlücke freipräparieren. Wenn notwendig, Erweitern der Faszienlücke durch Längsinzision.

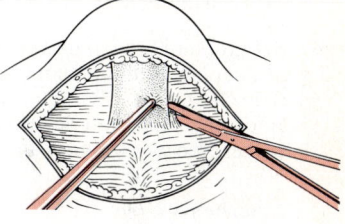

Abb. 151 Freipräparieren des Bruchsacks einer Nabelhernie

6. Bruchsack eröffnen.
   Adhäsionen lösen, stark adhärentes Netz evtl. resezieren, übrigen Inhalt reponieren. Wenn nur ein präperitoneales Lipom vorliegt: Abtragen oder subfaszial versenken.
7. Bruchsack resezieren.
8. Peritoneum quer verschließen. Resorbierbares Nahtmaterial 2/0.
9. Verschließen der Faszie: bei Kindern einfacher Querverschluß, Einzelknopfnähte.
   Bei Erwachsenen Querverschluß mit Fasziendoppelung; Fasziennaht lateral schon im Gesunden beginnen (Abb. 152). Nahtmaterial: synthetischer resorbierbarer Faden (Dexon, Vicryl), bei Kindern 0 bis 3/0, bei Erwachsenen 1 (s. auch S. 193).

10. Inversion des Hautnabels, Fixieren an der Faszie mit resorbierbarem Faden. Cave: Haut nicht durchstechen!
11. Bei größeren Hernien Redon-Drain.
12. Subkutannähte.
13. Hautnähte (s. S. 194).

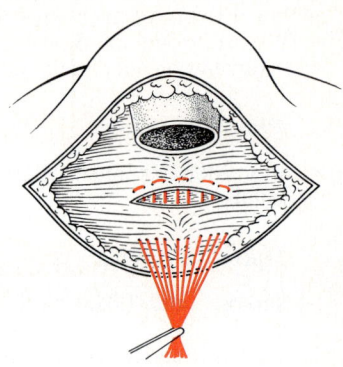

Abb. 152 Querer Faszienverschluß mit Fasziendoppelung bei Nabelhernie

Beachte besonders

- Bei großen Hernien und bei Rezidiven Verschluß nach den Prinzipen der Narbenhernienoperation (s. S. 348).
- Bei sehr großen Hernien, insbesondere bei solchen mit erodierter Haut, evtl. Exzision des Hautnabels angezeigt. Mit dem Patienten vorbesprechen (kosmetisches Problem!).

Nachbehandlung

- Bei großen Hernien und adipösen Patienten: breite Bauchbinde oder Korsett bis zum sicheren Abschluß der Wundheilung.

Indikation

- Im Prinzip jede Hernie in jedem Alter (s. S. 178).
- Bei Risikopatienten nur Inkarzeration, Status nach Inkarzeration, Irreponibilität, Beschwerden verursachende Hernie, große Hernie.

Prinzip

- Reposition des Bruchinhalts und Resektion des indirekten bzw. Reposition des direkten Bruchsacks. Anatomiegerechte Rekonstruktion der Hinterwand des Leistenkanals durch Doppelung der Fascia transversalis mit Einengung der indirekten und Verschluß der direkten Bruchlücke (Shouldice-Technik).
- In der Regel Lokalanästhesie, bei Kindern und sehr ängstlichen Erwachsenen Allgemeinnarkose. Alternative: spinale oder epidurale Leitungsanästhesie.

Vorbereitung

- Kleiner Einlauf (Practo-Clyss) und leichte Kost am Vorabend.
- Rasieren unmittelbar vor der Operation.

Lokalanästhesie

- Prämedikation (sehr wichtig), z. B. Dolantin oder Dormicum.
- Lokalanästhetikum: 100 ml Mepivacain (Scandicain) 0,5% + 5 ml POR 8 (Vasopressin).
- 1: 3 QF medial der Spina iliaca a. s. die Nn. genitofemoralis, ilio-inguinalis und iliohypogastricus subfaszial mit 10 ml unterbrechen.
- 2: Mit 5 ml auf dem Tuberculum pubicum und lateral davon den N. spermaticus ext. blockieren. Zudem 10 ml in den Skrotumhals injizieren.
- Von 1 und 2 aus das Operationsfeld, insbesondere die vorgesehene Hautinzision, s. c. rautenförmig unterspritzen.
- Zur Abtragung des Bruchsacks noch Infiltration des Peritoneums der Bruchlücke.

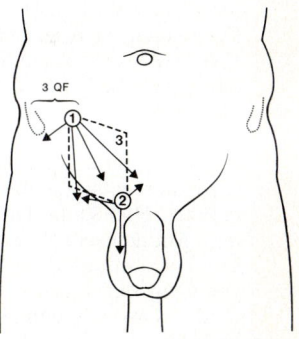

Abb. 153 Lokalanästhesie für Inguinalhernien- und Femoralhernienoperation

Operative Technik

1. Hautschnitt 1−2 cm kranial und parallel zum Leistenband, vom Tuberculum pubicum in Hautspaltrichtung nach lateral (s. Abb. 155).

2. Spalten der Externusaponeurose in Faserrichtung vom Anulus inguinalis externus nach lateral. Schonung des N. ilioinguinalis. Wenn der N. ilioinguinalis völlig frei im Operationsfeld liegt: resezieren.

3. Anschlingen des Samenstrangs mit Bändchen.

4. Längsspalten der Kremasterhüllen und Exzidieren des Kremasters im Bereich des Leistenkanals.

5. Präparieren des Samenstranges am inneren Leistenring und Freilegen der Fascia transversalis. Präparieren des Bruchsacks und Ablösen vom Samenstrang bis in den inneren Leistenring hinein. Entfernen benachbarter Lipome unter vollständiger Befreiung und exakter Darstellung des inneren Leistenrings.

6. Durchstechungsligatur des indirekten Bruchsacks an der Basis und Abtragen.

7. Eingehen mit dem Zeigefinger in den inneren Leistenring und Unterfahren der Fascia transversalis Richtung medial.

8. Spalten der Fascia transversalis, am inneren Leistenring beginnend, nach medial, in der Regel bis zum Schambein. Epigastrische Gefäße darstellen und schonen!

9. Mobilisieren der durchtrennten Fascia transversalis von dem daruntergelegenen präperitonealen Fett. Überschüssiges und brüchiges Fasziengewebe resezieren. Direkte Hernien versenken.

10. Fixieren des kaudalen Schnittrandes der Fascia transversalis hinter der kranialen (Abb. 154). Als Nahtlager dient die Rektusscheide, die durch die Fascia transversalis weiß durchscheint, sowie im lateralen Anteil der Arcus aponeurosis musculi transversi. Die Naht (2/0 monofil, resorbierbar) beginnt medial am Schambein, wird hier geknotet und fortlaufend bis zum inneren Leistenring geführt. Hier kann der durchtrennte M. cremaster mitgefaßt werden. Mit demselben Faden zurücknähend fortlaufende Fixation des kranialen Anteils der Fascia transversalis am kaudalen. Als Nahtlager dient der Tractus iliopubicus (Abb. 154). Medial die fortlaufende Naht mit dem langgelassenen Faden am Schambein verknüpfen.

11. Annähen des M. transversus und der dorsalen Anteile des M. obliquus internus ans Leistenband dorsal, am inneren Leistenring beginnend, 2/0 monofil, resorbierbar, fortlaufend bis zum Schambeinast.

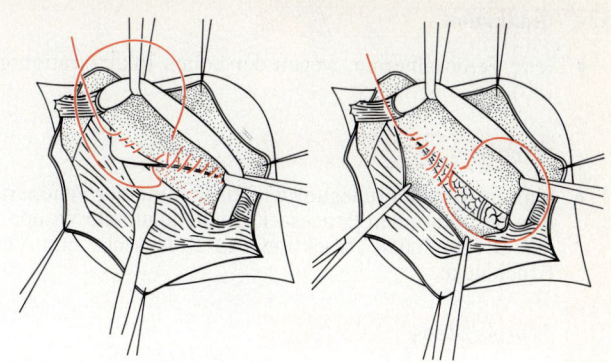

Abb. 154   Transversalisplastik: erste Schicht und zweite Schicht

12. Mit dem gleichen Faden zurücknähen von medial nach lateral, dabei den vorderen Anteil des M. obliquus internus ans Leistenband fixieren. Verknoten mit dem langgelassenen Ende der tieferen Naht. Anulus inguinalis internus so einengen, daß neben dem kremasterfreien Funikel eine Fingerspitze noch knapp eingeführt werden kann.

13. Über dem Funikel Verschluß der Externusaponeurose von lateral nach medial, Vicryl 2/0, fortlaufend. Medial Öffnung von Fingerkuppengröße neben dem Samenstrang belassen. Variante (selten notwendig): Subkutanverlagerung des Funikels (nach Kirschner) durch eine Öffnung im M. obliquus externus etwas lateral des inneren Leistenrings. Externusfaszie medial davon total verschließen.

14. Subkutane Redon-Saugdrainage, Subkutannaht.

15. Hautklammern oder fortlaufende Intrakutannaht (s. S. 194).

Beachte besonders

- Funikelgefäße nicht einengen oder verletzen (venöse Stase, Skrotalhämatom).
- Direkte Hernie häufig Gleithernie: Blase als Hernienwand.

Nachbehandlung

- Frühmobilisation.
- Thromboembolieprophylaxe (s. S. 390).
- Husten und Obstipation behandeln.
- Arbeitsfähigkeit: Büroarbeit 50% nach 2 Wochen, 100% nach 3 Wochen, leichte körperliche Arbeit nach 4 Wochen, schwere körperliche Arbeit nach 3 Monaten.
- Keine schweren Lasten heben während 3 Monaten.

Femoralhernienoperation

Indikation

- Jede Femoralhernie, wegen der hohen Inkarzerationsgefahr (s. S. 180).

Prinzip

- Suprainguinale Freilegung wie für Inguinalhernienoperation, Luxation des femoralen Bruchsacks in die inguinale Wunde. Reposition des Bruchinhalts, Resektion des Bruchsacks und Verschluß der Bruchlücke.

Vorbereitung

- Kleiner Einlauf (Practo-Clyss) und leichte Kost am Vorabend.
- Rasieren unmittelbar vor der Operation.

Lokalanästhesie

- Wie Lokalanästhesie für Inguinalhernienoperation, s. S. 343.

Operative Technik

1. Hautschnitt 1−2 cm kranial und parallel zum Leistenband, vom Anulus externus Richtung Spina iliaca anterior superior (s. Abb. 155).
2. Blutstillung in der Subkutis mit Ligaturen und EK.
3. Spalten der Externusaponeurose in Faserrichtung vom Anulus inguinalis externus nach lateral. Schonung des N. ilio-inguinalis.
4. Wenn der N. ilio-inguinalis völlig frei im Operationsfeld liegt: resezieren.
5. Anschlingen des Samenstrangs mit Bändchen.
6. Längsspalten der Kremasterhüllen und Exzidieren des Cremasters bis in den Anulus internus hinein.

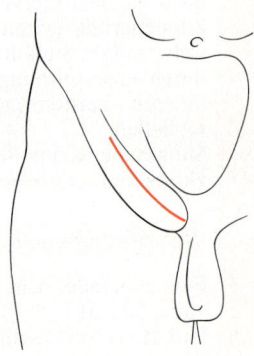

Abb. 155   Hautschnitt für Inguinalhernienoperation und Femoralhernienoperation rechts

7. Präparieren des inneren Leistenrings und Freilegen der Fascia transversalis. Darstellen der unteren epigastrischen Gefäße unter sorgfältiger Schonung.

8. Spalten der Fascia transversalis, am inneren Leistenring beginnend nach medial, bis zum Schambein. Epigastrische Gefäße schonen!
9. Freilegen des femoralen Bruchsackhalses und Luxieren des Bruchsacks in die inguinale Wunde. Wenn schlecht luxierbar: Eröffnen des Bruchsacks im Halsbereich, Inspizieren und Reponieren des Inhalts, dann Luxieren des leeren Bruchsacks.
10. Durchstechungsligatur des Bruchsacks an der Basis und Abtragen.
11. Einengen der Lacuna vasorum mit 2−3 Nähten zwischen Lig. inguinale und Lig. Cooperi. Cave Verletzung einer aberrierenden A. obturatoria!
12. Leistenverschluß nach Shouldice: s. S. 344 und S. 345, Ziffern 11 bis 17.

Alternative

- Femoraler Zugang: überholt, nicht mehr zu empfehlen.

Nachbehandlung

- Frühmobilisation.
- Thromboembolieprophylaxe (s. S. 390).
- Husten und Obstipation behandeln.
- Arbeitsfähigkeit: Büroarbeit 50% nach 2 Wochen, 100% nach 3 Wochen, leichte körperliche Arbeit nach 4 Wochen.
- Keine schweren Lasten heben innerhalb von 3 Monaten.

Indikationen

- Im Prinzip jede Narbenhernie. Insbesondere auch beschwerdenver- ursachende sowie kleine Hernien (s. S. 181).
- Frühestens ein halbes Jahr nach Operation bzw. Unfall bzw. völli- gem Abheilen einer infizierten Wunde.
- Kontraindikation: sehr breite Bruchpforte bei älterem oder sehr adipösem Patienten.

Prinzip

- Spannungsfreier Verschluß der Faszien- und Muskelschichten bei absolut sauberen Verhältnissen und mit primärem Hautverschluß.

Vorbereitung

- Sanieren aller auch nur fraglichen Fadengranulome.
- Sanieren von Hauteffloreszenzen.

Operative Technik

1. Exzidieren der Hautnarbe.
2. Darstellen der Faszie oder des Muskelrandes und des Übergangs zwischen dem echten Faszienrand und einer evtl. vorhandenen Pseudofaszie auf dem Bruchsack.
3. Eröffnen des Bruchsacks.
4. Ablösen des im Bruchsack verwachsenen Darms. Evtl. Resezieren des stark verwachsenen Netzes.
5. Sparsames Resezieren des Bruchsacks.
6. Wenn nötig weitere Präparation der Faszienränder.
7. Peritonealverschluß unter Benützung der Ränder des abgetragenen Bruchsacks.
8. Verschluß der Faszien- und Muskelschicht: Bei schmaler Bruchlücke Direktverschluß, wenn möglich mit Fas- ziendoppelung (Abb. 156). Synthet. resorb. Faden (Dexon, Vicryl) Nr. 1, Einzelknopfnähte. Bei breiter Faszienlücke, wo direkter Verschluß nur unter Span- nung möglich: Entlasten mit zusätzlichen durchgreifenden U-Näh- ten (Polyamid oder Prolene 1 oder 3), die beiderseits der Hautinzi- sion separat herausgeführt und über einer Unterlage (Plastikplätt- chen, evtl. Gazetupfer) geknotet werden. Am besten mit einem vorfabrizierten Set, z. B. Ventrofil. So stark anziehen, daß die Fasziennaht nicht mehr unter Spannung steht.

Bei breiter, nur unter großer Spannung oder nicht zu
verschließender Bruchlük-
ke: Mersilenenetz in den
Fasziendefekt einnähen.
Beiderseits gut bedecken
(Peritoneum, Omentum
bzw. Subkutis)!

9. Ausgiebige Redon-Drai-
nage.
10. Evtl. Subkutannähte.
11. Hautnähte (s. S. 194).

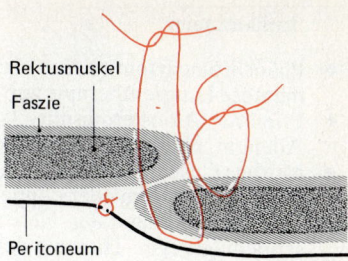

Rektusmuskel

Faszie

Peritoneum

Abb. 156 Fasziendoppelung bei Narbenhernienverschluß in der Mittellinie.
Gleicher Verschluß (Gilet-Verschluß)
bei Nabelhernie des Erwachsenen und
bei epigastrischer Hernie

Beachte besonders

- Der Darm kann direkt unter der Haut liegen, besonders bei großen
  postoperativen Narbenhernien (s. Abb. 53, S. 181).
- Wenn wider Erwarten Fadengranulom oder anderes Granulom
  angetroffen wird: Granulom exzidieren, Operation abbrechen,
  Wunde p. s. heilen lassen, Radikaloperation später.

Nachbehandlung

- Bei großen Hernien oder adipösen Patienten: Korsett bis zum
  sicheren Abschluß der Wundheilung (3–4 Wochen).
- Redon-Drain lange belassen (3–6 Tage).
- Hautnähte nach 10 Tagen entfernen.
- Eventuelle durchgreifende Entlastungsnähte 2 Wochen belassen.

Adrenalektomie

Indikationen

- Phäochromozytom (s. S. 185): absolute Indikation (keine medikamentöse Langzeittherapie zur Verfügung).
- Primärer Aldosteronismus (s. S. 185): absolute Indikation bei Adenom, relative bei bilateraler Hyperplasie.
- Morbus Cushing (s. S. 185): absolute Indikation bei der adrenalen Form (einseitigem oder doppelseitigem Nebennierenrindentumor), relative bei bilateraler Nebennierenrindenhyperplasie (hypophysenbedingt; erste Therapie der Wahl ist die Hypophysen-Adenom-Resektion oder die totale Hypophysektomie) und feinknotiger familiärer Hyperplasie.

Prinzip

- Exstirpation der Nebenniere in toto.

Vorbereitung

- Elektrolytkorrektur, insbesondere der Hypokaliämie bei Hyperaldosteronismus und Cushing-Syndrom.
- α-Rezeptorenblockade mit Dibenzyline (20–80 mg tägl.) bei Phäochromozytom.
- Korrektur der Hypovolämie bei Phäochromozytom.
- Bei Cushing-Syndrom sowie bei bilateraler Adrenalektomie Kortikosteroidsubstitution per infusionem ab Operationsbeginn (z. B. Hydrocortison 200 mg).
- Kontinuierliche blutige Blutdruckmessung ab Narkosebeginn.

Operative Technik

1. Zugang für unilaterale Adrenalektomie: thorakoretroperitonealer Zugang ohne Eröffnen des Peritoneums.
   Zugang für bilaterale Adrenalektomie: große mediane Laparotomie (s. S. 241).
2. Freilegen der rechten Nebenniere: Mobilisieren der Flexura hepatica coli und mediokaudales Abschieben, Mobilisieren des Duodenums nach Kocher, Befreien der Hinterfläche des rechten Leberlappens aus dem Retroperitoneum und Wegdrängen nach oben.
3. Freipräparieren der Nebenniere (mit umgebendem Fettgewebe, meist inkl. Pol der Capsula adiposa renis). Ligieren und Durchtrennen der Arterien (aus A. renalis und/oder Aorta) und der Venen (münden direkt in die V. cava). Bei Phäochromozytom Gefäße ligieren, bevor am Tumor manipuliert wird! In-toto-Exstirpieren der Drüse.

4. Freilegen der linken Nebenniere: Flexura lienalis coli mobilisieren (cave Milzkapseleinriß), mediokaudal abschieben, Pankreasschwanz und Milz sorgfältig anheben und abdrängen.
5. Freipräparieren der Nebenniere (mit umgebendem Fettgewebe; meist inkl. Pol der Capsula adiposa renis). Ligieren und Durchtrennen der Arterien (aus Aorta und A. renalis) und Venen (münden in V. renalis und V. phrenica inferior). – Exstirpieren der Drüse.

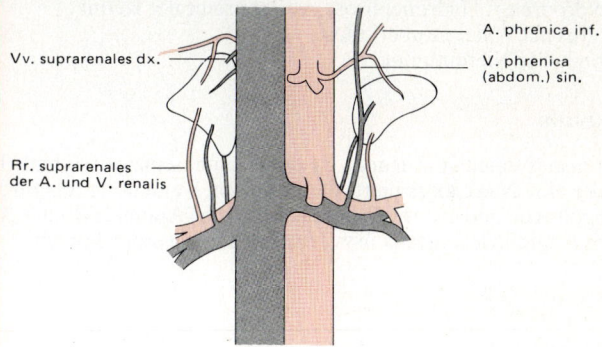

Vv. suprarenales dx.

A. phrenica inf.

V. phrenica (abdom.) sin.

Rr. suprarenales der A. und V. renalis

Abb. 157 Gefäßanatomie der Nebennieren

6. Revision auf zusätzliche, extraadrenale Tumoren, insbesondere bei ungenügendem Befund an den Nebennieren sowie bei fehlendem Blutdruckabfall nach Phäochromozytomexstirpation.
7. Rundgummidrain in die Nebennierenloge, separat hinausleiten. Reponieren der umgebenden Organe.
8. Schichtweiser Wundverschluß.

Nachbehandlung

- Blutdrucküberwachung und -korrektur.
- Drain entfernen, sobald Sekret blutfrei (s. S. 376).
- Nach einseitiger Adrenalektomie wegen Hyperplasie und Adenom (vor allem Morbus Cushing) vorübergehende Kortisonsubstitutionstherapie notwendig.
- Nach bilateraler Adrenalektomie lebenslängliche Kortikosteroidsubstitution (s. Checkliste Endokrinologie und Stoffwechsel).

Indikationen

Indikationen für vorzeitige bilaterale (evtl. unilaterale) Nephrektomie bei terminaler Niereninsuffizienz und etablierter Dialyse:

- Renale Hypertonie, nicht beherrschbar mit adäquater Dialyse und Medikation.
- Infizierte Harnwege.
- Große adulte Zystennieren.
- Hydroureter, Hydronephrose, vesikoureteraler Reflux.
- Status nach Nierentuberkulose.
- Fraglicher Nierentumor.

Prinzip

- Transperitonealer Zugang, da durch einen einzigen Schnitt beide oder eine Niere exstirpiert, die Ureteren, wenn nötig, bis zur Blase abgetragen und eventuelle Zusatzeingriffe (Appendektomie, Vagotomie und Pyloroplastik usw.) durchgeführt werden können.

Vorbereitung

- Adäquate Dialyse am Vortag.

Operative Technik

1. Mediane Laparotomie (s. S. 241), vom Xyphoid bis halbwegs zwischen Nabel und Symphyse.
2. Spalten des Peritoneums lateral des Kolons.
3. Anschlingen des Ureters (Bändchen oder dicker Faden).
4. Stumpfes Freilegen des unteren Nierenpols und Anlegen eines Haltefadens (Kreuzdurchstechung mit großer Nadel und Seide 1).
5. Stumpfes Ausschälen der Niere aus der Fettgewebskapsel, besonders auch des oberen Pols.
6. Separates nierennahes Abklemmen (Schonung der Nebennierengefäße!) und Durchtrennen von Nierenvene und Nierenarterie sowie von eventuellen zusätzlichen Polarterien.

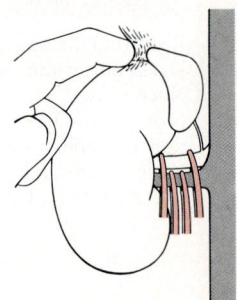

Abb. 158　Technik der Nephrektomie beim Nierentransplantatempfänger

7. Ligieren der Gefäßstümpfe. Dicke Arterien doppelt ligieren oder zusätzlich übernähen (Prolene 2/0).
8. Stumpfes Skelettieren des Ureters auf einer kurzen Strecke vor dem Übertritt ins kleine Becken. Bei chronisch infizierten Harnwegen und/oder vesikoureteralem Reflux mit Hydroureter hingegen Darstellen des Ureters bis zur Blase (mit Hilfe einer kleinen Peritonealinzision im Becken) und Abtragen an der Blasenwand.
9. Ligieren des Ureters (resorb. Faden 0), Amputieren, Desinfizieren des Stumpfs.
10. Spülen der Wundhöhle. Kontrollieren der Blutstillung, Einlegen eines retroperitoneal herausgeführten weichen Gummidrains in die Nierenloge.
11. Zurücklegen des Kolons und fortlaufender Peritonealverschluß (synthet. resorb. Faden 2/0 atraumatisch).
12. Analoges Vorgehen auf der Gegenseite.
13. Eventuelle Zusatzeingriffe (Appendektomie usw.).
14. Verschluß der Laparotomie (s. S. 242).

Nachbehandlung

- Kontrollieren des Serumkaliums am gleichen Abend und am nächsten Morgen.
- Sofortige Behandlung einer Hyperkaliämie (s. S. 187).
- Nierenlogendrain nach 1−2 Tagen entfernen.
- Intensivere Dialyse nötig als vor der Nephrektomie, meist gleichbedeutend mit Übergang von zweimaliger auf dreimaliger Hämodialyse pro Woche.
- Hämatokritkontrolle. Der Hämatokritwert fällt nach Nephrektomie meist unter 0,2.
- Sofern der Patient unter CAPD steht: unmittelbar postop. intensiv dialysieren (zur Verhütung der Katheterverstopfung durch Koagula); ausgetauschte Volumina bis zur Wundheilung aber auf 1000−1500 ml pro Durchgang beschränken.

Indikationen

- Hämodialyse bei terminaler Niereninsuffizienz (s. S. 187).
- Selten: Sicherung des venösen Zuganges bei anderen Patienten, die immer wieder, teils notfallmäßig, einer intravenösen Medikation bedürfen (z. B. Hämophilie).

Prinzip

- Interne arteriovenöse Fistel durch direkte chirurgische Anastomosierung einer Arterie mit einer subkutanen Vene. Durch den hohen arteriellen Durchfluß und Druck wird die Vene dilatiert und dickwandig, so daß sie ohne Thrombosegefahr immer wieder punktiert werden kann. Günstigste Lokalisation: distaler Vorderarm (A. radialis und V. cephalica antebrachii).
- Vorteile: sehr geringe Thrombosefrequenz. Patient in seinen Verrichtungen, beim Baden, Waschen usw., praktisch ungestört.
- Nachteil: Bei kleineren Kindern kann die leicht schmerzhafte transkutane Punktion zu großen psychologischen Schwierigkeiten führen.

Vorbereitung

- Sobald mit der Möglichkeit einer späteren Hämodialyse gerechnet werden muß, sollen an einem Arm keinerlei Venenpunktionen mehr vorgenommen werden (bei Rechtshändern in der Regel linken Arm schonen).

Operative Technik

1. Lokalanästhesie (mit POR-8-Zusatz).
2. Genaue Lage der Fistel am Vorderarm richtet sich nach den Gefäßen, insbesondere nach noch vorhandenen subkutanen Venen. Im Zweifelsfall auf Venogramm abstellen.
3. Leicht bogenförmiger Hautschnitt, im Normalfall über dem distalen Radiusende, proximal des Processus styloideus, so weit wie möglich in Hautspaltrichtung.
4. Präparieren und Anschlingen der A. radialis.
5. Präparieren der dorsal der Radiuskante liegenden V. cephalica antebrachii. Auf Höhe des Handgelenks durchtrennen, distalen Stumpf ligieren. Proximalen Schenkel so weit mobilisieren, daß er spannungsfrei an die Arterie angelegt werden kann. Seitenäste ligieren.

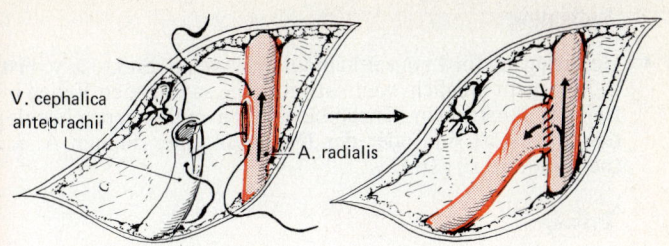

Abb. 159   Seit-zu-End a. v. Fistel am linken Vorderarm

6. Abklemmen beider Gefäße mit Mikro-Bulldog. 8−10 mm lange Längsinzision der Arterie.
7. Spülen aller Gefäßschenkel mit Heparinlösung (1 ml = 50 mg Heparin auf 20 ml NaCl). Durch abführenden venösen Schenkel so viel Heparinverdünnung injizieren, daß der Patient total 50 mg Heparin erhält.
8. Seit-zu-End-Anastomosierung der Arterie mit der geschlitzten (oder schräg angefrischten) Vene, Kunststoffaden (Prolene) 7/0, in der Regel fortlaufend, bei ganz kleinem Gefäßkaliber Einzelnähte (Abb. 159).
9. Freigeben der Zirkulation und Kontrollieren des venösen Abflusses. Evtl. Lösen von adventitiellen Strängen auf der Vene.
10. Finger-Redon-Drain oder dünner Plastikdrain.
11. Schichtweiser Wundverschluß.

Beachte besonders

- Auf keinen Fall die Venen der palmaren Seite des Vorderarms verwenden (ergibt nur unbrauchbare variköse Konvolute).
- Wenn V. cephalica antebrachii nicht brauchbar, V. basilica am Vorderarm, ggf. auch am Oberarm verwenden.

Nachbehandlung

- Arm während 24 Std. hochlagern, in den nächsten Tagen beim Sitzen und Gehen nie hängen lassen.
- Thromboseprophylaxe im Verlauf von 24 Std. mit Heparin (Liquemin), 4- bis 6stündlich 1 ml = 5000 IE i. v.
- Nur bei prekären Gefäßverhältnissen oder bekannter Thromboseneigung Dauerantikoagulation (s. S. 390).
- Vene erst punktieren, wenn dilatiert und dickwandig. Zeitpunkt hängt weitgehend vom Vorzustand der Vene ab, meistens nach 1−4 Wochen.

Indikation

- Gefäßzugang für Langzeithämodialyse, wenn direkte a. v. Fistel (s. S. 354) nicht möglich, weil entweder die subkutanen Venen infolge früherer Punktionen, Thrombosen oder mißlungener Fisteloperationen zerstört sind oder der Durchfluß einer dünnen A. radialis (bei Kindern) zu gering ist.

Prinzip

- Interne a.v. Fistel durch Einschalten eines subkutan gelagerten freien Interponats zwischen eine Arterie und eine Vene des Armes, wobei der hohe arterielle Durchfluß und Druck die Thrombosierung des Interponats verhindert.
- Vorteil: Patient bei seinen Verrichtungen (Baden, Waschen usw.) kaum behindert.
- Nachteile: Aneurysmabildung und/oder thrombotischer Verschluß im Spätverlauf etwas häufiger als bei konventioneller a.v. Fistel.

Vorbereitung

- Keine Venenpunktionen, keine Infusionen am betreffenden Arm.

Material

- Kleines Besteck, Gefäßinstrumente, kleiner Spreizer.
- Heparinlösung (z. B. 1 ml = 50 mg Heparin auf 20 ml NaCl).
- Gefäßinterponat, verschiedene Möglichkeiten:
  Autologe V. saphena magna, frisch entnommen (gute Langzeitresultate, aber Narkose und einwöchige Hospitalisation), Xenotransplantat (Omniflow; devitalisiert und deantigenisiert, Tendenz zu Aneurysmen), humane Nabelvene (Bioflow, Dardik Biograft; devitalisiert, gerade oder bogenförmig fixiert), Kunststoff (Gore-Tex, Impra-flex; infektionsgefährdet). Alle Interponate vor Gebrauch mit Heparinlösung spülen!

Operative Technik

1. Lokalanästhesie, evtl. Plexusanästhesie.
2. Freilegen des arteriellen Anschlusses: A. radialis am distalen Vorderarm, sofern sie offen ist und guten Fluß aufweist. Sonst A. brachialis knapp oberhalb der Ellenbeuge, durch queren Hautschnitt in der Ellenbeuge und Einkerben des Lacertus fibrosus.

3. Präparieren des venösen Anschlusses knapp proximal der Ellenbeuge: subkutane Vene (V. basilica oder V. cephalica), wenn noch vorhanden, sonst Begleitvene der A. brachialis. Spülen mit Heparinlösung. Prüfen, ob Abfluß auf der ganzen Länge frei und nicht stenosiert (mit dickem Venenkatheter oder Ballonkatheter).

4. Seit-zu-End-Anastomosieren der Arterie mit dem schräg angeschnittenen Ende des Interponats. Synthetischer monofiler Faden (Prolene) 6/0 oder 7/0, fortlaufend.

5. Abklemmen des proximalen Interponatendes und Freigeben der arteriellen Füllung. Kontrollieren, ob dicht.

6. Verlagern des Interponats in einen mit einer dicken Klemme vorgebohrten s. c. Tunnel (nicht zu tief!). Bei arterieller Anastomose am distalen Vorderarm kommt das Interponat gestreckt in den Vorderarm zu liegen. Bei arterieller Anastomose mit der A. brachialis schlaufenförmiges s. c. Verlagern in den Vorderarm mit Hilfe einer kleinen Gegeninzision.

7. Kürzen und schräges Anfrischen des proximalen Endes.

8. End-zu-End- oder End-zu-Seit-Einpflanzen des Interponats in die abführende Vene, synthetischer Faden, 6/0 oder 7/0.

9. Redon-Drainage.

10. Wundverschluß.

Beachte besonders

- Vene in korrekter Stromrichtung einpflanzen: ursprünglich distales Ende in die Arterie!
- Kürzen des Interponats auf die optimale Länge (Vermeiden von Spannung oder Abknickung) erst bei Prallfüllung nach Fertigstellen der arteriellen Anastomose.
- Torquierungsgefahr beim subkutanen Durchziehen.
- Knickungsgefahr, wenn ein Xenotransplantat in eine Schlaufe gelegt wird.

Nachbehandlung

- Arm während 2–4 Tagen hochlagern.
- Thromboseprophylaxe während 24 Std. mit Heparin (Liquemin), 4- bis 6stündlich 1 ml = 50 mg i. v.
- Thrombozytenaggregationshemmer (Salizylsäure u. a.) per os während einigen Wochen. Nur bei prekären Gefäßverhältnissen oder bekannter Thromboseneigung Dauerantikoagulation (s. S. 390).
- Drainage am Arm nach 24 Std. entfernen.
- Venentransplantat frühestens nach 3–4 Wochen punktieren.
- Die anderen Interponate können sofort punktiert werden. Dabei aber häufiger Blutung und/oder Aneurysma, als wenn man sie vorerst einheilen lassen kann.

Indikation

- Kontinuierliche (chronische) ambulante Peritonealdialyse (CAPD) bei irreversibler Niereninsuffizienz. Einfacher, schonender und billiger als Hämodialyse, aber zeitraubender. Besonders indiziert bei diabetischer Nephropathie und bei Gefäßproblemen.
- Kontraindikationen: ausgedehnte peritoneale Verwachsungen, Hernien, offene Bauchdeckenwunden.

Prinzip

- Einpflanzen eines Kunststoffkatheters in die Bauchhöhle, wobei Filzmuffen im Bereich der Bauchwand von Bindegewebe durchwachsen werden und damit das Vordringen einer Infektion im Katheterkanal verhindern.

Vorbereitung

- Für Operation in Narkose eine eventuelle Hyperkaliämie korrigieren.
- Auch für Operation in Lokalanästhesie Patient nüchtern.
- Blase entleeren.

Material

- Tenckhoff-Katheter (Quinton, Lifemed, Physio-Control): Silikonkautschukkatheter, distales Ende abgerundet, auf 8 cm mit vielen seitlichen Öffnungen, proximal mit zwei festhaftenden Dacronfilzmuffen. Am günstigsten: Modell mit röntgendichtem Streifen.
- Oder: Oreopoulos-Katheter (Kragen kurz vor der Spitze).
- Perforierte Scheibe (Lifecath).
- Beachte: Anschlußsysteme für Beutel (Bichsel, Fresenius, Travenol) sind untereinander nicht kompatibel!

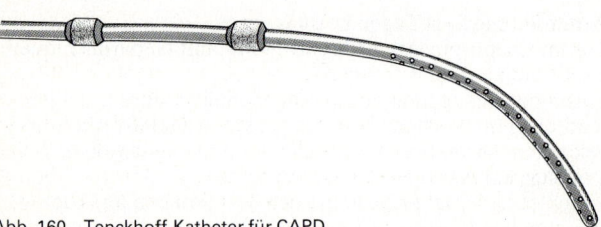

Abb. 160   Tenckhoff-Katheter für CAPD

Operative Technik

1. Kleine (ca. 5 cm) untere mediane Laparotomie, 3 cm unterhalb des Nabels beginnend.
2. Katheter in die Peritonealhöhle einlegen. Spitze mit Hilfe des Fingers oder einer langen Klemme in den Douglas-Raum vorschieben. Die Spitze darf nicht am parietalen Peritoneum anstehen.
3. Durchspülen des Katheters mit lauwarmer Kochsalzlösung.
4. Peritonealverschluß.
5. Röntgenkontrolle der Katheterlage.
6. Verschluß der Faszie (synthet. resorb. Faden) über der distalen Muffe, die zwischen Peritoneum und Faszie zu liegen kommt.
7. Tunnelieren der Subkutis, bogenförmig bis zur Katheteraustrittsstelle im rechten (evtl. linken) Unterbauch (Abb. 161). Die Länge des Tunnels soll so bemessen sein, daß die proximale Muffe 2–3 cm vor dem transkutanen Durchtritt liegt.
8. Durchziehen des Katheters nach Anfeuchten der Dacronmuffe (damit sie besser gleitet).
9. Subkutan- und Hautnähte.
10. Nochmaliges Durchspülen des Katheters, röntgenologische Positionskontrolle, wenn nicht bereits gemacht.

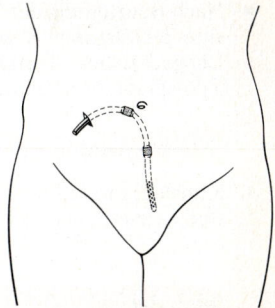

Abb. 161   Korrekte Katheterlage für CAPD

Nachbehandlung

- Sofortiger Dialysebeginn mit Zusatz von Liquemin zum Dialysat (2 mg = 100 IE/l). Häufige Wechsel, bis Dialysat blut- und fibrinfrei. Während der ersten Woche nicht mehr als 1 Liter Dialysat pro Füllung einlaufen lassen.
- Später normaler Dialyserhythmus: 4–5mal täglich Dialysatwechsel (jeweils 2 Liter).
- Anschließen der Dialysatsäcke am Katheter bzw. Wechseln der Säcke unter streng aseptischen Bedingungen. Peritonitis infolge Dialysatinfektion ist die häufigste Komplikation der Methode!
- Regelmäßige Desinfektion der Katheteraustrittsstelle, steriler Verband.

Indikationen

- Bei Erfüllung der legalen Kriterien sollen bei jedem aufgrund des Alters, der Anamnese und des Allgemeinbefundes geeigneten Verstorbenen mit gesicherter Todesdiagnose und Einwilligung der Angehörigen möglichst alle transplantierbaren Organe entnommen werden, da die Zahl der zur Verfügung stehenden Transplantate der limitierende Faktor der Organtransplantation ist. Nationale und internationale Austauschorganisationen sorgen dafür, daß Organe tatsächlich verwendet werden.
- Die definitive Beurteilung, ob ein Organ auch transplantiert werden kann, ist erst intraoperativ möglich.

Prinzip

- Nach Beurteilung der Verwendbarkeit in situ Dissektion und Perfusion der Organe. Anschließend gestaffeltes Entnehmen von Herz, Lunge, Leber, Pankreas und Nieren durch das entsprechende Transplantationsteam.

Vorbereitung

- Kreislaufunterstützung mit Ringer-Laktat oder Glukose 5%, bei Bedarf zusätzlich kolloidale Lösungen oder Erythrozytenkonzentrate.

Material

- Instrumente für intraabdominale Operation.
- Sternumsäge, Thoraxspreizer.
- Gefäßklemmen.
- 4 Beutel UW-Lösung oder eines anderen im Handel erhältlichen Perfusats (Eurocollins-Lösung) von 4°C.
- 3 Perfusionskanülen mit Verlängerungsbesteck.
- Sterile Behälter mit Deckel.
- Steriles Eis.
- Sterile Plastiksäcke.

Operative Technik

1. Rückenlage. Totale mediane Laparotomie und Sternumlängsspaltung. Entlastungsquerschnitte der Rektusmuskulatur von innen.
2. Beurteilung der Eignung der Organe als Transplantate.

3. Darstellen der wichtigen anatomischen Strukturen, so daß mit der Perfusion begonnen werden kann.

4. Nach systematischer Heparingabe (3 mg/kg) Einführen der Perfusionskanülen in die A. pulmonalis zur Lungenperfusion, in die V. portae über die V. mesenterica superior zur Leberperfusion und in die distale Aorta abdominalis zur Nieren- und Pankreasperfusion.

5. Nach Abklemmen der Aorta ascendens zur Herzentnahme Beginn der Lungenperfusion (unter Ventilation) mit kaliumarmer Dextran-Lösung sowie der Leber-, Pankreas- und Nierenperfusion mit UW-Lösung (3000−4000 ml).

6. Herzentnahme unter Zurücklassen der linken Vorhofswand mit den Abgängen der Pulmonalvenen.

7. Lungenentnahme: Pleurahöhle mit kalter NaCl-Lösung füllen, Durchtrennen der Pulmonalarterie auf Höhe Bifurkation, Abklemmen und Durchtrennen der Trachea in Semiinspiration der Lunge.

8. Entfernen der Lunge en bloc mit einer linken Vorhofsmanschette, der Pulmonalarterienbifurkation und abgeklemmter Trachea.

9. Aufbewahren des Transplantates in einem mit Kochsalzeis gefüllten sterilen Plastiksack bei 4°C.

10. Leberentnahme: Abdomen mit kalter NaCl-Lösung füllen. Ductus choledochus distal durchtrennen, Gallengänge über Inzision der Gallenblase mit NaCl spülen.

11. Sobald homogene blaß-bräunliche Verfärbung der Leber: Herausschneiden der V. cava inferior aus dem Diaphragma, Spalten des Peritoneums entlang der retrohepatischen V. cava, Ligieren und Durchtrennen der rechten Nebennierenvene.

12. Durchtrennen der V. cava unmittelbar am Abgang der rechten Nierenvene, möglichst proximales Absetzen der V. portae, Durchtrennen der A. hepatica communis am Abgang vom Truncus coeliacus (bei linker Leberarterie aus A. gastrica sinistra Mitnahme des Truncus coeliacus, bei rechter Leberarterie aus A. mesenterica superior Mitnahme derselben).

13. Entfernen der Leber, ex vivo Perfundieren der Leberarterie (200 ml).

14. Mit feuchtem Tuch umhüllen, Aufbewahren in einem mit Kochsalzeis gefüllten sterilen Plastiksack bei 4°C.

15. Pankreasentnahme: scharfes Durchtrennen des Pankreaskopfes rechts der Pfortader, Entfernen des Organs inklusive Milz unter Mitnahme eines Aortenpatchs am Truncus coeliacus und einer Pfortadermanschette.

16. Mit feuchtem Tuch umhüllen, Aufbewahren in einem mit Kochsalzeis gefüllten sterilen Plastiksack bei 4°C.

17. Nierenentnahme: Spalten des Peritoneum parietale lateral des Colon descendens. Abschieben des gesamten Darmpaketes nach rechts.
18. Inzidieren der Nierenfettgewebekapsel und stumpfes Ausschälen der Niere, mit Ausnahme des Bezirks zwischen unterem Pol und Hilus. Eventuelle Polarterien schonen.
19. Freilegen der Nierenvene vom Hilus bis zur V. cava.
20. Ligieren und Durchtrennen der Zuflüsse der Nierenvene. Wenn zwei Nierenvenen vom gleichen Kaliber und deutlicher Distanz im Hilusbereich: beide entnehmen. Sonst dünnere Vene ligieren und durchtrennen.
21. Ausschälen des Ureters mitsamt periureteralem Fettgewebe vom Hilus bis ins kleine Becken, dort durchtrennen.
22. Präparieren der rechten Niere analog Ziffer 17−21. Rechte Vene mit einer Kavamanschette entnehmen.
23. Durchtrennen der Nierenvenen.
24. Schlitzen der Aorta abdominalis. Exzidieren einer Aortenwand-manschette um die Nierenarterie. Bei mehrfachen Arterien müssen alle miteinbezogen werden. Zuerst links, dann rechts. Entnahme der Nieren.
25. Mit feuchtem Tuch umhüllen, in einem Gefäß mit Perfusat und Kochsalzeis decken, Gefäß mit sterilem Plastik und sterilen Tüchern umhüllen, in den Kühlschrank stellen. Markieren, ob rechte oder linke Niere!
26. Evtl. Entnahme von weiteren Geweben für immunologische Untersuchungen (Lymphknoten, Milz).
27. Laparotomieverschluß.

Beachte besonders

- Für Gefäßrekonstruktionen immer ein Stück der A. iliaca und der V. iliaca mitentfernen.
- Ischämietoleranz: s. S. 191

Indikationen

- Im Prinzip jede terminale Niereninsuffizienz mit Indikation zum Nierenfunktionsersatz (s. S. 187). Die Nierentransplantation ist die auf Dauer erfolgreichste, einzige weitgehend rehabilitierende und volkswirtschaftlich günstigste Form des definitiven Nierenersatzes.
- Kontraindikationen: Malignom, nicht sanierbare Infektion, Psychose, hohes Alter, schwerer Leberschaden, schwere (mit aortokoronarem Bypass nicht sanierbare) Koronarsklerose, dekompensiertes Lungenemphysem.
- Transplantation in der Regel erst, wenn beim Patienten Hämodialyse oder kontinuierliche Peritonealdialyse etabliert.
- Zum Patienten passendes Transplantat zur Verfügung: AB0-Blutgruppen kompatibel, keine HLA-Antigene gegen evtl. zytotoxische Antikörper des Patienten, negative Kreuzprobe, wenn möglich HLA-DR- und B-Identität.

Prinzip

- Verpflanzung einer Niere eines Frischverstorbenen (s. S. 189).
- Nur in Ausnahmefällen Transplantation einer Niere eines lebenden Blutsverwandten mit gesicherter Histokompatibilität.
- Bei Erwachsenen und größeren Jugendlichen Verpflanzung in die Fossa iliaca. Wenn möglich kontralaterale Fossa!
- Bei Kindern Transplantation in die rechte Fossa lumbalis mit transperitonealem Zugang (hier nicht beschrieben).

Vorbereitung

- Azathioprin (Imuran, Imurel, Imurek) 300 mg per os beim Aufgebot zur Transplantation. Ausnahmsweise i. v. beim Eintritt.
- Kontrolle von Kalium und Hämatokrit.
- Blasendauerkatheter. Großer Durchmesser! (s. S. 374).

Operative Technik

1. Rückenlage. Desinfizieren des ganzen Abdomens inkl. Oberschenkelansatz, in der Flanke weit nach hinten.
2. Bogenförmiger Leistenschnitt.
3. Spalten der Externusfaszie und -muskulatur 1½ QF oberhalb des Leistenbandes.
4. Durchtrennen der Internus- und Transversusmuskulatur.
5. Durchtrennen der Vasa epigastrica. Abschieben des Funikels.

6. Einsetzen des De-Quervain-Spreizers: Scharnier gegen außen, gerade Schaufel gegen Beckenknochen, gebogene gegen oben.
7. Abschieben des Peritoneums. Freilegen der Iliakalgefäße.
8. Sofern eigene Niere noch vorhanden: evtl. Nierenbiopsie. In Ausnahmefällen Nephrektomie.
9. Transplantat in die Fossa iliaca. Wenn Nierenvene nicht spannungsfrei an Iliakalvene angelegt werden kann: Durchtrennen der hinteren Zuflüsse der V. iliaca.
10. Abklemmen der V. iliaca mit Kinder-Satinsky-Klemme.
11. End-zu-Seit-Einpflanzen der Nierenvene in die V. iliaca, Prolene 5/0 oder 6/0.
12. Abklemmen der Nierenvene. Wegnehmen der Satinsky-Klemme.
13. Abklemmen der A. iliaca. Elliptische, der Nierenarterie genau angepaßte Exzision. Ausspülen des Lumens.
14. End-zu-Seit-Anastomosieren der Nierenarterie mit der A. iliaca, 5/0 oder 6/0.
15. Freigeben der Blutzirkulation. Zuerst Vene, dann Arterie!
16. Schräges Eröffnen der Blasenkuppe. Haltefäden.
17. Tunnelieren der lateralen Blasenwand mit einer spitzen Klemme. Durchziehen des Ureters mit Hilfe eines Fadens.
18. Kürzen, Schlitzen des Ureters. Vernähen mit der Blasenmukosa unter Ausstülpung (PDS atraumatisch 5/0).
19. Blasenspülung und Blasenverschluß, PDS atraumatisch 3/0.
20. Saug-Spül-Drainage-Katheter auf die Niere.
21. Schichtweiser Wundverschluß, Redon-Drain.

Nachbehandlung

- Immunosuppression: s. S. 384.
- Übriges: s. Checkliste Chirurgische Intensivtherapie.

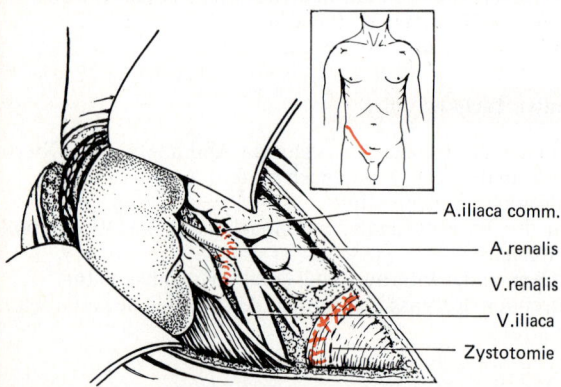

A.iliaca comm.
A.renalis
V.renalis
V.iliaca
Zystotomie

Abb. 162   Nierentransplantat rechts iliakal in situ

Indikationen

- Diabetes mellitus Typ I mit präterminaler oder terminaler Niereninsuffizienz bei Patienten unter 50 Jahren. Diese Patienten sind in der Regel Kandidaten für die kombinierte, gleichzeitige Pankreas- und Nierentransplantation.
- Über 50 Jahre ist die Indikation nicht mehr gegeben, da es sich hier um milder verlaufende, besser kontrollierbare Fälle handelt, bei denen das Risiko der Transplantation das Risiko des Spontanverlaufs übersteigt.
- Kontraindikationen: schwere, fortgeschrittene diabetische Komplikationen, wie Koronarsklerose und Herzinfarkt, periphere Angiopathie mit Gangrän, autonome Gastroenteropathie und diabetische Blasenentleerungsstörung. Diese Spätkomplikationen sind durch die mit der Transplantation erreichbare Normalisierung des Zuckerstoffwechsels nicht mehr beeinflußbar.
- Diabetes mellitus Typ I ohne Nephropathie, mit anderen progredienten Komplikationen, insbesondere Ophthalmopathie und Gefahr des Visusverlustes. Diese Patienten sind Kandidaten für die alleinige Pankreastransplantation.

Prinzip

- Heterotope, intraabdominale Transplantation des Pankreas eines verstorbenen Spenders mit vaskulärem Anschluß an die Iliakalgefäße.
- Verfahren noch nicht standardisiert: unterschiedliche Methoden bezüglich der Beeinflussung der exokrinen Sekretion:
- Verödung des exokrinen Parenchyms: Transplantation eines Pankreassegments (Korpus und Kauda), perkutane Ableitung des Sekrets mit einem Katheter im Ductus pancreaticus, sekundäre Stillegung der exokrinen Funktion durch Injektion eines gangfüllenden Verödungsmittels (Polyurethan, Prolamin usw.) oder:
- Transplantation des ganzen Pankreas mitsamt einem Duodenalsegment, und Implantation dieses Duodenalsegments in die Harnblase zur Ableitung der exokrinen Sekretion.

Vorbereitung

- Azathioprin (Imuran, Imurel, Imurek) 300 mg per os.
- Vom Moment des Aufgebots an kein Insulin mehr spritzen (weil der Patient nüchtern bleiben muß).
- Kontrolle von Harnstoff, Kreatinin, Kalium, Hämatokrit, Glukose.
- Venöser Zugang. In der Regel Subklaviakatheter.
- Blasendauerkatheter. Großer Durchmesser! (s. S. 374)
- 3 Beutel Blut testen lassen.

Operative Technik

1. Entnahme des Pankreastransplantats beim Spender (s. S. 360).
2. Hypotherme perfusionslose Lagerung.
3. Fertigstellen der Präparation: Abtrennen von nicht zum Pankreas gehörendem Fettgewebe und lymphatischem Gewebe, Aufschneiden der V. portae und Herstellen eines breiten Venenpatchs mit der Mündung der V. lienalis.
4. Mittlere bis untere mediane Laparotomie. Eventuellen Tenckhoff-Katheter schonen.
5. Spalten des Peritoneums medial des Mesosigmas und Freilegen der linken A. und V. iliaca communis.
6. Plazieren des Transplantats in den Douglas, Vene dorsal, ehemalige Oberkante mit der Arterie links laterokaudal.
7. End-zu-Seit-Einpflanzen der Transplantatvene in die V. iliaca communis.
8. End-zu-Seit-Einpflanzen der Transplantatarterie in die A. iliaca communis. 100 mg Prednisolon i. v. Freigabe der Zirkulation.
9. Dünner Kavakatheter in die A. gastrica sinistra oder hepatica. Transkutanes Herausleiten. Verbinden mit einer Heparin-Dauerperfusion (Heparin 10 000 E/24 Std.).
10. Intubieren des Ductus pancreaticus mit einem Kunststoffkatheter. Fixation mit Prolene-Tabaksbeutelnaht. Der Katheter muß vor der Implantation transkutan und durch das Mesosigma herausgeleitet werden. Nach Fixation Raffnaht der Pankreaskapsel mit Dexon 3/0.
11. Fixation der Kante des inzidierten Peritoneums an die Kante des Pankreas so, daß die Schnittfläche von den vaskulären Anastomosen abgetrennt wird.
12. Eventuellen Tenckhoff-Katheter in den Douglas replazieren. Zusätzlich Silikonkapillardrain oder Rundgummidrain neben das Pankreas, erstes Seitenloch auf Höhe der Schnittfläche.
13. Ggf. partieller Verschluß des Peritoneums über den Anastomosen.
14. Schichtweiser Wundverschluß.

Nachbehandlung

- Immunsuppression: s. S. 384.

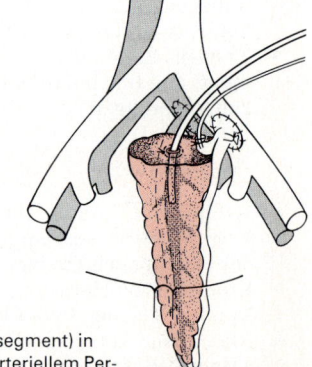

Abb. 163 Pankreastransplantat (Pankreassegment) in situ, mit exokrinem Drainagekatheter und arteriellem Perfusionskatheter

Indikationen

Leberzirrhosen:
- Posthepatitische Zirrhose.
- Autoimmune und kryptogene Leberzirrhose.
- Zirrhose bei chronisch destruierender Cholangitis.
- Diffuse sklerosierende Cholangitis mit Zirrhose.
- Äthylische Zirrhose (nur bei gesicherter, jahrelanger Abstinenz).
Perfusionsstörungen:
- Budd-Chiari-Syndrom (sofern einfache Operation nicht möglich).
- Venookklusives Syndrom
Nicht resezierbare Malignome (umstrittene Indikation, da hohe Rezidivrate):
- Hepatozelluläres Karzinom.
- Intrahepatisches Gallengangskarzinom.
- Primäre nichtepitheliale Malignome (Rarität).
- Metastasen (bei saniertem Primärtumor und Fehlen von extrahepatischen Metastasen).
Akutes Leberversagen:
- Akute virale Hepatitis.
- Intoxikation.
Stoffwechseldefekte:
- Morbus Wilson.
- α_1-Antitrypsinmangel.
- Hämochromatose.
- Glykogenose.
- Lipidspeicherkrankheit.
Gallengangsmißbildungen:
- Kongenitale Gallengangsatresie (beste und häufigste Indikation beim Kind).
- Caroli-Syndrom mit diffusem intrahepatischem Befall.

Prinzip

- Orthotope Transplantation: Exstirpation der erkrankten Leber inklusive retrohepatischer V. cava und Ersatz durch ein an die gleiche Stelle eingepflanztes Lebertransplantat.
- Das Transplantat darf nicht entscheidend größer sein als die entfernte kranke Leber. In Ausnahmefällen (insbesondere bei Kindern) wird deshalb nur ein Teil der Leber (insbesondere das linkslaterale Segment) transplantiert.

- In der anhepatischen Phase je nach Grundleiden, Ausbildung der Kollateralen und Schnelligkeit des Operateurs: einfaches Abklemmen der V. portae und der V. cava oder aber Dekompression durch einen aktiven (Zentrifugalpumpe) oder passiven (kavo/portokavalen) Bypass.

Operative Technik

1. Zugang: Quere Oberbauchlaparotomie, zusätzlich Inzision der Mittellinie bis zum Xiphoid. Eröffnen des Throax nur selten nötig.
2. Hepatektomie, wobei insbesondere der Ductus choledochus lang belassen und seine Blutversorgung sorgfältig geschont werden soll. Auch Gefäßstümpfe im Empfänger lang lassen. Befreiung der V. cava vor dem Eintritt in den rechten Vorhof aus der Aufhängung im Zwerchfell.
3. Vor Entnahme der Leber einfaches Abklemmen aller Gefäße oder zusätzliche Installierung eines extraanatomischen Bypasses.
4. Plazieren des Lebertransplantats (s. S. 189) in orthotope Position.
5. End-zu-End-Anastomose der suprahepatischen V. cava.
6. End-zu-End-Anastomose der V. portae. Vor Fertigstellung der Anastomose Perfusion der Leber mit 500 ml Ringer-Lösung, Ausfluß durch die infrahepatische V. cava.
7. End-zu-End-Anastomose der infrahepatischen V. cava.
8. Freigabe der portalen und kavalen Zirkulation.
9. Anastomose der A. hepatica: je nach Länge und Durchmesser End-zu-End, oder End-zu-Seit in die A. hepatica communis oder End-zu-Seit in die Aorta.
10. End-zu-End-Anastomose des Ductus hepaticus communis des Transplantats mit dem Ductus choledochus des Empfängers. Schienung über ein zentral davon in den Empfänger-Choledochus eingeführtes T-Drain oder:
    Hepatikojejunostomie mit einer Roux-Y-Schlinge.
11. Kontrolle der Blutstillung (braucht sehr viel Zeit).
12. Drainagen.
13. Bauchdeckenverschluß.

Nachbehandlung

- Intensivtherapie: s. Checkliste Chirurgische Intensivtherapie.
- Immunsuppression: s. S. 384.

Indikationen

- Alle Patienten mit Koloneingriffen, Darmverletzungsoperationen, Transplantationen; Ösophagus-, Magen-, Gallenwege- und Pankreaseingriffe wegen Malignom, Fremdkörperimplantationen.
- Konkomittierende Lungenerkrankungen, Leukosen, Immunsuppression.
- Risikopatienten bei Magen-, Gallenwegs- und Lungenop.
- Herz-, Blasen- und Venenkatheter. Beatmung, Virusinfektionen, Kortikosteroidtherapie, akute Peritonealdialyse.
- Nicht indiziert bei risikoarmen Patienten mit Fundoplicatio, Vagotomie, Pyloroplastik, Magenresektion, Cholezystektomie, Gallengangsrevision, Appendektomie sowie aseptischen Operationen.

Prinzip

- Verabreichung eines Antibiotikums kurz vor dem Eingriff, so daß ein Serum- und Gewebespiegel während der ganzen Operationsdauer aufrechterhalten bleibt.
- Die Prophylaxe soll gegen diejenigen Erreger gerichtet sein, welche im betreffenden Operationsgebiet am häufigsten vorkommen.

Erreger, empfohlene Medikamente

- Lungenchirurgie: gramnegative Stäbchen, Pneumokokken, Streptokokken, orale Anaerobier, Staph. epidermidis und aureus, Pilze. Beta-Laktam-Antibiotikum.
- Chirurgie im Halsbereich: Staphylococcus aureus, Streptokokken, Klebsiellen, orale Anaerobier. Keine Antibiotikaprophylaxe.
- Gastroduodenale Chirurgie: gramnegative Stäbchen, grampositive Kokken. Beta-Laktam-Antibiotikum.
- Gallenwegschirurgie: gramnegative Stäbchen, Enterokokken, Klostridien. Gallengängiges Betalaktam.
- Kolorektale Chirurgie: Anaerobier, gramnegative Stäbchen, Enterokokken. Aminoglykosid (z. B. Gentamycin) + Ornidazol (Tiberal), Metronidalzol oder Clindamycin.
- Darmperforationen: gramnegative Stäbchen, Anaerobier, Enterokokken. Antibiotikatherapie mit einem Aminoglykosid + Clindamycin + Amoxicillin für drei Tage.
- Transplantationen: gramnegative Stäbchen, Staphylococcus aureus, Pilze. Beta-Laktam-Antibiotikum für 4 Tage.

Praktisches Vorgehen

- Einmalige parenterale Gabe eines Breitspektrumantibiotikums mit langer Halbwertszeit bei Narkoseeinleitung.
- Bei längerdauernder Operation zweite intraoperative Gabe.

Indikationen

- Pneumonie, Cholangitis, Enterokolitis, Sigmadivertikulitis, Dünn- und Dickdarmperforation, Peritonitis, Phlegmone, Zystopyelonephritis, Endokarditis, Sepsis.
- Seltener bei chirurgischen Patienten: Otitis, Sinusitis, Meningitis, Gonorrhö, Tetanus.
- Nicht indiziert bei Wundinfekten, intraabdominalen Abszessen ohne Sepsis, Virusinfektionen, Verdacht auf Infektion, Fieber.

Prinzip

- Chemotherapeutische Bekämpfung von Infektionserregern.

Präparate

- Penizilline wie Penicillin G (gegen Strepto-, Pneumo-, Meningo- und Gonokokken, Staphylokokken und Spirochäten).
- Penizillinasefeste Penizilline wie Flucloxacillin, Methicillin (wirksam gegen penizillinasebildende Staphylokokken).
- Amino-Penizilline wie Amoxicillin und Ampicillin (wirksam wie Penicillin G, zusätzlich gegen Enterokokken, Haemophilus influenzae, Salmonellen, Shigellen, Escherichia coli, Proteus mirabilis).
- Ureido-Penizilline wie Azlocillin, Mezlocillin und Piperacillin (wie Amino-Penizilline, besser gegen indolpositive Proteusstämme, Providentia, Pseudomonas, Serratia, Klebsiella, Enterobacter).
- Cephalosporine 1. Generation: nicht cephalosporinasefest wie Cefazolin (ähnlich wie übrige Penizilline).
- 2. Generation: cephalosporinasefest wie Cefamandol, Cefoxitin, Cefuroxim (zusätzlich gegen Enterobakterien).
- 3. Generation: cephalosporinasefest wie Cefotaxim, Ceftazidim, Cefoperazon, Lamoxactam, Ceftriaxon (besser gegen gramnegative Erreger, weniger wirksam gegen Staphylokokken).
- Carbapeneme wie Thienamycin: gegen fast alle grampositiven Keime und gramnegativen Bakterien inkl. Anaerobier.
- Monobactame wie Azthreonam: gegen fast alle Gramnegativen.
- Aminoglykoside: Amikacin, Gentamicin, Netilmicin, Neomycin, Kanamycin, Streptomycin, Tobramycin. Gegen Gramnegative.
- Glykopeptide wie Vancomycin: stärkstes gegen Staphylokokken.
- Bakteriostatika: Chloramphenicol, Thiamphenicol, Erythromycin, Tetracycline, Rifampicin. Klassische Breitbandantibiotika.
- Chemotherapeutika: Co-Trimoxazol, Sulfonamide.
- Antianaerobier: Clindamycin, Nitroimidazole (Metronidazol und Ornidazol).
- Tuberkulostatika: s. S. 48.
- Antimykotika: Fluconazol, Amphotericin B, Flucytosin, Griseofulvin, Ketoconazol, Miconazol.

Kontrolluntersuchungen

- Bei Aminoglykosidapplikation: Serumkreatinin bzw. Clearance; bei instabiler Nierenfunktion täglich, sonst 2- bis 3mal wöchentlich.

Korrekte therapeutische Serumspiegel:

	Talspiegel	Spitzenspiegel (60 min)
Amikacin	< 10 mg/l	20−30 mg/l
Genta/Netil/Tobra	< 2 mg/l	6−8 (−12) mg/l
Vancomycin	< 10 mg/l	40−50 mg/l

Praktisches Vorgehen

- Leichte, nicht lebensbedrohliche Infektion: Beginn nach Erregernachweis und Resistenzprüfung. Resistenzgerechte Monotherapie mit dem ältesten und harmlosesten der als wirksam befundenen Antibiotika.
- Schwere, nicht lebensbedrohliche Infektion: Zielgerechte Entnahme von bakteriologischen Proben, dann nach erwartetem Erreger behandeln (s. Antibiotikaprophylaxe, S. 361). Im allgemeinen mit Co-Trimoxazol oder Cephalosporin beginnen.
- Sepsis oder septischer Schock: Bakt. Untersuchung von Trachealsekret oder Wundsekret, Blutkulturen, Urikult. Danach Thienamycin bzw. Zweier- oder Dreierkombination: Cephalosporin 3. Gen. + Piperacillin (nicht wirksam bei penizillinasebildenden Staphylokokken und Bacteroides ssp.), oder Aminoglykosid + Amoxicillin + Clindamycin oder Nitroimidazol (breiteste Abschirmung). Nach Eintreffen der Resistenzprüfung zielgerechte Monotherapie.

Komplikationen

- Penizilline: Allergien mit Urtikaria, Gesichtsrötung, diffusem Juckreiz oder anaphylaktischer Reaktion ohne oder mit Schock (5−20%). Spätreaktionen mit Gelenkschmerzen, Coombs-positiver Hämolyse, Granulozytopenien. Bei sehr hohen Dosen Neurotoxizität.
- Cephalosporine: allergische Reaktionen wie bei Penizillinen, Drugfever, Exanthem, anaphylaktischer Schock (1−4%). Thrombophlebitis bei peripherer i. v. Gabe. Nierenschädigung bei Überdosierung von Cefaloridin und Cefalotin und bei Kombination mit Furosemid und Aminoglykosiden.
- Aminoglykoside und Glykopeptide: Ototoxizität, Vestibularisstörungen, Nephrotoxizität, Embryo- und Fetopathien, Allergien, neuromuskuläre Blockaden.
- Chloramphenicol: irreversible Panzytopenie (Häufigkeit 1:20000 bis 1:100000). Thiamphenicol: Knochenmarkdepression, jedoch keine irreversible Panzytopenie.

Indikationen

Die Indikation ergibt sich aus klinischem Zustand, Gasaustauschstörung (Blutgase) und Kraftreserven des Patienten (Atemmechanik) unter Berücksichtigung von Grundleiden, Verlauf und Prognose. Im einzelnen:

- Hypoxämie.
- Hypoventilation oder Hypothermie.
- Funktionsstörung des ZNS (z. B. nach Reanimation).
- Schwere Pneumonie.
- Aspiration (Mendelson-Syndrom).
- Lungenembolie.
- Fettembolie.
- Insuffizienz mehrerer Organsysteme.
- Medikamentenüberdosierung, Intoxikationen.
- Periphere neuromuskuläre Erkrankungen (z. B. Polyneuritis, Myasthenie).
- Notwendigkeit der Muskelrelaxation (z. B. Tetanus).
- Stabilitätsverlust des Thorax nach Trauma, Zwerchfellruptur.

Richtwerte zur Einleitung einer maschinellen Beatmung	
PaO_2 bei Raumluft mit O_2:	unter 7,5 kPa (Norm 10−13)
PaO_2 bei reinem O_2:	unter 26 kPa (Norm 66−80)
$PaCO_2$ (exkl. chron. Hyperkapnie):	über 7,5 kPa (Norm 4,6−6)
Atemfrequenz:	über 35 Züge/min (Norm 12−20)
Vitalkapazität:	unter 15 ml/kg KG (Norm 65−75)
Inspirationskraft:	unter −25 cm H_2O (Norm −75 bis −100)

Prinzip

- Intubation zur Sicherung der oberen Luftwege, Verhinderung einer Aspiration, Ermöglichung einer regelmäßigen Bronchialtoilette und Durchführung einer assistierten oder kontrollierten Beatmung.
- Beatmung zur Behebung bzw. Verhinderung von Hyperkapnie und/oder Hypoxämie.

Apparate und Material

- Intubationsbesteck. Oraler bzw. nasotrachealer Tubus. Maske und Guedel-Tubus.
- Beatmungsbeutel (am besten angeschlossen am Kreissystem; hoher Flow und 100% Sauerstoff möglich).
- Beatmungsmaschine (Respirator).
- Absaugvorrichtung.

Kontrolluntersuchungen

- Tubuslage: sofortige Lungenauskulation bds., evtl. endexspiratorische CO_2-Messung, später Thoraxröntgenbild.
- Arterielle Blutgasanalysen: P_{O_2}, P_{CO_2}, pH: Basenüberschuß und O_2-Sättigung werden daraus berechnet.
- Pulsoxymetrie.
- Bakteriologische Kontrolle des Trachealsekrets.

Praktisches Vorgehen

- Atmung von 100% Sauerstoff, Anästhesie, Relaxation, danach primär orale Intubation, Anhängen an den Respirator.
- Wenn Beatmung voraussichtlich länger als 24 Stunden nötig: primär nasotracheale Intubation.
- Einstellen der Beatmungsart (volumen- oder druckkontrolliert, unterstützt) und Beatmungsparameter (Atemzugvolumen und -frequenz, Atemzeitverhältnis, PEEP) anhand von Blutgasanalysen vornehmen und korrigieren.
- Frühzeitige Tracheotomie (s. S. 202) am 2.–3. Tag, wenn die Erkrankung eine Beatmung von länger als 10 Tagen erwarten läßt.

Komplikationen

- Einseitige Intubation in einen Hauptbronchus.
- Falsche Intubation in den Ösophagus.
- Tubusverlegung durch Abknickung oder zu stark aufgeblasene Manschette.
- Dekonnektion und Leckagen im Bereich von Respirator, Schläuchen, Tubus.
- Technische Defekte des Beatmungsapparates.
- Infektbegünstigung durch längerdauernde Intubation.
- Druckschädigung von Kehlkopf, Trachea.
- Sinusitis, Tracheobronchitis, Pneumonie.
- Ösophagotracheale Fistel.
- Barotrauma der Lunge bei hohem Beatmungsdruck.
- Lungenschädigung durch zu hohen Sauerstoffanteil ($> 60\%$).
- Schwächung der Atemmuskulatur bei Langzeitbeatmung.

Indikationen

- Blasenentleerungsstörung mit Überlaufblase und/oder zystoureteralem Reflux (insbesondere Prostatahyperplasie).
- Ausscheidungskontrolle bei langdauernden Narkosen sowie Operationen mit größeren Blutdruckschwankungen und/oder Blutverlusten.
- Blasenentleerung bei Eingriffen im kleinen Becken.
- Ausscheidungskontrolle nach Eingriffen an den Nieren.
- Blasenentlastung nach Blasennaht, Blasentrauma, Blasenfistel.
- Frühpostoperatives Miktionsunvermögen, auch im Stehen und trotz Gabe eines Sympathikolytikums (z. B. Doryl).
- Kontrollierte Spontanmiktion nicht möglich (bewußtloser, gedämpfter oder beatmeter Patient).

Prinzip

- Bei den meisten Indikationen aseptisches, transurethrales Einlegen eines Blasenballonkatheters (Dauerkatheter).
- Bei kurzfristigem Miktionsunvermögen: Einmalkatheterismus.
- Bei Unmöglichkeit des transurethralen Katheterismus (Urethrastenose u. ä.): Urologen beiziehen. Evtl. suprapubische Drainage.

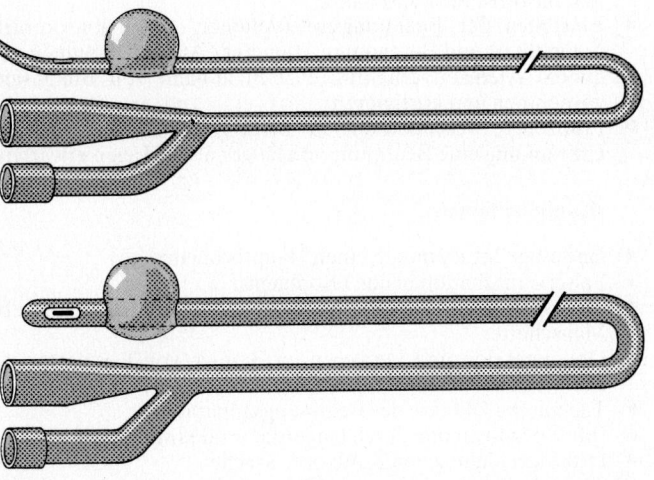

Abb. 164 Ballonblasenkatheter: Tiemann-Katheter (oben), Bardex-Katheter (unten)

Material

- Ballonkatheter mit runder, gerader (Bardex) oder konischer, leicht abgewinkelter Spitze (Tiemann), Charr 12−20. Silikonisierter Latex, für Langzeitgebrauch Silikonkautschuk.
- Sterile Handschuhe, Tupfer, Desinfektionsmittel (Oxycyanat), Kathetergleitmittel steril mit Lokalanästhetikum (z. B. Instillagel), Nierenschale, Pinzette, Spritze, Kochsalzlösung.

Praktisches Vorgehen

1. Desinfektion des Orificium urethrae und der Umgebung.
2. Beim Mann: Instillation einer Ampulle Instillagel in die Urethra. Kurze Zeit warten.
3. Blasenkatheter, Spitze mit Gleitmittel bestrichen, bis in die Blase vorschieben. Nierenschale unter dem äußeren Ende.
4. Ballon mit ca. 4 ml NaCl füllen. Katheter bis zum federnden Widerstand zurückziehen.
5. Urinbeutel anhängen.

Alternative

Bei Unmöglichkeit der transurethralen Katheterisierung infolge Striktur, Via falsa u. a.:
- Suprapubische Blasenpunktion und Ableitung.

Komplikationen

- Urethraverletzung / Via falsa beim Einführen.
- Harnwegsinfektion bei liegendem Katheter. Grundsätzliche antibiotische Abschirmung (s. S. 369) heute bei Langzeitdrainage aber umstritten.

Blasenkatheterentfernung

- In einem Zug; „Blasentraining" wirkungslos!

Indikationen

- Unsichere Blutstillung, große Wundfläche oder große Wundhöhle, zur Verhütung von Hämatomen und Seromen.
- Infizierte Wundhöhle, zur Verhütung der Abszeßbildung.
- Abszeß.
- Anastomose des Magen-Darm-Trakts, insbesondere jede Ösophagus- und jede Kolonanastomose, zur Erkennung und Ableitung einer Nahtinsuffizienz.
- Thorakotomie, zur Wiederausdehnung der Lunge.
- Pneumothorax.

Prinzip

- Einlegen eines bezüglich Durchmesser, Länge und Festigkeit dem zu drainierenden Material und der Umgebung angepaßten Schlauches.
- Offene Ableitung oder Dauersog.
- Entfernen des Schlauches, sobald er seinen Zweck erfüllt hat.

Material

- Rundgummidrain (Gummi oder silikonisierter Latex). Länge und Seitenlöcher nach Bedarf zurechtschneiden. Weiche Wandung, nicht für Sog geeignet. Durchmesser 5–12 mm. Anwendung intraperitoneal, retroperitoneal.
- Spülkatheter mit Ansatz (Typ Frauenkatheter). Charr 12.
- Silikonkapillardrain („easy flow"). Länge und Seitenlöcher nach Bedarf zurechtschneiden. Dünne, geriffelte Wand, kollabierend. Durchmesser 8, 10 und 12 mm. Anwendung intraperitoneal.
- Penrose-Drain (Zigarettendrain). Begünstigt Infektion, nicht mehr verwenden, ersetzen durch Silikonkapillardrain!
- Wellgummidrain. Nur noch bei großen Abszessen perianal.
- Redon-Drain. Kunststoff (Polyvinylchlorid), vielfach perforiert, nicht komprimier- und kollabierbar. Charr 6–14. Mit Vakuumflasche, für Körperwandung, insbesondere auch subkutan, nicht in Körperhöhlen. Idealer Blutungsdrain, ungeeignet für Abszeßdrainage.
- Thoraxschlauch. Kunststoff (Polyvinylchlorid u. a.), Seitenlöcher vorhanden, nach Bedarf kürzen. Nicht komprimier- und kollabierbar. Charr 24, 28, 32. Sekret- und Luftdrainage aus dem Thorax mit Dauersog.
- Trokarkatheter. Wie Thoraxschlauch, aber geringerer Durchmesser, passender Trokar. Charr 12, 16, 20. Pneumothoraxdrainage, Abszeßdrainage an irgendeiner Stelle.

- Saugspüldrainageschlauch, improvisiert mit Thoraxschlauch und Kavakatheter, im Handel erhältlich als „Duodenalsonde". Eingebauter Spülkatheter zur Spülung des Schlauchs (nicht der Wundhöhle). Charr. 16 bis 20. Zur Drainage von starken Blutungen und ungereinigten Abszeßhöhlen.

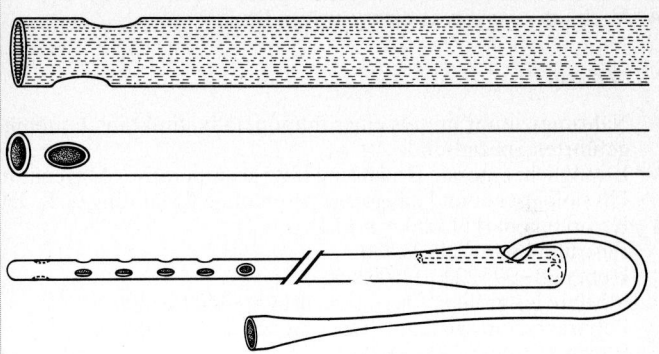

Abb. 165 Wunddrains: Silikonkapillardrain, Rundgummidrain, Saugspüldrainagekatheter

Vorgehen beim Entfernen

- Blutungsdrain (Rundgummi, Redon, Thoraxschlauch): Ziehen, sobald Sekretmenge nur noch gering und nur wenig blutig, in der Regel nach 1–3(–4) Tagen. Ganz ziehen, nicht schrittweise kürzen. Bei Saugspüldrainage vorgängig auf reinen Sog umstellen, um die geförderte Sekretmenge besser bestimmen zu können.
- Abszeßdrain (Rundgummi, Trokarkatheter, Saugspüldrain): Ziehen, sobald Abszeßhöhle verschwunden. Völlige Keimfreiheit nicht erforderlich, da in einem Drainagekanal mit Fremdmaterial häufig nicht erzielbar. Je nach Situation schrittweise kürzen (damit der Kanal fortwährend verödet) oder ganz ziehen und durch einen kurzen Spülkatheter ersetzen (damit sich die Haut nicht vorzeitig schließt).
- Anastomosendrain im Abdomen (Rundgummi, Silikonkautschuk): 6 Tage unverändert belassen. Bei Fehlen von pathologischem Sekret und anderen Nahtinsuffizienzzeichen anschließend durch schrittweises Kürzen innerhalb von 2–3 Tagen entfernen.
- Luftschlauch im Thorax (Thoraxschlauch, Trokarkatheter): Ziehen, sobald Lunge ausgedehnt und während 24 Stunden dicht, in der Regel nach 2–6 Tagen. Im Zweifelsfall vorgängige Röntgenkontrolle nach 12stündigem Abklemmen des Schlauchs oder Kontrolle an Saugflaschen (Perthes-System).

Indikationen

- Größere Eingriffe am oberen Gastrointestinaltrakt, an Gallenwegen und am Rektum.
- Patienten mit postoperativ erhöhtem Energiebedarf.
- Langzeitbeatmete oder bewußtlose Patienten.
- Aspirationsgefährdete Langzeitlieger.
- Verhinderung eines postoperativen Ileus.

Prinzip

- Nahrungszufuhr mittels einer intraoperativ direkt ins Jejunum eingeführten Spezialsonde.
- Ermöglicht enterale Ernährung trotz postoperativer Magenatonie.
- Physiologischer und billiger als parenterale Ernährung (s. S. 380).
- Kalorienbedarf (1 kcal = 4,1 kJ):
  Bettruhe 1800−2000 kcal/d.
  Fieber 38−39° 2200−2600 kcal/d.
  Mittlere bis größere Operationen 1800−2400 kcal/d.
  Polytrauma, ausgedehnte Operationen 2400−3000 kcal/d.
  Schwerer Infekt 2400−3200 kcal/d.
  Polytrauma mit Infekt 2500−3500 kcal/d.
  Intestinale Fisteln 3000−4000 kcal/d.
  Sepsis, schwere Verbrennungen 4000−6000 kcal/d.

Material und Präparate

- Jejunumspezialsonde mit Splittkanüle.
- Infusionspumpe.
- Niedermolekulare, ballastfreie Formeldiät (bei Niereninsuffizienz spezielle Nährlösung).

Kontrolluntersuchungen

- Regelmäßige Prüfung des Abdominalbefundes (Darmgeräusche, Meteorismus, Wind und Stuhlabgang).

Praktisches Vorgehen

Am eröffneten Abdomen:
1. Durchstechen der Bauchwand mit einer Splittkanüle und Vorschieben der Sonde.
2. 10 cm lange subseröse Tunnelierung (wichtig!) der gewählten Jejunumschlinge mit einer zweiten Splittkanüle (antimesenterial, distal der Treitzschen Flexur bzw. 40 cm distal einer Anastomose).

3. Vorschieben der Sonde ins Jejunum.
4. Fixation der Sonde am Jejunum mit Tabaksbeutelnaht.
5. Fixation der Darmschlinge an die vordere Bauchwand.
6. Prüfung der Durchgängigkeit.
7. Postoperativ röntgenologische Lagekontrolle der Sonde mit Gastrografin.
8. Sofortige enterale Applikation von 10 ml Nährlösung pro Stunde (vor Beginn der postoperativen Darmatonie; sehr wichtig!
9. Am 1. postop. Tag Steigerung auf 25−50 ml/h, später je nach Kalorienbedarf und Befund. Richtwert 100 ml/h.
10. Sobald Maximalmenge erreicht, Konzentration erhöhen. Richtwert 1−1,5 kcal/ml.

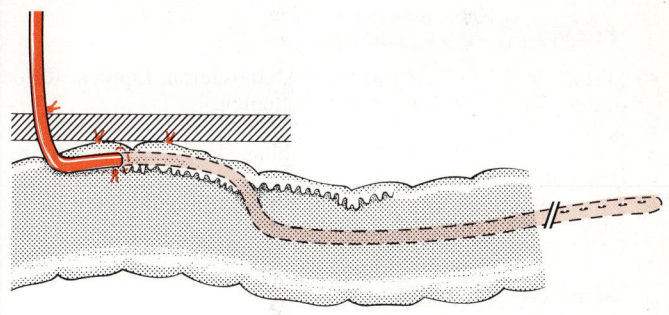

Abb. 166   Jejunumkatheter für direktenterale Ernährung in situ

Komplikationen

- Verstopfung der Sonde: Vorbeugen durch kontinuierliche Zufuhr mit Hilfe einer Pumpe.
- Völlegefühl: Reduktion der Menge (nie vollständiger Stopp).
- Durchfälle: Behandlung durch Senkung der Osmolarität (Verdünnung der Sondennahrung), evtl. zusätzlich Arobon oder ballastreichere Kost.
- Bauchkrämpfe: Osmolarität und Menge reduzieren (keine Spasmolytika!).
- Bakterielle Kontamination beim Zubereiten und Stehenlassen der Diät.
- Leck in der Sonde oder Zurückrutschen der Sonde: führt zur Bauchdeckenphlegmone. Zufuhr unterbrechen, in der Regel nicht reparierbar.

Indikationen

- Sofortiger und/oder erhöhter postop. Nahrungsbedarf (schlechter präop. AZ und EZ; großer Eingriff) bei Unmöglichkeit der peroralen oder direktenteralen (s. S. 378) Ernährung.
- Unmöglichkeit der peroralen Ernährung > 3(–5) Tage.
- Magen-Darm- oder Pankreasfistel.
- Akute Pankreatitis.
- Malabsorptionssyndrom.
- Short-bowel-Syndrom.
- Colitis ulcerosa, Enteritis regionalis (zur Darmruhigstellung).
- Vorübergehende Kontraindikation: schwere metabolische Entgleisung.

Prinzip

- Direkte intravenöse Zufuhr von Aminosäuren, Lipiden, Kohlenhydraten, Vitaminen und Spurenelementen.
- Kalorienbedarf: s. S. 378.
- Rascher Aufbau, stufenweiser Abbau, langsame Änderungen bei hoher Kohlenhydratzufuhr.
- Abstimmung mit dem Bedarf an Flüssigkeit und Elektrolyten (s. S. 386).

Material und Präparate

- Zentralnervöser Katheter bei totaler parenteraler Ernährung.
- Infusionspumpe.
- Glukose $10-20\%$, Aminosäurenlösung, ungesättigte Fettsäurenlösung oder Neutralfettemulsion (z. B. Intralipid), Elektrolyte, Vitamine.

Kontrolluntersuchungen

- Thoraxröntgen zur Lagekontrolle des zentralvenösen Katheters.
- Gewicht, Flüssigkeitsbilanz.
- Blutzucker-Tagesprofil, Blutchemie, Hämatologie, Triglyzeride.
- Proteinparameter: Cholinesterase, Transferrin, Albumin.
- Harnstoffausscheidung im 24-h-Sammelurin.

Praktisches Vorgehen

1. Operationstag: kaliumhaltige Infusionenen (s. S. 386) und Blutersatz.
2. 1. (postop.) Tag: Glukose 20% 500 ml, Aminosäuren 10% 500 ml, Fettlösung 20% 500 ml, 0,1 ml Heparin.
3. 2.−3. (postop.) Tag: Glukose 20% 500 ml, Aminosäuren 10% (1000 ml, Fettlösung 20% 500−750 ml, 0,1−0,2 ml Heparin.
4. Ab 2. Woche (postop.): Glukose 20% 1000 ml, Aminosäure 10% 1000 ml, Fettlösung 20% 500 ml, 0,1 ml Heparin.

- Vitamin K alle 2 Tage bei rein parenteraler Ernährung.
- Zusätzlich täglich: Vitamine B (Becozym), Multivitaminpräparat (Pancebrin), Vitamin C (Redoxon). Wöchentlich Folsäure (Folvite) 15 mg, Vitamin B_{12} 1 mg. Nach Bedarf Phosphat, Zn, Mg, Mn.
- Bei Nieren- und Leberinsuffizienz Glukosezufuhr nicht zu hoch und modifizierte Aminosäurelösungen.

Komplikationen

- Venenkatheterbedingte Komplikationen: Infusionsthorax, Hämatothorax, Bakteriämie.
- Zu hohe Glukosezufuhr: Glykosurie und osmotische Diurese wegen Hyperglykämie mit Hyperosmolarität. Gefahr der Dehydratation.
- Hypoglykämie bei Insulinüberdosierung, Unterbrechung in der Glukosezufuhr oder abruptem Übergang auf geringere Glukosezufuhr.
- Leberverfettung bei zu hoher Glukosezufuhr, > 450 g/die beinahe obligat. Progredientes Leberversagen durch Fettinfusionen bei Patienten mit vorher schon bestehender Leberfunktionsstörung.
- Cholostase durch Fehlen gastrointestinaler Entleerungsreize (Endohormone).
- Zerebrale Funktionsstörungen (Apathie, Verwirrtheit) durch Aminosäureninfusionen bei Überdosierung, bei Leberinsuffizienz und bei Patienten mit bereits bestehender Zerebralsklerose.
- Hypophosphatämie bei abrupt einsetzender hochkalorischer Ernährung, insbesondere bei Patienten mit schon bestehendem Phosphatmangel.
- Hyperurikämie, insbesondere bei Verwendung von Zuckeraustauschstoffen (Xylit, Fruktose, Sorbit).

Indikationen

- Alle Zustände von Herz-Kreislauf-Insuffizienz, insbesondere auch in der postoperativen Phase. Störung des harmonischen Zusammenspiels von Herzleistung – intravasalem Volumen – peripherem Widerstand.
- Andere Herz-Kreislauf-Probleme (insbesondere Hypertonie, chronische Herzinsuffizienz) sind hier nicht berücksichtigt.
- Eine prophylaktische medikamentöse Behandlung ist nicht angezeigt. Vor allem präoperative Digitalisierung nur indiziert bei manifester Herzinsuffizienz und/oder Vorhofflimmern.

Prinzip

- Genau und vollständig untersuchen, Therapie gezielt einsetzen.
- Behebbare nichtkardiale Ursachen der Herz-Kreislauf-Insuffizienz suchen, bestätigen oder ausschließen: Hypovolämie, Hypervolämie, zentrale Lungenembolie, Perikardtamponade, Sepsis.
- Primäre Myokardinsuffizienz: Diuretika, kreislaufaktive Medikamente, Digitalis.
- Sekundäre Myokardinsuffizienz und periphere Widerstandsveränderung infektiös-toxischer Genese: Volumen, kreislaufaktive Medikamente, Digitalis, Antibiotika.

Medikamente

- Herzaktive Glykoside. In der Chirurgie sind Präparate mit schnellem Wirkungseintritt und mittelfristiger Wirkungsdauer von Vorteil: Digoxin (Digoxin Sandoz u. a., Lanoxin, Lanicor). Sättigungsdosis 1,5–1,6 mg (verteilt auf mehrere Einzeldosen von 0,4–0,5 mg), Erhaltungsdosis 0,25–0,4 mg.
- Gefäßaktive Substanzen: Dopamin (200–800 µg/min), Dobutamin (400–1600 µg/min), Isoproterenol (1–5 µg/min), Noradrenalin/ Adrenalin (4–10 µg/min).
- Diruretika: z. B. Furosemid (Lasix) 80–500 mg/die, Metolazon (Zaroxolyn) 5–20 mg/die.
- Antiarrhythmika: z. B. Procainamid.
- Sauerstoff durch Nasensonde, im Extremfall Beatmung (s. S. 372).
- Kaliumchlorid per os oder inf. zur Hypokaliämiekorrektur.
- Bikarbonat (NaH CO_3) zur Azidosekorrektur.
- Antibiotika bei septischem Schock (= Endo- bzw. Exotoxinschock).

Untersuchungen

- Klinisch: Unruhe? Verwirrtheit? Tachykardie? Dyspnoe? Tachypnoe? Zyanose? Kalte, blasse, marmorierte Haut? Rasselgeräusche über den Lungen? Gestaute Halsvenen? Leberstauung? Aszites? Ödeme?
- Arterieller Blutdruck: Hypotonie? Kleine Amplitude? – Bei Intensivpflege kontinuierliche Messung über Arterienkatheter.
- Zentralvenöser Druck (ZVD): erhöht? normal (–1 bis +4 cm H_2O)? erniedrigt?
- Pulmonalarteriendruck: nur bei Intensivpflege. Erlaubt bessere Steuerung der Therapie als der ZVD.
- Urinausscheidung: Oligurie? – Bei Intensivpflege evtl. Dauerkatheter (s. S. 374).
- EKG: Myokardschaden? Myokardinfarkt? Rechtsüberlastung? Rhythmusstörung? – Bei Intensivpflege Dauerableitung.
- Thoraxröntgenbild: Lungenstauung? Lungenembolie? Infiltrat? Atelektase? Pleuraerguß? Herzform und -größe? Lage des zentralvenösen Katheters?
- Hämoglobin, Hämatokrit.
- Serumelektrolyte: insbesondere Kalium, Natrium.
- Blutgasanalyse: Hyperkapnie? Hypoxämie? O_2-Sättigung?
- Blutvolumenbestimmung: nicht Routine.

Komplikationen

- Adrenalin-Noradrenalin-Nebenwirkung: periphere Vasokonstriktion, insbesondere Haut (kalt, blaß) und innere Organe (Oligurie).
- Digitalisintoxikation: Bradykardie, Überleitungsstörungen (AV-Block), Übelkeit, Sehstörungen, Verwirrtheit. EKG, Digitalisblutspiegel.

Allgemeines

- Nach jeder Organtransplantation ist eine lebenslängliche Abstoßungsprophylaxe notwendig. Diese Prophylaxe erfolgt nach individuellen Richtlinien und erfährt häufig Anpassungen an neuen Erkenntnissen.

Immunsuppressive Medikamente

- Corticosteroide: Bindung im Zellinneren an spezifischen zytoplasmatischen Rezeptor.
- Azathioprin: Antimetabolit, beeinflußt die Neubildung von DNA und RNA sowie die Proteinsynthese.
- Cyclosporin A: Pilzmetabolit, greift in den Wirkungsmechanismus der T-Helferzelle ein.
- Antithymozytenglobulin (ATG): gegen menschliche T-Zellen gerichteter Kaninchen-Antikörper.
- OKT 3: muriner monoklonaler Antikörper gegen das Antigen T3 der T-Zelle. Sämtliche Funktionen der T-Zellen werden blockiert.

Immunsuppressive Therapie nach Nierentransplantation

- Azathioprin (Imurel, Imurek): zu Hause, im Moment des Aufgebots zur Transplantation: 300 mg per os (bei Kindern Reduktion entsprechend Körpergewicht).
  Am nächsten Tag (OP-Tag oder 1. postop. Tag): 300 mg i. v.
  Am 3. Behandlungstag (1. oder 2. postoperativer Tag): 100 mg i. v.
  Ab 4. Behandlungstag 1 mg/kg per os (auf- oder abgerundet auf 25, 50 oder 75 mg in 1 Dosis abends.
- Cyclosporin A: Beginn präoperativ mit 5 mg/kg/24 St., ab- oder aufgerundet auf 300, 350 oder 400 mg in 500 ml Glukose 5% als Dauerinfusion.
  Ab 4. Behandlungstag 5 mg/kg per os, aufgeteilt auf zwei Dosen in 12stündigem Abstand. Angestrebter Vollblut-Talspiegel: 200−400 ng/ml.
- Prednison: intraoperativ, vor Freigabe der Zirkulation: 100 mg i. v.
  Postoperativ 1 mg/kg täglich. Ab 3. Woche allmähliche Reduktion.
- ATG: Nieren mit langer warmer Ischämiezeit oder mit einer kalten Ischämiezeit länger als 24 Std. erhalten anstelle des Cyclosporin A während 5−10 Tagen Antithymozytenglobulin (ATG). Dosierung wie nach Pankreastransplantation.

Nach Pankreastransplantation

(inklusive Nieren- und Pankreastransplantation)
- Azathioprin: Wie nach Nierentransplantation.
- Cyclosporin A: Ab 5. Behandlungstag (sofern Blutzucker normal): 8 mg/kg per os. Angestrebter Vollblut-Talspiegel 400−800 ng/ml.
- Prednison: Wie nach Nierentransplantation.
- Antithymozytenglobulin (ATG): unmittelbar postoperativ Beginn mit 3 mg/kg in 500 ml NaCl während 6 Std. Vor der ersten Infusion Tavegil 1 Ampulle (2 mg) i. v. Bei Absinken der Thrombozyten unter 100000: ATG-Dosis auf die Hälfte reduzieren. Unter 50000: auf ein Viertel reduzieren.
  Behandlung während 5 Tagen.

Nach Lebertransplantation

- Azathioprin: Wie nach Nierentransplantation.
- Cyclosporin A: Wie nach Nierentransplantation. Umstellen auf p. o. Medikation, sobald T-Drain abgeklemmt. Angestrebter Vollblut-Talspiegel: 400−800 ng/ml.
- Prednison: wie nach Nierentransplantation.
- OKT 3: Falls präoperativ oder unmittelbar postoperativ eine Niereninsuffizienz vorliegt, ersetzen des Cyclosporins durch OKT 3: eine Ampulle (5 mg) als i. v. Bolus pro 24 Std. Vor der ersten OKT-3-Gabe 1 mg/kg Äthylprednisolon, 30 Min. nach OKT-3-Gabe 100 mg Hydrocortison i. v.

Nach Lungentransplantation

- Azathioprin: wie nach Nierentransplantation.
- Cyclosporin A: Wie nach Nierentransplantation.
- Prednison: Beginn 2−3 Wochen nach Transplantation (wenn Bronchusanastomose abgeheilt) mit 50 mg täglich.
- ATG: Wie nach Pankreastransplantation, während 8−14 Tagen.

Abstoßungstherapie

- Basistherapie nicht verändern.
- Prednisonstoß während 3 aufeinanderfolgenden Tagen: 1 g in 100 ml NaCl in einer Std. bei Nierentransplantaten, über 8 Std. bei den anderen Organen.
- Wenn kein Ansprechen: ATG- oder OKT-3-Therapie.

Indikationen

- Flüssigkeitszufuhr bei gestörter oder nichtmöglicher peroraler Flüssigkeitsaufnahme (intra- und frühpostoperativ, postoperative Atonie, Stenose im Magen-Darm-Trakt, schwerer Brechdurchfall u. a.). Weitaus wichtigste Indikation!
- Kontinuierliche intravenöse Medikamentengabe.
- Offenhalten des Zugangs für Bluttransfusionen, Narkotika u. a. Medikamente, insbesondere intra- und frühpostoperativ.
- Offenhalten des Katheters für zentralvenöse Druckmessung.

Prinzip

- Intravenöse Zufuhr einer den Gesamtbedarf deckenden Menge von weitgehend isotoner Flüssigkeit.
- Anpassung der Salzkonzentration und -zusammensetzung dieser Flüssigkeit an die Bedürfnisse und Verluste des Körpers mit dem Ziel, die Homöostase (korrektes Intra- und Extrazellulärvolumen) zu erhalten.
- Der kalorische Aspekt ist bei Kurzzeittherapie zu vernachlässigen. Die Glukoseinfusion dient nicht der Zufuhr von Kalorien, sondern bezweckt Zufuhr von freiem (= natriumfreiem) Wasser.

Präparate

- NaCl 0,9%.
- Glukose 5%.
- Mischinfusion NaCl 0,9% + Glukose 5%.
- Komplexe isotone Elektrolytlösung (kaliumhaltig, Anionen zum Teil nicht als Chlorid).
- Zusatzampullen mit hochkonzentrierter Elektrolytlösung, insbesondere $NaHCO_3$, KCl, NaCl (Konzentration: 2molar oder 5molar, 1 ml = 2 bzw. 5 mmol).
- Hochprozentige Glukose: siehe parenterale Ernährung (s. 380).
- Gelatine, Hydroxyäthyl-Stärkelösungen.
- Plasmapräparat (past. Plasmaproteinlösung, frisch gefrorenes Plasma, Humanalbumin).

Kontrolluntersuchungen

- Klinisch: Durst? Exsikkose? Ödeme? Lungenstauung? Venenfüllung? getrübte Bewußtseinslage?
- Arterieller Druck, zentralvenöser Druck.
- Körpergewicht: Zunahme? Abnahme?
- Urinausscheidung: Menge? Osmolalität?
- Ka, Na, Cl im Serum, Hämatokrit, Basenüberschuß, pH.
- Thoraxröntgenbild: Katheterlage? Lungenstauung?

Praktisches Vorgehen

- Flüssigkeitsmenge, welche zu einer positiven Bilanz (im Ausmaß der okkulten Verluste) führt: + 1000 ml für afebrile, nichtoperierte Patienten, + 1500 bis 2000 postoperativ, bei Fieber u. a., + 2000 und höher nach großen Abdominaleingriffen, bei Ileus, hohem Fieber, Sepsis u. a. Totale Infusionsmenge je nach Ausfuhr (s. Tab.) dementsprechend 2500−5000 ml.

Elemente der Bilanz	
Zufuhr	Infusionen, Transfusionen.
Ausfuhr:	Urin, Magensekret, flüssiger Stuhl, Wundsekrete
Okkulte Verluste:	Perspiratio insensibilis, Schweiß
„Innere" Verluste:	Sequestration im Operationsgebiet und im Darm, Ergüsse, Ödeme

- Als Faustregel in unkomplizierten Fällen: ⅔ der Infusionsmenge als NaCl 0,9%, ⅓ als Glukose 5%, zusätzlich 40 mmol Kalium.
- Primäre Modifikation oder sekundäre Korrektur der Verordnungen je nach Ausgangslage und Kontrolluntersuchungen.
- Bei Hypovolämie (Hypotonie, tiefer ZVD), die nicht eindeutig blutungsbedingt ist: NaCl-Infusion erhöhen. Erst bei ungenügendem Ansprechen (je nach Hämatokrit) Blut oder Plasma.
- Offenhalten von Leitungen und Medikamentenzufuhr: 500−1000 ml NaCl, NaCl-Glukose (Glukose nicht mit allen Zusätzen kompatibel!) oder komplexe Elektrolytlösung (nicht bei Niereninsuffizienz!).

Komplikationen

- Ungenügende Zufuhr von Wasser und Natrium: Hypovolämie und Exsikkose.
- Übermäßige Zufuhr von hochmolekularen Blut- und Blutersatzprodukten: Hypervolämie (hoher ZVD und Lungenödem).
- Übermäßige Zufuhr von Wasser und Natrium, insbesondere bei ungenügender Nierenfunktion: Expansion des Extrazellulärraums = interstitielle Ödeme (auch subkutan) und Hypervolämie.
- Übermäßiger Anteil von Glukose (= freiem Wasser): Hyponatriämie, Hyposmolarität, Expansion des Extrazellulärvolumens, Hirnödem.
- Hypokaliämie: Schwäche, Hypotonie, Extrasystolie, Digitalisüberempfindlichkeit, Darmatonie.
- Lokale Katheterkomplikationen: Phlebitis, Sepsis.

Indikationen

- Nach jeder Anlage eines Enterostomas (s. S. 313, 314, 315).

Prinzip

- Die Versorgung muß der Stomaart, Größe und Form angepaßt werden.
- Die erste Versorgung soll unmittelbar postoperativ schon im Operationssaal auf die sauber gereinigte Haut appliziert werden.
- Für Erstversorgung durchsichtige und geruchsichere Ausstreifbeutel mit einem Hautschutz verwenden.
- Jedes Stoma während der ersten 8 Tage mehrmals täglich gut beobachten. Folgende postoperative Veränderungen können auftreten und sind zu beachten:
  - ödematöse Schwellung (normal), Blutung, Retraktion, dunkle Verfärbung der Schleimhaut bis zur Nekrose (mangelnde Durchblutung), Prolaps.
- Von Anfang an dichtes System applizieren.
- Regelmäßiges Entleeren der Ausstreifbeutel und häufige Kontrolle der Versorgung am Anfang sehr wichtig.
- Nahtstellen beim Beutelwechsel desinfizieren.

Materialien

- Reinigungsmittel: Wasser, Kernseife, Esemtan-Lösung, Kamillosan.
- Lösungsmittel für Klebstoffentfernung: Unisolve, Wundbenzin, Äther.
- Pflegemittel: Dansac-Lotion, Hamameliwasser.
- Hautschutzprodukte: Dansac-Lotion, Benzoe-Tinktur 20%, Stomaadhäsivpaste, Karaya-Paste.
- Abdichtungs-, Adhäsivringe: Karayaring, Comfilring.
- Hautschutzplatten, Adhäsivverband: Comfeel, Stomaadhäsiv, Holliadhäsiv, Biotrol.
- Basisplatten: Biotrol, Combihäsiv.
- Postoperativer Ausstreifbeutel: Coloplast ileo 30 spezial, Hollister. Loopostomy-System
- Zweiteiliges Beutelsystem: Biotrol-Platte und -Beutel, Coloplast.
- Minibeutel: Coloplast, Dansac, Hollister.

Praktisches Vorgehen

- Material
  1. Wasser handwarm
  2. Kernseife oder Esemtan-Lösung
  3. Reißfestes, saugfähiges Papier (Haushaltsrolle)
  4. Watteträger (Q-Tips)
  5. Dansac-Lotion
  6. Fön
  7. Abfallbeutel
  8. Ausstreifbeutel nach Wahl und Verschlußkammer, evtl. zweiteiliges Beutelsystem
  9. Immer Hautschutz verwenden: Karaya, Adhäsivring, Adhäsivpaste, Adhäsivverband bei Bedarf
  10. Hautfreundliche Pflaster, Gürtel zur Fixation (Überzug bei Bedarf)

Vorgang
  1. Klebebeutel von oben nach unten entfernen
  2. Haut rund um Stoma gut waschen
  3. Stomarand mit Watteträger reinigen
  4. Haut rund um Stoma mit Dansac-Lotion pflegen
  5. Haut mit Fön oder an der Luft gut trocknen
  6. Hautschutz exakt der Stomaform und -größe anpassen
     - Karay leicht anfeuchten
     - Adhäsivverband mit Fön wärmen
  7. Den passenden Ausstreifbeutel applizieren. Am untersten Stomarand mit Kleben beginnen und den Beutel nach oben ziehen. Aufpassen, daß es keine Falten gibt!
  8. Hautfreundliches Pflaster, Gürtel zur Fixation

Spezialfallversorgung endständige Sigmoidostomie:
- Irrigationsmethode
Durch regelmäßige, tägliche oder zweitägliche Wassereinläufe wird eine kontrollierte, wenn möglich einmalige Darmentleerung erreicht. Nach einer Darmentleerung mit der Spülmethode genügt meistens zur Versorgung ein Stomacap, eine Gazekompresse, ein Minikolostomiebeutel oder ein Abdeckpflaster. Das Irrigationssystem besteht aus einem Wasserbehälter mit Ableitungsschlauch, einem Regulierhahn, einem weichen Gummikonus, einem Darmrohr und einem langen offenen Ableitungsbeutel, der mit einer Halteplatte und einem Gürtel über dem Stoma befestigt wird. Cave: Genaue Anwendung der Irrigationsmethode sollte beim ersten Mal von einer erfahrenen Schwester (evtl. Stomatherapeutin) genauestens instruiert werden!

Thromboembolieprophylaxe

Indikationen

- Prophylaxe der venösen Thrombose (und damit der Lungenembolie) perioperativ, postoperativ, bei Bettlägerigkeit, posttraumatisch.
- Rezidivprophylaxe nach Lungenembolie.
- Thrombose- und Rezidivprophylaxe nach Eingriffen am Venensystem, insbesondere nach venöser Thrombektomie.
- Prophylaxe der arteriellen Thrombose (und damit des arteriellen Verschlusses) nach Eingriffen und Anastomosen an kleinen Arterien und nach Arterienersatz mit Kunststoff.
- Rezidivprophylaxe nach arterieller Embolektomie bei Morbus embolicus.

Prinzip

- Sofort wirksame Kurzzeittherapie bei jeder Indikation: Heparin. Früher kam bei gewissen Indikationen auch Dextran zur Anwendung.
- Dauertherapie: bei venöser Indikation mit Kumarinderivat, bei arterieller Indikation auch mit Thrombozytenaggregationshemmern möglich.
- Zur Vermeidung einer venösen Thrombose ist die aktive Bewegung und Frühmobilisation, zur Vermeidung einer arteriellen Thrombose die Aufrechterhaltung eines normalen Blutdrucks die wichtigste Begleitmaßnahme.

Medikamente

- Heparin i. v. oder s. c. Volle Heparinisierung mit 20000–30000 IE/die i. v., Prophylaxe mit Standardheparin (2 oder 3 × 5000 IE/die s. c.) oder niedermolekularem Heparin (2500 bis 3100 IE Anti-Xa/die s. c.). Bei Hochrisikopatienten postoperativ überlappend mit Kumarinderivaten. Antagonist: Protaminchlorid (Protamin), 1 ml pro 1000 IE Heparin.
- Heparin-DHE. DHE = Dihydroergotamin = Venokonstriktor. Zufuhr s. c. zur perioperativen Thromboseprophylaxe 1 × 3000 IE anti-Xa niedermolekulares Heparin + 0,5 mg DHE.
- Streptokinase (Varidase) und Urokinase: nur zur Lyse von nichtoperablen Thrombosen.
- Kumarinderivate. Wirkungseintritt langsam, für die unmittelbar postoperative Phase ungenügend. Geeignet v. a. für langdauernde Antikoagulation. Antagonist: Vitamin K (Konakion), 20 mg = 20 Tropfen p. o. oder 10 mg s. c. oder i. v.

- Thrombozytenaggregationshemmer nicht geeignet zur Prophylaxe venöser Thrombosen, nur im arteriellen Schenkel wirksam, Zufuhr per os: Azetylsalizylsäure (Aspirin) 0,5−1,0 g/die, Dipyridamol (Persantin) 3 × 75 mg/die, Sulfinpyrazon (Anturan) 3 × 200 mg/die. Plättchen irreversibel geschädigt: kein Antagonist. Einzige Korrekturmöglichkeit: Thrombozytentransfusion.

Kontrolluntersuchungen

- Thrombinzeit (Antithrombinaktivität) zur Kontrolle der Heparintherapie. Normal 17−24 Sek. Bei optimaler Therapie Verlängerung auf ungefähr das Dreifache.
- Prothrombinzeit (Thromboplastinzeit, Quick) zur Kontrolle der Kumarintherapie. Normal 1,0, therapeutischer Bereich 0,15−0,25. − Besser, da unabhängig vom verwendeten Thromboplastin: INR (International Normalized Ratio) = Verlängerung gegenüber Normalplasma.
- Partielle Thromboplastinzeit (PTT): reagiert i. a. empfindlicher auf die Anwesenheit von Heparin als die Thrombinzeit. Normal 35−40 Sek. Blutungszeit: verlängert bei Thrombozytenfunktionsstörung.

Praktisches Vorgehen

- Prophylaxe der venösen Thrombosen: perioperativ (1. Dosis präoperativ!) Heparin oder Heparin-DHE. Bei mangelhafter Mobilisierung Übergang auf Kumrinderivat am 2./3. Tag.
- Lungenembolie: volle Heparinisierung; gleichzeitig Beginn mit Kumarinderivat.
- Prophylaxe der arteriellen Thrombose: intra- und frühpostoperativ Heparin. Langzeittherapie mit Thrombozytenaggregationshemmern oder Kumarinderivaten.
- Rezidivprophylaxe nach Embolektomie: Heparin, gleichzeitig Beginn mit Kumarinderivat.

Komplikationen

- Alle Präparate: Blutungen (selten bei intraoperativ guter Hämostase).
- DHE: Ergotismus (sehr selten).

Tumortherapie, adjuvante

Indikation

- Verbesserung des rezidivfreien Überlebens und der Heilungsrate nach radikaler, kurativ geplanter Tumoroperation, durch Zerstörung von nicht nachweisbaren Mikrometastasen mit nichtchirurgischen Mitteln.

Prinzip

- Präoperative, intraoperative (perioperative) und/oder postoperative Behandlung mit einem Mittel, das sich in der therapeutischen Situation als mindestens teilweise wirkungsvoll erwiesen hat.
- Wegen ungesicherter Wirkung wenn möglich nur im Rahmen prospektiver, kontrollierter klinischer Studien durchführen.
- Häufig multimodale Therapie, daher nur bei enger Zusammenarbeit mit internistischen Onkologen und Strahlentherapeuten optimal.

Untersuchungen

Sie sind erforderlich zum Ausschluß einer bereits bestehenden Fernmetastasierung, und sie variieren nach Tumortyp und Metastasierungsmuster:
- Thoraxröntgenbild dorsoventral und seitlich.
- Oberbauchsonographie, insbes. Leber.
- Skelettszintigraphie.
- Gezielte Computertomographie bei klinischen oder labormäßigen Hinweisen.
- Laboruntersuchungen, insbesondere Tumormarker.
- Ausschluß eines Doppelkarzinoms: Mammographie der Gegenseite, Koloskopie.

Mittel

- Radiotherapie
  Präoperativ = Vorbestrahlung, z. B. bei lokal ausgedehnten Blasen-, Rektum-, Prostata- und HNO-Tumoren. Vorteile: einzelne Tumoren können dadurch radikal operabel werden. Nachteile: exakte chirurgisch-histopathologische Tumorausdehnung ist präoperativ nicht bekannt, bei Bestrahlungsdosis über 40 Gy erhöhtes Operationsrisiko (gestörte Wundheilung).
  Intraoperativ: sehr selten, bei ausgedehnten Tumoren des kleinen Beckens. Nachteil: großer Aufwand.
  Postoperativ = Nachbestrahlung: bei Tumoren mit sehr hohem Lokalrezidivrisiko, z. B. lokal fortgeschrittenen Mamma-, Bronchus- und Analkarzinomen.

- Chemotherapie: Präoperativ = neoadjuvante Chemotherapie: experimentell, bei primär operablen Tumoren wenig sinnvoll. Perioperativ: während oder unmittelbar nach einer Operation, in klinischer Prüfung beim Mamma- und Dickdarmkarzinom. Postoperative Chemotherapie: nach abgeschlossener Wundheilung, z. B. beim Mammakarzinom (pN+ prämenopausal), beim Wilms-Tumor, Ewing-Sarkom, Rhabdomyosarkom und anderen Sarkomen.
- Hormontherapie: Postoperative antiöstrogene Behandlung beim Mammakarzinom (postmenopausal, pN+).
- Immunotherapie: bisher ohne Wirksamkeitsbeweis in der adjuvanten Situation.
- Antikoagulation: bisher ohne bewiesene Wirkung.
- Einzelheiten zu den Mitteln: s. Checkliste Onkologie.

Spezielle Indikationen

Erst wenige gesicherte Routineindikationen:
- Schilddrüsenkarzinom: Radiojodelimination bei differenziertem Karzinom, perkutane Nachbestrahlung bei undifferenziertem Karzinom.
- Mammakarzinom: prä- und perimenopausale Patientinnen mit tumorbefallenen axillären Lymphknoten: CMF- oder LMF-Chemotherapie. Postmenopausale Patientinnen mit tumorbefallenen Lymphknoten: antiöstrogene Therapie mit Tamoxifen (2 × 10 mg, mindestens 2 Jahre).
- Rektumkarzinom: wenig bewegliche oder fixierte Tumoren: Vorbestrahlung mit 30−40 Gy.
- Gastrointestinale Lymphome der Stadien II A/B: postoperative Chemotherapie.
- Tumoren mit hohem Lokalrezidivrisiko, z. B. Bronchuskarzinome mit Lymphknotenbefall, lokal ausgedehnte Mammakarzinome, Pflasterzellkarzinome des Analkanals: postoperative Nachbestrahlung oder Chemotherapie.

Indikationen

- Verbesserung des palliativen Effekts einer Operation, die lokal nicht radikal ist oder die trotz Fernmetastasen durchgeführt wurde.
- Frühzeitige lokale Komplikationen eines Tumorrezidivs wahrscheinlich.
- Psychologische Gründe.

Prinzip

- Ziel ist die optimale Palliation, nicht die Verbesserung der Heilungsrate.
- Indikation und Modalitäten fallweise mit medizinischen Onkologen, Strahlentherapeuten und Pathologen besprechen.
- Eine indizierte Zusatzbehandlung so früh wie möglich nach der Operation einsetzen, weil sie dann am wirksamsten ist.
- Behandlungsdauer und Behandlungsnebenwirkungen gegen die mittlere Lebenserwartung und die Lebensqualität abwägen.

Allgemeine Kontraindikationen

- Schlechter Allgemeinzustand.
- Hohes Alter.
- Lebenserwartung weniger als 3 Monate.
- Nicht tumorbedingtes Organversagen.

Spezielle Indikationen

- Struma maligna: Radiojod und hochdosierte perkutane Nachbestrahlung zur Verzögerung der lokalen Kompressionssymptome.
- Mammakarzinom: Vor- und/oder Nachbestrahlung bei lokal ausgedehnten Tumoren, Hormontherapie bei rezeptorpositiven Tumoren von postmenopausalen Patientinnen, Chemotherapie bei entzündlichen Tumoren und bei prämenopausalen Patientinnen.
- Bronchuskarzinom: jedes lokal nicht radikal operierte Bronchuskarzinom frühzeitig nachbestrahlen.
- Ösophaguskarzinom: nicht radikal operiertes oder palliativ (z. B. Endoprothese) behandeltes Karzinom frühzeitig bestrahlen.
- Magenkarzinom: für das palliativ operierte Magenkarzinom bestehen keine sinnvollen Zusatzbehandlungen.
- Tumoren der Gallenwege: Sicherstellen des Gallenabflusses; bei umschriebenen Tumoren im Leberhilus zusätzliche Bestrahlung.
- Pankreaskarzinom: für das nicht radikal operierte Pankreaskarzinom besteht keine sinnvolle Zusatzbehandlung.
- Kolorektales Karzinom: bei Vorliegen von nichtresezierbaren Lebermetastasen kann intraoperativ ein Leberarterienkatheter eingelegt werden zur regionalen Chemotherapie.

Indikationen

- Die hier beschriebenen Grundsätze beziehen sich auf die Pflege von Operationswunden der im roten Teil (s. S. 193–367) beschriebenen Eingriffe.

Prinzip

- Trockene Behandlung von p. p. (per primam intentionem) heilenden Wunden. Nahtmaterialentfernung, bevor dieses grobe Narben gesetzt hat.
- Frühzeitiger Übergang auf offene Behandlung (zur Erzielung einer Heilung per secundam intentionem) bei infizierten oder nekrotischen Wunden.

Material und Medikamente

- Sterile Pinzette und Schere.
- Evtl. sterile Spezialklemme zur Klammerentfernung.
- Tupfer, Gaze, Pflaster.
- Benzin oder Äther (zur Entfernung von Heftpflaster und Klebstoffresten).
- Schnelltrocknendes Desinfiziens (Mercurochrom, Tinctura Jodi, Alkohol, Betadinelösung).
- Wäßriges Spülmittel, z. B. Chlorhexidin (Hibitane).

Kontrolluntersuchungen

- Klinisch: Rötung? Schwellung? Druckdolenz? Fieber?
- Labor: Leukozytose?

Vorgehen bei p. p. Heilung

1. Erster Verbandwechsel nach 1–2 Tagen, bei stark verkrusteten Verbänden früher.
2. Wunde mit schnelltrocknendem Desinfizienz betupfen.
3. Steriler, lockerer, luftdurchlässiger Verband. – Eine Wundentlastung kann, wenn angezeigt, nicht durch einen straffen Verband allein erreicht werden. Miteinbezug der ganzen Rumpfpartie nötig: Hemizingulum am Thorax, Korsett für das Abdomen.
4. Im Spital ist ab 4./5. Tag (Wundränder definitiv verklebt) ein Verband nicht mehr nötig. Bei ambulanter Behandlung Verband weiterhin angezeigt (Schutz der Wunde vor Irritation durch Kleidung usw.).

5. Nähte bzw. Klammern entfernen: kleine Wunden (z. B. Lymph-knotenbiopsie) und Wunden in Hautspaltrichtung (. B. Strumekto-mie, Appendektomie): am 4. oder 5. Tag.
   Große Wunden mehr oder weniger in Hautspaltrichtung (z. B. Ablatio mammae): am 7. oder 8. Tag.
   Alle anderen Wunden (insbesondere Laparotomie, Thorakoto-mie): am 9. oder 10. Tag.
   Obige Termine kürzen: bei Kindern. Um 1−3 Tage verlängern: bei Diabetes, Eiweißmangel, Kortikosteroidbehandlung, sehr alten Pa-tienten.
6. Waschen und Duschen ab 12. Tag, Baden ab 15. Tag.

Vorgehen bei infizierten Wunden

● Grundsätzlich offene Behandlung. Sicherer und schneller als Ver-suche zur geschlossenen Behandlung mit Saugspüldrainagen u. a.
● Vorgehen identisch bei primär offengelassenen Wunden.
1. Bei Zeichen einer Infektion (nicht erst bei voll ausgebildetem Wundabszeß) Entfernen von Fäden und Spreizen der Wunde im betreffenden Bereich, wenn nötig auf der ganzen Länge.
2. Schonendes Ausspülen des Eiters, sparsames Abtragen von nekro-tischem Gewebe. In regelmäßigen Abständen wiederholen (je nach Situation ein- bis mehrmals täglich).
3. Zwischen den Wundbehandlungen lockeres Austamponieren mit Gaze: Hauptzweck: vorzeitiges Verkleben der Hauträder verhin-dern. Gaze anfeuchten (damit sie nicht auf der Wunde klebt).
4. Durch Bedeckung mit Granulationsgewebe reinigt sich die Wunde selbst. Wundreinigende Medikamente (Debrisan, Perubalsam u. a.) können diesen Vorgang nicht beschleunigen, höchstens eine Verzögerung verhüten.
5. Große granulierende Flächen evtl. mit Salbetüll (Biogaze, Sofra-tulle) bedecken.
6. Sauber granulierende, gereinigte Wunden evtl. sekundär verschlie-ßen, insbesondere wenn sehr tief. Sekundärverschluß aber häufig nicht nötig: Durch die physiologische Wundkontraktion ergeben auch große Wunden schließlich schmale Narben.

Vorgehen bei Wunddehiszenz

Platzbauch und Thoraxwanddehiszenz:
1. Notfallmäßige Reoperation.
2. Adäquate Drainage. Wenn nötig sparsames Abtragen von nekroti-schen Wundrändern. Wundverschluß mit resorb. Faden (Platz-bauch siehe auch S. 245).
3. Entlastender Verband (Korsett bzw. Hemizingulum).
4. Antibiotische Abschirmung (s. S. 370).

Indikation

- Jeder thorakoskopische Eingriff (s. S. 398, 400, 401).

Prinzip

- Intubationsnarkose mit Doppellumentubus und Ausschaltung der zu operierenden Seite. Nach offener Pleurapunktion Kollaps der Lunge, der das Operieren unter Sicht erlaubt. Kollaps beeinträchtigt durch Adhäsionen und/oder starre fibrotische Lunge.

Ausrüstung und Instrumente

- Apparate wie für Laparoskopie (s. S. 403), aber ohne CO_2-Insufflationsgerät.
- Instrumente im Prinzip wie für Laparoskopie (s. S. 404 und Abb. 171), aber ohne Veress-Nadel. Gebogene und/oder abgewinkelte Instrumente sind von Vorteil, insbesondere für Eingriffe an der lateralen Thoraxwand. Entsprechende Instrumente und Einführungsgeräte werden fortlaufend weiter entwickelt.
- Zusätzlich eine 45°-Optik.

Position des Patienten

- Seitenlage, Arm nicht über Kopfhöhe gelagert (Abb. 167).
- Zugänge entsprechend Lage und Art des zu behandelnden Befunds.
- Der Operateur steht gegenüber der Seite, wo der Hauptteil der Operation durchgeführt bzw. die größte technische Schwierigkeit erwartet wird.

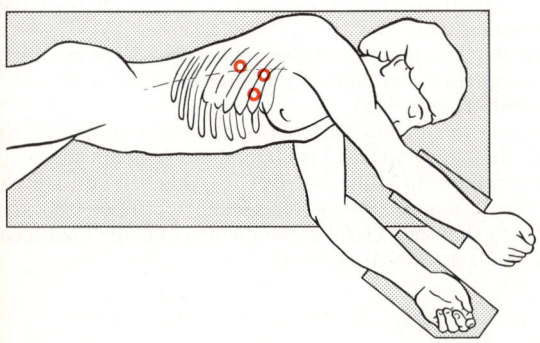

Abb. 167   Lagerung für thorakoskopische Eingriffe rechts

Indikationen

- Spontanpneumothorax-Rezidiv (s. S. 39).
- Persistierender Spontanpneumothorax, resp. persistierende Luftfistel trotz Saugdrainage (s. S. 211).
- Chronischer Pleuraerguß.

Prinzip

- Resektion der Pleura parietalis unter Belassen der Pleura mediastinalis und der Pleura diaphragmatica. Ausmaß der Resektion von der lokalen Situation abhängig.

Ausrüstung und Instrumente

- Siehe S. 397 und S. 403.

Operative Technik

1. Doppellumentubus mit ausgeschalteter Beatmung der zu operierenden Seite. Anlegen eines offenen Pneumothorax. Keine CO_2-Insufflation.
2. Seitenlage des Patienten, Oberarm nicht über Schulterhöhe gelagert (s. Abb. 167). Bei der Pleurektomie ist die Präparation im sternalen Bereich erschwert, weshalb der Operateur auf der dorsalen Seite des Patienten steht.
3. Minihautinzision, Anlegen eines kurzen subkutanen Kanals mit stumpfer Schere und Eingehen in den Thorax durch den 7. ICR in der mittleren Axillarlinie (entsprechend höher bei Zwerchfellhochstand, Adhäsionen oder großer Thoraxlänge). Einbringen eines 10-mm-Trokars für die 25°-Kamera durch den präformierten Kanal. Hautinzision und Einbringen unter Sicht von zwei 5-mm-Trokaren (Arbeitszugänge) durch den 6. ICR in der vorderen und hinteren Axillarlinie.
4. Inspektion der Thoraxhöhle, insbesondere des Lungenparenchyms. Bei pathologischen Veränderungen (Emphysemblasen) evtl. Lungenteilresektion (s. S. 401).
5. Durchtrennen der Pleura parietalis entlang der geplanten Resektionslinie. Beginn dorsal ca. 1 cm lateral des sympathischen Grenzstranges ungefähr auf Höhe des 5. ICR. Anheben und Durchtrennen der Pleura mit der unipolaren Hakenelektrode. Insbesondere über dem interkostalen Gefäßnervenbündel muß die Pleura vor der Durchtrennung gut abgehoben sein.

6. Fortführen der Resektionslinie nach kaudal bis zur 5. Rippe (bei ausgeprägten Parenchymveränderungen evtl. weiter), entlang der 5. Rippe nach lateral, gegen kranial über Apex und ventral parasternal bis zur 5. Rippe und weiter nach lateral, bis die Resektionslinie durchgehend ist.

7. Mit der Faßzange Abheben der Pleura parietalis und Abziehen in der avaskulären Schicht. Wichtig ist, daß nur die Pleura gefaßt wird. Dadurch entstehen bei fehlenden pathologischen Veränderungen keine Verletzungen von Gefäßen und Nerven.

8. Plazieren von je einem Thoraxdrain (evtl. nur eines in apikaler Position) in die Lungenspitze sowie in den Sinus phrenicocostalis. Apikalen Drain unter thorakoskopischer Sicht einlegen (Charrière 20). Dorsalen Drain durch den 10-mm-Trokar einlegen.

Nachbehandlung

- Analgetika und Physiotherapie.
- Belassen der apikalen Thoraxdrainage, bis Lunge während mindestens 24 Stunden dicht.
- Dorsale Drainage entfernen, wenn Sekret < 50 ml/24 Stunden.

Indikationen

- Akutes Pleuraempyem mit gekammerter Eiteransammlung, durch Drainage nur unvollständig entleerbar (s. S. 41).
- Alter koagulierter Hämatothorax (s. S. 40).

Prinzip

- Mit Hilfe eines Shavers (rotierender Schneidekopf an der Spitze eines Saugstabes) wird das zu entfernende Material unter Sicht zerkleinert und abgesogen.

Ausrüstung und Instrumente

- Siehe S. 397 und S. 403.
- Zusätzlich Shaver.

Operative Technik

1. Intubation und Lagerung des Patienten (Abb. 167).
2. Mini-Hautinzision und Einführen eines 10-mm-Trokars in einen liquiden Bereich des Empyems (gemäß Röntgenbild). Entleeren der Flüssigkeit und Einführen der 25°-Optik, sobald eine Höhle vorhanden ist.
   Alternative: Falls ein Pneumothorax erzeugbar ist, kann der Trokar für die Kamera an dieser Stelle eingeführt werden.
3. Hautinzision und Einbringen des Shavers (ohne Trokar). Unter Sicht Zerkleinern und Absaugen des zu entfernenden Materials mit dem Shaverkopf.
   Cave: Lungenparenchymverletzung.
4. Fibrinauflagerungen auf der Lunge können teilweise mit der Faßzange abgezogen werden. Wiederholtes Spülen der Höhle erleichtert das Vorgehen.
5. Plazieren von drei Drains (Charrière 28), je eines in die Spitze, lateral sowie in den Sinus phrenicocostalis.

Nachbehandlung

- Antibiotika entsprechend dem bakteriologischen Resultat.
- Intensive Atemphysiotherapie.
- Belassen der Drainagen, bis Lunge dicht und Sekret < 50 ml/24 Stunden.

Indikationen

- Diagnostische Lungenbiopsie.
- Große Emphysembullae, Bullae bei Pneumothorax.
- Tumoren unklarer Dignität, sofern thorakoskopisch lokalisierbar. Ausnahme: Maligne Tumoren, die durch Lobektomie oder Pneumonektomie behandelt werden müssen.

Prinzip

- Naht und Durchtrennen von Lungenparenchym entweder mit einem linearen Klammer-Schneidegerät (Endo-Linear-Cutter) oder mit Roeder-Schlinge und Schere.

Ausrüstung und Instrumente

- Siehe S. 397 und S. 403.

Operative Technik

1. Anästhesie und Lagerung (Abb. 167).
2. Mini-Hautinzision und Anlegen eines kurzen subkutanen Kanals mit stumpfer Schere und Eingehen in den Thorax durch den 7. ICR in der mittleren Axillarlinie (entsprechend höher bei Zwerchfellhochstand, Adhäsionen oder großer Thoraxlänge). Einbringen des 10-mm-Trokars für die 25°-Kamera durch den präformierten Kanal.

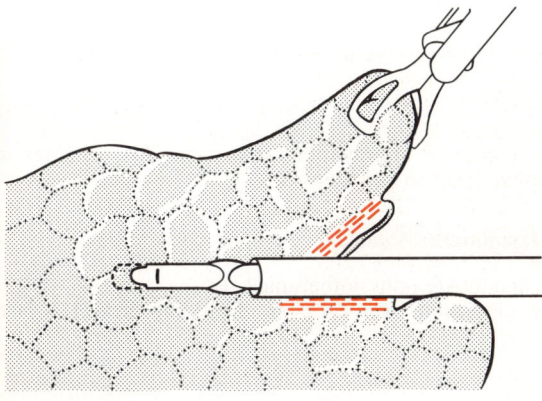

Abb. 168 Durchtrennen des Lungenparenchyms mit dem linearen Klammer-Schneidegerät

3. Hautinzisionen und Einbringen unter Sicht eines 5-mm-Trokars für die Faßzange sowie eines 10-mm-Trokars für den Endo-Cutter. Eintrittsstellen so wählen, daß das zu resezierende Lungenparenchym bequem erreicht wird.

4. Mit der Faßzange wird durch den 5-mm-Trokar das zu resezierende Lungenparenchym gefaßt und so präsentiert, daß an der Basis der Endo-Cutter gut unter Sicht eingesetzt werden kann (Abb. 168). Wenn nötig, Parenchym in mehreren Schritten durchtrennen.

   Alternative: Für die Resektion von Bullae (ungeeignet bei interstitieller Pneumopathie) Anlegen der Roeder-Schlinge über die Bulla. Fassen der Bulla mit der Zange, Plazieren und Anziehen der Schlinge an der Basis im gesunden Parenchym (Abb. 169).

   Durchtrennen des Parenchyms sowie des Fadens mit der Schere.

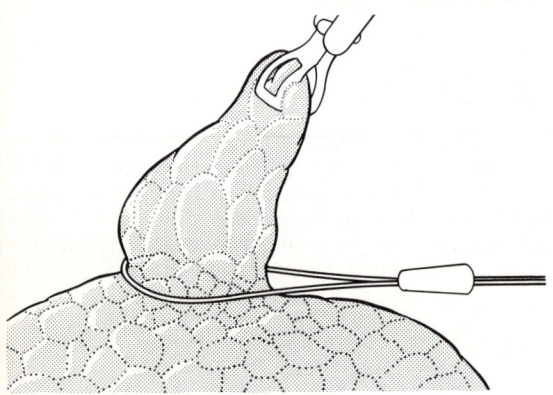

Abb. 169   Resezieren eines Lungenstücks mit der Roeder-Schlinge

5. Plazieren von zwei Thoraxdrains (Charrière 20), je eines in die Lungenspitze sowie in den Sinus.

Nachbehandlung

- Analgetika und Atemphysiotherapie.
- Drainage entfernen, wenn Lunge dicht und Sekret < 50 ml/24 Stunden.

Apparate

- Endoskope: starre Endoskope, 10 mm Durchmesser, mit Gerade-ausoptik sowie 25°-Optik. Die 25°-Optik wird am meisten gebraucht.
- Endo-Videokamera, zum Anschluß an die Optik und mit Steuerbox. Erzeugt ein Fernsehbild; mit Korrekturmöglichkeit für Farben und Helligkeit.
- Monitor: Farbmonitor von 60 cm Durchmesser für das Videobild.
- Kaltlichtquelle zum Anschluß des Endoskops. Leistung 250–400 Watt.
- Videorecorder: fakultativ, zur Überprüfung der durchgeführten Eingriffe und/oder zur Herstellung von wissenschaftlichen oder Instruktions-Videobändern. Qualität und Leistungsfähigkeit auf den Benutzungszweck abstimmen.
- Elektrochirurgiegerät: Hochfrequenz-Elektrochirurgiegerät mit Anschluß für monopolare und für bipolare Elektroden.
- CO_2-Insufflationsgerät: zur Erzeugung des Pneumoperitoneums mittels Insufflation von CO_2. Mit Flowanzeige, Manometer, Druckvorwahl und Automatik zur Konstanthaltung des intraperitonealen Drucks trotz der unvermeidlichen Gasverluste.
- Druckbeutel für die Spüllösung, zum Anschluß an das Saug-Spül-System.
- Saugvorrichtung.

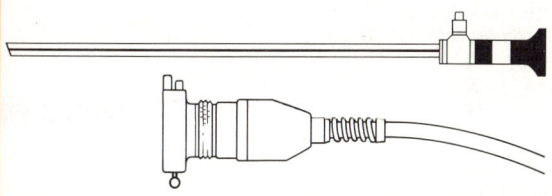

Abb. 170   Endoskop mit Videokamera für minimal invasive Chirurgie

Instrumente

- Trokarhülsen mit Trokaren,
  Durchmesser 5 mm und 10 mm,
  wiederverwendbar oder Einmal-
  geräte (Endopath).

- Reduzierhülsen zum Einführen
  von 5-mm-Instrumenten in
  10-mm-Hülsen.

- Dilatationshülse zur Dilatation
  eines 10-mm-Zugangs auf
  20 mm.

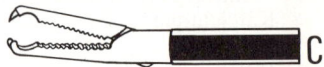

- Führungsstab.
- Veress-Nadel.
- Titanclips mit Applikator
  (Ligaclip).
- Einzelclip-Stapler (Endoscopic
  Multifeed-Stapler;
  Hernienstapler).

- Monopolare Hakenelektrode (A).
- Faßzangen, atraumatisch,
  mehrere Modelle (B, C).
- Hakenschere (D).

- Gerade Schere (E).
- Saugspülrohr.
- Koagulations-Saugrohr (G).
- Punktionsnadel (H).
- Nadelhalter.

- Tupferzange (F).
- Klammer-Schneidegeräte
  (Endo-Linear-Cutter).
- Roeder-Schlingen
  (PDS Endoloop).

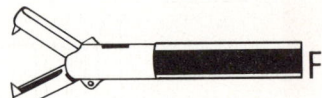

- Nahtmaterial (Vicryl, PDS)
  mit gerader oder Ski-Nadel,
  Rundkörper.
- Biopsiezange

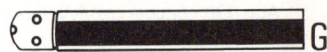

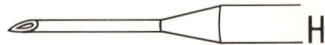

Abb. 171   Instrumente für
minimal invasive Chirurgie
(natürliche Größe)

Indikation

- Erste Phase jedes laparoskopischen Eingriffs.

Operative Technik

1. 1,5 cm lange Hautinzision periumbilikal rechts, Freilegen der Faszie.
2. Anheben der Bauchdecke mittels Tuchklemme an der Faszie.
3. Einstechen der Veress-Nadel mit offenem Ventil senkrecht durch die Linea alba (Abb. 172). Das hörbare Schnappen der Nadel bedeutet Durchtritt in die freie Bauchhöhle.
4. *Aspirationstest:* Mit einer 10-ml-Spritze etwa fünf bis sechs ml NaCl-Lösungen instillieren; der Aspirationsversuch muß negativ sein, wenn die Nadel im freien Bauchraum liegt (Flüssigkeit verteilt sich zwischen den Därmen).
5. *Test auf freie Durchgängigkeit:* Der Spiegel der mit NaCl-Lösung gefüllten Veress-Nadel muß beim Anheben der Bauchdecken absinken.
6. Anschließen der Veress-Nadel an das Insufflationsgerät. Funktionskontrolle.
7. CO_2-Insufflation von vier bis sechs Litern, bzw. bis zu einem Druck von 10−15 mm Hg. Perkutorische Prüfung der gleichmäßigen Gasverteilung im Abdomen.
8. 10-mm-Trokar durch die umbilikale Wunde in der Linea alba unter Drehbewegungen ohne heftiges Stoßen durch die Bauchdecken Richtung rechten Oberbauch schieben.
9. Durch die Trokarhülse 25°-Optik einbringen.
10. Alle weiteren Zugänge unter laparoskopischer Sicht anlegen.

Beachte besonders

- Bei zu erwartenden Verwachsungen im Bereich des Nabels nach vorangegangenen Operationen immer andere Einstichstelle wählen. Bei schweren Verwachsungen oder stark geblähtem Darm evtl. Mini-Laparotomie zum Einführen der Trokarhülse unter Sicht.

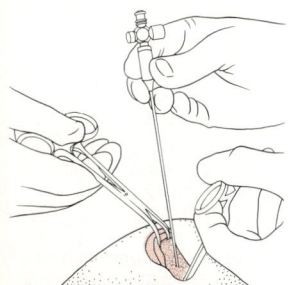

Abb. 172   Einstechen der Veress-Nadel

Laparoskopische Appendektomie

Indikationen

- Sichere oder vermutete Appendicitis acuta (s. S. 83).
- Status nach appendizitischem Abszeß (Intervallappendektomie nach 2−4 Monaten) (s. S. 83).
- Diagnostische Laparoskopie: Wird bei einer diagnostischen Laparoskopie zur Abklärung unklarer akuter Unterbauchschmerzen eine blande Appendix vorgefunden, soll in der Regel die Gelegenheitsappendektomie durchgeführt werden.

Prinzip

- Abtragung der Appendix vermiformis an der Basis zu einem Zeitpunkt, da der Zustand der Basis und der Kolonwand einen zuverlässigen Stumpfverschluß erlaubt.

Ausrüstung und Instrumente

- Siehe S. 403.

Operative Technik

1. Rückenlagerung; Narkose; Magensonde und DK obligat.
2. Setzen des Pneumoperitoneums (s. S. 405).
3. Zugänge (Abb. 173):
   Trokar A (10 mm) umbilikal nach dem Z-Stich-Verfahren: Trokar durch vorderes Rektusblatt, dann horizontal vor dem M. rectus abdominis ca. zwei cm nach rechts vorschieben, dann aufstellen und gerade durch die übrige Abdominalwand; Stoßrichtung rechter Mittelbauch (cave: Iliakalgefäße bei schlanken Patienten!). 25°-Optik einbringen. Alle weiteren Zugänge unter laparoskopischer Sicht und Diaphanoskopiekontrolle. Trokar B (5 mm) im linken

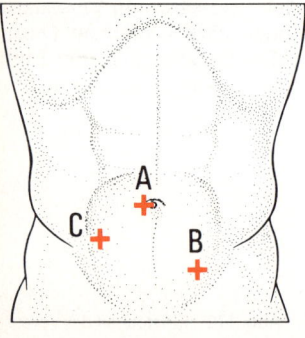

Abb. 173 Zugänge für die laparoskopische Appendektomie

Unterbauch: etwas unterhalb des Halbierungspunktes der Verbindungslinie zwischen Nabel und linker Spina iliaca anterior superior (wenn möglich in der Schamhaargrenze). Trokar C (10 mm) im rechten Unterbauch: angepaßt an die Lage der Appendixbasis (etwas kaudal davon), daher erst Einbringen, wenn die Appendix lokalisiert ist, in der Regel etwa zwei Querfinger kaudal und medial des McBurneyschen Punkts.

4. Videooptische Inspektion des Abdomens. Die Inspektion des Unterbauchs wird durch Kopftieflage, das Auffinden der Appendix durch Linksausdrehen des Patienten erleichtert.

5. Fassen der Appendixspitze mit atraumatischer Faßzange durch Trokar C. Mit der bipolaren Greifzange durch Trokar B wird das Mesenteriolum schrittweise gefaßt und mittels Koagulation durchtrennt (Abb. 174). Skelettierung bis zur Basis, die Applikation von Ligaclips ist in der Regel nicht notwendig. Cave: die bipolare Greifzange wird sehr heiß und kann dadurch Verbrennungsverletzungen – insbesondere am Zäkum (!) – verursachen, der Operateur muß das Instrument daher immer im Blickfeld der Kamera halten.

6. Nach Freilegung der Appendixbasis Einbringen einer entfalteten selbstknotenden Ligaturschlinge (Ethibinder Catgut chromic 1 oder PDS-Endoloop 1) durch Trokar B. Diese wird über die Appendix gelegt (Appendixspitze mit Faßzange aus Trokar C durch die Schlaufe nachgreifen) und an der Basis plaziert festgezogen. Eine zweite Ligatur in gleicher Weise mit 2 mm Abstand anlegen, eine dritte mit ca. 8 mm Abstand (Abb. 175).

7. Falls die Appendix nicht durch Trokar C (10 mm) extrahierbar scheint: Entfernen des Trokars C über einen 10-mm-Führungsstab,

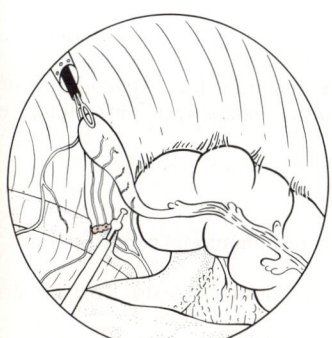

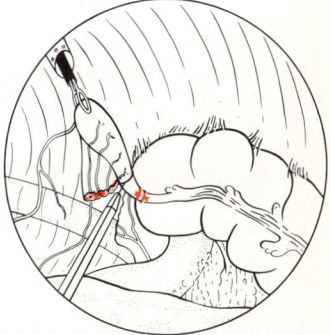

Abb. 174   Kauterisieren und Durchtrennen des Mesenteriolums

Abb. 175   Ligatur der Appendix beidseits der geplanten Durchtrennungsstelle mit Roeder-Schlingen

15- oder 20-mm-Trokar mit eingelegter Dilatations-Schraubhülse über den Führungsstab eindrehen. Einschieben der Extraktionshülse mit Greifzange.

8. Einziehen der Appendix soweit als möglich in Trokar C. Danach sparsame Hitzekoagulation (mit der bipolaren Greifzange) zwischen der zweiten und der dritten Ligatur und Durchtrennen der Appendix knapp distal der beiden proximalen Ligaturen. Die Koagulation darf nicht an den durch Ligaturen verschlossenen Stumpf appliziert werden. (Cave: Nekrose, Abfallen der Ligaturen → Stumpfinsuffizienz).

9. Extraktion der Appendix durch den Trokar C. Desinfektion des Stumpfes mit kleinem Betadine-Tupfer.

10. Kontrolle der Blutstillung. Spülen des Wundgebietes, erst wenn der Patient in Horizontallage gebracht worden ist (cave: Abfließen des kontaminierten Spülwassers in den subphrenischen Raum). Drainage (schmales Silikonkapillardrain oder Redon) durch Trokar C mit Spitze im Douglas-Raum nur bei Appendicitis perforata oder bei Abszeß.

11. Unter endoskopischer Kontrolle Entfernen der Trokare in der Reihenfolge B, C, A. Evakuation des Pneumoperitoneums aus dem letzten Trokar durch leichtes Komprimieren des Abdomens.

12. Verschluß des vorderen Faszienblatts umbilikal mit 2 Dexon-1-Einzelnähten (Trokar A und C). Hautverschluß mit Dermalon 5/0-Einzelknopfnähten oder Hautklammern.

Beachte besonders

- Bei fehlender Appendizitis: Revision von Dünndarm (Meckelsches Divertikel?), Adnexen (Adnexitis?), evtl. Gallenblase.
- Wenn wider Erwarten Abszeß gefunden: Bei gut zugänglicher Appendix und unveränderter Kolonwand und Basis Appendektomie, bei unübersichtlichen Verhältnissen oder entzündlich veränderter Kolonwand nur Abszeßdrainage.
- Mukozele (aufgetriebene, schleimgefüllte Appendix): offene Appendektomie (s. S. 252) unter sorgfältiger Vermeidung einer Ruptur.

Nachbehandlung

- Magensonde und Blasenkatheter unmittelbar postoperativ entfernen.
- Trinken am Abend des Operationstages, feste Kost ab erstem postoperativem Tag.
- Thromboembolieprophylaxe (s. S. 390).
- Antibiotika nur bei Appendicitis perforata (s. S. 370).
- Mobilisation am Operationstag.

Indikationen

- Cholelithiasis (s. S. 109).
- Komplikationen der Steinkrankheit: Cholezystitis oder Status nach Cholezystitiden (s. S. 112), Status nach Pankreatitis, Verschlußikterus.
- Ausgeschlossene Gallenblase = Cholecystitis chronica (s. S. 114).
- Cholerolose der Gallenblase.
- Kontraindikationen: ausgedehnte Verwachsungen nach früheren Operationen, hochgradige Schrumpfgallenblase, Verdacht auf Karzinom. In diesen Fällen offene Cholezystektomie (s. S. 279)!

Prinzip

- Freipräparieren und Verschließen des Ductus cysticus und der A. cystica, gefolgt von retrogradem Ausschälen der Gallenblase.

Ausrüstung und Instrumente

- Siehe S. 403.

Operative Technik

1. Rückenlage. Beine auf Beinstützen, wenig in der Hüfte flektiert und so weit gespreizt, daß der Operateur zwischen den Beinen des Patienten stehen kann. Narkose. Magensonde.
2. Pneumoperitoneum (s. S. 405).
3. Zugänge (Abb. 176).
   Trokar A (10 mm) umbilikal in der Linea alba unter Drehbewegungen ohne heftiges Stoßen durch die Bauchdecken Richtung rechter Oberbauch schieben. 25°-Optik einbringen. Alle weiteren Zugänge unter laparoskopischer Sicht und Diaphanoskopie-Kontrolle. Tro-

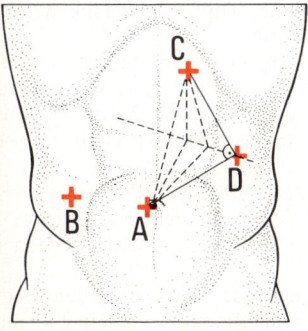

Abb. 176   Zugänge für die laparoskopische Cholezystektomie

409

kar B (5 mm) rechter Mittelbauch knapp unter Nabelhöhe. Trokar C (5 mm) paramedian am linken Rippenbogen. Einstechen in Richtung Symphyse, eingeführtes Instrument dann unter optischer Kontrolle unter dem Lig. falciforme hindurch nach rechts zur Leber lenken. Trokar D (10 mm) im linken Mittelbauch mit symmetrischem Abstand zu Trokar A und C.

4. Videooptische Revision des Abdomens.
5. Darstellen des Situs durch Fassen und Hochziehen der Gallenblase mit je einer Greifzange aus Zugang B und C, wodurch die Leberunterfläche hochgeschlagen und der Blick auf das Infundibulum und das Lig. hepatoduodenale frei wird (Abb. 177). Durch Kippen des ganzen Operationstisches (Füße tief, Kopf hoch) wird die Darstellung wesentlich erleichtert.

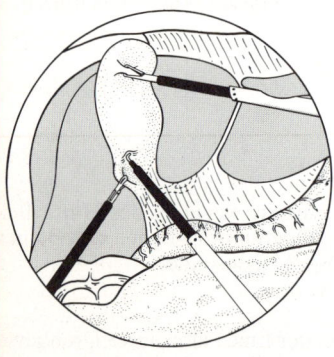

Abb. 177   Freipräparieren des Ductus cysticus

6. Inzision des Peritoneums am Infundibulum mit der Hakenelektrode. Von dort aus Präparation des Ductus cysticus und der A. cystica durch stumpfes Abschieben des darüberliegenden Fettgewebes möglichst mit Präparierklemme, Tupfer oder Hakenelektrode ohne Einsatz der Elektrokoagulation.
7. Zur intraoperativen Cholangiographie infundibulum naher Verschluß des Ductus cysticus mit einem Clip; proximal davon Inzision. Vorschieben eines UK-Katheters in den Ductus cysticus und vorübergehende Fixation mit einer atraumatischen Greifzange (Abb. 178).
8. Durchtrennen des Ductus cysticus und der A. cystica zwischen Titan-Ligaclips. Der Ductus cysticus muß nicht bis zu seiner Mündungsstelle in den Ductus choledochus dargestellt werden (cave Hepatocholedochusverletzung).
9. Retrograde Dissektion der Gallenblase aus dem Gallenblasenbett mit der Hakenelektrode unter anhaltendem kranialem Zug mit den

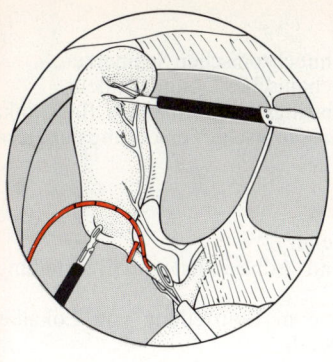

Abb. 178   Katheter im Ductus cysticus
für laparoskopische Cholangiographie

Faßzangen. Fortlaufende Blutstillung. Deponieren der exzidierten Gallenblase subphrenisch rechts.

10. Kontrolle der Blutstillung, insbesondere im Leberbett. Spülen mittels Spülsaugstab durch Trokar C.

11. Kamera in Trokar D. Entfernen des Trokars A über einen 10-mm-Führungsstab. 20-mm-Trokar mit eingelegter Dilatations-Schraubhülse über den Führungsstab umbilikal eindrehen. Einschieben der Extraktionshülse mit Greifzange.

12. Fassen der Gallenblase am Infundibulum und Einziehen in den 20-mm-Trokar. Punktionsnadel durch Trokar C und Entlastungspunktion der Galle wenn nötig. Falls Extraktion durch 20-mm-Trokar nicht möglich wegen zu großen Steinen: Erweiterungsinzision der Faszie in Mittellinie und Extraktion zusammen mit der Trokarhülse. Drainage (schmalen Silikondrain oder Redon) durch Trokar B (evtl. auf 10 mm aufdilatieren) mit Spitze beim Foramen epiploicum nur bei manifester Gallenfistel oder anhaltender Sickerblutung aus dem Leberbett sowie bei Gallenblasenempyem.

13. Unter endoskopischer Kontrolle Entfernen der Trokare in der Reihenfolge B, C, D, A. Evakuation des Pneumoperitoneums aus dem letzten Trokar durch leichtes Komprimieren des Abdomens.

14. Verschluß des vorderen Faszienblatts mit Dermalon 5/0-Einzelknopfnaht oder Hautklammern.

Nachbehandlung

- Magensonde unmittelbar postoperativ entfernen. Trinken am Abend des Operationstages, feste Kost ab erstem postoperativem Tag.
- Thromboembolieprophylaxe (s. S. 390).
- Keine antibiotische Abschirmung.
- Mobilisation am Operationstag.

Indikationen

- Lokalisierte Verwachsungen mit chronischen Schmerzen.
- Ileus, insbes. lokalisierter mechanischer Dünndarmileus.
- Kontraindikationen: Verwachsungsbauch, massiver Ileus, inkarzerierte Hernie (falls keine laparoskopische Versorgung der Hernie).

Prinzip

- Zugang an adhäsionsfreier Stelle.
- Durchtrennen der Briden und Adhäsionen und Beurteilung der Darmvitalität.
- Bei Kolonileus wegen Karzinom Beurteilung von Lokalbefund sowie Peritoneal- und Leberbefall.

Ausrüstung und Instrumente

- Siehe S. 403.

Vorbereitung

- Lagerung: wie bei Appendektomie. Schulterstützen.
- Blasenkatheter.
- Je nach Grundleiden: Kolonvorbereitung.

Operative Technik

1. Zugänge: am Ort, wo die wenigsten Verwachsungen erwartet werden, in der Regel im linken Oberbauch. Im Zweifelsfall Mini-Laparotomie.
2. Pneumoperitoneum: s. S. 405.
3. Durch ersten Trokar Optik einführen und Lagebeurteilung. Einführen von weiteren Trokaren nach Bedarf.
4. Kapillarführende Adhäsionen abstreifen. Bei strangförmigen Briden (meist gefäßführend) Durchtrennen mit dem Kauter, zwischen Clip oder Ligatur mit Schlinge. Sparsames Anwenden des Kauters, da dieser neue Adhäsionen begünstigt, wenig Blut jedoch ohne Adhäsionen resorbiert wird.
5. Verwachsungen an der vorderen Bauchwand zuletzt lösen (spannen Darmschlingen auf).
6. Spülen des Abdomens. Zusätze umstritten, am ehesten 32%ige Dextran-70-Lösung.

Beachte besonders

- Übersicht nicht immer gewährleistet; im Zweifelsfall Laparotomie.
- Intraoperative Komplikationen: im Zweifelsfall Laparotomie!

Indikationen

- Angeborene Inguinalhernie: offener Processus vaginalis ohne massive Erweiterung des inneren Leistenrings, ohne direkte Begleithernie und mit kräftigen Muskel- und Faszienschichten.
- Erworbene indirekte Hernie mit weitem innerem Leistenring.
- Alle Indikationen sind relativ, da im Gegensatz zur Cholezystektomie und zur Appendektomie die Techniken sich erst in Entwicklung befinden, die Meinungen über die Verfahren kontrovers sind und Langzeitresultate fehlen.

Prinzip

- Bei indirekter Hernie (offener Processus vaginalis) Ausstülpen und Resezieren des Bruchsacks, Füllen des Bruchkanals und Verschluß des Peritoneums à niveau.

Ausrüstung und Instrumente

- Siehe S. 403.

Operative Technik

1. Rückenlage.
2. Pneumoperitoneum: s. S. 405.
3. Zugänge (Abb. 179): Trokar A (10 mm) umbilikal für die 25°-Optik. Trokar B (10 mm) auf Seite der Hernie, auf Nabelhöhe weit lateral. Trokar C (5 mm) auf der Gegenseite, pararektal etwas unterhalb des Nabels.
4. Aufsuchen und Inspektion der Leistenregion. Feststellen ob indirekte Hernie (offener innerer Leistenring) und/oder direkte Hernie (Vorwölbung). Inspektion kombinieren mit Palpation von außen.
5. Fassen des Bruchsacks mit atraumatischer Zange an seinem tiefsten Ende und Ausstülpen in das Abdomen.

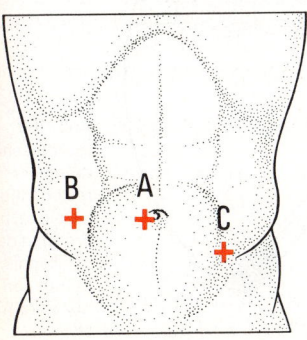

Abb. 179   Zugänge für laparoskopische Inguinalhernienoperation rechts

413

6. Zirkuläre Inzision des Peritoneums des Bruchsackhalses, ohne mediales Viertel über dem Funikel. Inzision mit der Hakenelektrode (Abb. 180). Beachte: Inzision nicht zu groß wählen, nicht zu nahe an den Funikel.

7. Zug am Bruchsack. Freipräparieren und Abschieben des Funikels vom noch nicht durchtrennten Teil des Bruchsacks. Stumpfes Freipräparieren im lockeren Bindegewebe ohne Kauter.

8. Füllen des Leistenkanals mit ein bis drei Kunststofföllchen (Marlex, 3–4 cm lang, maximal 8 mm dick).

9. Resektion des überschüssigen Bruchsacks.

10. Fassen der Peritonealränder und Verschluß des Peritoneums über dem Kunststoff mit fortlaufender Naht. Alternative: Verschluß mit Einzelklammern (sog. Hernienstapler).

11. Trokare unter Sicht entfernen, in der Reihenfolge B, C, A. Evakuation des Pneumoperitoneums.

12. Verschluß der Inzisionen.

Nachbehandlung

- Trinken am Abend, feste Kost ab erstem postoperativem Tag.
- Thromboembolieprophylaxe (s. S. 390).
- Frühe Mobilisation.
- Arbeitsfähigkeit: leichte körperliche Arbeit nach einer Woche, schwere Arbeit nach zwei Wochen.

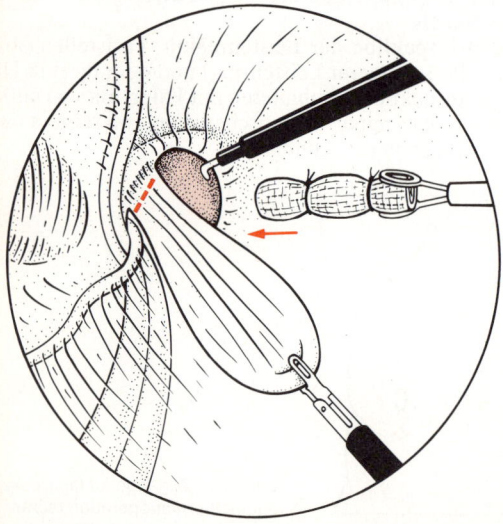

Abb. 180 Laparoskopische Operation der indirekten Inguinalhernie rechts: Eröffnen des Leistenkanals, Einführen von Kunststofföllchen

Sachverzeichnis

Die **halbfetten** Seitenzahlen verweisen auf ausführliche Darstellungen.

A

Abdomen, akutes **77,** 144, 250
– Untersuchung 10
Ablatio mammae 32, 36, 204, **206**
Abszeß, appendizitischer s. Appendizitis
– intraabdominaler 99, 249, 370
– subhepatischer 249
– subphrenischer 78, 99, 101, 243, 276
Abszeßdrainage, intraabdominale 245, **249,** 376 f
Achalasie 63 ff, 66, 69, 70, **71,** 72 ff, 74, 87, 237
– Dilatation 72
Adenoid-zystisches Karzinom 44, 50, 56, 58
Adenom, Kolon 159
– polypöses 159 f
– villöses 159 f
Adhäsiolyse, laparoskopische **412**
Adnexitis 78, 82, 86, 157, 251, 253
Adrenalektomie 37, 185 f, **350**
Aktinomykose 32, 153
Amöbenabszeß 99 f
Amöbenkolitis 99, 149, 155
Amyloidose 187
Analdilatation, manuelle 172, 332, 334, 336
Analerkrankungen, entzündliche **168**
Analfissur 14, 169, 173 f, 332
– Sanierung 169, **332**
Analfistel 15, 168, **169,** 333 ff
– Sanierung 157, **333**
Analhautprolaps 172 ff
Analkarzinom 163, **173,** 392 f
Analprolaps, echter 165 ff
Analtoilette 168
Anämie, hämolytische 118, 135, 300
– perniziöse 94
Anastomose, mesenterikokavale 139
– portokavale 139
– portosystemische 139, 243
– splenorenale 139, 243, **302**
Anastomosenulkus 88
Angina abdominalis 13 f, 78, 109, 125, 144, **146**
– pectoris 74
Angiodysplasie 81

Angiom s. Hämangiom
Anitis 168
Anorektalfistel s. Analfistel
Anorektalprolaps 165 ff, 330
Antibiotikaprophylaxe **369**
Antibiotikatherapie **370**
Antikoagulantienblutung 144
Antikoagulation 390
Antrektomie 88, 90, 126, 257 f, 262, 267, 293
Anus praeter s. Kolostomie, Sigmoidostomie, Transversostomie
Aortenaneurysma 44, 56, 65, 78, 81, 216, 251
Aortenruptur 40
Aortomesenterialer Bypass 146
Appendektomie 83, **252,** 352
– laparoskopische **406**
Appendizitis 77, **82,** 99, 112, 147, 250, 252, 406
– Abszeß 82 f, 153, 252 f, 406
– perforierte 82, 251
APUD-Tumoren 24, 132 f
Arteria mesenterica s. Mesenterika-Embolektomie
Arteriolosklerose 187
Aspergillom 50, 223
Asystolie 59 ff, 61, 231
Aszites, pankreatogener 126, 138, 139
Atelektase 377
A. v. Fistel, am Vorderarm 188, **354**
– mit Interponat 188, **356**
Axillaausräumung 36, 206

B

Barrett-Ösophagus 73
Basaloides Karzinom 173
Basedow-Krankheit s. Morbus
Basisuntersuchung 1
Bassini-Kirschner-Technik 345
Bassini-Technik 179
Bauchdeckenabszeß 245
Bauchdeckenresektion 182
Bauchtrauma, penetrierendes 97, 140, 202
– stumpfes 97, 120, 134, 140, 274, 304
Bauchwandbefunde, seltene **182**
Beatmung **372**

Beckenbodenplastik 166
Bilidigestive Anastomose 126f
Billroth-I-Rekonstruktion 90, 264
Billroth-II-Rekonstruktion 88, 90ff,
    96, 111, 264, **267**
Blakemore-Sengstaken s. Sengstaken
Blasenentleerungsstörung 374
Blasenkatheter **374,** 383
Bleivergiftung 78
Blutung, gastrointestinale 80, 137,
    147f
– intraabdominale 78, 140, 250, 377
– pulmonale 44, 49, 50
Bochdalek-Hernie 76
Boeck-Krankheit s. Morbus
Boerhave-Syndrom 65
Bowen-Krankheit s. Morbus
Bowenoide Papillomatose 173
Brachyösophagus 74
Branchiogenes Karzinom 29
Braunsche Anastomose 267, 269, 285
Bridenileus 306, 412
Bronchiektasen 44, **46,** 49, 223, 225
Bronchiolo-Alveolarzell-Karzinom 51
Bronchitis, spezifische 48f
Bronchogene Zyste 56
Bronchopneumonie s. Pneumonie
Bronchotomie 45, 50
Bronchusadenom 44f, 50, 52
Bronchuskarzinom 30, 43ff, 48, 50,
    51, 56, 68, 209, 218, 221, 223, 227,
    392ff, 401
Bronchusresektion 45, 50, 53
Bronchusstenose 46, 48ff, 50
Bronchusstumpfverschluß 222, 224
Brucellose 83
Brustdrüse s. Mamma
Brustwandresektion 35
Budd-Chiari-Syndrom 137, 139, 367
Bülau-Drainage s. Pleurasaugdrai-
    nage

Cholangitis 99, 109ff, 112, 114, 118ff,
    279, 285, 367
Choledochoduodenostomie 285
Choledochojejunostomie 285
Choledocholithiasis 78, **111,** 117ff,
    122, 279, 281
Choledochotomie 102, 111, 119, 281,
    283
Choledochozele 118
Choledochuskarzinom 115
Cholelithiasis 72, 74, 78, **109,** 111f,
    114, 123, 142, 146, 281, 409
Cholesterose 109, 273, 409
Cholezystektomie 102, 110, 112ff,
    119, 123, 243, 278, **279,** 281, 283,
    285, 294
– Frühoperation 112ff
– laparoskopische 280, **409**
– Mini-Cholezystektomie 280
– Notfalloperation 112ff
Cholezystitis 109ff, **147,** 279, 409
– akute 78, 82, **112,** 122, 251, 279,
    409
– chronische 74, **114,** 279, 409
– steinfreie 112
Chondrom 50f, 52, 225
Chylothorax 41
Cimino-Fistel s. a. v. Fistel
Clagett-Fenster 42
Colitis ulcerosa 78, 81, 149, 153, **155,**
    159, 161, 326f
Colon irritabile 74, 109, 157, 167
Coma s. Koma
Condylomata acuminata 171, 173f
– lata 171, 173f
Conn-Krankheit s. Morbus
Courvoisier-Gallenblase 130
Crohn-Krankheit s. Enteritis regio-
    nalis
Cushing-Krankheit s. Syndrom
Cystosarcoma phylloides 34

C

Campylobacter pylori 87, 89
Caroli-Syndrom 367
Chagas-Krankheit 72
Chemodektom 29
Cholangiokarzinom s. Gallengang-
    karzinom
Cholangioskopie 281

D

Darmatonie, postoperative 386
Darmerkrankungen, entzündliche
    149, 167
Darminfarkt s. Mesenterialinfarkt
Darmperforation (s. auch Dünndarm-
    perforation) 122, 369
Darmruptur, traumatische 79, 120,
    140, 141, 304

Darmtrauma **140,** 304
- Versorgung **304,** 369
Darmwandhernie 180
Débridement, Leber 275 f
Defibrillation **60,** 230 ff
Dekortikation 40, 42, 49, **215,** 218
- thorakoskopische **400**
Denver-Shunt 139
DeQuervain-Thyreoiditis 23
Dermoidzyste 28, 56
Desmoid 182
Diabetes mellitus 365
- pankreatopriver 126
Diagnostische Laparotomie 81, **250**
Dialyse s. Hämodialyse, Peritoneal-
  dialyse
Diarrhö, bakterielle 83, 140, 155
Dickdarmanastomosierung s. Gastro-
  intestinale Anastomosen
Dickdarmdivertikel s. Divertikulitis
Dickdarmileus 78, 142, **151,** 162, 314
Dickdarmkarzinom s. Kolonkar-
  zinom
Dickdarmoperationen **312,** 369
- Nachbehandlung 312
- Vorbereitung 312
Dickdarmspülung 312
Dickdarmverletzung 140 f, 305
Dieulafoy-Erosion 92
Divertikel, duodenales 80
- epiphrenisches 66 f, 70, 72
- Zenker s. Zenkersches Divertikel
Divertikulitis, insbes. Sigma 78 f, 81,
  101, 147, 151 f, **157,** 161, 251,
  314 ff, 321
Divertikulose **157**
Dolichoösophagus 71
Doppelnetzplastik 35
Douglas-Abszeß 249
Drainagen **376**
- Douglas 86
- intraabdominale Abszesse **249**
- suprapubische 374
Ductus omphalo-entericus 147 f, 177
- pharyngobranchialis 29
- thymopharyngeus 29
- thyreoglossus 28
Dünndarmdekompression 307
Dünndarmfaltung s. Dünndarmpli-
  katur
Dünndarmileus 78, **142,** 150 ff, 153,
  306, 412
- Operation **306, 412**

Dünndarminfarkt 145
Dünndarmkarzinoid 80, 150, 306, 310
Dünndarmkarzinom 150, 306, 310
Dünndarmperforation 140, 251, 310
Dünndarmplikatur 86, 307
Dünndarmresektion 141, 143, 145,
  150, 304, 306 f, 309, **310**
Dünndarmschienung 86, 307
Dünndarmtumoren **150,** 306, 310
- gutartige 80, 310
Dünndarmverletzung (s. auch Darm-
  ruptur) 140, 304, 310
Duodenalkarzinom 285, 290, 293
Duodenalruptur 98, 121, 140, 304
Duodenalstenose 266, 286
Duodenalstumpfinsuffizienz 264
Duodenalstumpfverschluß 262, 263,
  267, 269
Duodenopankreatektomie 130, **293,**
- totale 130
Duodenotomie 90, 283
Duodenum, Mobilisation nach Ko-
  cher 263, 304, 350
Dysenterie 155
Dysphagia lusoria 66, 68, 72

E

Echinococcus 50, **101,** 118, 136, 223,
  298
- alveolaris (multiloc.) 97, 101 ff,
  138, 277
- cysticus (granulosus) 99, 101 ff, 298
- Leber **101**
Embolektomie (s. auch Mesenterika-
  Embolektomie) 390 f
Emetogene Ruptur 65
- Schleimhautrisse 65, 80, 92
Emphysem, Lunge 39, 178, 187, 382,
  398, 401
Empyemresthöhle 41 f, 49, 215, 218 f
- Operation 220
Endarteriektomie 146, 308
Endobrachyösophagus 68, 73 ff
Endokardfibroelastose 150
Endometriose 159, 163
Endoprothese s. Gallenwegsprothe-
  se, Ösophagusendoprothese
Enteritis acuta 153, 250
- regionalis 78, 80, 83, 101, 142, 149,
  153, 155, 157, 161 f, 169, 251, 307,
  318 ff, 326 f, 328, 380

Enteritis, tuberkulöse 155
Enterocolitis granulomatosa 153
Enteroenterostomie 269, 302
Enterogene Zyste 56
Enterokolitis 78, 82, 149, 370
Enterotomie 307
Entzündliches Karzinom 206
Epididymitis 82
Ernährung 386
– direktenterale **378**
– parenterale **380,** 386
Ersatzmagenbildung (s. auch Jejun-
    umersatzmagen) 96, 265, **270**
Euthyreose 17, 19
Extrakorporale Stoßwellenlithotrip-
    sie 110 f
Extrauteringravidität s. Tubarruptur

F

Fadenmaterial **193**
Fasziendoppelung 176, 341, 348 f
Femoralhernie 178, **180,** 346 f
– Operation 180, **346**
Fibroadenom, Brust 32 f
Fibroadenosis mammae 32 f
Fibrolamelläres Karzinom 105
Fibrom 50, 52, 56, 150, 173, 182
Fibrosis mammae 32 f
Fissurektomie 332
Fistel, bilidigestive 99
– kolovaginale 158
– kolovesikale 158
– ösophagobronchiale 66, 69
– ösophagotracheale 69, 203
– rektovaginale 314
– rektovesikale 314, 315
Flush-Syndrom 150
Flüssigkeitsdbilanz 387
Fokale noduläre Hyperplasie 105
Follikelsprung 78, 251
Fremdkörper, Bronchien 46
– Kolon 251
– Ösophagus 63
Frischverstorbenenniere 363
Fundoplicatio 75, 237, **238,** 254
Funduskarzinom s. Magenkarzinom
Fundusresektion s. Magenresektion

G

Galaktozele 32
Gallenblase, septierte 109, 279, 409
Gallenblasenempyem 78, 109 ff, 112,
    279
Gallenblasenkarzinom 105, 109 f, 114,
    277, 409
Gallenblasenperforation 65, 79, 109 f,
    118, 122, 279
Gallengangkarzinom 105, 109 f, **115,**
    117 ff, 277, 394
Gallengangsrevision s. Gallenwegsre-
    vision
Gallengangsschienung s. Gallenwegs-
    drainage
Gallengangsstriktur, traumatische 98,
    285
Gallensteinileus 109 ff, 112
Gallenwegsatresie 367
Gallenwegsdrainage 281 f, 286, 295
– perkutane transhepatische 112,
    115 f, 119, 131
Gallenwegsprothese 115
Gallenwegsrevision 113, 123, 243,
    281, 285, 369
Gallenwegsschienung s. Gallenwegs-
    drainage
Ganglionektomie, zöliakale 125 f, **296**
Ganglioneurom 56
Ganzkörperbeurteilung **1**
Gardner-Syndrom 159 f
Gastrektomie, totale 70, 96, 132, **268,**
    270, 300
Gastrinom 89, 91, 132 f
Gastritis 78, 87, 94, 109
– erosive 80 ff, 87, 89, **92,** 262
– hämorrhagische 92
– Refluxgastritis 264, 267
Gastroenteritis 78, 89, 109, 122
Gastroenterostomie 96, 126 ff, **272,**
    286
Gastrointestinalblutung **80,** 138, 147 f
Gastrojejunostomie 262, 265 f, 272,
    294
Gastropexie 75
Gastrostomie 69 f, 86, 96, 141, **273**
Gastrotomie 93, 307
Gaucher-Krankheit s. Morbus
Genitalkarzinom, weibliches 163
Gleithernie 73, 165, 343
Glomerulonephritis, chronische 187,
    352

Glomerulosklerose, diabetische s.
   Nephropathie, diabetische
Glomustumor 29
Glukagonom 132
Glykogenose 367
Gonorrhö 168, 370
Goodpasture-Syndrom 352
Granulom, lipophages 32
Gynäkomastie 34, **37**

H

Haarzell-Leukämie 135, 300
Hals, Untersuchungstechnik 4
Halszyste und -fistel, laterale **29,** 201
– Exzision 29, **201**
– mediane 17, **28,** 201
Hämangiom 56, 81, 97, 101, 150, 159,
   298, 301
Hamartom 50f, 56, 105, 159
Hämatopneumothorax **40ff,** 212ff
Hämatothorax **40,** 43, 120, 212ff, 230,
   400
Hämobilie 80, 98, 276
Hämochromatose 367
Hämodialyse 61, 188ff, 352f, 354,
   356, 363
Hämolyse 118
Hämolytisch-urämisches Syndrom
   387
Hämophilie 30, 81, 354
Hämoptoe s. Lungenblutung
Hämorrhoidektomie 172, **336,** 338
Hämorrhoiden 14, 168, **171,** 173ff,
   336, 338f
– Blutungen 336, 338f
– Ligatur 172, **338**
– Sklerosierungen 172, **339**
– Thrombose 172
Häring-Tubus (s. auch Ösophagusen-
   doprothese) 64, 235
Harnverhaltung 78
Harnwegsinfektion 352f, 374
Harnwegsmißbildung 187
Hartmann-Verschluß 152, 158, 248
Hellersche Operation s. Ösophago-
   kardiomyotomie
Hemigastrektomie, distale s. Antrek-
   tomie
Hemihepatektomie s. Leberresektion
Hemikolektomie, links 152, 154, 162,
   321, 326

– rechts 152, 162, **319**
Hemisplenektomie 299
Hepatikojejunostomie 115, 119, 265f,
   285, 295
Hepatikusgabelkarzinom 115f, 119,
   285f
Hepatikusgabelprothese 115
Hepatitis 109, 118
Hepatom 97, 101, 105, 277
Hernia epigastrica **176**
– femoralis 178, **180,** 346f
– inguinalis **178,** 180, 343f
– ischiadica 182
– ischiorectalis 182
– lumbalis 182
– obturatoria 182
– paraumbilicalis 176f
– perinealis 182
– semilunaris 182
– Spigelii 182
– sternocostale 236
– umbilicalis 176, **177**
Hernie, unechte 176
Hernieninkarzeration 142f, 177, 306,
   310, 341ff, 412
Herniotomie 143, 413
Herz, Defibrillation s. Defibrillation
– Ruptur 230
– Stillstand **59,** 61, 188, 230
– Tamponade 40, 60, **61,** 228f, 230f,
   276
– Wandaneurysma 56
– Weak action 59ff, 231
Herzchirurgie 216, 218
Herzinfarkt 65, 78, 112, 122, 144, 308,
   383
Herz-Kreislauf-Therapie **382**
Herzmassage, geschlossene (externe,
   äußere) 59ff, **230**
– offene 60, **231**
Hiatushernie **73ff,** 238
– gemischte 73ff, 238
– paraösophageale 73, 75, 80
Hirntod 189, 190, 192
HIV-Infektion 30, 168, 189
Hodentorsion 82
Hodentumor 37
Hodgkin-Krankheit s. Lymphoma
   malignum
Horner-Syndrom 53
Hydronephrose 352
Hydroureter 352f
Hydrozele 13, 178

Hyperaldosteronismus 185, 350
Hyperinsulinismus 132
Hyperkalzämie 26f
Hyperparathyreoidismus **26**, 89, 197, 216
– Krise, akute 27
– primärer 26f, 200
– renaler 26
Hyperparathyreoidismus, sekundärer 26f
– tertiärer 26f, 200
Hypersplenie 135f, 139, 300
Hyperthyreose 5, 17, **20**, 26, 197f
– akute maligne 20, 22
Hypertonie 187, 256, 260
– portale 80, **137ff**, 254, 257, 300, 302
– renale 187, 352
Hypogonadismus 37
Hypoparathyreoidismus 19, 200
Hypophysenadenom 185
Hypothyreose 17ff, 23

I

Icterus juvenilis 118
Ikterus, hepatozellulärer 118
– mechanischer s. Verschlußikterus
– prähepatischer 118
– Stauungsikterus s. Verschlußikterus
Ileitis terminalis s. Enteritis regionalis
Ileoaszendostomie 318
Ileoileostomie 143
Ileorektostomie 160
Ileostomie, kontinente 156, 326
– konventionelle 156, **313**, 326, 388
Ileotransversostomie 143, 152, **317**
Ileozäkalresektion 152, 154, 307, **318**, 326
Ileozäkaltuberkulose 153
Ileus (s. auch Dick-, Dünndarmileus) 83, 146ff, 157f, 251, 306, 307, 310
– inkompletter 143, 306
– paralytischer 84, 142, 144
– postoperativer 142
Ileusoperation, laparoskopische **412**
Immunsuppression 363, **384**
Infusionen **386**
Inguinalhernie **178**, 180, 340, 413
– laparoskopische Operation **413**
– Operation 178, **343**
– Untersuchung 12

Inkontinenz 165f, **167**, 330f
Inkontinenzoperation **331**
Inselzelltumor s. Pankreasinselzelltumor
Insulinom 132, 291
Interstitielle Nephritis 187
Intubation 372f
Invagination 142, 165f, 306

J

Jejunoplicatio 271
Jejunostomie 64, 96, 378
Jejunumersatzmagen 96, 269
– Technik s. Ersatzmagenbildung
Jejunumsonde 378
Jodfehlverwertungsstruma 18
J-Pouch 156, 160, 328f

K

Kaliumulkus 79, 147
Kammerflimmern 59ff, 231
Kardiakarzinom 68, **70**, 72, 73, 74, 233, 237, 268
Kardiainsuffizienz 73
Kardiaresektion 70, 96, 260
Kardiospasmus 71
Karzinoid 44, 45, 50, 58, 80, 150, 159, 161, 164, 310
Keimzelltumor 183f
Klammergeräte **195**
Kolektomie 156, 160
Kolitis, ischämische 81, 145, 149, 153, 155, 157, 320f
– pseudomembranöse 149, 155
Koloninterposition 69, 233f
Kolonkarzinom 80, 99, 109, 151ff, 155, 159, **161,** 163, 178, 310, 317, 319ff, 394
Kolonmalignom s. Kolonkarzinom
Kolonperforation 251
Kolonpolypen 80, 155, **159**, 161, 163, 326
Kolonpolypose 155, 159ff, 326
Kolonresektion 141, 152, 154, 305, 319, 322
Kolontumoren, gutartige 318, 320
Kolorektales Karzinom (s. auch Rektumkarzinom) 80, 99, 109, 151ff, 155, 159, **161,** 163, 178f, 310, 317, 319f

– TNM-Klassifikation 161
Kolostomie (s. auch Sigmoidostomie, Transversostomie) 152, 305
Kolostomieverschluß 152
Koma, diabetisches 78
Kontinuierliche ambulante Peritonealdialyse 188
Koprostase 152
Kragenschnitt 195 f, 197, 199 f
Kreislaufstillstand **59**
Krurorhaphie 238
Kryochirurgie 164
Kryptorchismus 37
Kyphoskoliose 38

L

Laboruntersuchungen 2
Laparoskopische Eingriffe **403**
– Ausrüstung 403
– diagnostische 406
Laparotomie, diagnostische 81, **250**
– malignes Lymphom 250, 300
– mediane 65, 83, 86, 97 f, 102, 141, 176, 233 f, 236 f, 238 f, **241**, 250, 275
– Verschluß 242
Laryngozele 28
Larynxstenose 202
Latissimus-dorsi-Lappen 35
Leberabszeß 78, 98, **99**, 101, 109, 276
– Drainage 100
Leberadenom 97, **104**, 251, 277
Leberechinokokkus, **100**, 118, 223, 298
Leberfibrose 139
Leberhämangiom 78, 97, 101, **103**, 277
Leberinsuffizienz 187, 363, 380
Leberkarzinom **105**
Leberkomaprophylaxe 302 f
Lebermetastasen 106, **107**, 138, 150, 162, 277 f
Leberresektion 81, 102, 103, 115 f, 240, 243 f, 253, 276, **277**, 279, 282
– Keilexzision 105
– Lobektomie 106, 277
– Segmentresektion 106
– Trisegmentresektion 106, 115, 277
Leberrevision, Trauma 98, **275**
Leberruptur s. Lebertrauma
Lebertransplantation 103, 106, 119, 139, **367**

Lebertrauma **97,** 120, 140 ff, 230, 244, 251, 275, 277
Lebertumoren, gutartige 103 ff, 277
– primäre 105, 138
Lebervenenthrombose 137
Leberzelladenom s. Leberadenom
Leberzellkarzinom s. Hepatom, Leberkarzinom
Leberzirrhose 37, 88, 101, 105 f, 109, 114, 118, 135 ff, 139
Leberzyste **103**
Leiomyom 81, 93, 150, 159
Leistenhernie s. Inguinalhernie, Hernia inguinalis
Leistenhoden 178
Leistenuntersuchung 12
Leukämie 30, 134 f, 297, 300, 369
Linitis plastica 95
Lipid-Speicherkrankheit 367
Lipom 52, 56, 180, 182, 225
Lipomastie 37
Lipophages Granulom 32
Lithotripsie 110 f
Littrésche Hernie 168, 180
Lobektomie, Leber s. Leberresektion
– Lunge s. Lungenresektion
Lotheisen-McVay-Technik 179
Lues 30, 163, 168
Luftembolie 209
Lumbotomie 350
Lungenabszeß 39, 41, 44, 48, 225
Lungenbiopsie 401
Lungenblutung **44,** 49 f, 138
Lungenembolie 61, 65 f, 112, 372 ff, 382 f
Lungenemphysem 39, 178, 187, 382 f, 401
Lungeninfarkt 39, 44
Lungenmetastasen 48, 50, 52, **54**, 219 f, 223, 225
Lungenresektion 42, 45, 53 f, 178, 361
– Lobektomie 45, 47, 49, 53 f, 218, **223**
– Segmentresektion 45, 47, 49 f, **225**
– thorakoskopische 401
Lungensequestration 46, 76, 223
Lungentuberkulose 39, 44, **48,** 52, 223, 225, 227
Lungentumoren, exkl. Bronchuskarzinom 48, **50,** 52, 225
Lungenzyste 41, 48
Lupus erythematodes 187

Lymphadenitis mesenterialis 82, 153, 250
- tuberculosa 29 ff, 66
Lymphangiom 29
Lymphknotenschwellung, zervikale 29, **30**
Lymphogranuloma venereum 153, 163
Lymphoma malignum 24, 30, 56 f, 93 ff, 135, 149, 150, 161, 188, 227, 250, 298, 300, 306, 393
- abdominal 87, 300
- Hodgkin 31, 56 f, 94 f, 136, 150, 183, 250, 300, 306
- Nicht-Hodgkin 31, 94, 136, 150, 183

M

Magen-Darm-Blutung s. Gastrointestinalblutung
Magendivertikel 87
Magenkarzinom 30, 70, 80, 87, 89, 93, **94,** 262 f, 310, 320, 394
- Antrumkarzinom 95, 268, 272
- Funduskarzinom 96, 268
- Kardiakarzinom **70,** 72, 74, 233, 273
- Korpuskarzinom 268, 272
- Stumpfkarzinom 264, 268
- TNM-Klassifikation 95
Magen-Lymphom 87
Magenpolyp 93
Magenresektion, distale 81, 88, 90 ff, 96, 259, **262,** 267, 300, 369
- Nachresektion 91
- proximale 96, 260
- subtotale 92, 96
Magenruptur, traumatische 98
Magensarkom 93 f
Magenstumpfkarzinom 264, 268
Magentumoren, gutartige 80, **93,** 94
Magenulkus s. Ulcus ventriculi
Magenvolvulus 73
Malaria 134 f
Mallory-Weiss-Syndrom 65, 80 f, 92
Mamma, Ablatio 36, 204, **206**
- Amputation 36
- Biopsie 7, 32 ff, **204**
- Punktion 7
- Segmentresektion 36, **205**
- Untersuchungstechnik 6

- Wiederaufbau 36
Mammakarzinom 30, 32 f, **34,** 204 ff, 392 ff
- Lokalrezidiv 35
- des Mannes 34, 37
- metastasierendes 35
- TNM-Klassifikation 35
Mammaknoten, Fibroadenom 32 f
- gutartige **32,** 33 f, 204
- Mastopathie s. Mastopathia cystica
Mammaprothese 36
Mammasarkom 34
Mammatumor, gutartiger s. Mammaknoten
Mammazyste 32
Marisken 173
Marsupialisation 289
Mastektomie, subkutane 33, 37
Mastitis 32, 34
Mastodynie 33
Mastopathia cystica fibrosa 7, 32, **33,** 205
Mazoplasie 33
Mechanischer Ikterus s. Verschlußikterus
Meckelsches Divertikel 78, 80, **147,** 250, 253
Mediastinaltumoren 52, **55,** 216, 227
Mediastinitis 63 ff
Mediastinoskopie 55, 57, **227**
Mediastinotomie 64, 200
Megakolon, toxisches 79, 155 f
Megaösophagus 71
Melanom 171, 173
Mendelson-Syndrom 372
Mesenterialabriß 120, 140 f, 304, 310
Mesenterialinfarkt 78 f, 122, **144,** 146, 251, 308, 310, 319
Mesenterialtrauma **140**
Mesenterialvenenthrombose 137
Mesenterialzyste 150
Mesenterika-Embolektomie 145, **308**
Milch-Alkali-Syndrom 26
Milchgangskarzinom 34
Milchgangspapillom 7, 32
Milzarterienaneurysma 251
Milzarterienligatur 297
Milzautotransplantation 297
Milzerhaltende Operationen **297**
Milzresektion **298**
Milzruptur **134,** 230, 244, 251, 297
- spontane 134, 251, 297, 300

– traumatische 100, 120, 134, 140ff, 251, 297f, 300
Milztumor 135f, 298, 300
Milzvenenthrombose 126, 135ff, 139, 300
Milzzyste 135, 298, 300
Mitralstenose 44
Mononucleosis infectiosa 30, 134f, 297, 300
Morbus Basedow 20f
– Boeck 26, 56f, 227
– Bowen 173
– Conn 185f, 350
– Crohn s. Enteritis regionalis
– Cushing s. Syndrom
– Gaucher 134f, 136
– Hashimoto 23
– Hodgkin s. Lymphoma malignum
– Ménétrier 89
– Ormond 183f
– Osler 81
– Paget 34, 173
– Pfeiffer s. Mononucleosis infectiosa
– Reclus s. Mastopathia cystica
– Schimmelbusch 33
– Wilson 367
Morgagni-Hernie 76
Mukoepidermoidtumor 50
Mukosektomie 156, 160, 328f
Mukoviszidose 46
Mukozele 253
Multiorganentnahme **360**
Multiple endokrine Adenomatose 200
Musculus cricopharyngeus 66f
– Dysfunktion 66f, 74, 232
– Myotomie 67, 232
Myasthenia gravis 57, 372
Myelom, multiples 26
Myotomie 67, 232, 233, 237

N

Nabelfistel 177
Nabelhernie 176, **177,** 341
– Operation 176f, **341**
Nackenausräumung, radikale 25
Nahttechnik
– Fadenmaterial **193**
– gastrointestinale Handnaht **246**
– – Klammernaht **247**
– Hautnaht **194**
Narbenhernie 176, **181,** 348

– Verschluß 176, 181, 339, **348**
Narbenkarzinom 52
Narbenstriktur, Gallenwege 117ff, 285
Nebenniereninsuffizienz 26
Nebennierenrindentumoren **185,** 350
Nebennierentumoren 37, **185,** 350
Nephrektomie 188, 190, **352**
– Nierenspender 362
Nephritis, chronische interstitielle 187
Nephrokalzinose 26
Nephrolithiasis s. Urolithiasis
Nephronophthise 187
Nephropathie, diabetische 187, 365
Netzplastik 349
Netztamponade (s. auch Omentum-plombe) 276
Netztorsion 82, 251
Neurinom 56, 81, 93, 150
Neuroblastom 56
Neurofibrom 56, 159, 182
Nierenfunktionsersatz 188, 363
Nierenhypoplasie 187
Niereninsuffizienz, terminale 26f, **187,** 352, 358, 363, 365
Nierenkontusion s. Nierentrauma
Nierenruptur s. Nierentrauma
Nierenspender s. Organspender
Nierensteine s. Urolithiasis
Nierentransplantatentnahme 190, 362
Nierentransplantation 27, 188, **363**
Nierentrauma 98, 140ff, 187
Nierentumor 352
Nobelsche Operation 307
Normalwerte (Labor) 2
– SI-Umrechnung 3

O

Oberbauchtrauma s. Bauchtrauma
Obturationsileus 142
Okklusionsileus 142
Omentumplombe 102, 103, 276, 325f
Organspender **189**
– rechtliche Regelung 192
Orthograde Darmspülung 312
Ösophagektomie s. Ösophagusresek-tion
Ösophagitis 74
– Refluxösophagitis 68f, 70, 72, 73ff, 238, 254, 267
Ösophagoantrostomie 70

Ösophagogastrostomie 69f, 96, 233f
Ösophagojejunostomie 265, 269, 271
Ösophagokardiomyotomie 72, 234,
   237, 238
Ösophagospasmus, diffuser 71f
Ösophagostomie, zervikale 64, 69,
   234
Ösophagusdivertikel 56, **66,** 68, 72, 74
Ösophagusdrainage 64
Ösophagusendoprothese 64, 69, 96,
   235, 273
Ösophaguskarzinom 30, 44, 66, **68,**
   70, 72, 74, 227, 233, 273, 394
Ösophagusleiomyom 56, 68
Ösophagusperforation, endoskopi-
   sche 63
– traumatische **63**
Ösophagusresektion 64, 69, **233,** 254,
   369
Ösophagusruptur, spontane 41, 63,
   65, 78, 122, 236
– Verschluß 65, **236**
Ösophagusstriktur 233
Ösophagustumor, gutartiger 66, 68,
   72, 74
Ösophagusulkus, akutes 68, 74
Ösophagusvarizen 137, 139
– Blutung 80f, 92, 137ff, 302
– selektive Dekompression 302
Ösophagusverätzung **62,** 68, 72, 233
Osteodystrophie 26f
Osteomalazie 26
Ovarektomie 207
Ovarialzyste, stielgedrehte 78, 82, 251
Oxalose 187

P

Pacemaker s. Schrittmacher
Paget-Krankheit s. Morbus
Panaritium 99
Pancoast-Syndrom 53
Pancreatitis s. Pankreatitis
Pankreas anulare 272
Pankreasdrainage 121, 287f, 289f,
   292
Pankreasfistel 291, 380
Pankreasinselzelltumor 130, **132,** 291,
   293
Pankreaskarzinom 114, 125, **130,** 291,
   293, 296, 320, 394

– Kopfkarzinom 115ff, 119, 130, 272,
   285, 293
– Papillenkarzinom 80, 117ff, 130,
   272, 285, 293
– Schwanzkarzinom 130, 291
Pankreasnekrose 79, 122f
Pankreaspseudozyste 56, 76, 80,
   118ff, 120f, 125, 126, **127,** 289,
   291, 293
– Drainage 123, 126, 265, **289**
– extrapankreatische 289
Pankreasresektion, distale 96, 121,
   126, 128, **291**
Pankreasrevision, Trauma 121, **287**
Pankreasruptur s. Pankreastrauma
Pankreasschwanzresektion s. Pankre-
   asresektion, distale
Pankreastransplantation **365**
Pankreastrauma 98, **120,** 140, 287f,
   291
Pankreaszystadenom **129,** 289, 291,
   293
Pankreaszyste, echte 289
Pankreatektomie, subtotale 133
– totale 133
Pankreatikojejunostomie s. Pankre-
   asdrainage
Pankreatitis, akute 26, 78, 79, 84,
   109, 112, 114, **122,** 125, 142, 144,
   251, 279, 288, 289, 380, 409
– chronische 109, 117, 122, **125,** 130,
   137, 146, 272, 285, 289, 293, 296
Pankreatojejunostomie 265, 287, 294
Papillenkarzinom s. Pankreaskar-
   zinom
Papillenplastik 284
Papillenstein 283
Papillenstenose 117ff, 283
Papillitis 118, 169
Papillotomie 111, 119, 282, **283**
Paraganglion 29
Parathyreoidea, Adenom 26
– Hyperplasie 26
– Karzinom 26f, 199
Parathyreoidektomie 27, **200**
Parathyreotoxische Krise 27
Perianalabszeß **170,** 333, 335
– Drainage 170, **335**
Perianalerkrankungen, entzündliche
   168
Perianalfistel s. Analfistel
Periarteriitis nodosa 81
Perihepatitis gonorrhoica 109

Perikard, Ausräumung 229
- Erguß 61, 228
- Fenestration 61, 229
- Punktion 59, 61, **228**
- Tamponade s. Herz-Tamponade
Perikarditis, eitrige 229
- konstriktive 138
- urämische 187
Perikardzyste 56 f
Peritonealdialyse 61, 188, 352 f, 358, 363
Peritonealdialysekatheter 188, **358**
Peritonealkarzinose 138
Peritoneallavage 97, 120, 123, 134, 140
Peritonealspülung s. Peritoneallavage
Peritonitis 77, 79, 82, **84**, 109, 140, 142, 144, 147, 153, 157 f, 250 f, 276, 359, 370
- tuberculosa 86, 138
Peutz-Jeghers-Syndrom 81, 159
Pfeiffer-Drüsenfieber s. Mononucleosis infectiosa
Pfortaderthrombose 137, 139
Phäochromozytom 185 f, 350
Phlegmone 370
Phrenikusparese 76
Pilonidalfistel 170, **175**, 340
- Exstirpation 175, **340**
Platzbauch 86, 242, 245, 396
- Reoperation **245**, 307
Pleuraempyem **41**, 43, 65, 209 f, 400
- tuberkulöses 41, 49
Pleuraerguß 43, 63, 209, 383, 398
Pleurafibrose 43
Pleurakarzinose 41, 43, 210
Pleuramesotheliom 41, **43**, 52, 221
Pleurapunktion **209**
- nach Pneumonektomie 210, 222
Pleura-Saugdrainage 39 ff, 98, 209, 211
Pleuraschwarte 215
Pleuraverödung s. Pleurodese
Pleurektomie 39, 218
- thorakoskopische **398**
Pleuritis 41, 78
Pleurodese 39, 210, 211, 212
Pleuropneumonektomie 43, 212, 221, 240
Plummer-Vinson-Syndrom 66, 68, 74
Pneumokokkenperitonitis 84
Pneumokokkensepsis 134
Pneumonektomie 49, 53, 218, **221**

Pneumonie 46, 48, 51 f, 83, 122, 370, 372 f
- chronische 52, 219, 223, 225
Pneumoperitoneum **405**
Pneumothorax 39 ff, 63, 65, 76, 78, 211, 230, 376, 398, 401
- Drainage 39 f, **211**, 376, 398
- offener 40
- symptomatischer 39
- therapeutischer 49
- traumatischer 39, 49, 211
Polycythaemia vera 136
Polypektomie endoskopische 160
Polypose, juvenile 159
Polyposesyndrome 81, 93, 159
Porphyrie 78, 109, 146
Port-A-Cath-System 108
Portale Hypertonie **137**
Portosystemische Anastomose 139
Porzellangallenblase 114
Probelaparotomie s. Diagnostische Laparotomie
Probethorakotomie s. Thorakotomie
Proktitis 168
Proktokolektomie 154, 156, 160, **326**
- Kontinenzerhaltend **328**
Proktologie, Untersuchungstechnik **14**
Proktorektotomie, posteriore 160
Proktoskopie, Technik 15
Prolapsus ani 165
Prostatahyperplasie 178, 368
Prostatakarzinom 37, 163
Prostatitis 170
Pseudoappendizitis 82
Pseudodivertikulose 68, 74
Pseudogynäkomastie 37
Pseudohyperparathyreoidismus 26
Pseudolymphom 93
Pseudopolypose 159
Psychose 187, 363
Pulsionsdivertikel s. Ösophagusdivertikel
Punktion, intrakardiale 59
Purpura, thrombopenische 136, 300
Pyelonephritis, akute 362
- chronische 187
Pyloroplastik 88, 90, 234, 254, 256 ff, 259, **260**, 352
Pylorusstenose 254, 256, 260
Pyopneumothorax 39
Pyosalpinx 251

R

Rachitis 26
Reanimation s. Herz, Stillstand
Reflux, vesikoureteraler 352 f
Refluxgastritis 264, 267
Refluxnephropathie 187
Refluxösophagitis 68, 70, 72 ff, 238,
    254, 267
Rehn-Delorme-Technik 166
Rektalprolaps **165,** 330 f
Rektopexie 166 f, **330**
Rektosigmoidresektion 162, 164, **323**
Rektovaginalfistel 315
Rektovesikalfistel 315
Rektumamputation 164, 174, 315,
    324, 326
Rektumkarzinom 161, **163,** 171, 173,
    323 f, 392 ff
Rektumresektion s. Rektosigmoidre-
    sektion
Rektusdiastase 176
Rektusscheidenhämatom 182
Rekurrensparese 198, 234
Relaparotomie 145
Relaxatio diaphragmatica 76
Retroperitoneale Tumoren **183**
Rheumatismus 61
Riedel-Strumitis 23
Riesenfaltengastritis 89, 93 f
Rippenbogenrandschnitt **243,** 249,
    277, 285, 300
– Verschluß 243
Roux-Y-Rekonstruktion (s. auch Y-
    Jejunumschlinge) **265**

S

Sakraldermoid s. Pilonidalfistel
Salmonellose 83, 149
Saugspüldrainage 377
Schilddrüse, Untersuchungstechnik
    (s. auch Struma) **4**
Schilddrüsenkarzinom s. Struma ma-
    ligna
Schimmelbusch-Krankheit s. Morbus
Schleimhautrisse, emetogene 80, 92
Schock, peritonealer 86
Schrittmacher 60
Scribner-Shunt 188
Segmentresektion s. Leberresektion,
    Lungenresektion

Sengstaken-Sonde 63
Senkungsabszeß 180
Sepsis 112, 370 f, 382, 387
Seropneumothorax 65
Shigellose 83, 149
Short-Bowel-Syndrom 380
Shouldice-Technik 179, 343, 347
SI-Einheiten **3**
Sigmadivertikulitis s. Divertikulitis
Sigmakarzinom 157, 316, 322 f
Sigmaperforation, instrumentelle 79
Sigmaresektion 152, 158, 162, **322**
Sigmavolvulus 151 ff, 322
Sigmoidostomie 152, 158, 164, **315,**
    324 f, 388 f
Sinusitis 46, 99, 370
Sklerodermie 68, 74
Spannungspneumothorax 39 f
Spermatozele 13
Sperroperation 139
Sphinkterdehnung s. Analdilatation
Sphinkterotomie 332
Sphlenektomie 96, 126, 134, 136, 139,
    243, 254, 257, 264, 268, 291 f, 297,
    300
Splenomegalie **135**
Splenorenale Anastomose 139, **302**
Splenosis, iatrogene 297
Spondylitis tuberculosa 180
Spontanpneumothorax **39,** 65, 211,
    398
Staging-Laparotomie 250
Starckscher Dilatator 72
Stauungsikterus s. Verschlußikterus
Steißbeinfistel s. Pilonidalfistel
Sternotomie **216**
Sternumlängsspaltung 57, 216 f
Steroidrezeptorenbestimmung 207
Stomapflege **388**
Strahlenfibrose 151, 163
Strahlenkolitis 81, 153, 157, 161, 316
Strahlenproktitis s. Strahlenkolitis
Strangulationsileus 142
Streßulkus 92
Struma 4 f, **17,** 28, 56, 197, 216
– aberrans 18
– Basedow 20 ff
– baseodowificata 20 ff
– diffusa 18 f
– in graviditate 18, 21
– maligna 17, 19, 23, **24,** 29 f, 197,
    199, 392 ff
– nodosa 17, 19, 20

Strumaresektion s. Strumektomie
Strumarezidivprophylaxe 194
Strumektomie 19, 21, 23, **197,** 200
Strumitis s. Thyreoiditis
Syndrom, Boerhave 65
– Budd-Chiari 137, 139, 367
– Caroli 367
– Cushing 185 f, 350
– Gardner 159 f
– Horner 53
– Mallory-Weiss 65, 80 f, 92
– Mendelson 372
– Pancoast 53
– Peutz-Jeghers 81, 159
– Plummer-Vinson 66, 68, 74
– Short-bowel 380
– Turcot 159
– Verner-Morrison 153
– Zollinger-Ellison 80, 89, 91 ff, 132 f,
  268

T

T-Drainage 102, 111, 113, 119, 131,
  281 f, 288
Teleangiektasien 81
Tenckhoff-Katheter 358 f
Teratokarzinom 56
Teratom 56
Tetanie 200
Tetanus 370, 372
Thal-Operation 237
Tiersch-Lappen 207
Thorakoabdominaler Zugang 240,
  244, 275, 277
Thorakoplastik 42, 49, 218 f
Thorakoskopie 39, **213,** 397
Thorakoskopische Eingriffe **397**
– Ausrüstung 397
Thorakotomie, anteriore 53, 57, 218,
  220
– anterolaterale 40, 42, 53, 57, 64 f,
  67, 215, **218,** 220, 223, 226, 231,
  233
– posteriore 219
– posterolaterale 42, 215, **219,** 220,
  223, 226, 233
– Probethorakotomie 218
– Sternotomie **216**
– Verschluß **220**
Thoraxfensterung 42
Thoraxtrauma 40, 372

Thoraxuntersuchung **8**
Thoraxwanddehiszenz 396
Thrombektomie 390
Thromboembolieprophylaxe **390**
Thrombose 390 f
Thymektomie 57, 216
Thymom 56 f
Thymosarkom 57
Thyreoidea s. Struma
Thyreoideaadenom, folliculäres 24
– papilläres 17 f, 24
– toxisches 17, 20 f
– trabekuläres 24
Thyreoidektomie, subtotale 25, 199
– totale 25, **199**
Thyreoiditis 17, **23,** 24, 197
– akute bakterielle 23
– eisenharte Riedel 23
– granulomatöse De Quervain 23
– lymphomatosa Hashimoto 23
Thyreotoxische Krise 21, **22**
Tonsillitis 30, 46, 99
Toxoplasmose 30
Tracheostenosen **58**
Tracheatumor 44, 56
Tracheazylindrom 44, 56
Tracheomalazie 203
Tracheotomie **202,** 373
– Aufheben 203
Traktionsdivertikel s. Ösophagusdi-
  vertikel
Transanale Tumorexzision 164
Transversostomie 152, 158, **314,** 388
– Verschluß 152, 158, **316**
Transversumresektion 96, 152, 162,
  320
Trichterbrust **38,** 208
– Korrektur 38, **208**
Trisegmentresektion s. Leberresek-
  tion
Tubargravidität s. Tubarruptur
Tubarruptur 78, 251
Tuberkulom 48 ff
Tuberkulose 30, 32, 41 f, 48, 136, 227,
  352
– ileozäkale 153, 155, 318
– Lunge s. Lungentuberkulose
– Lymphknoten s. Lymphadenitis
Tumormetastasentherapie **394**
Tumortherapie, adjuvante **392**
Turcot-Syndrom 159
Typhus 79, 114, 134, 149

U

Ulcus duodeni 26, 65, 74, 78 ff, **89,** 91,
  92, 109, 112, 123, 132, 146, 176,
  251, 254, 256 f, 260, 262
– pepticum jejuni **91,** 257, 259
– praepyloricum 89, 256
– pyloricum 89, 256 f
– ventriculi 65, 74, 78 ff, **87,** 89, 91,
  92, 94, 109, 112, 132, 251, 254, 262
Ulkusblutung 259, 261
Ulkusexzision 88
Ulkusrezidiv 262
Untersuchungstechnik 1 ff
– Abdomen **10**
– Hals **4**
– Leiste **12**
– männliche Brust **8**
– männliche Genitale **12**
– Proktologie **14**
– Schilddrüse **4**
– Thorax **8**
– weibliche Brust **6**
Urachusfistel, -zyste 177
Urämie 61, 187, 254, 257
Ureterosigmoidostomie 161
Urethrastenose 374
Urolithiasis 26 ff, 78, 82, 109, 142, 146
Uteruskarzinom 310
Uterusperforation 79, 251

V

Vagotomie 88, 90, 91, 126, 260, 293,
  352
– proximale selektive 75, 88, 90, 238,
  254, 257
– selektive gastrische 88, 90, 254,
  257, 260, 294
– trunkale 88, 90, 91, 92, **259,** 260,
  294
Varikozele 178
Varixknoten, femoraler 180
Venentransplantat s. a. v. Fistel
Verätzung, Magen 79
– Ösophagus **62,** 68, 72, 233
Verner-Morrison-Syndrom 133
Verschlußikterus 109 f, 115, **117,**
  126 f, 279, 285, 293, 369
Verwachsungsbauch 143, 317, 358,
  412
Vipom 132

Vitamin-D-Intoxikation 26
Volvulus 142, 144, 151 f

W

Warren-Shunt s. Anastomose, porto-
  systemische
Weak action 231
Wechselschnitt 252
Witzel-Fistel 273 f
Wunddehiszenz 396
Wundheilung 395 f
Wundpflege **395**

Y

Yersinia-Enterokolitis 82, 149
Y-Jejunumschlinge 90, 92, 96, 126,
  264, **265,** 269 f, 285, 290, 292, 294

Z

Zäkopexie 152, 307
Zäkumkarzinom 153, 317
Zäkumvolvulus 142 f, 151 f, 307
Zenkersches Divertikel 5, 66 f, 232
– Resektion 67, **232**
Zerebralsklerose 187
Zerstörte Lunge 222
Zöliakale Ganglionektomie **296**
Zollinger-Ellison-Syndrom 80, 89,
  91 ff, 132 f, 268
Zwerchfell, Naht **240**
– Resektion 43, 240
Zwerchfellhernie 56, **76,** 240
– traumatische 76
Zwerchfellruptur, 76, 120, 140, 240,
  372
Zwerchfellschenkelraffung 75, 238
Zylindrom 44, 50, 56, 58
Zystadenom s. Pankreaszystadenom
Zyste, enterogene 56
Zystenleber **103,** 138
Zystenlunge 221, 223
Zystenmilz 300
Zystennieren, adulte 187, 352
– medulläre 187
Zystinose 187
Zystizitis 109
Zystogastrostomie 290
Zystopyelonephritis 362

Checklisten der aktuellen Medizin

Herausgegeben von F. Largiadèr/O. Wicki/A. Sturm

Arnold/Ganzer
Checkliste Hals-Nasen-Ohren-Heilkunde 1990. (flex. TB) DM 44,–

Baenkler
Checkliste Immunologie 1992. (flex. TB) DM 36,–

Baumgartner/Ochsner/Schreiber
Checkliste Orthopädie 3. A. 1992. (flex. TB) DM 44,–

Benz/Glatthaar
Checkliste Gynäkologie 4. A. 1990. (flex. TB) DM 36,–

Delank/Gehlen/Lausberg/Müller
Checkliste Neurologische Notfälle 2. A. 1991. (flex. TB) DM 44,–

Dvořák/Dvořák
Checkliste Manuelle Medizin 1990. (flex. TB) DM 26,–

Endres
Checkliste Pneumologie 2. A. 1991. (flex. TB) DM 38,–

Glinz/Pasch/Scheidegger/Suter/Zellweger
Checkliste Chirurgische Intensivtherapie 1990. (flex. TB) DM 36,–

Hauri/Jaeger
Checkliste Urologie 3. A. 1993. (flex. TB) DM 46,–

Heim/Baltensweiler
Checkliste Traumatologie 3. A. 1989. (flex. TB) DM 46,–

Preisänderungen vorbehalten

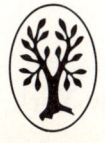

Georg Thieme Verlag Stuttgart · New York

Checklisten der aktuellen Medizin

Herausgegeben von F. Largiadèr/O. Wicki/A. Sturm

Hochrein/Bentsen/Langenscheid/Nunberger
Checkliste Kardiologie 2. A. 1993. (flex. TB) DM 40,–

Huber/Karasek-Kreutzinger/Jobin-Howald
Checkliste Krankenpflege 3. A. 1989. (flex. TB) DM 38,–

Huch/Benz
Checkliste Geburtshilfe 4. A. 1992. (flex. TB) DM 36,–

Klaue
Checkliste Kleine Chirurgie 3. A. 1990. (flex. TB) DM 28,–

Lux/Matek/Riemann/Rösch
Checkliste Gastroenterologie 1986. (flex. TB) DM 38,–

Payk
Checkliste Psychiatrie 2. A. 1992. (flex. TB) DM 44,–

Pichlmayr/Jeck-Thole/Hallbaum
Checkliste Anästhesiologie 1992. (flex. TB) DM 38,–

Pralle
Checkliste Hämatologie 2. A. 1991. (flex. TB) DM 44,–

Reinwein/Benker
Checkliste Endokrinologie und Stoffwechsel 2. A. 1988. (flex. TB) DM 42,–

Röthlin/Bouillon/Klotter
Checkliste Sonographie für Chirurgen 1991. (flex. TB) DM 33,–

Preisänderungen vorbehalten

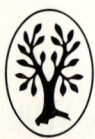

Georg Thieme Verlag Stuttgart · New York